医学实验室ISO 15189认可指导丛书

总主编

周庭银 ｜ 胡继红

临床化学检验
标准化操作程序
（第2版）

Guidelines on Standard Operating
Procedures for Clinical Chemistry

主编

范列英　李锋　胡敏　顾万建　谢小兵

主审

王华梁

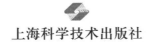

上海科学技术出版社

图书在版编目（CIP）数据

临床化学检验标准化操作程序 / 范列英等主编；周
庭银，胡继红总主编. -- 2版. -- 上海 ： 上海科学技术
出版社，2024.3
（医学实验室ISO15189认可指导丛书）
ISBN 978-7-5478-6512-5

Ⅰ．①临… Ⅱ．①范… ②周… ③胡… Ⅲ．①临床医
学－医学检验－技术操作规程 Ⅳ．①R446.1-65

中国国家版本馆CIP数据核字(2024)第040743号

临床化学检验标准化操作程序（第2版）
主编 范列英 李锋 胡敏 顾万建 谢小兵
主审 王华梁

上海世纪出版(集团)有限公司
上 海 科 学 技 术 出 版 社 出版、发行
（上海市闵行区号景路 159 弄 A 座 9F－10F）
邮政编码 201101 www.sstp.cn
山东韵杰文化科技有限公司印刷
开本 787×1092 1/16 印张 32.5
字数 650 千字
2020 年 1 月第 1 版
2024 年 3 月第 2 版 2024 年 3 月第 1 次印刷
ISBN 978－7－5478－6512－5/R·2947
定价：158.00 元

内容提要

    "医学实验室 ISO 15189 认可指导丛书"以 CNAS－CL02：2023《医学实验室质量和能力认可准则》、CNAS－CL02－A001：2023《医学实验室质量和能力认可准则的应用要求》为指导，由全国医学检验各专业领域专家共同编写，对开展 ISO 15189 医学实验室认可有重要的指导意义和实用价值。

    本书共 3 篇 8 章。第一篇为质量和能力要求，主要介绍了临床化学专业组的活动管理、结构和权限管理、质量目标与指标管理、人员管理、环境和设施管理、设备管理、设备校准和计量学溯源、试剂和耗材管理、过程管理及风险和改进管理。第二篇为临床生化检验标准操作规程，内容涉及仪器标准操作规程（包括仪器操作、校准、质控和维护保养）及生化检验项目标准操作规程（包含检验目的、方法和原理、标本要求与患者准备、试剂和仪器性能参数、临床意义和注意事项等）。第三篇为数据控制和信息管理，针对信息系统数据管理和信息安全及突发事件的应急处理方案做了详细介绍。附录部分不仅收录了临床化学检验常用的记录表格，方便读者直接引用，而且列举了临床化学检验和检验科信息系统常见不符合案例及整改要点，有利于读者借鉴和参考，指导作用突出。

    本书内容全面，编排格式规范，言简意赅，实用性强，适用于正在准备或计划准备申请医学实验室认可单位的管理和技术人员学习和借鉴，也可作为基层医院医学检验常规工作的管理规范和操作手册，还可作为我国医学实验室规范化管理和标准化操作的培训用书。

总主编简介

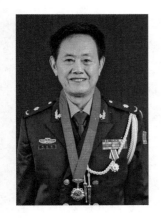

　　周庭银　海军军医大学第二附属医院(上海长征医院)实验诊断科主任技师。

　　从事临床微生物检验及科研工作 40 余年,在临床微生物鉴定方面积累了丰富的经验,尤其是对疑难菌、少见菌株鉴定的研究有独到之处。在国内首次发现卫星状链球菌、星座链球菌、霍氏格里蒙菌、拟态弧菌等多株新菌株。近年来,先后帮助国内多家医院鉴定 40 余株疑难菌株。首次研究发现,将瑞氏染色用于血培养阳性报警培养物中,可解决血培养瓶内有细菌生长,但革兰染色看不到细菌,转种任何平板无细菌生长的难题,可确保血培养一级报告的准确性。研制新型双向显色血培养瓶、多功能体液显色培养瓶、尿培养快速培养基、抗酸杆菌消化液,以及一种既适用于细菌培养又适用于结核分枝杆菌和抗酸杆菌培养的痰标本液化留置容器。主办国家医学继续教育"疑难菌株分离与鉴定"学习班 25 期(培训 3 100 余人);2013 年发起成立上海疑难菌读片会,已成功举办 16 期。

　　获国家实用新型专利 5 项、发明专利 1 项。作为第一主编编写临床微生物学专著 14 部,《临床微生物学诊断与图解》获华东地区科技出版社优秀科技图书一等奖。总主编"医学实验室 ISO 15189 认可指导丛书"(第 1 版、第 2 版),参编著作 3 部,作为第一作者于核心期刊发表论文 40 余篇。

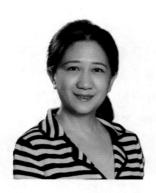

胡继红　国家卫生健康委员会临床检验中心微生物室主任技师。负责全国临床机构及疾病预防控制中心微生物室间质量评价等项目,推进临床微生物检验标准化、质量控制、实验室生物安全、专业技术培训等工作。研究方向：临床微生物检验质量控制及病原诊断和药敏方法学研究、病原微生物基因诊断标准化研究、细菌感染所致RNA氧化及作用机制研究。

现学术任职：中国医疗保健国际交流促进会临床微生物与感染分会副主任委员,中国医院协会临床微生物实验室管理专业委员会副主任委员,国家病原微生物实验室生物安全专家委员会委员,中华医学会检验分会临床微生物学组顾问,中华医学会微生物与免疫学分会临床微生物学组委员,国家认证认可监督管理委员会实验室技术委员会医学专业委员会委员,全国医用临床检验实验室和体外诊断系统标准化技术委员会(TC136)委员,中国医药生物技术协会理事、实验室生物安全专业委员会常委,北京市医学检验质量控制和改进中心专业委员会委员,《中国抗生素杂志》编委、《医学参考报·微生物与免疫学频道》编委等。

主持并完成3项临床检验行业标准;负责国家高技术研究发展计划(863计划)课题、国家"十二五"重大传染病防治专项分课题等研究项目。

主编简介

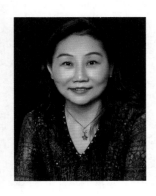

范列英　医学博士,主任医师,教授,博士生导师。上海市东方医院(同济大学附属东方医院)检验科主任,同济大学医学院临床三系实验诊断学教研室主任,上海市优秀学术带头人,上海市"十佳医技工作者"。中国合格评定国家认可委员会(CNAS)医学实验室认可评审员,中华医学会检验医学分会委员,中国医师协会检验医师分会常务委员,中国医院协会临床检验专业委员会委员,中国免疫学会临床免疫分会常委,上海市医师协会检验医师分会会长,上海市医学会检验医学分会委员,上海市临床检验质量控制中心专家委员,上海市生物医学工程学会智慧医学诊断专业委员会副主任委员,上海市社会医疗机构协会检验医学分会副主任委员,《中华检验医学杂志》编委、《国际检验医学》编委、《检验医学》常务编委。

主要研究方向:心脑血管疾病、自身免疫性疾病的实验室诊断及防治。近年来主持国家自然科学基金项目 4 项、国家科技重大专项子课题 4 项、上海市重大专项和上海市科学技术委员会基础研究重点项目 8 项,在国内外学术期刊发表论文百余篇,主编/副主编专著 6 部。

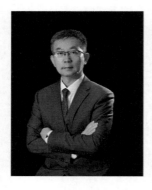

李　锋　博士,主任技师,硕士研究生导师,宁夏医科大学总医院医学实验中心副主任。中国合格评定国家认可委员会(CNAS)医学实验室认可主任评审员,国家卫生健康委员会能力建设和继续教育中心检验专家委员会委员,中国医院协会临床检验管理专业委员会常务委员,中国中西医结合学会检验医学专业委员会委员,中华医学会检验分会青年委员,宁夏医院协会临床检验专业委员会主任委员,宁夏医学会检验分会副主任委员等。《中华检验医学杂志》《中华预防医学杂志》《中国免疫学杂志》《检验医学与临床》审稿专家。

　　主要从事临床生化、免疫学检验工作,主要研究方向为间质性肺病肺纤维化机制和代谢性心血管病发生机制。主持国家自然科学基金项目、国家重点研发计划子课题等项目7项。于核心期刊发表论文40余篇,被 SCI 收录5篇,副主编/参编专著2部。获宁夏回族自治区科学技术进步奖三等奖等科技奖励多项。

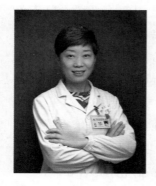

胡　敏　教授,医学博士,博士研究生导师,中南大学湘雅二医院检验医学科主任。中华医学会检验医学分会委员,中国医师协会检验医师分会委员,湖南省医学会检验专业委员会主任委员,湖南省医学会暨医师协会理事,《中华检验医学杂志》编委,CNAS 技术评审员。

　　主要研究方向为脂代谢紊乱及动脉粥样硬化、慢性炎症在脂代谢紊乱性疾病中的作用,以及抗菌肽及真菌在脂代谢中的机制研究。获国家发明专项2项,主持国家自然科学基金、湖南省自然科学基金、湖南省重点研发项目和长沙市重大专项等项目10余项。参与3项国家标准的起草和修订,以及多项指南和专家共识的编写,副主编或参编多部国家级规范化教材,发表相关论文50余篇,被 SCI 收录30余篇。

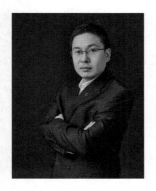

顾万建　医学博士，主任技师，江苏省中医院检验科副主任。现任中国合格评定国家认可委员会技术评审员，江苏省医学会检验分会委员，江苏省医学会输血分会委员，江苏省中西医结合学会检验医学专业委员会委员兼秘书，江苏省医师协会检验医师分会委员，江苏省医师协会输血科医师分会委员，《临床检验杂志》青年编委，江苏省"六大人才高峰"高层次人才培养对象。

主要研究方向为肿瘤分子诊断标志物研究和临床实验室质量管理。于国内外期刊发表论文50余篇，其中SCI收录20余篇，参编学术专著3部。

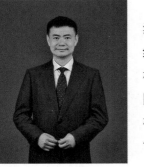

谢小兵　医学博士，工商管理硕士，主任技师，硕士研究生导师。湖南中医药大学第一附属医院医学检验与病理中心主任，中国中西医结合学会检验医学专业委员会常务委员兼副秘书长，中国医师协会检验医师分会委员，中华医学会检验分会生化学组副组长，中国医院协会临床检验专业委员会委员，湖南省中医药和中西医结合学会检验医学专业委员会主任委员，湖南省中医医院检验与病理质量控制中心主任。

主要研究方向为肿瘤的分子诊断与机制研究。发表学术论文（第一作者或通讯作者）68篇，其中SCI收录11篇，主编或参编著作14部，主持或参与课题20项。

作者名单

主　编 ────────────────────────────────

范列英　李　锋　胡　敏　顾万建　谢小兵

主　审 ────────────────────────────────

王华梁

副主编 ────────────────────────────────

袁恩武　郑州大学第三附属医院
刘红春　郑州大学第一附属医院
陆　柳　同济大学附属东方医院
宗　明　同济大学附属东方医院

编　委 ────────────────────────────────

王　青　宁夏医科大学总医院
张玉英　宁夏医科大学总医院
李　想　宁夏医科大学总医院
马　红　宁夏医科大学总医院
王泽友　中南大学湘雅二医院
陈若虹　中南大学湘雅二医院
代延朋　郑州大学第三附属医院
丁媛媛　同济大学附属东方医院
叶致含　同济大学附属东方医院
芮文娟　同济大学附属东方医院
孔德玉　天津港口医院

丛书前言

ISO 15189 是指导和引领医学实验室走向标准化、规范化的重要指南,是提升医院整体管理水平、服务质量及能力的重要途径,已成为全球范围内被广泛认可和采用的重要标准文件。特别是在 5G 时代,在国家智慧医疗建设高质量发展的新阶段,ISO 15189 认可将对医疗机构临床实验室的质量和能力提出更高的要求。国内越来越多医学实验室以申请 ISO 15189 实验室认可为契机,提升医学实验室规范化管理水平,提高检验结果准确性和有效性。

随着 ISO 15189：2022《医学实验室质量和能力的要求》实施在即,"医学实验室 ISO 15189 认可指导丛书"第 2 版(6 个分册)编写工作也在加快推进。为此,我们组织国内 100 余名医学检验专家,多次对 CNAS - CL02：2023《医学实验室质量和能力认可准则》进行学习和理解,并通过线上和线下会议进行研讨,规范本套丛书各分册撰写方案和项目要素等。本套丛书充分遵循 CNAS - CL02：2023 的原则和要求,并在临床实际操作层面给予读者提示和指引,旨在帮助医学实验室管理人员提高质量管理能力,为各医学实验室质量管理体系的建立提供参考,对拟申请 ISO 15189 认可的医学实验室具有一定的指导意义和实用价值,可作为医学实验室规范化管理和标准化操作的实用性工具书和参考书。

丛书编写过程中,得到了多方的大力支持和无私帮助,100 多位资深 ISO 15189 主任评审员、评审员和检验专家参与了丛书的编写,中国合格评定国家认可委员会领导给予了大力支持和关心,各分册主编和编者夜以继日地辛勤工作,在此谨向各位表示诚挚的谢意! 此外,还要感谢海军军医大学第二附属医院(上海长征医院)张玲珍、上海健康医学院陈涵等,他们承担了本套丛书部分稿件整理、校对工作。

由于编者水平所限,丛书难免有欠缺和不足之处,欢迎专家和读者批评指正。

2023 年 11 月

本书前言

2003 年国际标准化组织(ISO)发布 ISO 15189《医学实验室质量和能力的要求》,中国合格评定国家认可委员会(CNAS)等同采用为《医学实验室质量和能力认可准则》,经过 20 年的推广应用,该准则已成为我国医学实验室质量管理和能力建设的重要依据,为提升我国医学检验国际影响力发挥了积极的重要作用。

我国 CNAS - CL02:2023《医学实验室质量和能力认可准则》将于 2023 年 12 月 1 日实施,等同采用国际标准 ISO 15189:2022《医学实验室质量和能力的要求》。《临床化学检验标准化操作程序》第 2 版正是根据 CNAS - CL02:2023《医学实验室质量和能力认可准则》和 CNAS - CL02 - A001:2023《医学实验室质量和能力认可准则的应用要求》编写而成。编写组成员包括 CNAS 主任评审员、资深技术评审员及具有丰富临床实验室管理和实践经验的专家等。本书着重介绍了医学实验室临床化学检验质量和能力要求、临床化学分析仪器标准操作规程、临床生化检验项目标准操作规程及数据控制和信息管理等。为了提升本书的实用性,在附录中增加了典型不符合案例分析与整改,以及临床生化实验室记录表格示例。希望本书能为计划申请实验室认可的医学实验室在临床化学实验室质量管理和能力建设的过程中提供参考,同时也能为已通过认可的实验室持续改进提供借鉴。

由于编者水平有限,对标准理解程度不同,同时每个医疗机构实验室的实际情况和需求亦有所不同,书中难免会存在欠缺和不足之处,恳请专家和广大读者批评指正,并提出宝贵意见和建议(邮箱:flieying@hotmail.com)。

范列英

2023 年 11 月

目　录

第二篇
标准操作规程 / 129

第三篇
数据控制和信息管理 / 435

第一篇

质量和能力要求

第一章
结构和管理要求

实验室活动管理程序

××医院检验科生化组管理程序文件		文件编号：××-JYK-××-××-×××	
版本/修改：第　　版/第　　次修改		生效日期：	共　　页 第　　页
编写人：	审核人：		批准人：

1. 目的

通过本程序规范实验室活动的管理,保证实验室检验结果质量,为实验室服务对象提供优质服务。

2. 范围

适用于生化组全体人员。

3. 职责

3.1·实验室主任在医院领导授予的职能范围内全面负责实验室医疗、教学、科研和行政管理工作。

3.2·生化组组长负责本专业组质量体系的运行,组织实施各项检验工作。

3.3·生化组内工作人员完成各项检验工作。

4. 程序

4.1·实验室活动范围：实验室活动范围包括人员管理、设施和环境条件管理、设备管理、试剂和耗材管理、服务协议管理、外部提供的产品和服务管理、实验室为患者和用户提供信息、检验申请、原始样品采集和处理、样品运送、样品接收、检验方法验证或确认、测量不确定度的评定、检验程序文件化、检验结果有效性的保证、结果报告、检验后样品的处理、不符合工作处理、数据控制和信息管理、投诉处理、应急预案管理、管理体系文件的控制、记录控制、风险和改进机遇的识别与应对、改进、质量指标管理、内部审核、管理评审、即时检验(POCT)管理。

4.2·实验室活动的管理要求

4.2.1　实验室仅保证在以上活动范围内符合 ISO 15189 认可准则的要求,不包括外部持续提供的实验室活动。

4.2.2　在以上活动范围内,实验室建立满足 ISO 15189 认可准则、用户、监管机构和认可机构要求的质量管理体系,严格按照已建立的质量管理体系要求实施各项实验室活动。

4.3·实验室活动的管理内容

4.3.1　人员

4.3.1.1　实验室负责人任命化学组组长和质量监督员。

4.3.1.2　组长对化学组质量管理体系的正常运行做出承诺,并持续改进其有效性。专业组组长根据工作需要,授权不同岗位工作人员组成,完成科室质量管理体系运行中化学组的各项任务。

4.3.1.3　专业组组长负责本组人员管理,做好新进人员、实习生、进修生、规培生等的培训计划、继教计划、能力评估、岗位授权、人员技术档案建立及管理等。

4.3.2 设施和环境条件

4.3.2.1 实验室应评估和确定工作空间的充分性和适宜性；根据专业性质进行合理的划分和分配，并满足化学组工作量和持续发展的需要。

4.3.2.2 实验室设施（包括能源、照明、通风、噪声、供水、废弃物处理及环境条件等）应保证检验的正确实施。对样品采集、设施、设备（如 UPS 电源和生物安全柜等）运行有相应程序规定，并得到有效监控，能够保证正确的检验操作及重要设施、设备的安全、工作人员的安全。

4.3.2.3 化学组负责本组基本环境控制管理、实验环境条件的控制、保存试剂或样品的冷冻或冷藏设施的控制、实验室用水的控制及内务管理。

4.3.3 设备

4.3.3.1 实验室应制定设备选择、购买和管理的文件化程序，应配备其提供服务所需的全部设备。

4.3.3.2 专业组组长负责确认仪器设备的功能和性能，并负责落实组内仪器设备的授权使用，负责编制作业指导书，正确使用、验收、维护、验证，建立设备不良事件报告，保存影响实验室活动结果的每台设备的记录，完成设备校准和计量学溯源，核查和保管本组所配置的仪器设备、试剂、消耗品等，并负责仪器设备安全。

4.3.4 试剂和耗材

4.3.4.1 实验室应制定文件化程序用于试剂和耗材的接收、储存、验收试验和库存管理。

4.3.4.2 实验室具备充分的储存和处理能力，以保证购买的物品不会损坏或变质，应按制造商的说明储存收到的试剂和耗材。

4.3.4.3 每当试剂盒的试剂组分或试验过程改变，在使用新批号或新货运号的试剂盒之前，专业组应进行性能验证。

4.3.4.4 实验室应建立试剂和耗材的库存控制系统，以及试剂和耗材的使用说明，包括制造商提供的使用说明应易于获取，使用应遵从制造商的规范。

4.3.4.5 由试剂或耗材直接引起的不良事件和事故，应调查可直接归因于特定试剂或耗材的不良事件和事故，并根据要求向制造商和（或）供应商及相关部门报告。

4.3.4.6 应保存影响检验性能的每一批次试剂和耗材的记录。

4.3.5 其他：依据 ISO 15189 认可准则、实验室质量管理体系文件的要求，专业组完成服务协议管理、外部提供的产品和服务管理、实验室为患者和用户提供信息、检验申请、原始样品采集和处理、样品运送、样品接收、检验方法性能验证或确认、测量不确定度的评定、检验程序文件化、检验结果有效性的保证、结果报告、检验后样品的处理、不符合工作处理、数据控制和信息管理、投诉处理、应急预案管理、管理体系文件的控制、记录控制、风险和改进机遇的识别与应对、改进、质量指标管理、内部审核、管理评审等各项工作。

5. 相关文件和记录

《质量指标的策划和评估程序》《人员管理程序》《文件控制程序》《内部审核程序》《实验室信息系统管理程序》《×××记录表》。

参考文献

[1] 中国合格评定国家认可委员会.医学实验室质量和能力认可准则：CNAS - CL02：2023［S/OL］.(2023 - 06 - 01)［2023 -

09 - 26]. https://www.cnas.org.cn/rkgf/sysrk/jbzz/2023/06/911424.shtml.

［2］中国合格评定国家认可委员会.医学实验室质量和能力认可准则的应用要求：CNAS - CL02 - A001：2023［S/OL］.(2023 - 08 - 01)［2023 - 09 - 26］.https://www.cnas.org.cn/rkgf/sysrk/rkyyzz/2023/08/912141.shtml.

［3］尚红,王毓三,申子瑜.全国临床检验操作规程［M］.4版.北京：人民卫生出版社,2015.

（李 锋 王 青）

实验室咨询活动管理程序	
××医院检验科生化组管理程序文件	文件编号：××-JYK-××-××-×××
版本/修改：第　　版/第　　次修改	生效日期：　　　　共　　页　第　　页
编写人：	审核人：　　　　　批准人：

1. 目的

通过本程序确保实验室以主动咨询服务为主,同时有章可循地提供被动咨询服务。通过向临床医护人员和患者提供全方位的检验前和(或)检验后的咨询服务,并定期地主动与临床医护人员进行交流和沟通,获取提高实验室服务质量的建议和(或)意见,全面提高实验室服务水平,充分发挥检验医学在疾病诊治中的作用。

2. 适用范围

本程序适用于实验室提供的所有涉及检验咨询和解释的服务。

3. 职责

3.1·实验室主任负责任命科室医疗咨询主管,医疗咨询主管负责指导、规范生化组医疗咨询成员的工作。

3.2·医疗咨询组是科室对外提供医疗咨询服务的常设团体,生化组医疗咨询成员负责医疗咨询的日常工作。

3.3·生化组医疗咨询成员是科室对外提供医疗咨询服务的常设机构,负责医疗咨询日常管理工作。

3.4·科室所有工作人员有义务为患者和临床工作人员提供咨询和解释工作。

3.5·生化组医疗咨询成员负责将形成的咨询解释服务活动记录,并及时归档保存。

4. 程序

4.1·生化组医疗咨询成员组成:实验室主任任命生化组医疗咨询主管,生化组医疗咨询成员由检验医师、副高职称或工作经验丰富的主管技师组成;实验室主任可根据需要临时任命生化组医疗咨询成员。

4.2·生化组医疗咨询成员工作程序

4.2.1　生化组医疗咨询成员日常工作实行由各专业组接受咨询服务的制度,除节假日外,各专业组的医疗咨询员负责本专业的医疗咨询服务工作。

4.2.2　生化组医疗咨询成员负责解答来自患者和临床医护人员提出的与检验有关的所有业务问题。

4.2.3　医疗咨询小组接受实验室服务对象口头、书面、电话、信函等形式的咨询,并以咨询者可以接受的方式进行解答。如实验室的咨询方式发生变更,必须及时通知患者和临床医护人员,并做好相应记录。

4.2.4　生化组医疗咨询成员不得拒绝咨询者所提出业务范围内的问题。生化组医疗咨询成员对咨询者口头、电话提出的问题,应立即回答;如不能立即回答,应告知再次联系的方式,在咨询者接受的时间给予答复。对于书面、信函等方式提出的咨询,在咨询者要求时限内给予解答。

4.2.5 生化组医疗咨询成员不能解决咨询者提出的问题时,要上报生化组医疗咨询主管,由其做出相应的答复,若生化组医疗咨询主管也不能解决问题,要上报科主任,科主任作为咨询服务的最终解决者。

4.2.6 生化组医疗咨询成员如有条件,宜每年为临床科室举办 1～2 次专题讲座。通过讲座,将实验室现有的检测项目及其标本类型、各种标本采集注意事项介绍给临床医护人员,帮助临床正确地选择和使用检验项目,合理地利用实验室资源。

4.2.7 生化组医疗咨询成员负责及时地将本学科最新的研究进展、新近开展项目介绍给实验室服务对象,满足实验室服务对象的不同需求。检验信息内容至少包括:新项目的检测方法、检测原理、检测临床意义、检测的干扰因素、正常参考范围、报告时限、如何合理选用这些项目、项目的标本类型、留取样本时的注意事项等。

4.2.8 实验室编写《标本采集手册》,文件受控后通过发放纸质版或上传院内网络等方式提供给临床医护人员查阅,同时注意根据实际工作及时更新,更新的内容应在院内网络上公告。

4.2.9 实验室定期或不定期主动向临床医护人员提供咨询活动,生化组医疗咨询成员定期或不定期参加临床科室交班,征求意见、建议和需求。参加临床交班需认真、详细记录交班内容,交班内容包括时间、地点、参加人员和与实验室相关的交班具体内容,并将临床沟通情况或意见、建议和需求及解决情况汇总后,交生化组医疗咨询主管整理。

4.2.10 临床意见和建议实行首问负责制,参加临床交班咨询成员接收临床意见和建议应即时回复;不能即时回复的应及时向主任汇报,确定/询问解决方式、回复内容,向临床科室进行问题反馈,做好医疗咨询记录。

4.2.11 生化组接受被动咨询时,实行首问负责制。科室任何成员不得拒绝咨询者所提出业务范围内的问题。如遇重大问题或问题不能解答时,应及时上报主任,由主任指定生化组医疗咨询成员解答。

4.2.12 实验室应注意咨询工作的原则性、科学性、正确性、一致性、及时性、适应性及保密性。

5. 相关文件和记录

《质量指标的策划和评估程序》《人员管理程序》《文件控制程序》《内部审核程序》《实验室信息系统管理程序》《×××记录表》。

参考文献

[1] 中国合格评定国家认可委员会.医学实验室质量和能力认可准则:CNAS-CL02:2023[S/OL].(2023-06-01)[2023-09-26].https://www.cnas.org.cn/rkgf/sysrk/jbzz/2023/06/911424.shtml.

[2] 中国合格评定国家认可委员会.医学实验室质量和能力认可准则的应用要求:CNAS-CL02-A001:2023[S/OL].(2023-08-01)[2023-09-26].https://www.cnas.org.cn/rkgf/sysrk/rkyyzz/2023/08/912141.shtml.

[3] 尚红,王毓三,申子瑜.全国临床检验操作规程[M].4版.北京:人民卫生出版社,2015.

(李 锋 王 青)

实验室质量管理程序

××医院检验科生化组管理程序文件		文件编号：××-JYK-××-××-×××	
版本/修改：第　　版/第　　次修改		生效日期：	共　页　第　页
编写人：	审核人：		批准人：

1. 目的
通过本程序明确临床生物化学组（以下简称"生化组"）组织机构，合理配置资源，规定对生化组活动结果有影响的所有管理，以确保生化组活动实施的一致性和结果的有效性。

2. 范围
适用于生化组全体人员。

3. 职责
3.1·由实验室负责人任命生化组组长和质量监督员。

3.2·组长对生化组质量管理体系的正常运行做出承诺，并持续改进其有效性。

3.3·组长负责编制生化组组织结构图，制定生化组质量目标，并负责实施。

4. 程序内容
4.1·生化组组织结构

4.1.1　总则：生化组开展相关工作需按照 CNAS-CL02：2023《医学实验室质量和能力认可准则》的要求运行。需明确生化组工作流程，设置仪器、试剂管理制度，生化结果审核与报告制度，生化急诊检验及危急值报告制度等相应其他的制度，同时规定各岗位人员的职责、相互关系，并进行相关授权，以确保实验室活动实施的一致性和结果的有效性。

4.1.2　组织结构图：按照生化组工作实际要求，规定组内人员的职责、权限及管理（图 1）。

4.2·人员配置

4.2.1　生化组人员配置一般分为三个管理层次：生化组组长、质量监督员、各岗位工作人员。专业组组长根据工作需要，授权不同岗位工作人员组成，完成科室质量管理体系运行中生化组的各项任务。实验室负责人应指定一名质量监督员，负责监督生化组质量体系的有效运行，并就质量管理体系运行情况和改进需求向管理层和生化组组长报告。

4.2.2　生化组组长在实验室负责人领导下制定各岗位职责、权限及相互关系，并明确其任职资格等。负责定期考核不同岗位人员的履职情况，每年至少进行一次能力评估。

4.3·管理承诺：生化组依据 CNAS-CL02：2022《医学实验室质量和能力认可准则》要求，通过以下活动，就建立和实施生化组的质量管理体系做出承诺，并持续改进其有效性。

4.3.1　告知生化组各岗位工作人员满足用户要求和需求，以及满足法规和认可要求的重要性。

4.3.2　确保制定生化组质量目标和策划。明确所有人员的职责、权限和相互关系。建立沟通过程。

4.3.3　支持并配合科室质量监督员工作。配合质量负责人完成内审。确保所有人员有能力承担指定工作。确保有充分资源以正确开展检验前、检验中和检验后的工作。

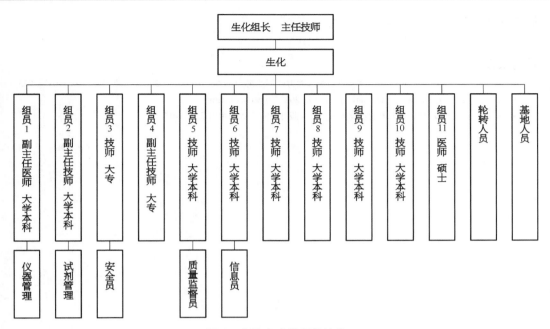

图 1　实验室内部组织结构

4.4·用户需求：实验室的服务用户包括临床医师、卫生保健机构、第三方付费组织或机构（如保险公司、体检中心等）和患者等，生化组组长应与科室负责人沟通、协调，提供与服务相适应的能力、资源，确保生化组服务到位、检测报告及时、结果准确，同时要为用户提供适当的解释和咨询服务，以满足用户的需求。

4.5·质量目标和策划：质量目标是指组织在质量方面所追求的目的。质量目标一般依据组织的质量方针制定，通常是对组织的相关职能和层次分别规定质量目标。质量方针是组织建立质量目标的框架和基础，质量目标是质量方针的展开与落实。因此，要求生化组组长在组织的相关职能和各层次上建立质量目标，并确保以下几点。

4.5.1　质量目标是可以测量的：质量目标是质量方针的展开和落实，尤其在定量项目上质量目标必须是定量的。否则，目标的实施就不能检查、不能评价，实施就容易流于形式。

4.5.2　质量目标在相关的职能和各层次上必须展开：展开可按"目标管理"方案，由上而下地逐级展开，以达到由下而上的逐级保证。

4.5.3　质量目标的内容，应与质量方针提供的框架相一致，且包括持续改进的承诺和满足要求的所有内容。

4.6·沟通：沟通是人们分享信息、思想和情感的任何过程。医学实验室是以提供相关信息为目的，生化组应在科室质量管理体系的基础上建立切实可行的沟通 SOP 文件、有效的沟通方法、通畅的沟通渠道，确保在不同专业组之间、与服务用户之间能进行有效沟通，保障临床工作中发生的问题可以得到及时有效的解决，并持续改进质量体系。

5. 相关文件和记录

《质量指标的策划和评估程序》《人员管理程序》《文件控制程序》《内部审核程序》《实验室

信息系统管理程序》《×××记录表》。

参考文献

［1］中国合格评定国家认可委员会.医学实验室质量和能力认可准则：CNAS-CL02：2023［S/OL］.（2023-06-01）［2023-09-26］.https://www.cnas.org.cn/rkgf/sysrk/jbzz/2023/06/911424.shtml.

［2］尚红,王毓三,申子瑜.全国临床检验操作规程［M］.4版.北京：人民卫生出版社,2015.

（李　锋　王　青）

实验室质量目标管理程序

××医院检验科生化组管理程序文件	文件编号：××-JYK-××-××-×××	
版本/修改：第　　版/第　　次修改	生效日期：	共　　页　第　　页
编写人：	审核人：	批准人：

1. 目的

对于临床生化实验室开展的检测活动按照实验室制定和实施质量管理体系质量目标的内容要求、相关人员职责以及程序进行进一步细化操作，保证体系质量目标符合要求。

2. 范围

临床生化实验室所开展的所有检测项目在实验室制定和实施质量管理体系的质量目标以及质量指标的管理全过程。

3. 职责

3.1·实验室主任负责组织实验室管理层按照认可准则要求制定和实施质量管理体系的质量目标。

3.2·质量主管负责制定和实施质量管理体系的质量目标的具体工作，按照本程序规定的内容监督相关程序得到严格执行。

3.3·临床化学组组长根据科室质量管理要求和质量目标制定室内质量控制程序，指导和监督本实验室工作人员在常规工作中按照室内质量控制方案进行各项工作，进行每月质控汇总分析和年度总结报告；向质量负责人汇报本专业室内质控情况。

3.4·实验室工作人员按照室内质量控制程序执行日常质控，并对室内质控活动进行记录和监控，当出现失控时，采取必要的应急措施和纠正措施消除影响，完成失控分析报告，并请专业组组长或上级技师审核。

4. 程序内容

4.1·实验室管理层应在组织内的相关职能和层级上建立质量目标，包括满足用户需求和要求的目标。实验室管理层应确保落实质量管理体系的策划以满足要求和质量目标。实验室管理层应确保在策划并改变质量管理体系时，维持其完整性。

4.2·质量目标应可测量并与质量方针一致。质量目标是质量方针的具体化，是在一定的时间范围内或限定的范围内，所规定的与质量有关的预期应达到的具体要求、标准或结果。质量目标要符合实际情况，不可过高或过低，是预期能达到的，且能反映实验室服务能力。质量目标是与质量有关的目标，它是围绕质量方针展开的，与质量无关的目标不应写入质量目标中。质量目标应量化、可考核，确定测量和考核周期。

4.3·实验室主任组织实验室管理层围绕质量方针确定质量目标并文件化，确保所有人员知晓质量目标的内容及其测量和考核要求。

4.4·确定临床生化实验室开展的所有检测项目的实验室质量目标：质量目标以实验室允许总误差的形式表示。允许总误差范围的设定参考依据国家卫生健康委员会临床检验中心 EQA 允许总误差、中华人民共和国卫生行业标准 WS/T 403—2012《临床生物化学检验常规项目分析质量指标》，以及试剂说明书、检测项目的生物学变异等，并结合实验室的实际情况提出（表1）。

表1　本实验室各检测项目允许总误差和室内质量控制及比对允许范围表

项　　目	允许总误差（%）	室内质控允许范围（CV%）	比对允许范围（%）	标准来源
钾	6.0	2.5	≤3.0	WS/T 403—2012
钠	4.0	1.5	≤2.0	WS/T 403—2012
氯	4.0	1.5	≤2.0	WS/T 403—2012
总钙	5.0	2.0	≤2.5	WS/T 403—2012
磷	10.0	4.0	≤5.0	WS/T 403—2012
镁	15.0	5.5	≤7.5	WS/T 403—2012
铁	15.0	6.5	≤7.5	WS/T 403—2012
葡萄糖	7.0	3.0	≤3.5	WS/T 403—2012
肌酐	12.0	4.0	≤6.0	WS/T 403—2012
尿酸	12.0	4.5	≤6.0	WS/T 403—2012
尿素氮	8.0	3.0	≤4.0	WS/T 403—2012
总蛋白	5.0	2.0	≤2.5	WS/T 403—2012
白蛋白	6.0	2.5	≤3.0	WS/T 403—2012
肌酸激酶	15.0	5.5	≤7.5	WS/T 403—2012
天冬氨酸转氨酶	15.0	6.0	≤7.5	WS/T 403—2012
γ谷氨酰转肽酶	11.0	3.5	≤5.5	WS/T 403—2012
乳酸脱氢酶	11.0	4.0	≤5.5	WS/T 403—2012
碱性磷酸酶	18.0	5.0	≤9.0	WS/T 403—2012
丙氨酸转氨酶	16.0	6.0	≤8.0	WS/T 403—2012
总胆红素	15.0	6.0	≤7.5	WS/T 403—2012
甘油三酯	14.0	5.0	≤4.5	WS/T 403—2012
总胆固醇	9.0	3.0	≤7.0	WS/T 403—2012
淀粉酶	15.0	4.5	≤7.5	WS/T 403—2012
胱抑素 C	20.0	6.7	≤12.5	≤1/3 EQA
结合胆红素	20.0	6.7	≤3.42 μmol/L 或 ≤10%（取大者）	≤1/3 EQA
胆汁酸	20.0	6.6	≤10.0	≤1/3 EQA
肌酸激酶同工酶 MB	30.0	10.0	≤15.0	≤1/3 EQA
高密度脂蛋白胆固醇	30.0	10.0	≤15.0	≤1/3 EQA
低密度脂蛋白胆固醇	30.0	10.0	≤15.0	≤1/3 EQA
载脂蛋白 A I	30.0	10.0	≤15.0	≤1/3 EQA
载脂蛋白 B	30.0	10.0	≤15.0	≤1/3 EQA
脂蛋白 α	30.0	10.0	≤15.0	≤1/3 EQA
血清视黄醇结合蛋白	20.0	6.67	≤10.0	≤1/3 EQA
总胆汁酸	20.0	6.67	≤10.0	≤1/3 EQA

4.5·生化组其他质量目标

4.5.1　所有检验项目在相应的检测系统上完成检测、检验周期及报告发放等相关服务承诺内容的设定符合医学实验中心的规定，符合率大于98%。

4.5.2　生化检验项目报告周转时间（TAT）：平诊检验项目 4 h；急诊检验项目 1 h，复检 1.5 h。

4.5.3　危急值回报及时、记录完整,符合率100%。

4.5.4　为保证检验结果的准确性,按相关规定完成室内质控,室内质控努力满足生化组检验项目质量目标,符合率大于98.5%。

4.5.5　参加国家卫生健康委员会及省部级临床检验中心组织的室间质量评价、能力验证计划,或进行实验室间比对,符合率大于98.5%。

5. 相关文件和记录

《质量指标的策划和评估程序》《人员管理程序》《文件控制程序》《内部审核程序》《实验室信息系统管理程序》《×××记录表》。

参考文献

[1]　中国合格评定国家认可委员会.医学实验室质量和能力认可准则:CNAS-CL02:2023[S/OL].(2023-06-01)[2023-09-26].https://www.cnas.org.cn/rkgf/sysrk/jbzz/2023/06/911424.shtml.

[2]　尚红,王毓三,申子瑜.全国临床检验操作规程[M].4版.北京:人民卫生出版社,2015.

(李　锋　王　青)

实验室质量指标管理程序

××医院检验科生化组管理程序文件	文件编号：××-JYK-××-××-×××	
版本/修改：第　　版/第　　次修改	生效日期：	共　页　第　页
编写人：	审核人：	批准人：

1. 目的

对于生化组开展的检测项目按照实验室制定和实施质量管理体系的质量指标的内容要求、相关人员职责及具体程序，保证质量指标的管理符合要求。

2. 适用范围

生化组所开展的所有检测项目在实验室制定和实施质量管理体系的质量指标的管理全过程。

3. 职责

3.1 · 实验室主任负责组织实验室管理层按照认可准则要求，制定和实施质量管理体系的质量指标。

3.2 · 质量主管负责制定和实施质量管理体系的质量指标的具体工作，按照本程序规定的内容监督相关程序得到严格执行。

4. 岗位设置

4.1 · 质量指标的设立：实验室管理层应组织生化组相关人员讨论决定所需设立的质量指标，以有效监控重点过程活动的关键环节，促进质量的保持与改进。质量指标设立至少应满足行业的最低要求，并依据科室自身的要求或需改进的要求，设立和增加质量指标。实验室应建立的质量指标包括但不限于以下几类。

4.1.1　检验前过程指标，如标本类型错误率、标本容器错误率、标本采集量错误率、抗凝标本凝集率、检验前周转时间中位数。

4.1.2　检验过程指标，如室内质控项目开展率、室内质控项目变异系数不合格率、室间质评项目参加率、室间质评项目不合格率、实验室间比对率（用于无室间质评计划检验项目）、实验室内周转时间中位数。

4.1.3　检验后过程指标，如检验报告不正确率、危急值通报率、危急值通报及时率。

4.1.4　非检验程序指标，如实验室生物安全事件发生率等。

4.1.5　对患者医疗贡献的指标，如患者满意度、临床满意度。

4.2 · 质量指标的监控：对于设立的质量指标，实验室管理层应指定人员制定质量指标监控的文件化要求，以策划并监控质量指标。

4.3 · 质量指标的评估：实验室管理层应指定人员制定质量指标评估的文件化要求，按要求定期汇总评估质量指标整体监控情况。参见《质量指标的策划和评估程序》。

4.4 · 临床生化实验室常用实验室质量指标（表1）

表1 · 生化组部分实验室常用质量指标及标准

核 查 内 容		核查标准
标本类型错误率	不符合要求的标本数/同期标本总数×100%	<0.3%
标本容器错误率	采集容器不符合要求的标本数/同期标本总数×100%	<0.3%
标本量错误率	采集量不符合要求的标本数/同期标本总数×100%	<0.3%
检验前周转时间中位数	将标本采集到标本接收时间由长到短排序后取中位数	<100 min
实验室内周转时间中位数	实验室标本接收到报告发送的时间由长到短排序后取中位数	
检验报告不正确率	实验室发出的不正确报告数/同期报告总数	<0.05%
检验报告召回率	召回的报告数/报告总数×100%	<0.05%
危急值通报率	已通报的危急值检验项目数/同期需通报的危急值检验项目总数	100%
危急值通报及时率	危急值通报时间(从结果确认到与临床医生交流的时间)符合规定时间的检验项目数/同期需通报的危急值检验项目总数	100%

4.4.1 标本类型错误率：是指类型不符合要求的标本数占同期标本总数的比例。临床生化检验中常用的标本类型有血液、脑脊液、胸腔积液或腹腔积液等。标本类型错误是指临床医生申请的是某一标本的检验项目，而临床科室送检或实验室收到的不是该项目要求的标本类型。如临床医生申请的是血液类检验项目，但临床科室送检或检验科收到的是非血液标本。专业组人员负责对类型错误的标本进行数据的采集，内容应包括患者基本信息、送检科室信息及质量指标中规定的不合格标本类型信息。一旦发现标本类型不合格时进行实时记录，每月汇总，计算公式为：标本类型错误率 = 不符合要求的标本数/同期标本总数×100%。

4.4.2 标本容器错误率：是指采集容器不符合要求的标本数占同期标本总数的比例。

4.4.2.1 临床生化检验中常用的标本容器有各种血液采样管、干燥管等。标本容器错误是指临床医生申请的检验项目和标本采集人员采集的标本类型正确，但使用了错误的标本容器。但为了提高检验报告时效，某些医院使用血浆样本(肝素抗凝采血管)进行急诊生化或免疫学相关指标检测，但实际工作中针对该项目送检的血清样本(非抗凝采血管)也做让步检验，此类标本不建议纳入标本容器错误。因此，某些检验项目对标本容器要求不十分严格，即便使用错误标本容器，但不影响检验结果时，一般不应把这种情况判定为标本容器错误。建议在分析不合格标本类型和原因时，应以导致标本不合格的根本原因为依据。

4.4.2.2 专业组人员对容器错误的标本进行数据采集时内容应包括患者基本信息、送检科室信息及质量指标中规定的不合格标本类型信息。一旦发现容器错误不合格时，进行实时记录，每月汇总，计算公式为：标本容器错误率 = 采集容器不符合要求的标本数/同期标本总数×100%。

4.4.3 标本采集量错误率：是指采集量不符合要求的标本数占同期标本总数的比例。临床生化检验标本采集量错误通常是指标本采集量过多或过少，导致检验结果受到影响。如生化检验，由于检测项目多，标本量采集不够，会导致某些项目无法检测，即为标本采集量错误。专业组人员负责对容器错误的标本进行数据采集，内容应包括患者基本信息、送检科室信息及质量指标中规定的不合格标本类型信息。一旦发现标本类型不合格时，即刻进行实时记录，每月汇总，计算公式为：标本量错误率 = 采集量不符合要求的标本数/同期标本总数×100%。

4.4.4　检验前周转时间中位数：检验前周转时间又称检验前标本周转时间，是指从标本采集到实验室接收标本的时间。检验前周转时间中位数是指将检验前周转时间由短到长排序后，取其中位数。将一组观察值从小到大按顺序排列，位次居中的观察值就是中位数；当观察值个数为奇数时，取处于中间位置的观察值；当观察值个数为偶数时，取处于中间位置的2个观察值的平均数。检验前周转时间中位数数据可由医院信息系统（HIS）和LIS自动获取，按急诊标本、门诊标本、住院标本三大类分别统计检验前周转时间中位数和第90百分位数，实时记录，并保留原始数据。

4.4.5　实验室内周转时间中位数：实验室内周转时间即实验室内标本周转时间，是指从实验室收到标本到发送出检验报告的时间。实验室内周转时间中位数是指将实验室内周转时间由短到长排序后，取其中位数。将一组观察值从小到大按顺序排列，位次居中的观察值就是中位数；当观察值个数为奇数时，取处于中间位置的观察值；当观察值个数为偶数时，取处于中间位置的2个观察值的平均数。实验室内周转时间中位数数据由HIS和LIS自动获取，检验报告发出的时间和标本接收时间之间的时间差即为实验室内周转时间。实验室按急诊标本、门诊标本、住院标本三大类分别统计实验室内周转时间中位数和第90百分位数，实时记录，并保留原始数据。

4.4.6　室内质控项目开展率：是指开展室内质控的检验项目数占同期检验项目总数的比例。检验项目是指实测检验项目数，不包括计算值和比值。室内质控是保证检验质量的基础。临床生化检验过程中室内质控项目开展率的统计需要首先明确室内质控的方式，通常包括利用第三方质控品、试剂盒内自带质控品和实验室自制质控品3种方法。另外，还有患者结果均值法、差值检查法、患者结果多参数核查法、患者标本双份测定法、留样再测等基于患者数据的质控方法。同一检验项目在不同检测系统进行检验，均应有相应的质控措施。检验项目总数是指实验室在监测周期（通常是1年）内开展的总项目数，新启用的检测项目在启用当年开始纳入室内质控开展率的计算，停用的项目在停用当年也应纳入开展率的计算；计算全科室的室内质控开展率时，如果存在1个项目在多个专业组开展，则只能计算为开展1个项目。

4.4.7　室内质控项目变异系数（CV）不合格率：是指室内质控项目CV高于要求的检验项目数占同期对室内质控项目CV有要求的检验项目总数的比例。临床生化检验中，室内质控项目变异系数（CV）不合格率的统计需要注意以下几个方面。

4.4.7.1　明确需要对哪些项目的室内质控变异系统不合格率进行统计分析。理论上常规生化开展的所有检验项目都需要计算。

4.4.7.2　计算每个项目的CV。建议按照实验室建立的质控规则进行常规质量控制，计算去掉1～3 s失控数据后的当月CV，此值即为该项目的室内质控CV。

4.4.7.3　确定每个项目的室内质控允许CV。建议参考《临床检验质量指标》的设定策略和方法，并结合自身实际确定每个检验项目的允许CV，也可根据WS/T 403—2012《临床生物化学检验常规项目分析质量指标》设置常用项目的允许CV，应特别注意高、低水平质控物检测的允许CV要有所差异。

4.4.7.4　明确如何计算实验室内同一项目有多个质控物水平，并在多个相同的检测系统进行检验的项目总数。此类检验项目对CV有一定要求，建议以单个项目的单个质控物水平为基数,计算所有检测系统的室内质控项目数对应的质控物水平数之和,如某实验室用 5 台生化分析仪进行常规生化检测,有 5 个定量项目,每个项目高、低 2 个质控物水平,则该实验室"对室内质控项目 CV 有要求的检验项目总数"为 50 个($5 \times 5 \times 2 = 50$);如果其中有 2 个项目 CV 高于要求(允许 CV),则该实验室"室内质控项目 CV 不合格率"为 4.0%($2/50 \times 100\% = 4.0\%$)。利用 LIS 自带的质控软件或专用的质控软件按月计算每个项目的实际 CV,记录在室内质控数据统计分析表中,由项目数、质控物水平、检测系统数量计算得出:室内质控项目变异系数(CV)不合格率 = CV 高于允许 CV 的项目数/对室内质控项目 CV 有要求的检验项目总数 $\times 100\%$。

4.4.8　EQA 项目参加率:是指参加 EQA 的检验项目数占同期特定机构(包括国家、省市级)已开展的 EQA 项目总数的比例。参加 EQA 的检验项目数应与国家卫生健康委员会临床检验中心、各地区临床检验中心或其他 EQA 特定机构数据一致,填报数据可溯源;计算 EQA 项目参加率时,如果 2 个及以上专业组同时开展同一项目,只要其中 1 个专业组参加了 EQA,即判定为该项目参加了 EQA。

4.4.9　EQA 项目不合格率:是指 EQA 不合格的检验项目数占同期参加 EQA 检验项目总数的比例,是一个年度质量指标。临床生化检验中计算 EQA 项目不合格率时,如果 2 个及以上专业组同时开展同一项目,只有所有的专业组该项目都不合格,才能判定该项目不合格;如果 1 个项目参加了 2 个及以上的 EQA 特定组织机构的评价,只有所有的组织机构评价结果都不合格,才能判定该项目不合格。合格项目以国家卫生健康委员会颁发的 EQA 合格证书,或 1 年内参加 3 次 EQA,其中 2 次结果满意为依据。

4.4.10　实验室间比对率:是指执行实验室间比对的检验项目数占同期无 EQA 计划检验项目总数的比例,其计算公式为:实验室间比对率 = 执行实验室间比对的检验项目数/同期无 EQA 计划检验项目数 $\times 100\%$。这里提到的检验项目是指实测检验项目,不包括计算值和比值。公式中"无 EQA 计划检验项目数"是指 EQA 组织者尚未开展,而实验室已开展的检验项目数。未参加 EQA 的检验项目需要与其他实验室(比对实验室)进行比对,比对实验室应选择区域内公认的质量有保证的权威实验室,每批次至少选择高、中、低水平 5 个样本进行比对。

4.4.11　检验报告不正确率

4.4.11.1　检验报告不正确是指实验室已发出的报告内容与实际情况不相符,包括结果不正确、患者信息不正确、标本信息不正确。检验报告不正确率是指实验室发出的不正确检验报告数占同期检验报告总数的比例。

4.4.11.2　临床生化检验工作中,会出现实验室在发出检验报告后,因发现错误及时撤回,修正后重新发出的情况。建议将此类报告判定为不正确的检验报告,因为临床医生或患者可通过 HIS、自助终端、移动终端、微信平台等多种途径实时查阅检验报告,即使实验室在尽可能短的时间内及时撤回错误报告,修正后再发出,也存在一个时间差,无法确定医生和患者是否恰好在这个时间段看到了不正确的检验结果。临床实验室需制定科学的检验报告审核机制,最大限度地避免发出不正确的检验报告。检验报告不正确率的计算需要通过 LIS 系统对上月撤回报告进行分类统计,并记录不正确的检验报告及检验报告不正确率,汇总后即为生化组的检验报告不正确率。

4.4.12　危急值通报率：危急值是指可能引起患者严重后果或危急患者生命的检验项目的极端值，实验室发现临床危急值时，应在第一时间进行处理并及时报告，为临床决策提供依据。危急值通报率是指已通报的危急值检验项目数占同期需要通报的危急值检验项目总数的比例，计算公式为：危急值通报率＝已通报的危急值检验项目数/同期需要通报的危急值检验项目总数×100％。

4.4.13　危急值通报及时率

4.4.13.1　危急值通报时间是指从结果确认（检验报告审核发出）时间到与临床医生或护士交流（收到危急值并确认）的时间。危急值通报及时率是指危急值通报时间符合规定时间的检验项目数占同期需要危急值通报的检验项目总数的比例。实验室应结合自身实际与临床协商后确定危急值通报时间。建议危急值通报时限越短越好，最长不宜超过 30 min。

4.4.13.2　该项目的数据采集方法为：① 需要危急值通报的检验项目总数。首先统计 LIS 已发送的报告中标记为"发送危急值"的数据，删除条码及项目重复的危急值，最终合并的数据为同期需要危急值通报的检验项目总数。② 危急值通报时间满足规定时间的检验项目数。统计 LIS 中标本日志已发送危急值的报告中"临床确认危急值记录"和"发送危急值"时间差≤30 min 的数据，对条码及项目重复的危急值进行去重，最终合并的数据为危急值通报时间符合规定时间的检验项目数。

5. 相关文件和记录

《质量指标的策划和评估程序》《×××记录表》。

参考文献

[1] 中国合格评定国家认可委员会.医学实验室质量和能力认可准则：CNAS－CL02：2023［S/OL］.（2023－06－01）［2023－09－26］.https://www.cnas.org.cn/rkgf/sysrk/jbzz/2023/06/911424.shtml.

[2] 中国合格评定国家认可委员会.医学实验室质量和能力认可准则的应用要求：CNAS－CL02－A001：2023［S/OL］.（2023－08－01）［2023－09－26］.https://www.cnas.org.cn/rkgf/sysrk/rkyyzz/2023/08/912141.shtml.

（李　锋　王　青）

实验室岗位职责管理程序

××医院检验科生化组管理程序文件		文件编号：××-JYK-××-××-×××	
版本/修改：第　版/第　次修改		生效日期：	共　页　第　页
编写人：	审核人：		批准人：

1. 目的

通过本程序明确临床生物化学组（以下简称"生化组"）各岗位职责，加强人员岗位责任心，提高工作效率，保证生化组的各项工作按照既定的质量管理体系正常运转，以确保检验结果的及时、准确。

2. 范围

适用于生化组全体人员。

3. 职责

3.1·生化组组长

3.1.1　规划及落实生化组的发展计划，组织编写各检验项目的作业指导书及仪器的作业指导书（即标准操作规程，SOP），并经常检查执行情况。

3.1.2　负责制定生化组的室内质量控制方案，检查临床生化检验项目的室内质控情况，分析质控数据，提出失控报告的编写方法，督促生化组全员参与失控报告编写，编写生化组月份、季度、年度质控分析报告。

3.1.3　积极参加省临床检验中心、国家卫生健康委员会临床检验中心组织的室间质量评价活动，审查、签发室间质评上报表；分析质评成绩，提出改进措施，编写年度室间质评总结报告。

3.1.4　监督生化组人员规范运行科室的质量管理体系，定期对生化组质量管理体系运行情况进行检查和总结，带领生化组人员实现科室制定的质量目标。

3.1.5　向临床科室介绍新的检验项目及其临床意义，有条件时参加临床疑难病例讨论，主动配合临床医疗工作。

3.1.6　规划、安排生化组范围内进修、实习人员的流程，切实做好带教工作。

3.1.7　结合临床医疗，制定生化专业的科研计划，不断引进国内外的新成果、新技术、新方法，开展新项目，提高生化专业的技术能力。

3.1.8　制订生化组工作计划，按期总结；检查督促生化组人员贯彻执行各项规章制度的情况。

3.1.9　负责生化组设施、设备、防护用品及各项物品的管理。

3.1.10　负责生化组日常工作的正常运行，定期检查各种仪器和试剂，定期校准设备，定期进行性能验证，按规范对试剂耗材进行质检，保证检验结果的准确性。

3.1.11　加强与临床科室的沟通，对于日常工作中出现的问题，应主动与临床联系，及时处理，做好记录，并定期分析总结。

3.1.12　完成医院领导和科主任下达的各项指令性任务。

3.1.13　工作同时,组长需要关心和了解组内人员的心理活动,及时征集组内人员的意见建议,关注组内人员满意度。

3.2·质量监督员

3.2.1　协助组长监督生化组人员是否按科室质量手册、相关的程序性文件及作业指导书开展日常工作。

3.2.2　协助组长监督日常室内质量控制开展工作,包括失控分析、失控处理、失控报告是否适宜,是否定期编写室内质控总结报告。

3.2.3　协助组长监督以下内容:是否按要求开展室间质评工作,定期编写年度总结报告;生化组质量目标完成情况;生化组是否对新员工、实习生、进修生按计划进行培训和管理;工作人员是否按计划对化学分析仪进行仪器保养、校准,其相关记录是否完整;环境温度、湿度,冰箱温度,水质监测等记录是否规范;是否有试剂的申购和验收记录;生化组是否按规定开展与临床沟通、投诉处理,其相关记录是否完整。

4. 岗位设置

4.1·不同医疗机构的医学实验室,根据其实验室的规模、特点,管理人员的管理风格等,其实验室内部的岗位设置也不相同,一般分为技术岗位、管理岗位、支持服务岗位。管理岗位、支持服务岗位的设置和职责由科室管理层负责,生化组仅对技术岗位和具体工作岗位进行设置并赋予职责。

4.2·主任技师、副主任技师

4.2.1　具备本单位规定的学历和任职年限。

4.2.2　为生化专业的学术带头人,能指导和组织生化专业的全面业务技术工作。

4.2.3　能解决生化专业复杂疑难的重大技术问题。

4.2.4　根据医院、科室工作安排,组织业务学习,技术培训,以提高生化组工作人员的业务水平。

4.2.5　完成进修生、实习生的临床实习、带教任务,完成相应的教学授课任务。

4.2.6　精通生化专业基础理论和专业知识,掌握生化专业国内外发展趋势,根据国家需要和专业发展确定科学研究方向,撰写和指导下级人员撰写专业学术论文。

4.3·主管技师

4.3.1　具备本单位规定的学历和任职年限。

4.3.2　能解决生化专业一定程度的复杂疑难问题。

4.3.3　具有较丰富的临床化学工作经验,较熟练地掌握生化专业技术操作,处理较复杂的生化专业技术问题,能对下级卫生技术人员进行业务指导。

4.3.4　负责本专业的质量保证工作,能分析、解决生化专业室间质量评价、室内质量控制出现的问题。

4.3.5　参与进修生、实习生的临床实习、带教任务;根据需要,负责相应的教学授课任务。

4.3.6　熟悉生化专业基础理论和专业知识,了解生化专业国内外发展趋势,撰写专业学术论文。

4.4·技师

4.4.1　具备本单位规定的学历和任职年限。

4.4.2　熟悉生化专业基础理论和专业知识,具有一定的基本技能。

4.4.3　能独立处理生化专业常见的技术问题。

4.4.4　参与生化专业的日常质量保证工作,有一定的分析、解决室间质量评价、室内质量控制出现的问题的能力。

4.4.5　参与进修生、实习生的临床实习、带教任务。

4.4.6　了解生化专业基础理论和专业知识,具有一定的撰写专业学术论文的能力。

4.5·检验专科医师

4.5.1　具备本单位规定的资格证书。能熟练掌握临床化学的基础理论、专业技术知识及临床化学的程序性文件及作业指导书。

4.5.2　了解生化专业国内外现状和新理论、新技术的发展趋势。

4.5.3　在实验项目的选择、样品要求及实验报告的解读上提出指导性意见,合理选择组合实验,并对检验结果做出正确解释与分析评价。

4.5.4　参与临床会诊、病例分析;参与有关疾病的诊断、治疗和预防工作;参与控制检验质量,保证检验结果的准确,评价检验方法,评估检验能力;参与解决临床化学的疑难问题;参与室间质量评价、室内质量控制的分析总结,并最终运用于临床实践。

4.5.5　负责检验与临床的沟通,为临床提供服务和咨询。

4.5.6　收集临床医护人员对检验工作中技术、质量、服务问题等的需求及反馈,组织持续改进。

4.5.7　参与医学检验规范化培训基地建设及基地学员、临床医护人员、实验室技术人员、实习生、进修生的教学培训。

4.5.8　承担实验诊断相关的科学与技术研究任务、新技术的推广与应用,发现问题并解决问题。

4.6·临床化学领域授权签字人

4.6.1　至少具有中级技术职称,从事临床化学检验领域工作至少3年。熟悉国家认可委员会相关的文件(认可规则、认可准则及其应用说明、认可专门要求等)及科室质量管理体系(包含质量手册、程序文件、作业指导书、各种记录表格及技术标准)。

4.6.2　精通临床生化专业基础理论和专业知识,具有较丰富的临床和技术工作经验,熟练掌握生化专业技术操作,能解决复杂疑难的技术问题。

4.6.3　精通生化专业的质量保证工作,能独自分析、处理室内质量控制、室间质量评价中出现的各种问题。

4.7·生化组各具体工作岗位的设置和职责,由组长根据本专业组的实际情况制定。

5. 相关文件和记录

《质量指标的策划和评估程序》《人员管理的管理程序》《管理体系文件的控制程序》《内部审核程序》《实验室信息管理程序》《×××记录表》。

参考文献

[1]　中国合格评定国家认可委员会.医学实验室质量和能力认可准则:CNAS-CL02:2023[S/OL].(2023-06-01)[2023-09-26].https://www.cnas.org.cn/rkgf/sysrk/jbzz/2023/06/911424.shtml.

［2］中国合格评定国家认可委员会.医学实验室质量和能力认可准则的应用要求：CNAS - CL02 - A001：2023［S/OL］.(2023 - 08 - 01)［2023 - 09 - 26］.https：//www.cnas.org.cn/rkgf/sysrk/rkyyzz/2023/08/912141.shtml.

［3］尚红,王毓三,申子瑜.全国临床检验操作规程［M］.4 版.北京：人民卫生出版社,2015.

（李　锋　王　青）

第二章
资 源 要 求

人员能力要求管理程序

××医院检验科生化组管理程序文件	文件编号：××-JYK-××-××-×××
版本/修改：第　　版/第　　次修改	生效日期：　　　　　　共　　页　第　　页
编写人：	审核人：　　　　　　批准人：

1. 目的

明确生化组各岗位人员的数量和能力要求,应行为公正、符合伦理,有能力并按照实验室管理体系要求开展工作,保证生化组的各项工作正常运转。

2. 范围

适用于生化组组内人员。

3. 职责

3.1·生化组组长：在实验室负责人领导下制定出各岗位人员能力要求,制定各岗位职责,组织开展实施日常工作。

3.2·生化组组长或质量监督员：负责定期考核本组不同岗位人员的能力和履职情况。

3.3·生化组所有工作人员：在满足生化组人员能力要求时,互相协助完成日常检验工作。

4. 程序

4.1·人员能力要求

4.1.1　生化组组长：医学检验相关专业,中级及以上职称,3 年以上生化专业领域工作经验。熟练掌握生化专业业务的基本知识和实践技能,能较好地组织和指导本组的工作。能跟踪生化专业领域的学术发展,开展新技术、新业务。

4.1.2　生化组质量监督员：医学检验相关专业,2 年以上生化专业技术领域的工作经验。熟悉检验目的、程序、方法和结果解释,具备正确地核查本专业所有的检验和校准结果的准确性和可靠性的能力。有能力识别和监督影响检验结果的关键因素和过程,能够对检验结果进行科学的分析评价。

4.1.3　生化组授权签字人：医学检验相关专业,中级以上技术职称,3 年以上授权签字领域内的工作经验。能够参与监督日常报告产生的关键过程。能够对检验结果进行科学的分析评价。熟悉管理体系的知识和检验科管理体系文件及其内容和要求。熟悉合格评定机构对医学实验室的要求。

4.1.4　生化组具体岗位：医学检验相关专业,经过相应培训并考核合格。掌握所从事检验项目的操作技能,熟悉日常室内质控、室间质评方法及规则。熟悉相关的法律、法规及本专业的规程、规范、检验方法,能正确处理和判断检验结果。

4.2·人员培训、再培训

4.2.1　新进员工的岗前培训：新进员工在上岗前必须接受相应的岗前培训,由医院人事科、医务科和检验科等部门共同组织和实施。

4.2.2　实验室上岗前的技能岗前培训：由检验科技术负责人、专业组长对新进员工或轮岗员工进行岗位职责、操作规程和相应业务知识的培训,向新员工介绍组织及其将要工作的部门或区域、聘用的条件和期限、员工设施、健康和安全要求(包括火灾和应急事件)等内容。

4.2.3 生物安全岗前培训:由检验科安全管理员组织对新员工进行生物安全防护、医疗垃圾分类、职业暴露、环境监测、职业卫生及健康服务等内容进行培训。

4.3 · 人员考核

4.3.1 新进员工的考核:技术负责人与生化组组长在新进员工培训结束后,对其进行理论和操作技能考核,不合格者进行再培训、再考核,直至合格。

4.3.2 其他人员的培训和考核:对其他在岗人员,根据科内情况,举行针对性专业培训。生化组组长每年年底制定下一年度的在岗职工培训计划,定期对在职人员进行本专业新知识新进展的培训,各岗位专业技能培训由生化组的工作人员定期轮流进行,并保存各类培训记录。组内组织的内部培训,要求必须掌握,需定期进行考核,对于熟悉了解,增加知识面培训内容除外。当职责变更时,或离岗 6 个月以上再上岗时,或政策、程序、技术有变更时,应对员工进行再培训,考核合格后才可继续上岗,并记录。

4.3.3 仪器设备的培训与考核:新购进的仪器设备,由仪器厂家技术工程师对工作人员进行使用前培训,并进行理论考核和操作考核。新轮转职工或新进员工由经授权使用该仪器的人员培训后,进行理论考核和操作考核,合格后方可上岗操作。

4.3.4 信息系统的培训与考核:由本科室信息管理员组织对员工进行信息系统的培训与考核,培训包括信息系统的基本操作、应急处理、信息系统中各权限分级要求与操作等。

4.3.5 根据工作需要进行的专项培训,如生化专业性能验证、生化专业室内质控等。

4.4 · 人员能力评估:生化组定期对组内人员进行能力评估。能力评估间隔以不超过 1 年为宜;新进员工或者从事复杂程度高的项目检测(如全自动生化分析仪操作、质谱检测等)的新上岗员工在最初 6 个月内应至少接受 2 次能力评估,并记录。当能力评估未通过时,或职责变更时,或离岗 6 个月以上再上岗时,或政策、程序、技术有变更时,员工应接受再培训和再评估,合格后方可上岗,并记录。

4.4.1 生化组可采用以下全部或任意方法组合,在与日常工作环境相同的条件下,对实验室员工的能力进行评估:

4.4.1.1 直接观察生化组常规工作过程和程序,如检验前标本的要求和判断、检验中室内质控的操作与失控处理、检验后报告的发放等;生化组设备维护、保养和调试的能力,如设备的基本操作、维护保养、校准、故障处理等。

4.4.1.2 检查生化检验结果的记录和报告过程。核查生化组工作记录。评估生化检验过程中解决问题的技能。检测临床生化特定样本的能力,如先前已检测的样本、实验室间比对的物质或分割样本。

4.4.2 能力评估判定标准:生化组根据具体情况设定,人员能力评估达标后,方能进行生化组各项操作。

5. 相关文件和记录

《××医院检验科质量手册》《生化组工作人员一览表》《人员培训计划表》《人员培训记录》《人员能力评估表》。

参考文献

[1] 中国合格评定国家认可委员会.医学实验室质量和能力认可准则：CNAS－CL02：2023［S/OL］.（2023－06－01）［2023－09－26］.https://www.cnas.org.cn/rkgf/sysrk/jbzz/2023/06/911424.shtml.

[2] 中国合格评定国家认可委员会.医学实验室质量和能力认可准则的应用要求：CNAS－CL02－A001：2023［S/OL］.（2023－08－01）［2023－09－26］.https://www.cnas.org.cn/rkgf/sysrk/rkyyzz/2023/08/912141.shtml.

（谢小兵）

人员授权管理程序

××医院检验科生化组管理程序文件	文件编号：××-JYK-××-××-×××
版本/修改：第　　版/第　　次修改	生效日期：　　　　　　共　　页　第　　页
编写人：	审核人：　　　　　　批准人：

1. 目的

对于组内人员从事特定的实验室活动，生化组应给与授权，健全生化组组织机构，合理配置资源，完善与生化组相关的质量管理体系。

2. 范围

适用于生化组组内人员。

3. 职责

3.1·实验室管理层：对生化组组长进行能力评估及授权。

3.2·生化组组长：对生化组人员进行培训考核及能力评估，并根据能力评估的结果，决定是否给予岗位授权。

4. 程序

4.1·基本要求：在本科室从事医学检验工作的所有人员，都须得到相应岗位或职能的授权，授权范围与预期能力相关，且授权后必须在其授权范围内从事相应工作，超越所授权权限进行操作，均视为违规。生化组组长要明确组内的工作岗位，确保需要特定知识、专门技能、具备资质和授权人员从事特定岗位工作。因此，关键仪器操作人员等，必须拥有上岗证书或科主任授权证书，方能实施操作。

4.2·授权程序：按照生化组《人员能力要求管理程序》，本组员工经过培训、考核后，生化组组长将考核结果与所制定的合格标准相比较，根据能力评估结果，对员工能否胜任某一岗位或职能的能力进行评估，决定是否给予授权，具体包括：

4.2.1　生化组检验方法选择、开发、修改、确认和验证的授权。

4.2.2　生化组结果审核、发布和报告的授权。

4.2.3　实验室信息系统使用的授权，特别是患者数据和信息获取、患者数据和检验结果录入、患者数据或检验结果修改。

4.2.4　其他特殊工作的授权。

4.2.5　生化组授权：由生化组组长负责管理，质量监督员负责监督，如发现超出授权范围时，要认真调查，结果逐级上报。一经确认，应对超越权限的工作人员给予批评、警告等处罚，若情节严重（如影响患者结果等），生化组组长有权终止相应人员权限。

4.2.6　授权期限：自授权起1年内有效，超出1年后需重新对人员进行培训、考核、评估、确认等流程。

4.2.7　授权的临时调整：如果被授权人的工作能力和表现与授权范围有较大差异需要调整时，应按照授权程序重新进行培训、考核、评估、确认等流程。

5. 相关文件和记录

《××医院检验科质量手册》。

参考文献

[1] 中国合格评定国家认可委员会.医学实验室质量和能力认可准则：CNAS‑CL02：2023[S/OL].(2023‑06‑01)[2023‑09‑26].https://www.cnas.org.cn/rkgf/sysrk/jbzz/2023/06/911424.shtml.

[2] 中国合格评定国家认可委员会.医学实验室质量和能力认可准则的应用要求：CNAS‑CL02‑A001：2023[S/OL].(2023‑08‑01)[2023‑09‑26].https://www.cnas.org.cn/rkgf/sysrk/rkyyzz/2023/08/912141.shtml.

（谢小兵）

继续教育和专业发展管理程序

××医院检验科生化组管理程序文件	文件编号：××-JYK-××-××-×××
版本/修改：第　　版/第　　次修改	生效日期：　　　　　　　共　　页　第　　页
编写人：	审核人：　　　　　　　批准人：

1. 目的

科学合理的为生化组工作人员制定继续教育和专业发展计划，提高员工的质量意识、技术水平和业务能力，使生化组工作人员的能力满足为实验室的服务对象提供高效优质服务的要求。

2. 范围

适用于生化组组内人员。

3. 职责

3.1·实验室负责人：审批生化组继续教育和专业发展计划，协调支持生化组继续教育和专业发展的需求。

3.2·生化组组长：负责生化组人员继续教育和专业发展相关活动的管理，并定期评估计划和活动的适宜性。

3.3·技术负责人：负责每年对继续教育计划适应性进行评估。

3.4·质量监督员：负责对继续教育计划的执行情况进行监督。

4. 程序

4.1·继续教育计划的制订

4.1.1　生化组组长根据医院的要求结合科室发展的需要，于每年年底制订下一年的本组员工继续教育计划，填写《年度人员继续教育培训计划》，科主任审批后执行。根据工作实际情况，可适当增加继续教育的内容。

4.1.2　计划要操作性强，并能针对不同岗位、不同职称的人员，以外派培训、进修等方式对各级人员进行继续教育培训。根据具体情况，安排人员参加医院或上级部门组织的专题讲座或学术报告；安排人员参加由省市医学会等单位组织的专题讲座或学术报告；向医院申请并安排人员外出专业技术学习、进修等针对性培训。

4.1.3　继续教育和专业发展针对不同岗位人员的需要，应包括相关规范、规程、质量管理体系文件、专业基础知识、检验新技术新方法、操作技能、仪器设备使用维护、不确定度评定、数据处理、计算机操作的培训等生化组各岗位所需的知识和技能；通过参加继续教育和有利于专业发展的相关活动，提高组内人员的能力。

4.2·继续教育的形式包括参加检验科内部组织的专业知识讲座；外出参加专业学术会议；外出进修等。

4.3·继续教育的实施：生化组人员必须按制订的《年度人员继续教育培训计划》的要求按时参加继续教育。本组质量监督员监督继续教育计划的实施情况，发现无故未按时参加者，需上报科室管理层。

  4.4·继续教育计划的适宜性评估：由技术负责人每年年底对生化组通过定期能力评估等手段考核组内人员的继续教育和专业发展活动的有效性，以此来定期评估继续教育计划和活动的适宜性。继续教育计划的适宜性评估内容主要包括计划被执行的情况；计划实施后的效果；实施过程中存在的问题等，并记录，以上一次评估情况，来指导生化组组长调整下一年度的继续教育计划。

  4.5·科研工作：生化组按照检验科和医院制订的科研项目管理制度与审批程序积极参加科研工作。配合医院主管部门做好科研项目的全程追踪、阶段总结和结题工作等。

5. 相关文件和记录

  《××医院检验科质量手册》《年度人员继续教育培训计划》《工作人员外出培训记录表》。

参考文献

［1］中国合格评定国家认可委员会.医学实验室质量和能力认可准则：CNAS‐CL02：2023［S/OL］.(2023‐06‐01)［2023‐09‐26］.https://www.cnas.org.cn/rkgf/sysrk/jbzz/2023/06/911424.shtml.

［2］中国合格评定国家认可委员会.医学实验室质量和能力认可准则的应用要求：CNAS‐CL02‐A001：2023［S/OL］.(2023‐08‐01)［2023‐09‐26］.https://www.cnas.org.cn/rkgf/sysrk/rkyyzz/2023/08/912141.shtml.

（谢小兵）

环境和设施控制管理程序

××医院检验科生化组管理程序文件	文件编号：××-JYK-××-××-×××
版本/修改：第　　版/第　　次修改	生效日期：　　　　共　　页　第　　页
编写人：	审核人：　　　　批准人：

1. 目的

良好的设施和环境条件对于保证医学检验和服务质量起重要作用。有效监控生化组环境条件,确保生化设备正常运行,确保工作正常开展,确保检测结果准确可靠并且保证生化组组员的安全。

2. 范围

适用于生化组实验室环境和设施管理所有活动。

3. 职责

3.1·生化组组长根据检验科《设备与环境管理程序》,结合生化组环境及设备监控相关要求和参数,制定相关管理程序文件,规定生化组的设施和环境条件。

3.2·生化组组长负责组织对生化组所有工作人员进行相关培训和考核。

3.3·生化组工作人员执行本程序,并做好相应记录和监控。当出现失控时采取必要的应急措施和纠正措施,消除影响,并向组长汇报。

3.4·接受质量监督员的定期监督设施和环境维护控制情况。

4. 程序

4.1·生化组空间、布局和环境资源

4.1.1　根据生化组的现有仪器设备和发展需求,兼顾优化生化组检测流程的理念,对实验室内进行整体设计和布局。

4.1.2　根据生化组对实验用纯净水的要求,兼顾实验室废水管理要求,对实验室用水和排水管道进行整体安装。

4.1.3　其他配置内容包括：足够功率的 UPS 电源,保证实验室仪器设备正常运转;仪器设备安装处,安装足够的电源插座及网络线;室内安装通信电话;足够的灯源,保持充足的照明;中央空调,保持适宜的温度和湿度;足够的储物空间和冷藏设备;洗手池、洗眼装备和淋浴器;消毒用品和清洁工具及废弃物处置设施。

4.1.4　室内根据生物安全防护要求,进行分区和标识。工作区相关位置有明显的"生物危害"标志。

4.2·生化组监控和管理

4.2.1　基本设施环境控制管理：室内所有基本设施,如电源、采光、通风、供水、洗涤器、工作台、储物柜、消毒装置、废弃物处置装置等,出现任何问题,立即处理或联系相关负责人员处理,没有当即处理好时,随时追踪,保障检验工作的顺利进行。

4.2.2　试验环境条件的控制：根据本室检验项目/参数和仪器设备的要求,室内保持一定的温度和湿度,派人负责每日查看和记录温、湿度,填写《室内温度、湿度记录表》。也可以采用温湿度电子探头实时监测室内温、湿度,相关数据自动录入计算机,生成《室内温度、湿度(监控)记录表》,可以设置报警功能,实时提示。如记录时发现超范围或有报警,工作人员应及时进行调整处理。经调整无法达到规定要求时,须通知医院设备维护人员维修,并填写《设施和环境失控及处理记录》。维修期间若对检验工作造成影响,需对已检样本进行验证。

4.2.3　保存试剂或样品的冷冻或冷藏设施的控制:生化组内规定有岗位负责定期对这些设备进行消毒清洁和内部试剂清理,按要求查看并记录温度,填写《冰箱温度及保养消毒记录表》。也可以采用电子温控系统进行监控。发现温度不正常时,及时将所储存物品转移到其他正常的冷藏设备中,查因并进行调整。经调整无法达到规定要求时,通知医院设备维护人员维修,并填写《冰箱温度失控及处理记录》。检验过程中使用的患者样品和材料应该分开存放,并且有效避免交叉污染和损坏。

4.2.4　试验用水的监控管理:生化组内设置人员负责试验用水水质的监测和纯水机的维护,定期检测水质的电导率和水质微生物,并填写《实验室用水检验记录表》。当水质不符合要求时,立即停止使用不合格水,查明原因,并采取相应措施,保证实验用水的质量。参照《实验室纯水机水质监测和管理程序》执行。

4.3·内务及安全管理

4.3.1　工作区域需保持清洁、整齐、有序。实验区内不得存放与检验无关的物品,通道处不得堆放任何杂物,实验区内不得进行与检验无关的活动。

4.3.2　工作人员须养成良好的习惯,物品用后放在指定的位置,文件资料摆放整齐。

4.3.3　工作时穿上工作服,戴上一次性手套,注意生物安全防护。工作台和地面每日用消毒剂清洁,填写《实验室清洁消毒登记表》。一旦发生污染物泄漏或发生职业暴露,应对所有受到污染的部位(工作服、桌面、地面、墙壁等)或空气都须按程序消毒,填写《职业暴露登记表》,按生物安全相关程序处理。

4.3.4　严格执行医疗垃圾分类制度,生活垃圾与医疗垃圾分开存放,医疗垃圾用黄色塑料袋装,统一处理。

4.3.5　定期对喷淋洗眼器进行放水防锈和微生物检测,并填写放水记录,见《喷淋洗眼器定期放水记录表》。

4.4·通信系统:保持生化组的通信系统如局域网络、电话畅通,与临床和患者进行无纸化沟通。改进 LIS 程序,使信息系统功能不断升级,满足临床需求和生化组内各种统计需求。

5. 相关文件和记录

《室内温度、湿度记录表》《设施和环境失控及处理记录》《冰箱温度及保养消毒记录表》《冰箱温度失控及处理记录》《实验室用水检验记录表》《实验室清洁消毒登记表》《喷淋洗眼器定期放水记录表》《职业暴露登记表》《消防安全检查记录》《质量手册》《程序文件》《实验室生物安全手册》。

参考文献

[1] 中国合格评定国家认可委员会.医学实验室质量和能力认可准则:CNAS - CL02:2023[S/OL].(2023 - 06 - 01)[2023 - 09 - 26].https://www.cnas.org.cn/rkgf/sysrk/jbzz/2023/06/911424.shtml.

[2] 中国合格评定国家认可委员会.医学实验室质量和能力认可准则的应用要求:CNAS - CL02 - A001:2023[S/OL].(2023 - 08 - 01)[2023 - 09 - 26].https://www.cnas.org.cn/rkgf/sysrk/rkyyzz/2023/08/912141.shtml.

(谢小兵)

实验室纯水机水质监测和管理程序

××医院检验科生化组管理程序文件	文件编号：××-JYK-××-××-×××	
版本/修改：第　　版/第　　次修改	生效日期：	共　　页 第　　页
编写人：	审核人：	批准人：

1. 目的

建立标准规范的纯水机水质监测和控制程序。为生化分析仪及配制其他试剂提供符合要求的去离子水，以防止不符合要求的水质影响检验结果。

2. 范围

适用于生化组经授权的检验专业技术人员。生化分析仪清洗反应杯、样品和试剂的稀释用水，以及实验室配制其他试剂用水。

3. 职责

专业检验技术人员操作，由生化组组长负责技术指导、质量监督。

4. 监测与保养程序

4.1·生化分析仪用水为纯化水，按照 WS/T 574—2018《临床实验室试剂用纯化水》的要求，电导率通常 $<10\ \mu S/cm(25℃)$，即电阻率 $>0.1\ M\Omega\cdot cm(25℃)$。生化组试剂用纯化水的要求为电阻率应 $\geqslant 10\ M\Omega\cdot cm(25℃)$，或者电导率 $\leqslant 0.1\ \mu S/cm(25℃)$，$TOC<500\ ng/g$（ppb），微生物总数 $<10\ CFU/mL$，直径 $0.22\ \mu m$ 以上的微粒数量 <1 个（不可检出）。按照 WS/T 574—2018《临床实验室试剂用纯化水》的要求，每日检测水质外观应为无色、透明、澄清液体，鼻嗅应无臭，每次实验时均需用水质电导仪测定电导率，电导仪需定期校准，校准频率应不低于 1 年 1 次，每年 1 次进行水质总有机碳检测，每月 1 次送微生物室进行细菌菌落数检测，每季度 1 次进行水质微粒数检测。并在《生化组纯水机水质监测及维护记录表》上登记。

4.2·开机前观察水压，如发现自来水停水或水压不足（未开机时原水压力在 0.05 MPa 以下）时，不得开机。

4.3·水位调节阀装在纯水机内部，一般情况下不要调节该阀，必要时由专业维修人员调节。

4.4·因高压泵前装有低压保护，当高压泵进口压力 <0.05 MPa 时，高压泵不能正常工作，此时应检查水机进水是否正常、原水泵是否正常工作、预处理部分是否堵塞。

4.5·纯水机预处理部分采用过滤芯过滤水中杂质，运行一段时间后，滤芯会堵塞或失效，需及时更换。离子交换部分由多个树脂柱组成，当出水水质不能达到要求（如电导率 $\geqslant 10\ \mu S/cm$）时需及时更换。

4.6·纯水机的出水阀不用时应关闭。

4.7·水质失控时的处理

4.7.1　更换水质处理前滤芯。经处理水质仍处于失控时，通知工程师更换反渗透膜或树脂等。

4.7.2 水质不合格后的措施：当出水电导率或电阻率不合格时，或微生物检测超标时，应立即停止用水，可去制剂室取水应急，联系水机售后工程师，对水机进行维修，维修完毕，检测各指标，当指标合格后，对稳定项目做留样再测，取高水平 2 个样本、中水平 2 个样本、低水平 1 个样本，共 5 个样本做留样再测，结果合格，之前样本可发，若不合格，之前样本检测结果需追回，重新检测。

4.8 · 注意事项

4.8.1 关机后或下班前应关闭进水阀门。

4.8.2 做好日常维护工作，及时更换耗材，确保水机长期稳定工作。保持水机内部清洁，并防止水淋。

4.8.3 发现水机异常，及时关掉电源，停机检查，待故障排除，再行开机。

4.8.4 如发现自来水压力不足，不得开机。水机报警"水压低"时，应关闭电源开关，待原水压力正常后再重新开机。

4.8.5 浓水调节阀装在水机内部，一般不需要调节。

5. 相关文件和记录

《生化组纯水机水质监测及维护记录表》。

参考文献

[1] 中国合格评定国家认可委员会.医学实验室质量和能力认可准则：CNAS-CL02：2023[S/OL].(2023-06-01)[2023-09-26].https://www.cnas.org.cn/rkgf/sysrk/jbzz/2023/06/911424.shtml.
[2] 中国合格评定国家认可委员会.医学实验室质量和能力认可准则的应用要求：CNAS-CL02-A001：2023[S/OL].(2023-08-01)[2023-09-26].https://www.cnas.org.cn/rkgf/sysrk/rkyyzz/2023/08/912141.shtml.

（谢小兵）

设备要求管理程序

××医院检验科生化组管理程序文件	文件编号：××-JYK-××-××-×××	
版本/修改：第　　版/第　　次修改	生效日期：	共　　页　第　　页
编写人：	审核人：	批准人：

1. 目的

规范生化检测设备在选择、采购、安装、验收测试、操作、运输、存放、使用、维护以及停用管理中的行为，以确保生化检测设备正常运行，并防止污染或损坏。

2. 范围

适用于生化组所有仪器设备，包括仪器的硬件和软件，测量系统和实验室信息系统。

3. 职责

3.1·生化组组长负责本组仪器设备性能的调查评估及申购。

3.2·生化组组长负责落实生化组仪器设备的授权使用，并负责编制作业指导书，正确使用、维护、验证、核查和保管生化组所有设备，并负责仪器设备安全。

3.3·生化组仪器设备管理员负责仪器设备的标识，并负责建立和保管仪器设备档案。

3.4·生化组各岗位工作人员负责仪器在常规使用过程中的维护和保养。

4. 程序

4.1·仪器设备申购

4.1.1　生化组组长根据工作的需要，负责对仪器设备供应商进行调查、评价，并推荐合适的供应商名录，调查评估内容主要包括以下几点。

4.1.1.1　仪器设备供应商应是合法成立或注册的实体，有齐全的证件或注册资料。

4.1.1.2　首次提供的仪器设备应有可靠的质量保证证据，否则需有用户调查记录。

4.1.1.3　已提供的仪器设备，历史资料证明质量稳定可靠，满足本实验室要求。

4.1.1.4　价格合理，有良好信誉和售后服务。

4.1.2　技术负责人负责仪器设备采购文件技术内容的审核。

4.1.3　实验室主任审核批准采购文件。

4.1.4　仪器设备采购文件上报院务会讨论，院长批准签字后由设备科统一招标。

4.2·设备要求

4.2.1　根据生化组开展临床检测的项目及服务内容配备相应的检测设备，包括仪器的硬件和软件、测量系统（电子天平、分光光度计、酶标仪等），以满足生化组临床检测的需要。

4.2.2　生化组使用的本组以外的设备，或超出设备制造商的性能规格使用的生化检测设备，应经生化组组长确认满足本准则要求，并经过科室主任同意。

4.2.3　设备的唯一性标识固定在机身上，包括设备名称、编号、购置日期等信息，并与《生化组仪器设备记录》表单信息一致。

4.2.4　生化组组长或指定代理人应根据仪器使用说明书的要求对设备进行维护，在必要时更换设备以确保检验结果的质量。

5. 相关文件和记录

《仪器设备一览表》《仪器设备档案》《仪器设备故障维修记录》。

参考文献

[1] 尚红,王毓三,申子瑜.全国临床检验操作规程[M].4版.北京:人民卫生出版社,2015.

[2] 丛玉隆,黄柏兴,霍子凌.临床检验装备大全(第2卷 仪器与设备)[M].北京:科学出版社,2015.

[3] 樊绮诗,钱士匀.临床检验仪器与技术[M].北京:人民卫生出版社,2015.

[4] 中国合格评定国家认可委员会.医学实验室质量和能力认可准则:CNAS-CL02:2023[S/OL].(2023-06-01)[2023-09-26].https://www.cnas.org.cn/rkgf/sysrk/jbzz/2023/06/911424.shtml.

[5] 中国合格评定国家认可委员会.医学实验室质量和能力认可准则的应用要求:CNAS-CL02-A001:2023[S/OL].(2023-08-01)[2023-09-26].https://www.cnas.org.cn/rkgf/sysrk/rkyyzz/2023/08/912141.shtml.

(王泽友　胡　敏)

设备验收、使用管理程序

××医院检验科生化组管理程序文件	文件编号：××-JYK-××-××-×××
版本/修改：第　　版/第　　次修改	生效日期：　　　　　共　　页　第　　页
编写人：	审核人：　　　　　批准人：

1. 目的

为正确验收和使用生化组的仪器设备,保证其性能与仪器说明书一致,并按仪器说明书要求一致,满足生化组检验工作的要求,保证检验质量制订本程序。

2. 范围

适用于生化组对检验和服务用的仪器、器具、器材、装置的验收和使用管理。

3. 职责

3.1·生化组组长负责仪器验收,包括仪器外观、性能等。

3.2·生化组组长负责落实组内仪器设备的授权使用,并负责编制作业指导书,正确使用、维护、验证、核查和保管本组所配置的全部仪器设备,并负责仪器设备安全。

3.3·生化组安全管理员负责监督仪器设备的运行环境,确保仪器设备的安全使用、正确操作。

4. 程序

4.1·仪器设备验收

4.1.1　仪器设备到货之前:由实验室主任与生化组组长共同对设备安装地点和环境(水、电、气等)进行检查,保证安装条件达到要求。

4.1.2　仪器设备到达后的开箱验收:由生化组组长、设备科项目负责人和生化组仪器设备管理员共同进行,验收内容包括按合同清单核对实物数量、型号、检查实物外形。同时收集其合格证、操作手册或说明书、软件资料、认证资料等,以便建立档案。若发现仪器外形有破损或数量与合同不一致,及时向科主任和设备科报告,并与仪器设备供应商交涉,协商处理,做好相应记录。

4.1.3　仪器设备的安装:对检测结果有重要影响的复杂仪器(如全自动生化分析仪、质谱仪等)应由仪器设备生产商授权的有资质的工程师进行安装、调试和校准,安装调试验收合格后,由供货方工程师填写仪器设备安装调试报告。

4.1.4　设备投入使用前,应由生化组组长和授权操作人员对其性能进行验证,至少包括正确度、精密度和可报告范围,确保其能达到规定的性能,并符合相关检验的要求;投入使用之后的校准周期应按法规或制造商建议进行。

4.1.5　设备投入使用后,对比较复杂或重要或关键的仪器设备需编制仪器设备操作程序,内容包括操作规程、维护、验证/核查方法、安全注意事项等,确保仪器的正确使用及维护。

4.1.5.1　生化组组长或代理人负责编制本组所用仪器设备的操作、维护保养和校准程序,由生化组组长审核。一般须参照仪器设备制造商的建议制定,如果制造商提供的操作手册或说明书通俗易懂,则也可直接采用这些资料。

4.1.5.2 生化组各岗位工作人员能方便地得到相应仪器设备的操作程序。

4.2·仪器设备的标识

4.2.1 仪器设备的唯一性标识：生化组仪器设备管理员负责仪器设备唯一性标识的制作与标识。设备的唯一性标识一般固定在机身上，包括设备名称、编号、型号、序列号、购置日期、工程师联系电话、校准日期、校准周期等信息，以区别不同的设备。设备编号按照医院的统一规定执行。

4.2.2 仪器设备的状态标识：实验室用三种颜色的标签标明仪器设备的校准状态。

4.2.2.1 合格标志(绿色)：经计量检定或校准、验证合格，确认其符合检验标准要求的仪器设备。

4.2.2.2 准用标志(黄色)：该设备存在某种缺陷，但在限定范围内可以使用的；多功能或多参数检验设备，某些功能或丧失，或某些参数失效，但所需要的功能或参数还可以使用；仪器的某一量程段失准，但检验所需的量程段是合格的；降级使用的仪器设备。

4.2.2.3 停用标志(红色)：仪器设备损坏者、检定/校准不合格者、超过检定/校准周期者、有故障尚未修复者、因工作任务不足暂时不使用者。

4.3·仪器设备的使用

4.3.1 生化组所有仪器设备应配备相应的设施与环境，需经过培训考核，考核合格后方可授权使用。

4.3.2 使用仪器设备的人员必须按生化组仪器设备操作程序的规定正确操作仪器设备，使用仪器前后均需检查和记录仪器设备的状态和环境条件，确保仪器设备处于正常状态，并在规定条件下工作。

4.3.3 大型生化分析仪或带有试剂冷藏功能的仪器，应保持待机状态，必须关机时应由专业组长批准。

4.3.4 对关键仪器设备，生化组组长应指定专人维护，或请供应商派人维护，维护计划可依据制造商的建议结合实际使用情况制定。仪器设备使用人员和维护人员须保持仪器设备处于安全状态。

4.3.5 所有仪器设备都须妥善保管和存放，未经允许不得搬移原地或拆卸。

4.3.6 仪器设备故障处置需要满足《设备维护与维修管理程序》的要求。

4.4·仪器设备的检定/校准：生化组所有计量仪器均需按照国家技术监督局有关规定，定期进行检定。应遵循《设备校准管理程序》的要求。

4.5·仪器设备的报废

4.5.1 仪器设备需要报废时须办理报废手续，由生化组组长向科室负责人提出申请，经科室仪器设备管理员核实情况后报技术负责人审核，实验室主任批准。

4.5.2 仪器设备在报废后要进行消毒，消毒处理过程中要注意消除或减少对环境的污染及注意个人防护，必要时使用防护用品。

5. 相关文件和记录

《设备验收、使用管理程序》《设备维护与维修管理程序》《设备不良事件报告管理程序》《设备校准管理程序》《仪器设备一览表》《仪器设备档案》《仪器设备故障维修记录》《设备不良事件报告》《不定期比对报告》《设备管理卡》《设备状态卡》。

参考文献

［1］ 尚红,王毓三,申子瑜.全国临床检验操作规程[M].4版.北京：人民卫生出版社,2015.

［2］ 丛玉隆,黄柏兴,霍子凌.临床检验装备大全(第2卷　仪器与设备)[M].北京：科学出版社,2015.

［3］ 樊绮诗,钱士匀.临床检验仪器与技术[M].北京：人民卫生出版社,2015.

［4］ 中国合格评定国家认可委员会.医学实验室质量和能力认可准则：CNAS‐CL02：2023[S/OL].(2023‐06‐01)[2023‐09‐26].https：//www.cnas.org.cn/rkgf/sysrk/jbzz/2023/06/911424.shtml.

［5］ 中国合格评定国家认可委员会.医学实验室质量和能力认可准则的应用要求：CNAS‐CL02‐A001：2023[S/OL].(2023‐08‐01)[2023‐09‐26].https：//www.cnas.org.cn/rkgf/sysrk/rkyyzz/2023/08/912141.shtml.

（王泽友　胡　敏）

设备维护与维修管理程序

××医院检验科生化组管理程序文件		文件编号：××-JYK-××-××-×××	
版本/修改：第　　版/第　　次修改		生效日期：	共　　页　第　　页
编写人：	审核人：		批准人：

1. 目的

规范生化组仪器设备的维护与维修活动,保证其功能和性能正常,满足检验工作的要求。

2. 范围

适用于生化组所有仪器设备的维护与维修的活动。

3. 职责

3.1・生化组组长负责组织本专业组的仪器设备维护及维修执行和结果确认。

3.2・由科室技术负责人负责确认仪器设备的功能和性能。

3.3・生化组组长可指定组内人员监督仪器设备的运行环境,确保仪器设备的安全使用、正确操作。

4. 程序

4.1・仪器设备的使用及维护

4.1.1　生化组的所有仪器设备应配备相应的设施与环境,保证仪器设备的安全处置、使用和维护,确保仪器设备正常运转,避免仪器设备损坏或污染。

4.1.2　对于仪器设备的操作及使用需经过培训考核,考核合格后方可授权使用,生化组长负责落实组内仪器设备的授权使用。

4.1.3　生化仪使用人员必须按本专业组仪器设备操作程序的规定正确操作仪器设备,不得擅自改变、简化操作程序,或随意调整仪器的校准状态。

4.1.4　仪器设备使用人员在使用仪器前后均需检查和记录仪器设备的状态和环境条件,确保仪器设备处于正常状态并在规定条件下工作;大型生化分析仪或带有试剂冷藏功能的仪器,应保持待机状态,必须关机时应由专业组长批准。

4.1.5　对关键仪器设备,生化组组长应指定专人维护,或请供应商派人维护,维护计划可依据制造商的建议结合实际使用情况制定。维护记录至少包括:维护人、维护日期、维护项目、维护情况等。

4.1.6　仪器设备使用人员和维护人员须保持仪器设备处于安全状态。生化组组长指定的安全员每月对仪器设备进行安全检查,包括电器安全、化学安全、生物安全、紧急停止装置是否有效及突然断电后不间断电源(UPS)是否有效,是否由授权的人员操作仪器等,做好安全检查记录。

4.1.7　生化组所有仪器设备都须妥善保管和存放,未经允许不得搬移原地或拆卸。如需搬运到其他地点则必须采取措施确保安全、防止污染环境或损坏设备。当校准给出一组修正因子(包括标准曲线)时,对以前的修正因子和所有备份及时正确更新。检测系统的校准状态有防护措施(从硬件和软件角度)防止非授权更改。

4.2 · 仪器设备的维修及维修后处理

4.2.1　仪器设备发生故障后,须停止使用,在机器上醒目的位置设置停用标识。仪器设备修复之前要清除污染,设备故障修复后,应首先分析故障原因,如果设备故障影响了分析性能,应通过以下合适的方式进行相关的检测、验证:

4.2.1.1　可校准的项目实施校准或校准验证。

4.2.1.2　质控物检测结果在允许范围内。

4.2.1.3　与其他仪器的检测结果比较,偏差符合规定的要求。

4.2.1.4　使用留样再测结果进行判断,偏差符合规定的要求。

4.2.2　维修后及时完成故障和维修记录。必要时,要检查故障前是否使用过该设备,是否已出具过检验报告,如果有则要设法消除影响,如更改或收回已发出的报告、通知有关方面等。

5. 相关文件和记录

《设备验收、使用管理程序》《设备维护与维修管理程序》《设备不良事件报告管理程序》《设备校准管理程序》《仪器设备使用维护记录》《仪器设备故障维修记录》。

参考文献

[1] 尚红,王毓三,申子瑜.全国临床检验操作规程[M].4版.北京:人民卫生出版社,2015.

[2] 丛玉隆,黄柏兴,霍子凌.临床检验装备大全(第2卷　仪器与设备)[M].北京:科学出版社,2015.

[3] 樊绮诗,钱士匀.临床检验仪器与技术[M].北京:人民卫生出版社,2015.

[4] 中国合格评定国家认可委员会.医学实验室质量和能力认可准则:CNAS-CL02:2023[S/OL].(2023-06-01)[2023-09-26].https://www.cnas.org.cn/rkgf/sysrk/jbzz/2023/06/911424.shtml.

[5] 中国合格评定国家认可委员会.医学实验室质量和能力认可准则的应用要求:CNAS-CL02-A001:2023[S/OL].(2023-08-01)[2023-09-26].https://www.cnas.org.cn/rkgf/sysrk/rkyyzz/2023/08/912141.shtml.

(王泽友　胡　敏)

设备不良事件报告管理程序

××医院检验科生化组管理程序文件		文件编号：××-JYK-××-××-×××	
版本/修改：第　　版/第　　次修改		生效日期：	共　页　第　页
编写人：	审核人：		批准人：

1. 目的

规定生化组使用仪器的不良事件报告流程，保证其功能和性能正常、安全使用，及时、有效地控制生化组检测设备使用过程中的风险。

2. 范围

适用于生化组所有仪器设备的不良事件。

3. 职责

3.1·生化组组长负责仪器设备不良事件的确认及上报。

3.2·专业组组长可指定组内人员负责本组内仪器不良事件报告的具体工作，发现可疑不良事件应及时处置并按规定上报。

4. 程序

4.1·概念

4.1.1　设备不良事件：是指已上市的质量合格的医疗设备，在正常使用情况下发生的，导致或者可能导致人体伤害的各种有害事件。

4.1.2　严重伤害包括3种情况：① 危及生命；② 导致机体功能的永久性伤害或者机体结构的永久性损伤；③ 必须采取医疗措施才能避免上述永久性伤害或者损伤。

4.2·不良事件报告原则

4.2.1　基本原则：造成使用者或其他人员死亡、严重伤害的事件已经发生，并且可能与所用的医疗设备有关，需要按可疑医疗设备不良事件报告。

4.2.2　濒临事件原则：有些事件当时并未造成人员伤害，但临床医务人员根据自己的临床经验认为再次发生同类事件时，会造成患者、使用者或其他人员死亡或严重伤害，则也需报告。

4.2.3　可疑即报原则：在不清楚是否属于医疗器械不良事件时，按可疑医疗器械不良事件报告。

4.2.4　报告事件可以是与使用医疗器械有关的事件，也可以是不能排除与医疗器械无关的事件。

4.3·不良事件报告流程

4.3.1　可疑不良事件：事件当事人上报至生化组组长评估，由生化组组长上报实验室主任，实验室主任上报院相关职能科室，然后再逐级上报。

4.3.2　濒临事件：发生不良事件，但没有造成人员伤亡。事件当事人上报至生化组组长并停止该设备使用，生化组组长上报实验室主任，实验室主任上报院相关职能科室和院主管院长，然后再逐级上报。

4.3.3　不良事件：发生不良事件，并导致人体伤害。立即停止相关仪器设备使用，及时组织开展救治工作。生化组组长立即上报实验室主任，实验室主任上报院相关职能科室和院主管院长，然后再逐级上报。

4.3.4　生化组组长及时收集本科室不良事件的信息，按报告原则完整、准确、详细填写《可疑医疗器械不良事件报告表》，并提交科室及院相关职能科室，并进行分析、论证、定性，提出整改意见。

5. 相关文件和记录

《仪器设备管理程序》《医疗器械不良事件报告表》。

参考文献

[1] 尚红,王毓三,申子瑜.全国临床检验操作规程[M].4版.北京：人民卫生出版社,2015.

[2] 丛玉隆,黄柏兴,霍子凌.临床检验装备大全(第2卷　仪器与设备)[M].北京：科学出版社,2015.

[3] 樊绮诗,钱士匀.临床检验仪器与技术[M].北京：人民卫生出版社,2015.

[4] 中国合格评定国家认可委员会.医学实验室质量和能力认可准则：CNAS - CL02：2023[S/OL].(2023 - 06 - 01)[2023 - 09 - 26].https://www.cnas.org.cn/rkgf/sysrk/jbzz/2023/06/911424.shtml.

[5] 中国合格评定国家认可委员会.医学实验室质量和能力认可准则的应用要求：CNAS - CL02 - A001：2023[S/OL].(2023 - 08 - 01)[2023 - 09 - 26].https://www.cnas.org.cn/rkgf/sysrk/rkyyzz/2023/08/912141.shtml.

（王泽友　胡　敏）

设备校准管理程序

××医院检验科生化组管理程序文件		文件编号：××-JYK-××-××-×××	
版本/修改：第　　版/第　　次修改		生效日期：	共　页　第　页
编写人：	审核人：		批准人：

1. 目的

规范生化组仪器设备的检定或校准活动，为临床诊断治疗提供准确、一致、可信的数据和结论。

2. 范围

适合于生化组仪器设备的检定、校准和验证及其结果确认等活动。

3. 职责

3.1·技术负责人负责检定、校准和验证及结果的确认。

3.2·生化组组长或指定代理人负责制定检验科仪器设备周期检定、校准计划，并监督其专业组按计划实施检定、校准和验证及结果确认。

3.3·生化组组长组织本专业组仪器设备检定、校准和验证及结果确认。

4. 程序

4.1·计量器具的检定：计量器具是指列入《中华人民共和国依法管理计量器具目录》的仪器或量具。按照我国计量法的规定，计量器具应该检定，如温度计、湿度计、容量瓶、移液管（器）、加样器、天平、分光光度计、酶标仪、色谱仪等，以及离心机、恒温设备、生物安全柜、高压灭菌锅等辅助仪器或安全防护设备，为保证其功能正常以及不对检测结果产生影响，均应由法定计量检定机构或其授权的机构进行周期性检定。对生化组的非强制检定的计量器具实施校准（包括外部校准和自校准），应执行检验科《仪器设备校准程序文件》的要求。

4.2·检测系统的校准：生化组的大型全自动生化分析仪、全自动免疫分析仪等涉及所用试剂、校准品、质控品、仪器设备、方法等，可按制造商校准程序进行。应至少对生化组分析设备的加样系统、检测系统和温控系统进行校准。

4.2.1　检测仪器的校准：应在仪器校准之前对生化组使用的检测仪器的机械-光学-电学系统进行校准。校正所用的参考标准有标准光源、标准波长滤光片（或光栅）、标准吸光度滤光片、标准溶液（例如氧化钠水溶液、硫酸铜水溶液）等，给生化检测系统提供准确可靠的物质基础。大型生化检测系统的校准通常由外部校准机构（当地计量检定所或仪器设备制造商）实施。

4.2.2　检测系统的标定（也称定标）：检测仪器的校准虽然是必要的，但并不能完全解决医学检验量值溯源的问题，因为上述校准工作所用的参考标准与医学检验的对象有本质的区别。关键是基体不同：前者是纯物理或纯化学的物质，而后者是采自于人体的样品，是患者的新鲜血液或体液。所以还要用定值的人体样品（或生物源样品）对检测系统标定，即制作标准曲线。依据标准曲线检验患者样品才能保证检验结果的真实性，才能真正实现医学检验的量值溯源。标定工作可以由仪器制造厂商进行，也可由生化组工作人员自己完成（也称自校准）。

4.2.3 校准验证：校准验证又称核查或期间核查，是在两次校准之间对仪器设备稳定性的一种检查。验证的对象是正确度，即判断仪器是否仍处于良好的校准状态。

4.2.3.1 采用与检测患者样品相同的方式，检测已知浓度的物质，证实在整个患者检测结果的可报告范围内仪器或检测系统的校准。在有以下情况时生化组需对仪器设备进行验证：质量控制结果表明测量过程失控、仪器设备经过修理或大的维护、试剂质量波动、检测仪器使用一定的时间或进行一定数量的检验后（按仪器说明书要求）。

4.2.3.2 在确认仪器设备稳定性较好，且重做标准曲线（自校准）的时间间隔较短时（如少于半年），可以不进行验证。有条件时，用缩短自校准周期的方法可以代替验证。

4.2.3.2.1 校准验证只需 2 个值（高水平和低水平），而检验程序性能验证至少 3 个水平。

4.2.3.2.2 在一个检测系统上有多个检验项目的情况下，对相同的方法校准验证只需验证一个项目即可。例如速率法验证一个项目，终点法验证一个项目等。而检验程序性能验证必须所有的项目都验证。

4.2.3.2.3 校准验证只针对测量仪器的正确性，而检验程序的性能验证范围包括精密度、正确度、可报告范围、检出限等。但是如果生化组有多台套检测系统，则每台套都要校准，且都要校准验证。校准验证是周期性的，检验程序性能验证可以是一次性的。

4.3·检定/校准方案和计划及其实施

4.3.1 由法定计量检定机构或其授权的机构对设备进行检定/校准，检定/校准周期及内容应符合国家法规、行业标准及 CNAS 的要求。对于暂无国家检定/校准标准和规程的设备，可由制造商或实验室指定的具有相关资质的人员按照制造商的校准程序进行校准，制造商的校准程序应符合检测的目的和要求。

4.3.2 生化组仪器设备管理员根据检验科仪器设备负责商量，制定每年的生化组仪器设备检定/校准计划，由科室负责人批准。生化组组长或代理人具体落实计划在本组的实施及记录。生化组仪器设备管理员负责汇集和确认检定/校准结果，交由科室负责人审核。

4.3.3 如以上方式无法实现，可通过以下方式提供实验室检测结果可信度的证明：使用有证标准物质；参加适宜的能力验证/室间质评，且在最近一个完整的周期内成绩合格；与使用相同检测方法的已获认可的实验室，或与使用配套分析系统的实验室进行比对，结果满意。

4.4·当校准给出一组修正因子时，应确保之前的校准因子得到正确更新。

4.5·生化组应遵守检验科《量值溯源管理程序》的要求，以防止因调整和篡改而使检验结果失效。

4.6·对于检定或校准通过的设备，应及时更新设备卡上的校准状态和再校准日期。

4.7·当检定或校准不通过时，应立即停止使用该设备，将其作为故障设备，按照《仪器设备管理程序》进行维修或报废处理。

5. 相关文件和记录

《仪器设备管理程序》《通用测量仪器检定计划及实施表》《医学检验测量系统校准计划及实施表》《内部校验记录表》《仪器设备故障、维修记录表》。

参考文献

[1] 尚红,王毓三,申子瑜.全国临床检验操作规程[M].4 版.北京：人民卫生出版社,2015.

［2］丛玉隆,黄柏兴,霍子凌.临床检验装备大全(第2卷 仪器与设备)[M].北京:科学出版社,2015.

［3］樊绮诗,钱士匀.临床检验仪器与技术[M].北京:人民卫生出版社,2015.

［4］中国合格评定国家认可委员会.医学实验室质量和能力认可准则:CNAS-CL02:2023[S/OL].(2023-06-01)[2023-09-26].https://www.cnas.org.cn/rkgf/sysrk/jbzz/2023/06/911424.shtml.

［5］中国合格评定国家认可委员会.医学实验室质量和能力认可准则的应用要求:CNAS-CL02-A001:2023[S/OL].(2023-08-01)[2023-09-26].https://www.cnas.org.cn/rkgf/sysrk/rkyyzz/2023/08/912141.shtml.

(陈若虹　胡　敏)

测量结果的计量学溯源管理程序

××医院检验科生化组管理程序文件	文件编号：××-JYK-××-××-×××
版本/修改：第　版/第　次修改	生效日期：	共　页　第　页
编写人：	审核人：	批准人：

1. 目的

明确检测系统计量学溯源的要求及内容，保证测量结果可溯源到 SI 单位或可参比至规定的参考值，为临床诊断治疗提供准确、一致、可信的数据和结论。

2. 范围

适用于生化组所有检测项目。

3. 职责

3.1·制造商负责提供计量学溯源的证明文件。

3.2·生化组组长负责收集计量学溯源的证明材料，并整理成文件。在制造商无法提供该证明材料时，由生化组组长负责制定其他替代方法以证明结果的可信度。

3.3·技术负责人负责确认计量学溯源的有效性。

4. 程序

4.1·生化组开展的定性项目，可通过检测已知物质或通过与之前样品的结果一致性进行比较，适用时，可用反应强度一致性证明其溯源性。具体可通过方法学比对，以及参考品（盘）的检测来实现。

4.2·定量项目的溯源性文件应符合 GB/T 21415—2008 的相关要求，其最高级参考标准可分为以下 5 种情况。

4.2.1　具有一级参考测量程序和一级校准品，能在计量上溯源到 SI。

4.2.2　有国际约定参考测量程序（非一级）和国际约定校准品，不能在计量上溯源至 SI。

4.2.3　具有国际约定参考测量程序（非一级），无国际约定校准品，不能在计量上溯源至 SI。

4.2.4　具有国际约定校准品（非一级），但无国际约定参考测量程序，不能在计量上溯源至 SI。

4.2.5　具有制造商选定测量程序，但既无国际约定参考测量程序，也无国际约定校准品，不能在计量上溯源至 SI，制造商选定测量程序应是一个或多个现有的一级或二级校准品校准的测量系统。

4.3·制造商应提供具有不间断校准链的溯源性文件，以及在终端用户校准品和正确度控制品说明书中注明其不确定度。

4.4·生化组组长应确认溯源性文件是否适用于本实验室的检验系统和校准程序，只有使用未经修改的制造商检验系统和校准程序，该份文件才能接受。

4.5·若制造商无法提供溯源性时，应用其他方式提供结果的可信度，包括但不限于以下内容。

4.5.1 明确描述、视为提供符合预期用途,且由适当比对保证测量结果的参考测量程序、指定方法或公议标准的结果。

4.5.2 用另一种程序测量校准品。

4.6·生化组组长汇总所有项目的计量学溯源文件,并记录可追溯的最高级的校准品或测量程序。

4.7·技术负责人应审核记录文件,并确认计量学溯源或替代方案的有效性。

5. 相关文件和记录

《测量结果的计量学溯源管理程序》《检测系统量值溯源一览表》。

参考文献

[1] 中国合格评定国家认可委员会.医学实验室质量和能力认可准则:CNAS-CL02:2023[S/OL].(2023-06-01)[2023-09-26].https://www.cnas.org.cn/rkgf/sysrk/jbzz/2023/06/911424.shtml.

[2] 中国合格评定国家认可委员会.医学实验室质量和能力认可准则的应用要求:CNAS-CL02-A001:2023[S/OL].(2023-08-01)[2023-09-26].https://www.cnas.org.cn/rkgf/sysrk/rkyyzz/2023/08/912141.shtml.

[3] 国家质量监督检验检疫总局,中国国家标准化管理委员会.体外诊断医疗器械 生物样品中量的测量校准品和控制物质赋值的计量学溯源性:GB/T 21415—2008[S].北京:中国标准出版社,2008.

(陈若虹 胡 敏)

试剂和耗材接收及储存管理程序

××医院检验科生化组管理程序文件	文件编号：××-JYK-××-××-×××	
版本/修改：第　　版/第　　次修改	生效日期：	共　　页　第　　页
编写人：	审核人：	批准人：

1. 目的

规范生化试剂和耗材的接收和储存,使试剂和耗材符合生化组使用要求,为临床提供及时、准确的结果。

2. 范围

××型号全自动生化分析仪、××型号全自动化学发光免疫分析仪、××型号血清蛋白电泳分析仪、××型号糖化血红蛋白分析仪等系列仪器所用试剂和耗材。

3. 职责

3.1·生化组组长负责本组试剂和耗材的申购及外部服务和供应的评价。

3.2·生化组组长或指定代理人负责试剂和耗材的接收和储存。

4. 程序

4.1·外部服务和供应的选择:选用合格的诊断试剂和耗材是保证检验质量的重要环节,专业组在医院和科室确定的合格供应商名录中选择相应的试剂和耗材,维护专业组《生化组供应商名录》和《生化组试剂注册证目录》。

4.2·试剂和耗材的申购:生化组组长根据专业组开展检验项目所用的试剂和耗材消耗情况,每周一在实验室管理系统的试剂耗材管理单元申购试剂和耗材,形成《试剂和耗材申购单》提交至科室试剂管理员,采购单信息包括但不限于试剂名称、规格、数量、品牌、供应商、申购日期和最迟到货日期等,后续流程按照科室试剂申购流程进行。

4.3·试剂和耗材的接收和储存

4.3.1　试剂到货后由生化组组长或专业组指定人员根据《试剂和耗材申购单》进行接收。

4.3.2　根据申购单和送货单对所购的试剂包装规格、数量、有效期、外包装等进行检查,确认无误后在收货单上签字,并填写《试剂和耗材接收表》。

4.3.3　在实验室管理系统的试剂耗材管理单元选择试剂对应申购单,将所申购试剂和耗材的批号和有效期相应录入试剂耗材管理单元后登记入库,打印试剂和耗材条码,贴于试剂外包装,条码信息包括但不限于试剂名称、品牌、入库时间、入库人员、件号/总数、有效期等。

4.3.4　接收的试剂和耗材按储存条件要求放置于专业组指定位置,尽量选择可视化管理,便于定期核查,避免试剂和耗材的丢失、变质和过期。

4.3.5　校准品和质控品的接收和储存

4.3.5.1　专业组常规使用校准品和质控品的申购、接收和储存同专业组试剂和耗材流程。对于采购的校准品和质控品接收时,需注意运送条件、外包装、物品、使用说明书、储存条件以及有效期是否满足相关要求。

4.3.5.2　校准品推荐使用试剂配套校准品,能够溯源到国家或者国际标准,由试剂生产商提供校准品的溯源性材料。如果试剂无配套的校准品，可以使用 NMPA 或者 SFDA 等批准文号的校准品进行校准，校准确认后使用。

4.3.5.3　质控品可使用试剂配套质控品或集中采购的第三方质控品，需要有 NMPA 或者 SFDA 等批准文号。或者实验室自制质控品，需经过实验室确认性能后使用。

4.3.5.4　对于国家卫生健康委员会临床检验中心或省部级临床检验中心等提供的室间质量评价的质控样品，按照规定的要求接收和保存，按照生化组《室间质量评价程序》执行。

4.4　专业组组长定期参与科室对于试剂和耗材的外部服务和供应的评价。

5. 相关文件和记录

《试剂和耗材管理程序》《生化组供应商名录》《生化组试剂注册证目录》《试剂和耗材申购单》《试剂和耗材接收表》。

参考文献

[1] 中国合格评定国家认可委员会.医学实验室质量和能力认可准则：CNAS - CL02：2023[S/OL].(2023 - 06 - 01)[2023 - 09 - 26].https://www.cnas.org.cn/rkgf/sysrk/jbzz/2023/06/911424.shtml.
[2] 中国合格评定国家认可委员会.医学实验室质量和能力认可准则的应用要求：CNAS - CL02 - A001：2023[S/OL].(2023 - 08 - 01)[2023 - 09 - 26].https://www.cnas.org.cn/rkgf/sysrk/rkyyzz/2023/08/912141.shtml.
[3] 尚红,王毓三,申子瑜.全国临床检验操作规程[M].4 版.北京：人民卫生出版社,2015.

（陆　柳）

试剂和耗材验收试验管理程序

××医院检验科生化组管理程序文件		文件编号：××-JYK-××-××-×××	
版本/修改：第　　版/第　　次修改		生效日期：	共　　页　第　　页
编写人：	审核人：		批准人：

1. 目的

规范生化试剂和耗材的验收过程,使试剂和耗材性能符合生化组使用要求,为临床提供及时、准确的结果。

2. 范围

××型号全自动生化分析仪、××型号全自动化学发光免疫分析仪、××型号血清蛋白电泳分析仪、××型号糖化血红蛋白分析仪等系列仪器所用试剂和耗材。

3. 职责

3.1·生化组组长指导和审核试剂及耗材的验收过程和记录。

3.2·生化组岗位人员负责试剂和耗材的验收过程,并记录。

4. 程序

4.1·试剂和耗材验收试验的范围

4.1.1　试剂组分改变、试剂试验过程改变、试剂盒使用新配方,或新批号,或新货运号试剂,在投入使用前或结果发布前应进行性能验证,验证过程证实的性能指标与检验结果的预期用途相适应。

4.1.2　影响检验质量的耗材在投入使用前应进行性能验证。

4.2·试剂和耗材的验收过程

4.2.1　试剂验收遇试剂组分改变、试剂试验过程改变、试剂盒使用新配方需进行性能验证。定量项目性能验证包括但不限于测量精密度、测量正确度、分析测量区间、临床可报告范围,必要时根据专业要求增加检出限和定量限、分析灵敏度、分析特异性等。

4.2.2　相同批号但不同货运号试剂可使用室内质控结果作为验收依据;不同批号试剂在使用前首选患者样本进行比对,选取至少5个样本,定量项目范围尽量覆盖线性范围(考虑医学决定水平)。判断标准：定量项目至少4份样品测量结果的偏差<1/3TEa。

4.2.3　关键耗材验证：影响检验质量的耗材包括采血管的真空度验证、移液器吸头的密封性验证等。

4.2.4　验收记录：每个试剂和耗材验收后形成性能验证报告或填写《生化组试剂和耗材批号更换验证记录》,并附原始数据(适用时),形成完整的验收记录,并存档保存。

4.3·试剂和耗材的退回：试剂和耗材在验收过程中发现质量不合格,由生化组组长当日填写《试剂和耗材退货申请单》,注明试剂批号、试剂效期、到货日期、数量和退货理由,提交科主任审批后,提交院物资管理部审核后退回,科室留原件存档,复印件随试剂和耗材退回供应商。

4.4·试剂和耗材的报废：试剂和耗材在使用或盘点过程中发现试剂变质或试剂过期由

生化组组长填写《试剂和耗材报废申请单》,立即停止使用,经科主任批准后做报废处理,《试剂和耗材报废申请单》归档保存。

5. 相关文件和记录

《试剂和耗材管理程序》《生化组试剂和耗材批号更换验证记录》《试剂和耗材退货申请单》《试剂和耗材报废申请单》。

参考文献

[1] 中国合格评定国家认可委员会.医学实验室质量和能力认可准则：CNAS-CL02：2023[S/OL].(2023-06-01)[2023-09-26].https://www.cnas.org.cn/rkgf/sysrk/jbzz/2023/06/911424.shtml.

[2] 中国合格评定国家认可委员会.医学实验室质量和能力认可准则的应用要求：CNAS-CL02-A001：2023[S/OL].(2023-08-01)[2023-09-26].https://www.cnas.org.cn/rkgf/sysrk/rkyyzz/2023/08/912141.shtml.

[3] 尚红,王毓三,申子瑜.全国临床检验操作规程[M].4版.北京：人民卫生出版社,2015.

（陆　柳）

试剂和耗材库存管理及使用说明程序

××医院检验科生化组管理程序文件	文件编号：××-JYK-××-××-×××	
版本/修改：第　　版/第　　次修改	生效日期：	共　　页　第　　页
编写人：	审核人：	批准人：

1. 目的

规范生化试剂和耗材的库存管理，明确使用说明的保存和应用，保证试剂和耗材使用的延续性，为临床提供及时、准确的结果。

2. 范围

××型号全自动生化分析仪、××型号全自动化学发光免疫分析仪、××型号血清蛋白电泳分析仪、××型号糖化血红蛋白分析仪等系列仪器所用试剂和耗材。

3. 职责

3.1·生化组建立和维护专业组试剂及耗材库存管理系统。

3.2·生化组组长负责专业组试剂和耗材使用说明的维护，保证所有使用说明的完整和易获取。

4. 程序

4.1·库存管理系统

4.1.1　科室建立试剂和耗材管理系统，可以以独立软件系统或以实验室管理系统的单元模块形式存在，生化组以科室亚单元的形式存在。

4.1.2　试剂和耗材库存管理系统属于试剂和耗材管理系统的功能之一，生化组库存管理系统用于试剂和耗材的出入库管理和库存盘点管理，明确每一盒试剂和耗材的入库时间和入库人，以及相应的出库使用时间和使用人，对试剂和耗材在专业组的流转实现全流程管理。库存盘点管理用于定期盘点试剂和耗材库存（建议周期不超过 1 个月），完善生化组的试剂和耗材管理，及时处置遗漏或过期试剂。

4.1.3　库存管理系统应备有有效期预警功能和按不同货运单号入库的试剂及耗材在出库使用时的顺序提醒功能。

4.1.4　库存管理系统可明确区分已验收可使用的试剂和耗材与未验收、未接收的试剂和耗材，提示岗位人员试剂和耗材的状态，避免出现误用的情况。

4.2·使用说明

4.2.1　试剂和耗材的使用说明以电子版文件的形式维护于试剂和耗材管理系统，和（或）以纸质版文件的方式储存于专业组内，使用者应易于获取，作为外来文件受控。

4.2.2　生化组试剂和耗材的使用说明，组长和组员应仔细阅读，严格按照使用说明要求执行，遵从制造商的规范，不可超范围使用。

4.2.3　生化组试剂和耗材的使用如超出使用说明范围，应进行检验方法的确认，由组长上报科室技术负责人、质量负责人和科主任，经评审确认后方可执行，保留此过程中所有记录文件并归档。

5. 相关文件和记录

《试剂和耗材管理程序》《生化组试剂和耗材批号更换验证记录》。

参考文献

[1] 中国合格评定国家认可委员会.医学实验室质量和能力认可准则：CNAS - CL02：2023[S/OL].(2023 - 06 - 01)[2023 - 09 - 26].https://www.cnas.org.cn/rkgf/sysrk/jbzz/2023/06/911424.shtml.

[2] 中国合格评定国家认可委员会.医学实验室质量和能力认可准则的应用要求：CNAS - CL02 - A001：2023[S/OL].(2023 - 08 - 01)[2023 - 09 - 26].https://www.cnas.org.cn/rkgf/sysrk/rkyyzz/2023/08/912141.shtml.

[3] 尚红,王毓三,申子瑜.全国临床检验操作规程[M].4 版.北京：人民卫生出版社,2015.

（陆　柳）

试剂和耗材不良事件报告管理程序

××医院检验科生化组管理程序文件	文件编号：××-JYK-××-××-×××	
版本/修改：第　版/第　次修改	生效日期：	共　页　第　页
编写人：	审核人：	批准人：

1. 目的

规范生化试剂和耗材发生不良事件后的处理程序，保证试剂和耗材的正常使用，为临床提供及时、准确的结果。

2. 范围

××型号全自动生化分析仪、××型号全自动化学发光免疫分析仪、××型号血清蛋白电泳分析仪、××型号糖化血红蛋白分析仪等系列仪器所用试剂和耗材。

3. 职责

3.1·生化组组长和组员负责专业组试剂及耗材的使用和监管。

3.2·生化组组长负责试剂及耗材不良事件和事故的上报，科室负责不良事件和事故的调查。

4. 程序

4.1·不良事件和事故的调查和处理

4.1.1　生化组组长在发现发生了试剂和耗材的不良事件的第一时间上报科主任。科主任组织人员对发生的试剂和耗材的不良事件或事故进行调查，填写《试剂或耗材不良事件报告》，上报院物资管理部，采取妥善措施解决由试剂和耗材问题所导致的不良事件或事故，记录留存归档。

4.1.2　针对发生的不良事件或事故，由物资管理部联系制造商、供应商和检验科商讨发生试剂和耗材不良事件或事故的根本原因，协商解决，避免此类事情的再次发生，形成会议记录，与《试剂或耗材不良事件报告》共同留存归档。

4.1.3　针对制造商召回试剂或耗材，遵从制造商建议退回。针对制造商对科室已接收试剂或耗材的建议措施或其他提示，专业组对制造商建议和提示进行验证和审核后遵从执行。

4.2·试剂和耗材记录的保存

4.2.1　专业组应对影响检验性能的每一种试剂或耗材的记录予以保存，包括但不限于以下内容：试剂和耗材的标识；制造商的信息，包括说明书、名称、批次编码或批号；接收日期和接收时的状态、失效日期、首次使用日期、试剂和耗材的停用日期（适用时）；试剂或耗材初始和持续准用的记录。

4.2.2　专业组使用自制试剂时，记录应包括但不限于以下内容：试剂的标识、试剂说明书、试剂批号、配制方式、配制日期、失效日期、配制人等。

5. 相关文件和记录

《试剂和耗材管理程序》《试剂或耗材不良事件报告》。

参考文献

[1] 中国合格评定国家认可委员会.医学实验室质量和能力认可准则：CNAS-CL02：2023[S/OL].(2023-06-01)[2023-09-26].https://www.cnas.org.cn/rkgf/sysrk/jbzz/2023/06/911424.shtml.

[2] 中国合格评定国家认可委员会.医学实验室质量和能力认可准则的应用要求：CNAS-CL02-A001：2023[S/OL].(2023-08-01)[2023-09-26].https://www.cnas.org.cn/rkgf/sysrk/rkyyzz/2023/08/912141.shtml.

[3] 尚红,王毓三,申子瑜.全国临床检验操作规程[M].4版.北京：人民卫生出版社,2015.

（陆　柳）

第三章
实验室过程要求

检验信息和检验申请程序

××医院检验科生化组管理程序文件		文件编号：××-JYK-××-××-×××	
版本/修改：第　　版/第　　次修改		生效日期：	共　页　第　页
编写人：	审核人：		批准人：

1. 目的

规范临床生化检验项目的正确申请,临床医生根据检验申请程序方便选择适宜的检验项目,使检验结果能在临床诊疗过程中发挥作用。

2. 范围

生化组开展的所有检测项目,包括不同类型的标本的检测。

3. 职责

3.1·生化组向临床提供专业组检验信息和开展的所有项目,定期更新。

3.2·临床医师根据临床诊疗需要在医院信息管理系统(HIS)申请相应检验项目。

4. 程序

4.1·检验信息：生化组应向临床医生和患者提供适当的信息,这些信息应包括：实验室地址、工作时间和联络方式,检验申请和样品采集的程序,实验室活动的范围和预期获得检验结果的时间,获得咨询服务的方式,患者知情同意的要求,已知对检验性能或结果解释有显著影响的因素,实验室投诉的方式和处理流程。

4.2·检验申请

4.2.1　临床医生申请检验项目,可参照医疗机构检验科《检验手册》中的生化检测项目进行选择。《检验手册》内容包括但不限于：检验项目名称、英文缩写、检测方法、标本类型、参考区间、临床意义、报告时间、专业组咨询电话等。手册根据实际情况定期更新,开展项目为临床检验准入项目。

4.2.2　临床医生登录医院信息管理系统检验申请单元申请临床生化检验项目,合理选择检验项目,避免不必要的检验。必要时,如自费项目需患者签署知情同意。

4.2.3　生化组合理地将检验项目进行组合,简化临床申请步骤。组合的目的为以下情况：为了解某器官功能形成的组合,为不同角度了解病情发展形成的组合,为提高诊断敏感性或特异性形成的组合等。

4.2.4　每一份检验申请均视为协议,检验申请单应包含足够的信息但不限于以下内容。

4.2.4.1　患者资料：姓名(或等同信息)、性别、年龄、详细住址、联络方式、科别、卡号(医保卡号或自费卡号等)、住院号、床号等。

4.2.4.2　与患者和申请相关的临床信息,包括临床诊断、开单医生、开单时间、可能影响检验结果的服药史、检验性能和结果解释所需的信息可包括患者的民族、家族史、旅行和接触史、传染病和其他临床相关信息等。

4.2.4.3　申请的检验项目,包括原始样品类型和申请的检验项目。申请单上还可包含其他附加信息：检验申请日期、原始样品采集的日期和时间、样品采集者身份、实验室收到样品的日期和时间。

    4.2.5　口头申请：在患者病情危急等特殊情况下可接受医生的口头申请并处理、检测样品，检验人员将口头申请标本登记入《口头医嘱申请登记表》，接收口头医嘱的工作人员必须重复口头申请，经申请者确认后，方可执行。申请医生必须当日将新增检验项目的唯一标识条码送至实验室，并将唯一标识条码贴在原始样本上，由实验室负责保存《口头医嘱申请登记表》。

5. 相关文件和记录

《检验信息和检验申请管理程序》《口头医嘱申请登记表》。

参考文献

[1] 中国合格评定国家认可委员会.医学实验室质量和能力认可准则：CNAS - CL02：2023[S/OL].(2023 - 06 - 01)[2023 - 09 - 26].https://www.cnas.org.cn/rkgf/sysrk/jbzz/2023/06/911424.shtml.

[2] 中国合格评定国家认可委员会.医学实验室质量和能力认可准则的应用要求：CNAS - CL02 - A001：2023[S/OL].(2023 - 08 - 01)[2023 - 09 - 26].https://www.cnas.org.cn/rkgf/sysrk/rkyyzz/2023/08/912141.shtml.

[3] 国家市场监督管理总局,国家标准化管理委员会.医学实验室样品采集、运送、接收和处理的要求：GB/T 42060—2022[S].北京：中国标准出版社,2022.

[4] 尚红,王毓三,申子瑜.全国临床检验操作规程[M].4 版.北京：人民卫生出版社,2015.

（范列英　陆　柳）

原始样品采集和处理程序

××医院检验科生化组管理程序文件	文件编号：××-JYK-××-××-×××
版本/修改：第　　版/第　　次修改	生效日期：　　　　　共　　页　第　　页
编写人：	审核人：　　　　　批准人：

1. 目的

规范原始样本采集和处理过程,使原始样品采集和处理满足生化组检验的要求,为临床提供及时、准确的结果。

2. 范围

适用于生化组开展项目所有原始样本的采集,包括血液、尿液、脑脊液、浆膜腔积液等各种样品类型。

3. 职责

3.1·质量负责人组织编写《样品采集手册》,发放至临床各单元,并定期对医护进行培训。

3.2·门诊和临床护士负责按要求采集患者标本并进行标识,由医院运送人员负责样品的运送。

3.3·检验科人员负责对样品的接收、验收和处理。

4. 程序

4.1·患者准备

4.1.1　实验室质量负责人组织编写《样品采集手册》,向临床医护和采血人员提供《样品采集手册》,并定期进行培训。

4.1.2　申请医生或者执行医嘱的医护人员应根据不同检验项目样品的采集要求和注意事项与患者沟通,叮嘱患者应该做的准备和注意事项,使采集的样品符合理想的检测要求。

4.1.3　患者知情同意要求

4.1.3.1　静脉采血需获得患者同意,常规情况下,患者自愿接受静脉穿刺采血,可认为患者已同意。

4.1.3.2　特殊样品获得的操作,如脑脊液、浆膜腔积液,由临床医生获得患者知情同意并实行穿刺。

4.1.3.3　紧急情况下不能获得患者的知情同意时,可按对患者最有利的情况执行。

4.1.4　以下方面可能会对检测结果造成影响,在患者准备时应当给予充分的说明和准备。

4.1.4.1　标本采集时间对检测结果的影响:血液中的很多物质存在周期性变化,如血清铁和胆红素在清晨最高,血钙中午最低。女性胆固醇在经前最高,排卵期最低。因此,标本采集应当取相对固定时间,以减少时间变化所造成的结果的波动,以便于动态观察和比较。

4.1.4.2　剧烈运动或强负荷体力劳动对检测结果的影响:运动会引起血液中某些成分的改变,如肌酸激酶、碱性磷酸酶、天冬氨酸转氨酶(AST)、乳酸脱氢酶、钾等的升高,因此进行此类抽血检测前 3 日,患者应当避免剧烈运动和高负荷体力劳动,尽量保持正常活动状态,并安静状态采血。

4.1.4.3　饮食对检验结果的影响:大多数检验项目尤其是代谢相关的生化项目受饮食影响较大。注意因为脂肪食物被吸收后造成血液脂浊的状态,影响光学检测干扰,同时食物中的成分改变血液中的检测项目,如葡萄糖、甘油三酯等在餐后迅速升高;同时进食影响肝脏正常的生理功能,引起肝功能项目指标的改变。因此对于糖、肝功能、血脂等检测项目要求必须空腹采血。空腹要求至少禁食 8 h,以 12～14 h 为宜,但不宜超过 16 h。宜安排在上午 7:00～9:00 采血。空腹期间可少量饮水。严重饥饿状态时葡萄糖、血清白蛋白等可能会降低。

4.1.4.4　药物对检测结果的影响

4.1.4.4.1　一些药物可以使体内某物质浓度发生变化,临床常见患者输入脂肪乳后抽血可直接影响血液的脂浊,对大多数结果都有影响。另外直接输注某些药物、染料等可影响部分检测结果。

4.1.4.4.2　药物可以干扰分析过程中的化学反应,如维生素 C 对天冬氨酸转氨酶(AST)的正向干扰,对肌酸激酶(CK)、乳酸脱氢酶(LDH)发生负向干扰,并且浓度越高,干扰越大。肌肉注射某些药物如利多卡因、苯巴比妥等可引起肌酸激酶和肌红蛋白升高。大量静脉补液或扩容可造成标本的稀释,造成某些项目检测结果偏低。药物对检测结果的影响不能一一说明,具体参阅各检测项目的操作程序结果干扰,临床医生在查看检验结果时,应考虑到可能的药物影响。

4.1.4.5　生活习惯对检验结果的影响:吸烟、酗酒和长期高蛋白摄入或素食均可引起血液中某些物质浓度的改变。饮酒可使血糖、碳酸氢盐下降,乳酸、醋酸、尿酸等升高。长期饮酒可使谷氨酰转移酶(GGT)、丙氨酸转氨酶(ALT)、天冬氨酸转氨酶等酶学指标升高。因而建议患者在抽血检测前,禁止饮酒和吸烟。血脂和尿酸、肌酐等项目检测前要求患者连续 3 日素食后采集标本。

4.1.4.6　体位影响:体位的改变可以引起某些检验项目的改变,站立时可以改变血液水分的分布,尤其是对大分子物质产生影响,但对小分子物质影响甚微。

4.1.4.7　输液影响:输液的患者输液完毕后至少 1 h 后方可采集标本,当患者必须输液时采血,应当选择输液的另侧采血,杜绝输液同侧和输液管内采血,否则可能因为输液成分或者血液稀释影响检测结果。

4.1.4.8　标本状态对检测结果的影响:血液离心后有 3 种特殊状态对检测结果产生较大的影响,分别是溶血、脂血和黄疸,具体 3 种标本状态对项目检测的影响,参阅各个项目操作程序文件,在干扰因素部分有详细说明。下面分别简单阐述它们对检测结果产生影响的原理。

4.1.4.8.1　溶血是临床生化检验中常见的标本状态对检验结果的干扰因素,它可以通过以下机制对检测造成干扰:一是细胞内成分的释放,如钾离子、LDH 等,其在细胞内浓度高于血清,所以溶血后释放入血清,引起血清中该成分的升高;二是血红蛋白对检测结果的干扰。血红蛋白在短波长 300～500 nm 范围吸光度有明显的吸收,引起检测结果的干扰。细胞中某些成分对其他检测结果的干扰,溶血可使 LDH、CK 等酶升高,使碱性磷酸酶(ALP)、GGT 的活性降低。因此,采集标本应严禁溶血。

4.1.4.8.2　脂浊标本对很多检测项目造成干扰,其中对于用免疫比浊方法检测的项目干扰更明显,如视黄醇结合蛋白、前白蛋白、载脂蛋白等项目。

4.1.4.8.3　黄疸标本由于存在色素基团,对于吸光度有明显的吸收峰,因此黄疸标本会干扰部分项目的检测。

4.2·临床生化常见样本的采集

4.2.1　静脉血采集

4.2.1.1　临床生化项目采集管通常使用含促凝剂的采血管和葡萄糖酵解抑制采血管,采血管的采集顺序按照《样品采集手册》执行。

4.2.1.2　使用真空采血系统时,将第一支采血管推入持针器/连接到采血针上(直针采血时利用持针器的侧突防止采血针在静脉中的移动)。等待采血管真空耗竭、血流停止后,从持针器/采血针上拔出采血管,以确保采血量的充足,以及正确的血液与添加剂比例。继续采集时,可将下一支采血管推入持针器/连接到采血针上,并重复上述采血过程。

4.2.1.3　所有添加剂含量应不高于规定采样量的10%。血液样品采集后,按照制造商规定的次数立即将含有添加剂的试管中的血液样品按照制造商规定的次数轻柔彻底地颠倒混匀。

4.2.2　尿液样品采集

4.2.2.1　晨尿、随机尿、餐后2 h尿:清洁标本采集前应清洁双手、尿道口及其周围皮肤;避免污染,避免阴道分泌物、月经、精液、粪便、化学物质等污染,不能从尿布或便池内采集标本;使用合格容器,检验科有专用的一次性塑料尿杯和塑料尿管。

4.2.2.2　24 h尿液:准备洁净干燥的带帽广口瓶容器,容量为3~5 L,无需加防腐剂。患者于早上7:00将尿全部排净后弃去,然后开始留尿,将24 h内的历次所排尿液全部留于容器内,包括次日清晨7:00所排的最后一次尿液,将全部尿液混匀,测量尿液总量(mL数),并记录在送检标本条形码上,取出10~20 mL尿液,置于清洁干燥的尿液管中送检,注意拧紧管帽。整个留尿过程中将尿液容器置2~8℃保存。

4.2.3　脑脊液样品采集:一般由临床医生在无菌条件下行腰椎穿刺术采集标本,样品采集后无特殊处理要求,立即送检,不宜超过1 h。一般抽3管,第1管脑脊液用于生化检测,标本量≥1 mL送检,宜用肝素抗凝管。

4.2.4　浆膜腔积液样品采集:浆膜腔积液包括胸腔积液、腹腔积液、心包腔积液和关节腔积液。一般由临床医生在无菌条件下对浆膜腔积液部位行穿刺术采集标本。标本采集后尽快送检,不宜超过2 h,否则可出现细胞变性、标本凝集和细菌溶解。化学检查宜采用肝素抗凝剂或不使用抗凝剂,样本量≥2 mL。

4.3·样品的处理:所有样品采集后应尽快送至检验科,保证转运的及时性和安全性,如不能及时转运,应采取相应的保护措施,如冷藏。

5. 相关文件

《原始样品采集和处理程序》。

参考文献

[1] 中国合格评定国家认可委员会.医学实验室质量和能力认可准则:CNAS - CL02:2023[S/OL].(2023 - 06 - 01)[2023 - 09 - 26].https://www.cnas.org.cn/rkgf/sysrk/jbzz/2023/06/911424.shtml.

[2] 中国合格评定国家认可委员会.医学实验室质量和能力认可准则的应用要求：CNAS-CL02-A001：2023[S/OL].(2023-08-01)[2023-09-26].https://www.cnas.org.cn/rkgf/sysrk/rkyyzz/2023/08/912141.shtml.

[3] 国家市场监督管理总局,国家标准化管理委员会.医学实验室样品采集、运送、接收和处理的要求：GB/T 42060—2022[S].北京：中国标准出版社,2022.

[4] 尚红,王毓三,申子瑜.全国临床检验操作规程[M].4版.北京：人民卫生出版社,2015.

（范列英　陆　柳）

样品运送、接收和拒收程序		
××医院检验科生化组管理程序文件		文件编号：××-JYK-××-××-×××
版本/修改：第　　版/第　　次修改		生效日期：　　　　　　共　　页　第　　页
编写人：	审核人：	批准人：

1. 目的

规范生化样品的运送、接收和拒收程序，明确标本运送的注意事项和拒收原因，减少检验前因素对检验结果的影响，保证检验结果的准确性。

2. 范围

适用于所有临床生化样品，包括血液、尿液、脑脊液、浆膜腔积液等各种样品类型。

3. 职责

3.1·培训合格且经授权的运送人员负责样品的运送。

3.2·检验科接收窗口人员或值班人员负责标本的接收。

3.3·检验科接收窗口人员、值班人员或岗位人员负责样本的拒收处理。

4. 程序

4.1·样品的运送

4.1.1　样品的运送由经授权的指定公司派专人负责运送。

4.1.2　样品运送人员需经检验科培训且考核合格人员担任，使用贴有生物安全标识专用转运箱执行样品转运工作，具有较强的责任意识和风险防范意识。

4.1.3　样品运送人员负责院内全天样品转运工作，将样品从临床各单元转运至检验科接收窗口，与接收窗口人员进行送检科室、样品数量、样品种类、送达时间、运送人员等，双方签字确认后完成交接。

4.1.4　保证运输的安全性：样品运送人员使用专用转运箱负责样本的转运工作，应确保样品的完整性，防止泄漏，并尽量减少样品管的晃动，以降低溶血发生的可能性。在运送过程中应保护患者的隐私。当运输条件对检测非常重要时，应规定特殊的运送要求。避免样品受阳光直射。

4.1.5　保证运输的及时性

4.1.5.1　样品采集后立即送检项目：血气分析、血氨等。血气分析样本不能及时送检，应放置 2～8℃存放，但不超过 2 h，在测定前室温放置数分钟。

4.1.5.2　样品采集后 1 h 内送检项目：电解质、糖代谢、脑脊液、浆膜腔积液等。避免血清中的 K^+、Cl^- 等因细胞内外的转移代谢显著升高，避免糖酵解。不能及时送检，应放置 2～8℃存放，但不超过 2 h，在测定前室温放置数分钟。

4.1.5.3　样品采集后 2 h 内送检项目：肝功能、肾功能、心功能、血脂、血清蛋白电泳、糖化血红蛋白等。

4.1.6　如果样品发生意外泄露，影响运送人员健康风险，上报科室联系样品运送公司采取措施降低风险，防止再次发生。

4.2·样品的接收

4.2.1　样品的接收原则：唯一性标志是否正确无误；申请检验项目与样品是否相符；样品容器是否正确、有无破损；检查样品的外观及标本量，其中标本外观包括有无溶血，血清有无乳糜状，抗凝血中有无凝块等；检查样品采集时间和接收时间之间的间隔；样品是否暴露于影响样品稳定性或完整性的极端温度。

4.2.2　样品的接收记录：应在实验室信息系统或者其他类似系统中记录实验室接收的所有样品。记录应包括但不限于以下内容。

4.2.2.1　患者的身份信息（姓名、性别、患者来源、卡号或住院号）。

4.2.2.2　接收的样品类型、样品唯一识别号（样本条码）、申请项目明细。

4.2.2.3　样品采集的日期和时间，以及样品采集者的信息。

4.2.2.4　样品运送到达日期和时间、样品运送人员信息。

4.2.2.5　实验室接收样品的日期和时间、样品接收人信息。

4.2.2.6　样品申请日期和时间、申请科室、患者临床诊断、申请医生的信息。

4.2.2.7　急诊样本在样品接收时显示加急标识。

4.2.3　经科室授权人员对样本状态进行评估，确保其符合与所申请检验相关的接受标准，扫样本条码录入实验室信息系统的样品接收单元。

4.3·样品的拒收

4.3.1　样品的拒收标准

4.3.1.1　容器上无唯一标识，或标识脱落、丢失。

4.3.1.2　容器错误或容器破损无法补救。

4.3.1.3　严重脂血或溶血样品，无法检测或影响检测结果。

4.3.1.4　抗凝血中有凝块、需抗凝血但未加抗凝剂者，或与抗凝剂比例不正确者。

4.3.1.5　样品量过少，不足以完成申请项目所需样品量。

4.3.1.6　24 h尿液生化项目检测不需加防腐剂但加了防腐剂影响检验结果的，或未按要求冷藏导致腐败的。

4.3.1.7　在患者输血、输液时采集的标本。

4.3.1.8　从样品采集到实验室接收的时间超过规定时限。

4.3.1.9　对采集时间有要求的样品，在错误时间采集。

4.3.1.10　样品暴露于影响样品稳定性或完整性的极端温度。

4.3.2　拒收样品的处理：识别出不合格样品，应及时与临床医护人员沟通，对于拒收的样品应当在实验室管理系统做退回处理，登记《不合格样品退回记录》，填写退回原因，退回人和退回时间以及接收人和接收时间。

4.4·让步检验：当样品因患者或样品识别不正确、样品不稳定（运输延迟等）、不正确的储存或处理温度、不适当的容器、样品量不足等原因判定为不合格样品，临床医生或患者要求检验时，或遇到对临床上采集困难或不可替代样品时，可执行让步检验，在检验报告单上注明让步检验、样品不合格的原因、对可能受影响的结果进行解释并给出建议。

5. 相关文件和记录

《样品运送、接收和检验前处理程序》《不合格样品退回记录》。

参考文献

［1］中国合格评定国家认可委员会.医学实验室质量和能力认可准则：CNAS-CL02：2023［S/OL］.（2023-06-01）［2023-09-26］.https://www.cnas.org.cn/rkgf/sysrk/jbzz/2023/06/911424.shtml.

［2］中国合格评定国家认可委员会.医学实验室质量和能力认可准则的应用要求：CNAS-CL02-A001：2023［S/OL］.（2023-08-01）［2023-09-26］.https://www.cnas.org.cn/rkgf/sysrk/rkyyzz/2023/08/912141.shtml.

［3］国家市场监督管理总局,国家标准化管理委员会.医学实验室样品采集、运送、接收和处理的要求：GB/T 42060—2022［S］.北京：中国标准出版社,2022.

［4］尚红,王毓三,申子瑜.全国临床检验操作规程［M］.4版.北京：人民卫生出版社,2015.

（范列英　陆　柳）

样品检验前处理、准备和储存程序

××医院检验科生化组管理程序文件		文件编号：××-JYK-××-××-×××	
版本/修改：第　　版/第　　次修改		生效日期：	共　　页　第　　页
编写人：	审核人：		批准人：

1. 目的

规范生化样本的前处理、准备和储存程序,减少检验前因素对检测结果的影响,保证检验结果的准确性。

2. 范围

适用于所有临床生化样品,包括血液、尿液、脑脊液、浆膜腔积液等各种样品类型。

3. 职责

生化组每位工作人员均应执行本程序。

4. 程序

4.1·样品检验前处理和准备:临床生化样品在收到生化组后,工作人员在前处理区域按照不同检验项目进行分类处理,离心后(需要时)按可视化标识放置在不同标本区域,岗位人员不定时到前处理区域取标本在相应仪器上检测。上流水线检测的常规化学样品离心后按序排放,等待上机检测。样品如不能及时检测,必要时立即分离血清或血浆,分离后样品不能及时检测,于2~8℃冷藏保存。生化组通常选择转速3 000 r/min(有效离心半径15 cm,相对离心力1 500 g),10 min,4℃低温离心(适宜时)。

4.1.1　血气分析样品立即检测,不能及时检测应放置2~8℃存放,但不超过2 h,在测定前室温放置数分钟。

4.1.2　脑脊液样品收到后及时处理,防止葡萄糖降解。

4.1.3　包含电解质和葡萄糖检测的样品及时检测,防止葡萄糖降解和电解质K^+、Cl^-假性增高。

4.1.4　溶血标本处理:若发现溶血样品,及时通知临床重新采集。若重新采集的标本仍然溶血,再次通知临床医生说明溶血可能影响到的检测项目,临床要求让步检验,则检测并签发检测报告,应在检验报告中注明"样品严重溶血,×××项目受溶血影响结果偏×"。

4.1.5　黄疸标本处理:发现黄疸样品,会影响部分检测项目,应在检验报告注明"样品严重黄疸,×××项目受黄疸影响"。

4.1.6　脂血标本处理:发现脂血样品,会影响部分检测项目,应在检验报告注明"样品严重脂血,×××项目受脂血影响"。

4.1.7　高凝标本处理:发现样品经反复离心难以分离血清,可以用搅拌竹签去除标本中纤维蛋白凝块,重新离心。若仍无法分离血清应联系临床,建议临床用肝素锂抗凝管重新采集标本。

4.1.8　急诊检验样品:标记"ST"字样或贴红色加急标签的样品,在核收、登记、检验和报告各个环节进行优先处理,尽可能缩短标本检验周期,尽快发出检验报告。对抢救标本、绿色通道等特殊标本,可根据情况先检验、后收费,确保检验结果发出。

4.2·附加检验:对于检验后需附加检验的样品,由临床医生提出申请,生化组岗位人员在接到附加检验申请后,查看标本的存放时间,评估指标是否受到存放时间的影响,是否可以进行附加检验。若已不适合附加检验,则应告知临床医生,并要求护士重新采样;若可以进行附加检验,则应在检验报告中注明"附加检验",以提示临床医护人员。

4.3·样品储存:若样本不能及时检测,常规生化样品将分离的血清保存于2~8℃冰箱冷藏保存,葡萄糖、肌酸激酶样品保存不超过 48 h,肝功能、肾功能、血脂样品保存不超过 3日。保存超过 1 周的样品将分离血清存于 -20℃冰箱冷冻。

4.4·检验后样品储存:当日样品检测完成进行归档处理,密封后放置于指定冰箱指定位置保存,方便样品的溯源,样品的归档位置可在报告界面的"上机信息"快速查看。保存温度为 2~8℃,样品保存冰箱温度实行有效监控,保存时间为 7 日。当保存条件失控时,告知生化组组长及时处置。保存期满,按医疗垃圾流程处置。

5. 相关文件和记录

《样品运送、接收和检验前处理程序》《已检测标本保存和废弃记录表》。

参考文献

[1] 中国合格评定国家认可委员会.医学实验室质量和能力认可准则:CNAS - CL02:2023[S/OL].(2023 - 06 - 01)[2023 - 09 - 26].https://www.cnas.org.cn/rkgf/sysrk/jbzz/2023/06/911424.shtml.

[2] 中国合格评定国家认可委员会.医学实验室质量和能力认可准则的应用要求:CNAS - CL02 - A001:2023[S/OL].(2023 - 08 - 01)[2023 - 09 - 26].https://www.cnas.org.cn/rkgf/sysrk/rkyyzz/2023/08/912141.shtml.

[3] 国家市场监督管理总局,国家标准化管理委员会.医学实验室样品采集、运送、接收和处理的要求:GB/T 42060—2022[S].北京:中国标准出版社,2022.

[4] 尚红,王毓三,申子瑜.全国临床检验操作规程[M].4 版.北京:人民卫生出版社,2015.

(范列英　陆　柳)

检验方法的验证程序

××医院检验科生化组管理程序文件		文件编号：××-JYK-××-××-×××	
版本/修改：第　版/第　次修改		生效日期：	共　页　第　页
编写人：	审核人：		批准人：

1. 目的

规范临床化学定量检验方法的性能验证程序，以保证其性能指标符合临床和实验室质量要求，以保证检测结果的可靠性。

2. 范围

适用于生化组所有定量检验方法的分析性能验证。

3. 职责

3.1·生化组组长负责定量检验方法性能验证的设计、组织和实施。

3.2·科室技术负责人负责定量检验方法的性能验证报告的审核。

4. 总则

4.1·性能验证的时机

4.1.1　检验程序常规应用前。

4.1.2　任何严重影响检验程序分析性能的情况发生后，应在检验程序重新启用前对受影响的性能进行验证。影响检验程序分析性能的情况包括但不限于：仪器主要部件故障、仪器搬迁、设施（如纯水系统）和环境的严重失控等。

4.1.3　现用检验程序的任一要素（仪器、试剂、校准品等）变更，如试剂升级、仪器更新、校准品溯源性改变等，应重新进行验证。

4.2·性能验证的参数：临床化学定量检验方法的分析性能参数至少包括测量正确度、测量精密度（含测量重复性和测量中间精密度）、线性区间和临床可报告范围等。实验室应根据不同检验项目的预期用途，选择对检验结果质量有重要影响的参数进行验证，适用时，还应包括分析特异性（含干扰物）、分析灵敏度、测量不确定度、检出限和定量限等。

4.3·性能验证的判断标准：实验室应根据临床需求制定适宜的检验方法分析性能标准，宜考虑相关制造商或研发者声明的标准、国家标准、行业标准、地方标准、团体标准、公开发表的临床应用指南和专家共识等。检验方法性能验证的结果应满足实验室制定的判断标准。如果验证结果符合制造商或研发者声明的性能指标，但不满足实验室制定的判断标准，结果不可接受。如果性能指标的验证结果不符合实验室制定的判断标准，应分析原因，纠正后再实施验证。

4.4·实施性能验证前准备：由熟悉检验方法原理与日常操作的工作人员实施性能验证，在实施前了解验证的计划和方案，并保证检测系统工作状态正常。验证过程宜使用同一批号的试剂和校准品，监测质量控制。

5. 程序

5.1·精密度验证

5.1.1 定义

5.1.1.1 测量精密度：在规定条件下，对同一或类似被测对象重复测量所得示值或测得值间的一致程度。测量精密度通常用不精密度以数字形式表示，如在规定测量条件下的标准偏差、方差或变异系数。

5.1.1.2 测量重复性：指在相同检测条件下，对同一待测无进行连续测量所得到结果的接近程度，以前也使用"批内精密度"。

5.1.1.3 中间精密度：指测量结果是在不同操作条件下，在同一仪器上，运用相同的检测方法，对同一检验项目进行测量所获得。

5.1.1.4 实验室内精密度：规定时间和操作者范围，在同一机构内使用相同仪器条件下的精密度。

5.1.2 标本要求

5.1.2.1 性状一定要稳定；基质组成尽可能相似于检测的患者标本；样品中分析物含量至少应做高、中、低三个水平中的两个水平；采用冰冻保存的样品一定要注意内含分析物的稳定，要严格控制冻融、混匀的操作。

5.1.2.2 样品来源包括但不限于：新鲜患者标本；以蛋白为基质的购买的质控品；以蛋白为基质的校准品或标准液。

5.1.3 验证程序：按照国家卫生健康委员会 WS/T 492—2016《临床检验定量项目精密度与正确度性能验证》方案进行验证。

5.1.3.1 连续测定 5 日，每日 1 个分析批，每批两个浓度水平，每个浓度水平使用同一样品重复测定 3 次。

5.1.3.2 如果因为质量控制程序或操作问题判断为一批失控，应剔除数据，并增加执行 1 个分析批。

5.1.3.3 正常使用每日质控品。

5.1.3.4 按照厂家的操作说明进行校准，如果厂家指出其声明的精密度数据是在多个校准周期下产生的，则操作者在实验期间应当选择重新校准。

5.1.3.5 根据实验室 EXCEL 表格模板计算批内标准差、批间方差、实验室内标准差等统计学结果，并判断。

5.1.4 结果判断以批内不精密度和批间不精密度小于实验室制定的 1/4TEa 和 1/3TEa 作为检验方法的不精密度性能的可接受标准，且又符合厂家声称的不精密度性能指标，说明验证的检验方法的不精密度性能可接受，符合要求。

5.2·正确度验证

5.2.1 测量正确度：无穷多次重复测量所得量值的平均值与一个参考量值间的一致程度。测量正确度与系统测量误差有关，与随机测量误差无关，测量正确度通常以偏倚表示。

5.2.2 标本

5.2.2.1 标本要求：性状一定要稳定，基质组成尽可能相似于检测的患者标本；样品中分析物含量应至少应做高、中、低三个水平中的两个水平；采用冰冻保存的样品一定要注意内含分析物的稳定，要严格控制冻融、混匀的操作。

5.2.2.2 样品来源包括（根据不同验证方案选择）：患者新鲜血清、具有溯源性的校准品。

5.2.3 验证程序：可根据专业组实际情况和条件选择下述方案中的一个进行（部分方案来源于国家卫生健康委员会行业标准 WS/T 492—2016《临床检验定量项目精密度与正确度性能验证》）。

5.2.3.1 使用具有指定值的参考物质正确度验证程序，参考物质包括：① 具有互换性的有证参考物质。② 具有溯源性及互换性的正确度验证物质。推荐至少选择 2 个浓度水平参考物质，代表该项目可报告范围中的高、低决定性浓度，根据参考物质厂家的说明书制备物质，在 3～5 日时间内每批进行 2 次重复测定，然后计算均值和标准差，以及置信区间来验证指定值。

5.2.3.2 使用患者样品进行正确度验证程序：患者/受试者样本不少于 20 份，被测物浓度、活性等在测量区间内均匀分布，并关注医学决定水平。

5.2.3.2.1 参比方法需经验证分析性能符合预期标准，日常室内质控、室间质评/能力验证合格的检测系统。优先选用符合以上要求的 CNAS 认可实验室的检测系统。使用患者样品进行正确度验证，使用实验方法和参比方法同时检测患者样品，该方案计算得到的并非真正的"偏倚"，而是两种方法间的系统误差或差值。

5.2.3.2.2 具体实验方案如下：① 检测至少 20 份患者样品，其浓度水平尽可能覆盖检测方法的可报告范围。② 在实验室以常规操作方式检测新鲜患者样品。③ 在 3～4 日时间内，每日由实验方法和参比方法在 4 h 内检测 5～7 份样品。④ 评价质量控制程序，确保稳定的操作条件和有效的试验结果。⑤ 检查比较数据，识别异常结果，计算配对结果之间的差值。⑥ 计算置信区间和验证限，将测量的差值与厂家的声明进行比较。

5.2.3.3 参加第三方组织的正确度验证计划（按照验证计划提供者要求进行）。

5.2.3.4 参加能力验证的可比性验证程序：当实验室无法开展正确度验证时，可通过参加能力验证证明其测量结果与同类实验室结果的一致性。如与 CNAS 认可的 PTP（或可提供靶值溯源性证明材料的 PTP）提供的 PT 项目结果进行比对。使用 PT 样本时应不少于 5 份。检测 PT 样本时，每个样本应重复测定不少于 3 次。计算置信区间和验证限，实验系统均值与 PT 项目结果均值的差异在可接受范围内。

5.3·线性（测量区间）验证

5.3.1 线性：在给定的测量范围内，使测定结果与样本中分析物的量直接成比例的能力。线性范围：使实验系统的最终分析结果为可接受的线性的浓度范围，此时非线性误差应低于允许误差。

5.3.1.1 测量范围：当测量系统的误差处于规定的极限内时，被测量值分布的高、低界限值间的范围。

5.3.1.2 临床实验室中大部分定量项目测量区间等同于线性范围，除非采用多点定标的非线性拟合，两者概念上有区别。

5.3.2 验证程序：本程序中测量区间验证方案参考 WS/T 420—2013《临床实验室对商品定量试剂盒分析性能验证》的方案。

5.3.2.1 样品来源：使用与临床实验样品相似的标本，不宜采用对测定方法有明确干扰物质的样品。最理想的样品是分析物浓度接近预期测定上限的患者混合血清，可用其他患者样品将其稀释为预设浓度。

5.3.2.2　样品数量：对已知线性范围进行验证，只需要在已知线性范围内选择 4～6 个浓度水平。所选用的浓度应可覆盖政策预期测定范围，并包含临床有关的评价浓度。

5.3.2.3　样品制备：为减少因称量或复溶样品产生的误差，宜使用高、低浓度样品按倍比混合得到等浓度间隔的不同浓度水平。可以按照表 1 配制系列浓度。

表 1　配比浓度

样　品　号	1	2	3	4	5
低浓度混合血清/mL	4 L	3 L	2 L	1 L	0
高浓度混合血清/mL	0	1H	2H	3H	4H

注意：如果找不到合适浓度的患者血清，需对样品进行稀释、加入添加物或者特殊处理时，应以保持基质恒定为基本原则。对于特殊处理的样品应当对所使用的稀释液、添加物、溶剂等材料的来源加以注明。按以下顺序选择样品种类：临床混合样品、用适当稀释液稀释的临床样品（如血清等）、添加分析物的临床样品；处理过的样本进行稀释的临床样品、校准品/线性物质/质控品、使用生理盐水稀释的样品、浓缩或过度稀释的质控品、水溶液；其他溶剂的溶液。

5.3.2.4　测定程序：按照厂家的说明书规定的方法进行校准，室内质控在控。样本检测：尽可能在同一批次测量中完成实验，每一浓度至少重复 2 次。

5.3.2.5　数据处理

5.3.2.5.1　根据室内质控规则评价数据的有效性；剔除离群值，单次测量数据超出均值 ±4SD，剔除数据小于总数据的 5%。

5.3.2.5.2　有效数据的计算和线性回归分析：以稀释度为横轴，以每个稀释度的测量均值为纵轴做线性回归。计算回归方程 $y = ax + b$，以及相关系数 r^2。

5.3.2.6　判读标准

5.3.2.6.1　初步判断标准：$r^2 > 0.95$，a 介于 0.97～1.03，b 接近 0，可直接判断该检验方法的测量区间已包含范围内测量浓度。

5.3.2.6.2　每个稀释度实测值和理论值的差异应当在厂家声称的允许误差或者实验室允许误差范围内。

5.3.2.6.3　当线性验证结果不符合上述通过标准时，应重复实验或者增加测量样本数量到 7～11 个（特别有可能是曲线时），或者增加每个浓度样本重复测量次数（特别当变异系数较大时）。如果重复测量结果仍未得到理想结果，临床实验室应与厂家联系并取得帮助。或者临床实验室尝试寻找是否存在以下问题：一样本中存在干扰物质、测量时出现交叉污染或者结果出现偏离或漂移、方法或试剂盒存在较大的变异或测量结果具有较大偏移。

5.3.2.6.4　也可以参照 WS/T 408—2012《临床化学设备线性评价》指南中的方法进行线性范围验证，该方案计算一阶、二阶、三阶多项式方程进行线性、非线性评价和精密度估计。

5.4·临床可报告范围验证

5.4.1　临床可报告范围：定量测试分析向临床所能报告的结果范围，患者标本可经稀释、浓缩或其他处理所得的值，受检验方法学测量区间和该测试的临床需求共同决定。定量分析方法的可报告范围是临床实验室发出检验报告的依据之一，可报告范围的验证包括可报告低限(定量下限)与可报告高限(定量上限×样本最大稀释倍数)。

5.4.2　可报告范围高值验证程序

5.4.2.1　首先依据试剂说明书提供信息,确定样品是否可以被稀释,如标本不能被稀释应按"≥测量范围"报告结果。

5.4.2.2　如标本可以被稀释后测定,应用试剂说明书要求的稀释液,稀释液包括但不限于:零点定标液、生理盐水或去离子水、空白溶液。

5.4.2.3　样品选择:最适宜样品应选择在测量区间上限附近的患者标本,如患者标本检测值超过测量区间上限,用稀释液对该标本进行稀释,使稀释后的检测值略高于测量区间上限;尽量降低稀释液的使用量,避免由稀释引起基质效应的影响,必要时进行评估。

5.4.2.4　确定系列稀释浓度,使稀释后各点尽可能覆盖该测试项目的测量区间,并且稀释倍数应该选择在日常工作中使用的稀释倍数,未经验证的稀释倍数不能使用。依据系列稀释浓度计算各系列样品的分析物浓度的预期值。

5.4.2.5　检测系统或测定方法经校准后,确定当日室内质控结果在控,将系列稀释后的样品按患者标本一样进行检测,每个样品至少重复测定 3 次,以均值表示各个稀释度的样品的检测值。

5.4.2.6　比较各个稀释度样品的检测值和预期值的差值 d,计算差值 d 和预期值的百分比。最大稀释度的结果判定:差值 d 与预期值的比例在 ±20％内定为可接受限,超出 20％的相应稀释度为不可接受稀释度,其上一级别在范围内的稀释度即为该测试的最大稀释度。

5.4.2.7　对于可以稀释的项目的临床可报告范围,可以以测量区间乘以最大稀释倍数后计算的最大可报告范围。但对于不同项目的临床可报告范围的确定,宜综合考虑检测方法的测量区间、标本最大稀释度、满足临床需求等因素综合确定,并与临床达成一致。

5.4.3　可报告范围低值验证程序

5.4.3.1　样品准备:宜选择与待测样本具有相同基质的样本。将待测样本(含被分析物)用混合人血清(含被分析物浓度水平较低)或 5％牛血清白蛋白生理盐水溶液进行稀释,产生接近于方法测量区间低限(定量下限)浓度水平的样品,通常为 3～5 个浓度水平,浓度间隔应小于测量区间低限的 20％。

5.4.3.2　验证方法:在一次运行中将每个低值样本重复测定 5～10 次。

5.4.3.3　数据分析:分别计算每个低值样本的均值、SD、CV 值。

5.4.3.4　可报告范围低限(定量下限)的确定:以方法性能标示的总误差或不确定度为可接受界值,从低值样本结果数据中选取总误差或不确定度等于或小于预期值的最低浓度水平作为可报告范围低限。部分检验项目,如促甲状腺激素(TSH)、肌钙蛋白 I(TnI),在低浓度水平具有重要临床意义,在验证可报告范围低限(定量下限)时,应特别关注其结果与预期标准的符合性。

5.5·分析特异性验证

5.5.1　样本准备:从未服用过药物的健康人群中采集新鲜标本(血清、尿液等),将标本混匀后即成为基础样品。如新鲜标本难以取得,也可采用冰冻或冻干样品。但应注意这类样品中含有防腐剂与稳定剂或其他可能会对检测结果造成影响的成分。因此在应用此类样品之前,应对其基质效应进行评价。确定基础样品中的被测量浓度,可通过添加纯分析物,使样品中被测量浓度达到医学决定水平。宜选取被测量水平不同的 2 个样本为基础样本,可参考医学决定水平或参考区间限值。WS/T 416—2013 附录 B 中列出了常见被测量的建议实验浓度。

5.5.2 干扰物质选择:宜根据检测方法的原理和预期用途选择常见的可能产生干扰作用的物质,至少应考虑样本中的异常物质,如血红蛋白(溶血)、胆红素(黄疸)、甘油三酯(脂血),适宜时,还应考虑文献中提及的有关干扰物,如药物、抗凝剂等。

5.5.3 验证方法:干扰物原液中干扰物的浓度应高于实验浓度 20 倍以上,以减少对基础样本基质的稀释作用。

5.5.3.1 实验样品与对照样品的制备方法如表 2。

表 2　样品制备

样品制备种类与体积	样品制备方法		
	基础样品用量(mL)	干扰物原液用量(mL)	溶剂用量(mL)
实验样品 10 mL	9.5	0.5	0
对照样品 10 mL	9.5	0	0.5

5.5.3.2 重复检测($n \geqslant 3$)实验样品和对照样品,分别计算 2 组结果均值和均值间的差值。

5.5.4 判断标准:如实验样品与对照样品的测定均值间的偏差小于界值(计算得出),则可判断由被评价干扰物所致偏差未超过允许标准,不认为此物质为干扰物。反之,则认为被评价干扰物对被评价方法有明显干扰作用。满足干扰标准时的最高干扰物浓度,应符合检测方法规定的要求。

5.6·分析灵敏度验证

5.6.1 样品准备:宜选取与待测样本相同基质的样本,浓度或活性已知,且水平处于参考区间上限(或医学决定水平)附近。

5.6.2 验证方法:在检测方法正常运行的条件下重复检测样本 3 次,记录吸光度改变。

5.6.3 数据分析:将实验结果的吸光度改变换算为 n 单位被测物的吸光度差值(ΔA)或 n 单位被测物的吸光度变化率($\Delta A/min$)。

5.6.4 判断标准:实验结果符合检测程序规定的范围,如企业标准。

6. 相关文件和记录

《检验方法验证程序》《××定量检验方法的性能验证报告》。

参考文献

[1] 中国合格评定国家认可委员会.医学实验室质量和能力认可准则:CNAS-CL02:2023[S/OL].(2023-06-01)[2023-09-26].https://www.cnas.org.cn/rkgf/sysrk/jbzz/2023/06/911424.shtml.

[2] 中国合格评定国家认可委员会.医学实验室质量和能力认可准则的应用要求:CNAS-CL02-A001:2023[S/OL].(2023-08-01)[2023-09-26].https://www.cnas.org.cn/rkgf/sysrk/rkyyzz/2023/08/912141.shtml.

[3] 国家卫生和计划生育委员会.临床检验定量测定项目精密度与正确度性能验证:WS/T 492—2016[S/OL].(2016-07-07)[2024-02-05].http://www.nhc.gov.cn/wjw/s9492/201607/49b0c75534ea4aabab193bdd07714075.shtml.

(范列英　陆　柳)

检验方法的确认程序

××医院检验科生化组管理程序文件	文件编号：××-JYK-××-××-×××
版本/修改：第　　版/第　　次修改	生效日期：　　　　　共　　页　第　　页
编写人：	审核人：　　　　　　批准人：

1. 目的

用以证明特定检验方法在确定生物基质（如血液、血清、血浆、尿液或唾液等）中检测的准确性和可靠性。

2. 范围

适用于生化组所有定量检验方法的分析性能确认。

3. 职责

3.1·生化组组长负责定量检验方法性能确认的设计、组织和实施。

3.2·科室技术负责人负责定量检验方法的性能确认报告的审核。

4. 总则

4.1·方法确认时机：对于实验室中存在的非标准方法、实验室制定的方法、超出其预定范围使用的标准方法及任何对标准方法的修改，包括超出适用的浓度范围或基质范围、采用分析性能更佳的替代技术等都应进行方法确认。

4.2·方法确认参数的选择：为确保性能可接受并保证分析结果可靠，需对包括但不限于以下生物分析方法的主要特征进行方法学确认：选择性、检出限、定量限、线性范围、正确度、精密度、基质效应、稳定性等。

4.3·工作液要求：应使用参考标准物质对空白生物基质进行添加，以制备校准品、质量控制样本和稳定性样本。在色谱法样品处理过程中可以添加适当的内标。所使用的参考标准品应具有真实可追溯的来源。

4.4·参考标准品的来源：适用的参考标准物包括药典标准物、商业可用标准物，或者由内部或外部非商业机构制备的充分表征的标准物。需要提供分析证书以确保纯度，并提供有关储存条件、有效期和批号的信息。当生物分析方法中使用质谱检测时，建议尽可能使用稳定同位素标记的内标。

5. 程序

5.1·检验方法的全面确认

5.1.1 选择性：分析方法应能够区分样本基质内的内源性成分或样本中的其他成分与感兴趣的分析物和内标。实验室可联合使用但不限于下述两种方法检查干扰：分析一定数量的代表性空白样品，检查在目标分析物出现的区域是否有干扰（信号、峰等）；在代表性空白样品中添加一定浓度的有可能干扰分析物定性和（或）定量的物质。

5.1.2 检出限和定量限

5.1.2.1 通常情况下，只有当目标分析物的含量在接近于"零"的时候才需要确定方法的检出限和定量限。确定检出限的方法很多，除下面所列方法外，其他方法也可以使用。

5.1.2.2　目视评价法评估检出限,目视评价法是通过在空白样品中添加已知浓度的分析物,然后确定能够可靠检测出分析物最低浓度值的方法。即在空白样品中加入一系列不同浓度的分析物,随机对每一个浓度点进行约 7 次的独立测试,通过绘制阳性(或阴性)结果百分比与浓度相对应的反应曲线确定阈值浓度。该方法也可用于定性方法中检出限的确定。

5.1.2.3　空白标准偏差法评估检出限,即通过分析大量的样品空白或加入最低可接受浓度的样品空白来确定检出限。独立测试的次数应不少于 10 次,计算出检测结果的标准偏差(SD),计算方法见表 1。

表 1　定量检测中检出限的表示方法

试　验　方　法	检出限表示方法
样品空白独立测试 10 次[a]	样品空白平均值 + 3SD(只适用于标准偏差值非零时)
加入最低可接受浓度的样品空白独立测试 10 次[a]	0 + 3SD
加入最低可接受浓度的样品空白独立测试 10 次	样品空白值 + 4.65SD(此模型来自假设检验)

注:① "最低可接受浓度"为在所得不确定度可接受的情况下所加入的最低浓度;② 假设实际检测中样品和空白应分别测定,且通过样品浓度扣减空白信号对应的浓度进行空白校正。[a] 仅当空白中干扰物质的信号值高于样品空白值的 3SD 的概率远小于 1% 时适用

5.1.2.4　信噪比法评估检出限,对于定量方法来说,由于仪器分析过程都会有背景噪音,常用的方法就是利用已知低浓度的分析物样品与空白样品的测量信号进行比较,确定能够可靠检出的最小的浓度。典型的可接受的信噪比是 2∶1 或 3∶1。对于定性方法来说,低于临界浓度时选择性是不可靠的。该临界值会随着试验条件中的试剂、加标量、基质等不同而变化。确定定性方法的检出时,可以通过往空白样品中添加几个不同浓度水平的标液,在每个水平分别随机检测 10 次,记录检出结果(阳性或阴性),绘制样品检出的阳性率(%)或阴性率(%)。检出限可以认为是检测结果不可靠时的拐点,例如当样品中待测物浓度低于某个浓度时,10 次未能 100% 检出阳性结果,那么该浓度则为检出限。

5.1.2.5　定量限的确认:通常建议将空白值加上 10 倍的重复性标准偏差作为定量限,也可以 3 倍的检出限或高于方法确认中使用最低加标量的 50% 作为定量限。如为增加数据的可信性,定量限也可用 10 倍的检出限来表示。另外在某些特定测试领域中,实验室也可根据行业规则使用其他参数。

5.1.3　线性范围

5.1.3.1　定义:用线性计算模型反映在指定的浓度范围内,仪器响应与分析物浓度之间的关系。

5.1.3.2　校准品应在与临床样本相同的基质中制备,可通过向空白基质中加入已知浓度的分析物来进行校准。最好使用新鲜的加标样品制备校准曲线。

5.1.3.3　采用校准曲线法定量,并至少具有 6 个校准点(包括空白),浓度范围尽可能覆盖一个或多个数量级,每个校准点至少重复测量 2 次,最好是 3 次或更多;线性回归方程的相关系数不低于 0.99。

5.1.3.4　校准用的标准点应尽可能均匀地分布在关注的浓度范围内并能覆盖该范围。在理想的情况下,不同浓度的校准溶液应独立配制,低浓度的校准点不宜通过稀释校准曲线

中高浓度的校准点进行配制。

5.1.3.5　浓度范围一般应覆盖关注浓度的 50%～150%，如需做空白时，则应覆盖关注浓度的 0～150%。

5.1.4　正确度

5.1.4.1　定义：分析方法的正确度描述了方法得到的测定值与分析物标称浓度之间的接近程度。

5.1.4.2　评估方法：分别利用实验室方法与参比方法检测一定量的同一批样本，统计分析结果，评估实验室方法与参比方法检测结果的一致程度。患者样本不少于 100 例，分析物的浓度应尽可能在测量范围内均匀分布，如高浓度样本难以获取，可通过添加纯的高浓度标准物质，但不应超过总样本的 20%。

5.1.4.3　数据作图：数据结果分析可采用偏差图、散点图等进行表示。偏差图的 x 轴为参比方法被测量浓度值，y 轴为待评实验室方法与参比方法的差异值，主要是观察两种测量方法间差异的分布。散点图以 x 轴为参比方法结果，y 轴为待评方法结果。散点图表示因变量随自变量而变化的大致趋势，据此可以选择合适的函数对数据点进行拟合。

5.1.4.4　偏倚评估：待评方法和参比方法的差值变化可以有以下几种情况：差值为恒定值（SD 相对恒定）、差值变化随浓度呈比例改变（CV 相对恒定）、差值混合变化（如待评方法和参比方法的差值在低浓度为恒定变化，而在高浓度又呈比例变化）等。评估偏倚时，需对差值数据进行正态性检验，若差值为正态分布，偏倚为差值的平均值，若差值为非正态分布，偏倚为差值的中位数。若差值为混合变化，需分区段进行表示，即在低浓度处采用恒定 SD 方法评估偏倚，在高浓度处采用恒定 CV 评估偏倚。

5.1.4.5　偏倚置信区间计算：如果为正态分布，可用平均值估算偏倚，用标准误计算其置信区间。如果为非正态分布，可用中位数估算偏倚，用秩和检验计算其置信区间。

5.1.4.6　结果的可接受性：统计分析后，将偏移及其置信区间与厂家声明性能或实验室内部性能比较，判断是否满足要求。

5.1.5　精密度

5.1.5.1　定义：分析方法的精密度描述了分析物重复测量的接近程度。精密度以变异系数（CV）的形式表示。

5.1.5.2　评估方法：至少选取 2 个浓度水平的样本，每个样本重复检测 5 次，连续检测 5 天，每个水平共 25 个数据。计算批内不精密度（repeatability variance，S_R）和实验室内不精密度（the within-laboratory variance，S_{WL}）。

5.1.5.3　结果可接受性：计算所得 S_R 和 S_{WL} 与实验室内规定的 CV 比较，判断是否满足要求。

5.1.6　基质效应：在使用质谱法的生物分析方法中，应使用至少 6 份来自个体供体的空白基质来考察基质效应。不应使用混合基质。对于每个分析物和内标，应计算每个基质批次的基质因子，方法如下：测定空白基质经样本处理后添加分析物的峰面积为 A，测定溶解在纯溶液中的分析物（不含基质）峰面积为 B，基质因子则为 A 与 B 之间的比率。还应计算内标归一化的基质因子，方法是将分析物的基质因子除以内标的基质因子。应分别考察低浓度和高浓度（不超过定量下限的 3 倍，接近定量上限）下内标归一化的基质因子的 CV。

5.1.7 稳定性

5.1.7.1 应进行方法稳定性确认,以确保样品制备和样品分析过程中的每个步骤,以及使用的存储条件不会影响分析物的浓度。

5.1.7.2 方法:使用低浓度和高浓度的样品(在空白基质中添加浓度最多为定量下限的3倍和接近定量上限的分析物),这些样品在制备后立即进行分析,并在待评估的存储条件下进行分析。样本的浓度与标称浓度进行比较,每个水平的平均浓度应在标称浓度的±15%范围内。

5.1.7.3 稳定性研究应调查不同的存储条件,时间段应等于或超过实际研究样品所应用的时间。应评估以下稳定性测试:① 分析物和内标的储备溶液和工作溶液的稳定性;② 从冷冻储存条件到室温或样品处理温度的基质中分析物的冻融稳定性;③ 基质中分析物在室温或样品处理温度下的短期稳定性;④ 在低温冰箱储存的基质中分析物的长期稳定性;⑤ 此外,如果适用,还应进行以下测试:在室温或研究期间要使用的存储条件下已处理样品的稳定性(注意:指质谱检测中已处理好的干燥提取物或已处理好的即将进样检测的溶液),以及已处理好的待测样品在仪器进样器中储存的稳定性。

5.2·检验方法的部分确认

5.2.1 定义:在已经通过确认的分析方法中需进行微小修改的情况下,根据所做修改的性质,可以不需要进行完整的确认。

5.2.2 适用情形:可能需要进行部分确认的修改包括将检验方法转移到另一个实验室、更换设备、校准浓度范围的变化、使用其他基质或物种、更换抗凝剂、样本处理程序、储存条件等。

5.2.3 部分确认范围:所有修改都应该报告,并且应该合理地说明重新确认或部分确认的范围。部分确认的范围可以根据方法的不同,实验室自行选取多个最为重要的参数进行确认。

5.3·形成《定量检验项目性能确认报告》,上交技术负责人审核确定,科主任审批,文档管理员留存归档。

6. 相关文件和记录

《检验方法确认程序》《××定量检验方法的性能确认报告》。

参考文献

[1] 中国合格评定国家认可委员会.医学实验室质量和能力认可准则:CNAS - CL02:2023[S/OL].(2023 - 06 - 01)[2023 - 09 - 26].https://www.cnas.org.cn/rkgf/sysrk/jbzz/2023/06/911424.shtml.

[2] 中国合格评定国家认可委员会.医学实验室质量和能力认可准则的应用要求:CNAS - CL02 - A001:2023[S/OL].(2023 - 08 - 01)[2023 - 09 - 26].https://www.cnas.org.cn/rkgf/sysrk/rkyyzz/2023/08/912141.shtml.

[3] 尚红,王毓三,申子瑜.全国临床检验操作规程[M].4版.北京:人民卫生出版社,2015.

[4] 国家质量监督检验检疫总局,国家标准化管理委员会.合格评定 化学分析方法确认和验证指南:GB/T 27417—2017[S/OL].(2017 - 09 - 07)[2024 - 02 - 05]. https://www.doc88.com/p-3826326565964.html.

(范列英 陆 柳)

测量不确定度(MU)的评定程序

××医院检验科生化组管理程序文件	文件编号：××-JYK-××-××-×××	
版本/修改：第　　版/第　　次修改	生效日期：	共　　页　第　　页
编写人：	审核人：	批准人：

1. 目的

对测量不确定度的评估过程进行控制，以确保不确定度评定的可靠性和科学性。

2. 范围

适用于临床生化开展的定量项目不确定度评估。

3. 职责

3.1·技术负责人组织测量不确定的评定和审核。

3.2·生化组组长负责实施本专业组定量检测项目不确定度的评定和计算，出具不确定度测量报告。

3.3·科主任负责批准测量不确定的报告。

4. 程序

4.1·定义

4.1.1　测量不确定度：与测量结果相关联的一个参数，用以表征合理地赋予被测量之值的分散性。其中，测量结果指的是被测量的最佳估计值；被测量之值则是指测量的真值，是为回避"真值"这一说法而采取的；至于参数可以是标准差或其倍数，也可以是给定置信概率条件下置信区间的半宽度。

4.1.2　标准不确定度：用标准差表示的测量不确定度。

4.1.2.1　A类标准不确定度：用统计方法评定出的不确定度，其评价方法称为A类评定，包括所有的随机效应，对被测量量进行独立重复观测，用统计方法获得实验标准偏差。

4.1.2.2　B类标准不确定度：用非统计方法评定出的不确定度，其评价方法称为B类评定，包括系统效应，一般比较固定，根据有关的信息或经验评定。

4.1.3　合成标准不确定度：当测量结果由若干个其他量的值求得时，按其他各量的方差和协方差算得的标准不确定度。

4.1.4　扩展不确定度：确定测量结果区间的量，合理赋予被测量之值分布在指定概率内含于此区间。

4.1.5　包含因子：为获得扩展不确定度，而对合成标准不确定度所乘的数字因子。

4.2·测量不确定度的评定程序

4.2.1　测量不确定度评估的必要条件：使用经确认的分析方法、使用规定的内部质量控制程序、参加能力验证项目、建立测量结果的溯源性。

4.2.2　确定不确定度评定的项目：生化组组长在技术负责人指导下，确定哪些检验项目需要进行不确定度的评定。一般从以下3个方面来确定：服务对象要求；不确定度与检测结果的有效性或应用相关；如该项目检测方法存在着一个窄限，要依据它做出满足某些规范的决定时。

4.2.3　测量不确定度评估过程:根据图1完成测量不确定的评定,并填写检测项目不确定度评定报告。

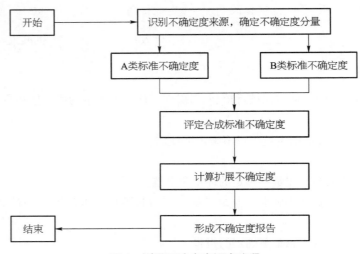

图1　测量不确定度评定流程

4.2.4　合成标准不确定度的评定:可采用自上而下的方法,该方法是医学实验室评定测量程序不确定度的实用方法,利用校准品赋值的不确定度、IQC数据和偏倚修正引入的不确定度。

4.2.4.1　实验室用户校准品赋值的不确定度:由校准品制造商向实验室提供 u_{cal} 评定值。

4.2.4.2　长期不精密度 u_{RW} 的计算:因为可能缺少所需信息,测量系统的短期不精密度评定值会被低估不确定度。收集涵盖重要测量条件变化的IQC数据并据此评定的长期不精密度通常更全面,一般至少3~6个月的IQC数据或更长。收集充足数据所需的时间主要由测量系统的特定因素决定,如测量频次、校准频率、试剂和校准品批号更换频率、耗材有效期、环境条件变化及设备维护程序等。

4.2.4.3　测量偏倚的计算:由较小的偏差变化而导致的结果变化可能会随着时间的推移出现在日常检测中,将由实验室长期不精密度 u_{RW} 体现出来。如果正在进行的室间质量评价EQA监测表明引入了具有临床意义的检测偏差,则IVD制造商有责任采取纠正措施行动。如果制造商无法纠正不可接受的偏差,在法规允许范围内,实验室可对结果应用校正系数进行偏倚修正,则实验室需要评估偏倚引入的不确定度 u_{bias}。

4.2.4.4　合成不确定度的计算

4.2.4.4.1　如实验室不存在显著偏倚,则合成不确定度的计算考虑校准品定值的不确定度 u_{cal} 和实验室长期不精密度引入的不确定度 u_{RW}。

$$u_{(y)} = \sqrt{u_{cal}^2 + u_{RW}^2}$$

4.2.4.4.2　如实验室存在显著偏倚,则合成不确定度的计算考虑校准品定值的不确定度 u_{cal} 和实验室长期不精密度引入的不确定度 u_{RW} 及偏倚修正引入的不确定度 u_{bias}。

$$u_{(y)} = \sqrt{u_{cal}^2 + u_{RW}^2 + u_{bias}^2}$$

4.2.4.5　扩展测量不确定度的计算(对于 95％的置信水平,k ＝ 2)

$$U = u_{(y)} \times 2$$

4.2.4.6　不确定度的表示:报告结果值 ＝(测定值 ± 扩展不确定度)测量单位。

4.3·不确定度评定报告包括以下内容:项目名称、使用仪器设备名称、试剂来源;不确定度来源分析;不确定度评定方法及过程;不确定度的计算(包括合成不确定度、扩展不确定度的计算)。

4.4·如果 IQC 和 EQA 性能保持在预期范围内,则无需重新估计不确定度。如果检测系统发生较大变化或引进一个新的检测程序,则需重新评定不确定度。

4.5·生化组应为检验过程中用于报告患者样品被测量值的每个测量程序确定测量不确定度,设定每个测量程序的测量不确定度性能目标,并定期评审。

4.6·在日常工作中,解释临床结果时应考虑测量不确定度的影响。

4.7·临床生化项目的测量不确定度评定报告由文档管理员存档。

5. 相关文件和记录

《测量不确定度的评定程序》《临床化学项目测量不确定度评定报告》。

参考文献

[1] 中国合格评定国家认可委员会.医学实验室质量和能力认可准则:CNAS － CL02:2023[S/OL].(2023 － 06 － 01)[2023 － 09 － 26].https://www.cnas.org.cn/rkgf/sysrk/jbzz/2023/06/911424.shtml.

[2] 中国合格评定国家认可委员会.医学实验室质量和能力认可准则的应用要求:CNAS － CL02 － A001:2023[S/OL].(2023 － 08 － 01)[2023 － 09 － 26].https://www.cnas.org.cn/rkgf/sysrk/rkyyzz/2023/08/912141.shtml.

[3] 中国合格评定国家认可委员会.化学分析中不确定度的评估指南:CNAS － GL006:2019[S/OL].(2019 － 03 － 15)[2023 － 09 － 26].https://www.cnas.org.cn/rkgf/sysrk/rkzn/2019/04/896487.shtml.

[4] 尚红,王毓三,申子瑜.全国临床检验操作规程[M].4 版.北京:人民卫生出版社,2015.

(范列英　陆　柳)

生物参考区间和临床决定限管理程序

××医院检验科生化组管理程序文件	文件编号:××-JYK-××-××-×××	
版本/修改:第 版/第 次修改	生效日期:	共 页 第 页
编写人:	审核人:	批准人:

1. 目的

规范临床生化检测项目生物参考区间和临床决定限的确定和验证,确保实验室提供的参考区间和临床决定限适合临床医生对患者诊疗的需要。

2. 范围

适用于生化检测项目生物参考区间和临床决定限的确定和验证。

3. 职责

3.1·生化组组长负责临床生化检测项目生物参考区间和临床决定限的确定和验证。

3.2·科室主任批准评审后的生物参考区间和临床决定限。

4. 程序

4.1·生物参考区间的验证和确定:生化组应对专业组开展的检验项目提供可靠的生物参考区间。生物参考区间的设定可直接采用国家权威机构或权威刊物发表的适合实验室的生物参考区间,也可直接引用试剂供应商提供的生物参考区间或实验室自行建立生物参考区间。但这些情况下需对引用的生物参考区间进行验证或确认。

4.1.1 参考个体的筛选标准:筛选参考个体时,应尽可能排除对结果有影响的因素,并设计调查表以排除不符合要求的个体。针对不同的检验项目筛选标准不尽相同,主要考虑因素有:饮酒、吸烟史;血压异常;长期或近期献血;近期与既往疾病;妊娠、哺乳期;药物(包括药物滥用、处方药、非处方药及避孕药等);肥胖;吸毒;特殊职业;环境因素;饮食情况(如素食、节食等);近期外科手术;遗传因素;输血史;滥用维生素;运动。注意:以上因素可用于筛选健康相关的参考个体,但需注意以上所列因素并不全面,不同的检验项目在筛选参考个体时,不一定要将上述指标全部纳入,筛选标准的增加或减少视检验项目的性质而定。

4.1.2 参考个体的分组:根据所筛选参考个体的特征进行分组。最常用的方式是按性别或年龄进行分组,分组因素可考虑以下原因:年龄、性别、血型、种族、取样时的状态及时间、月经周期、妊娠时期、锻炼(运动)、饮食、吸烟、职业及其他。

4.1.3 参考个体选择应保证研究对象的同质性,如调查季节、时间或空腹与否等。除4.1.1和4.1.2要求外,应按随机抽样方案选择参考个体。用于参考值检测的个体应尽可能涵盖各年龄组内不同年龄,不应集中在某一年龄段,应尽可能地接近使用该项目的临床患者的分布组成,男女个体数量相当,而且应考虑地理区域的因素。除非设计需要,否则不要选择住院或门诊患者。

4.1.4 引用的参考区间分年龄组、性别组或不同周期,应分组进行参考区间的验证或确认。

4.1.5 参考区间验证的注意事项

4.1.5.1　严格按照《样品采集手册》规定的标本采集、处理、运送和保存的要求进行参考个体的标本采集。

4.1.5.2　对采集的标本进行分析的检验方法应有可靠的方法学评价。

4.1.5.3　检测过程应与检测患者标本完全一致，应有完整的质量控制措施。

4.1.5.4　使用不同仪器或方法检测同一测试项目时，应对仪器、方法学结果是否具有可比性先做出评价，否则不同仪器或方法应各自有参考区间。

4.1.5.5　如某一测试项目有多种样本类型，如血清、血浆、尿液标本，应分别对不同类型的样本进行参考区间的验证。

4.1.5.6　对于一些测试项目（如血中药物浓度的检测、脑脊液中总蛋白的检测等），参考个体的样本较难获得，可直接使用引用的参考区间，不做参考区间的验证实验。

4.1.6　参考区间的验证程序

4.1.6.1　每一参考区间选择 20 名参考个体，必要时对性别和年龄分组分别验证。

4.1.6.2　统计各参考个体检测值，与引用的参考区间比较，若 20 份标本全部在内或最多仅 2 个标本超出参考区间，则验证通过。① 如未通过，分析查找原因后重新进行参考区间的验证。② 仍不通过，进行参考区间确认程序。

4.1.7　参考区间的确认程序

4.1.7.1　每一参考区间选择 120 名参考个体，必要时对性别和年龄分组分别确认。

4.1.7.2　正态分布统计：绘制分布图，了解数据的分布特性。若数据呈正态分布或数据经转换后呈正态分布，可按 $\bar{X} \pm 1.96SD$ 表示 95％ 数据分布范围来确定参考限或参考区间。

4.1.7.3　偏态分布统计：若数据呈偏态分布则用非参数方法处理。将 n 个参考个体的观察值按从小到大的顺序排列，编上秩次：$x_1 \leqslant x_2 \leqslant \cdots\cdots \leqslant x_n$，$x_1$ 和 x_n 分别为全部观察值的最小值和最大值。把这 n 个秩次分为 100 等分，与 r％秩次相对应的数称为第 r 百分位数，以符号 Pr 表示。那么参考下限和参考上限的秩次可以分别用 P2.5 和 P97.5 表示，以此确定参考区间。

4.1.8　形成生物参考区间验证或确定报告：报告内容应包括但不限于参考个体来源、样本类型、检测项目及单位名称、引用的参考区间、各个参考个体的检测值列表、测试日期、操作者签名及日期、审核者签名及日期。

4.2·临床决定限的确定：临床决定限指在疑似患者或确诊患者人群中，当某一检测指标测量值高于或低于特定"阈值"时，可以对特定疾病进行明确诊断，或与不良临床结局发生风险显著相关，这一阈值即为临床决定限。一个临床实验室检测指标，在特定人群中建立唯一的参考区间，但临床决定限可能有多个，因为不同的临床决策需要相应的临床决定限。临床决定限主要包括诊断截点值（diagnostic cutoff）和危急值（critical value），诊断截点值是用于诊断的阈值，而危急值是实施临床干预的阈值。在为临床或患者咨询服务时，应根据实验室制定的临床决定限提供相应的解释。

4.3·生物参考区间和临床决定限的评估：生化组定期对专业组的生物参考区间和临床决定限进行评估，提交科室质量负责人，将生物参考区间和临床决定限的任何改变及时告知临床和患者。

5. 相关文件和记录

《生物参考区间和临床决定限的建立与评审程序》《健康个体调查表》《生物参考区间验证记录》《生物参考区间确定记录》。

参考文献

[1] 中国合格评定国家认可委员会.医学实验室质量和能力认可准则：CNAS-CL02：2023[S/OL].(2023-06-01)[2023-09-26].https：//www.cnas.org.cn/rkgf/sysrk/jbzz/2023/06/911424.shtml.

[2] 中国合格评定国家认可委员会.医学实验室质量和能力认可准则的应用要求：CNAS-CL02-A001：2023[S/OL].(2023-08-01)[2023-09-26].https：//www.cnas.org.cn/rkgf/sysrk/rkyyzz/2023/08/912141.shtml.

[3] 尚红,王毓三,申子瑜.全国临床检验操作规程[M].4版.北京：人民卫生出版社,2015.

（范列英　陆　柳）

室内质量控制(IQC)管理程序

××医院检验科生化组管理程序文件	文件编号：××-JYK-××-××-×××	
版本/修改：第　版/第　次修改	生效日期：	共　页　第　页
编写人：	审核人：	批准人：

1. 目的

对生化组开展的项目进行室内质量控制,是为了检测和控制专业组常规工作的精密度,并检测准确度的改变,提高常规工作中样品检测结果的一致性,决定常规检验报告能否发出采取的一系列检查、控制手段。

2. 适用范围

生化组开展的全部检测项目。

3. 职责

3.1·生化组组长根据科室室内质量控制程序制定本专业组室内质量控制实施细则,指导和监督检测人员在常规工作中按照室内质量控制方案进行各项工作,撰写室内质控每月小结报告和年度质控总结报告。

3.2·工作人员按照组内室内质量控制程序执行常规质控,并对室内质控活动进行记录、分析和处理,对失控情况及时采取纠正措施,必要时汇报专业组长。

4. 程序

4.1·开展室内质控前的准备工作

4.1.1　建立规范的室内质控管理程序:建立室内质控管理程序,明确组长和工作人员职责,实施室内质量控制的全过程管理,完整记录,使质控工作标准操作程序执行。

4.1.2　培训专业组工作人员:在每年度开展新一轮室内质量控制工作前,专业组长作为质控员对生化组每一位工作人员进行质量控制基础知识、质量控制的方法、年度室内质控开展计划、实施步骤、影响因素、注意事项等方面的培训,让工作人员全面且充分了解专业组室内质控工作情况,并在实际的质控工作中及时沟通总结,发现存在问题,及时提出改进措施,不断积累经验。

4.1.3　仪器的校准和保养:参照仪器制造商提供的使用手册要求的校准频率和保养周期对仪器进行校准和保养,使仪器处于最佳运行状态。仪器按要求进行校准,校准时选择合适的(配套的)校准品。如有可能,保证检测结果能溯源到参考方法和(或)参考物质;对不同的分析项目要根据其特性或试剂说明书确定该项目的校准频率。同时,室内质控使用所涉及的辅助设备应定期进行计量检定,如移液管、移液枪等。

4.1.4　试剂和校准品的质量:试剂和校准品应选择质量可靠、性能稳定的品牌,在没有特殊情况下,一般不轻易更换。

4.1.5　质控品的选择

4.1.5.1　质控品是保证质控工作开展的重要物质基础。质控品根据物理性状可分为冻干质控品、液体质控品、混合血清;根据有无测定值可分为有定值质控品和非定值质控品。目前生化组的质控品来源分为以下 4 种：向××地区临床检验中心集中采购的质控品、商品化的质控品、公司试剂配套的质控品及实验室自制质控品。

4.1.5.2 理想的质控品需具备以下特性：① 人血清基质，以减少基质效应；② 添加剂和调制物的数量少，无传染性；③ 分布均匀，瓶间变异小；④ 稳定性好，临床化学的质控品应保证 1～2 年的有效期；⑤ 冻干品复溶后成分稳定，2～8℃不少于 24 h，－20℃不少于 20 日。

4.1.6 质控品的正确使用和保存：严格按照质控品说明书要求使用和保存，不得使用过期质控品。

4.1.6.1 对于冻干质控品的复溶应保证所使用溶剂的质量，复溶时按说明书要求使用经校准的移液枪或移液器规范加入溶剂的量，复溶后应轻轻摇匀，使内容物完全溶解，切忌剧烈震荡。分装质控品（需要时）应按质控品说明书规定的要求保存，注意保存时限。

4.1.6.2 定值质控品的说明书有检验项目的均值和预期范围，在不同的检测系统有不同的均值和预期范围。定值质控品存在一定参考价值，但实验室不能直接引用定值质控说明书的均值，因为任何质控品都有稳定期，为质控品提供定值的实验室的操作环境条件与临床实验室存在差异，除此以外的影响因素也有很多。无论定值或非定值质控品，实验室均应建立自己的均值和标准差。

4.1.7 自制质控品的制备、保存及定值程序

4.1.7.1 自制质控品的适用范围：对于无专用质控品或质控品不易获得时可考虑自制质控品进行室内质量控制。

4.1.7.2 自制质控品的制备和保存：收集日常工作中所需项目的相应浓度的标本，离心去沉淀，加 0.5％叠氮化钠防腐，分装后－20℃保存。

4.1.7.3 自制质控品的定值：仪器经校准和保养，所需定值项目重新定标，若试剂有标准物质或厂家质控品，在质控在控的情况下，取自制质控品重复测定 20 次，得到最佳条件的预期靶值。

4.2·室内质量控制管理

4.2.1 专业组年度室内质量质控开展前，对专业组每位检测人员就专业组本年度室内质控实施计划、质量控制的方法、室内质控的标准操作等内容进行培训，让工作人员有较充分的了解，在质量控制的实际工作中不断进行培训提高。

4.2.2 质控品的订购由专业组长负责，组长和组员共同负责质控品的保管，防止使用过期质控品。为了使室内质量控制保持连续性，有利于分析和查找原因，备足约 1 年的使用量。

4.2.3 确定质量目标，质量目标以实验室允许总误差的形式表示。本实验室质量目标的确定参考《临床化学检验常规项目分析质量指标》（WS/T 403—2012）、国家卫生健康委员会临床检验中心室间质量评价要求、××地区临床检验中心室间质量评价要求、CLIA'88 和生物学变异的要求及结合实验室工作的实际情况制定。选用的质控方法所需达到的质量目标是检测所有生化定量项目日间 CV 小于 1/3TEa。本实验室各检测项目允许总误差和室内质控日间允许范围见表 1。

表1 临床化学检验常规项目分析质量指标

项　　目	允许总误差(%)	室内质控允许范围(CV%)	标　准　来　源
血清			
钾	6	2.5	WS/T 403—2012
钠	4	1.5	WS/T 403—2012
氯	4	1.5	WS/T 403—2012
总钙	5	2.0	WS/T 403—2012
磷	10	4.0	WS/T 403—2012
镁	15	5.5	WS/T 403—2012
铁	15	6.5	WS/T 403—2012
葡萄糖	7	3.0	WS/T 403—2012
肌酐	12	4.0	WS/T 403—2012
尿酸	12	4.5	WS/T 403—2012
尿素	8	3.0	WS/T 403—2012
肌酸激酶	15	5.5	WS/T 403—2012
丙氨酸转氨酶	16	6.0	WS/T 403—2012
天冬氨酸转氨酶	15	6.0	WS/T 403—2012
γ谷氨酰转肽酶	11	3.5	WS/T 403—2012
乳酸脱氢酶	11	4.0	WS/T 403—2012
碱性磷酸酶	18	5.0	WS/T 403—2012
总蛋白	5	2.0	WS/T 403—2012
白蛋白	6	2.5	WS/T 403—2012
总胆红素	15	6.0	WS/T 403—2012
甘油三酯	14	5.0	WS/T 403—2012
总胆固醇	9	3.0	WS/T 403—2012
前白蛋白	25	8.3	国家卫生健康委员会临床检验中心
碳酸氢盐	25	8.3	国家卫生健康委员会临床检验中心
胱抑素C	20	6.6	国家卫生健康委员会临床检验中心
视黄醇结合蛋白	25	8.3	国家卫生健康委员会临床检验中心
结合胆红素	20	6.6	国家卫生健康委员会临床检验中心
超氧化物歧化酶	25	8.3	国家卫生健康委员会临床检验中心
胆碱酯酶	20	6.6	国家卫生健康委员会临床检验中心
脂肪酶	20	6.6	国家卫生健康委员会临床检验中心
淀粉酶	15	5.0	国家卫生健康委员会临床检验中心
胆汁酸	25	8.3	国家卫生健康委员会临床检验中心
肌酸激酶MB同工酶	25	8.3	国家卫生健康委员会临床检验中心
高密度脂蛋白胆固醇	30	10.0	国家卫生健康委员会临床检验中心
低密度脂蛋白胆固醇	30	10.0	国家卫生健康委员会临床检验中心
载脂蛋白AⅠ	30	10.0	国家卫生健康委员会临床检验中心
载脂蛋白B	30	10.0	国家卫生健康委员会临床检验中心
脂蛋白α	30	10.0	国家卫生健康委员会临床检验中心
糖化血红蛋白	6	2.0	国家卫生健康委员会临床检验中心
同型半胱氨酸	20	6.6	国家卫生健康委员会临床检验中心
腺苷脱氨酶	25	10.0	国家卫生健康委员会临床检验中心
免疫球蛋白G	25	8.3	国家卫生健康委员会临床检验中心
免疫球蛋白A	25	8.3	国家卫生健康委员会临床检验中心

（续表）

项 目	允许总误差（%）	室内质控允许范围（CV%）	标 准 来 源
免疫球蛋白 M	25	8.3	国家卫生健康委员会临床检验中心
免疫球蛋白 E	25	8.3	国家卫生健康委员会临床检验中心
补体 C3	25	8.3	国家卫生健康委员会临床检验中心
补体 C4	25	8.3	国家卫生健康委员会临床检验中心
抗链球菌溶血素 O	25	8.3	国家卫生健康委员会临床检验中心
类风湿因子	25	8.3	国家卫生健康委员会临床检验中心
超敏 C 反应蛋白	25	8.3	国家卫生健康委员会临床检验中心
转铁蛋白	25	8.3	国家卫生健康委员会临床检验中心
β_2 微球蛋白	25	8.3	国家卫生健康委员会临床检验中心
κ 轻链	25	8.3	国家卫生健康委员会临床检验中心
λ 轻链	25	8.3	国家卫生健康委员会临床检验中心
游离三碘甲状腺原氨酸	25	8.3	国家卫生健康委员会临床检验中心
三碘甲状腺原氨酸	25	8.3	国家卫生健康委员会临床检验中心
游离甲状腺素	25	8.3	国家卫生健康委员会临床检验中心
甲状腺素	20	6.6	国家卫生健康委员会临床检验中心
促甲状腺素	25	8.3	国家卫生健康委员会临床检验中心
甲状腺球蛋白	25	8.3	国家卫生健康委员会临床检验中心
胰岛素	25	8.3	国家卫生健康委员会临床检验中心
C 肽	25	8.3	国家卫生健康委员会临床检验中心
雌二醇	25	8.3	国家卫生健康委员会临床检验中心
黄体生成素	25	8.3	国家卫生健康委员会临床检验中心
卵泡刺激素	25	8.3	国家卫生健康委员会临床检验中心
孕酮	25	8.3	国家卫生健康委员会临床检验中心
催乳素	25	8.3	国家卫生健康委员会临床检验中心
睾酮	25	8.3	国家卫生健康委员会临床检验中心
绒毛膜促性腺激素	25	8.3	国家卫生健康委员会临床检验中心
叶酸	30	10.0	国家卫生健康委员会临床检验中心
维生素 B_{12}	25	8.3	国家卫生健康委员会临床检验中心
α_1 酸性糖蛋白	25	8.3	上海市临床检验中心
触珠蛋白	25	8.3	上海市临床检验中心
谷胱甘肽还原酶	25	8.3	上海市临床检验中心
胰淀粉酶	25	6.6	上海市临床检验中心
天冬氨酸转氨酶线粒体同工酶	30	10.0	上海市临床检验中心
游离脂肪酸	20	6.6	上海市临床检验中心
载脂蛋白 E	30	10.0	上海市临床检验中心
糖化白蛋白	15	5.0	上海市临床检验中心
不饱和铁结合力	20	6.6	上海市临床检验中心
甘胆酸	30	10.0	上海市临床检验中心
小而密低密度脂蛋白	30	10.0	上海市临床检验中心
尿液			
钾	15	5.0	上海市临床检验中心
钠	12	4.0	上海市临床检验中心
氯	10	3.3	上海市临床检验中心
钙	17	5.6	上海市临床检验中心

（续表）

项　目	允许总误差(%)	室内质控允许范围(CV%)	标　准　来　源
磷	20	6.6	上海市临床检验中心
葡萄糖	22	7.33	上海市临床检验中心
肌酐	17	5.6	上海市临床检验中心
尿素	21	7.0	上海市临床检验中心
尿酸	23	7.6	上海市临床检验中心
总蛋白	24	8.0	上海市临床检验中心
白蛋白	25	8.3	上海市临床检验中心
转铁蛋白	30	10.0	上海市临床检验中心
电泳			
白蛋白	20	6.6	上海市临床检验中心
α_1 球蛋白	30	10.0	上海市临床检验中心
α_2 球蛋白	30	10.0	上海市临床检验中心
β_1 球蛋白	25	8.3	上海市临床检验中心
β_2 球蛋白	30	10.0	上海市临床检验中心
γ 球蛋白	30	10.0	上海市临床检验中心
脑脊液			
总蛋白	10	3.3	上海市临床检验中心
白蛋白	10	3.3	上海市临床检验中心
氯	10	3.3	上海市临床检验中心
葡萄糖	10	3.3	上海市临床检验中心

4.2.4　质控品检测的全过程必须严格按照说明书要求和操作规程要求执行，不能任意更改。室内质控品一般在患者样品检测前检测进行和（或）在患者样品检测中进行，与常规样品等同条件检测。对于室内质控品测定时间并无特别要求，总体原则是在核发患者报告前，完成对室内质控的评价。在室内质控在控的前提下才能进行报告的审核发送。如果在患者样品检测过程中质控失控，应停止患者样品检测，并在失控纠正后，才能继续患者样品检测。对于已经检测的患者样品应当重新检测或者抽样验证检测，评估在失控纠正前到上次质控在控期间所完成的报告是否能够正常核发或者需追回报告修改。

4.2.5　实施质控数据、质控图实时分析。质控数据及时输入或导入质控软件，观察质控图形，判断室内质控是否在控。室内质控出现失控时，需仔细分析，查明原因，采取纠正措施。

4.2.6　下个月5日前对上月的室内质控结果进行统计分析评价，并与以往各月的结果进行比较，并将质控原始数据、质控图和室内质控统计表汇总整理后存档保存。

4.3·室内质量控制的方法

4.3.1　质控规则（西格玛规则图法）：将经典的 Westgard 多规则逻辑判断图和 6σ 结合建立西格玛规则图法。计算西格玛度量值可描述测量程序的精密度和正确度与质量要求之间的关系，同时可计算医学重要的临界系统误差，然后根据临界系统误差和质量控制方法的性能，选择适当的质控规则和每批质控测定值个数。σ 度量值可以由下列公式计算：$\sigma = [(\text{TEa} - |\text{Bias}|)/\text{CV}]$，其中 TEa 为允许总误差，Bias 和 CV 表示检验程序观测的偏倚和不精密度（变异系数）（图1、图2）。

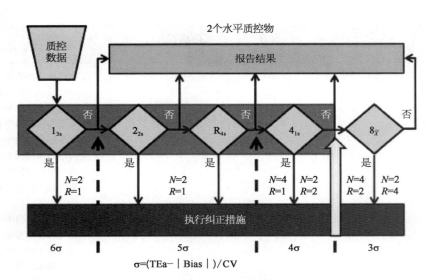

图 1 Westgard‑Sigma 规则(1)

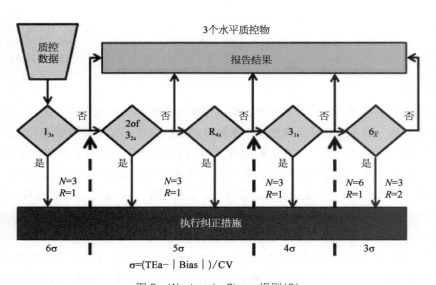

图 2 Westgard‑Sigma 规则(2)

4.3.2 每年年初根据 σ 度量值公式计算每一个定量项目的西格玛水平,依据使用质控品的水平(2 个水平质控物或 3 个水平质控物)和西格玛规则图选择适宜的质控规则,未计算西格玛度量值的项目建议选择质控全规则。将确定的每一个项目的质控规则在质控软件中进行相应设置。Westgard 多规则中各单一规则具体解释如下。

4.3.2.1 1_{3s}:1 个质控测定结果超出 $\overline{X} \pm 3s$ 限值,如违背此规则,表示存在随机误差。

4.3.2.2 2_{2s}:同一批 2 个质控品测定结果同方向超出 $\overline{X} + 2s$ 或 $\overline{X} - 2s$,或同一控制品连续两批质控测定结果同方向超出 $\overline{X} + 2s$ 或 $\overline{X} - 2s$,如违背此规则,表示存在系统误差。

4.3.2.3 R_{4s}:同批 2 个质控测定结果之差值超过 4s,其中有一个超出 $\overline{X} + 2s$ 限值,另一

个超出 $\bar{X} - 2s$ 限值,如违背此规则,表示存在随机误差。

4.3.2.4　4_{1s}:1 个质控品连续 4 次的测定结果都超过 $\bar{X} + 1s$ 或 $\bar{X} - 1s$;2 个质控品连续 2 次测定结果都超过 $\bar{X} + 1s$ 或 $\bar{X} - 1s$,如违背此规则,表示存在系统误差。

4.3.2.5　$8_{\bar{x}}$:8 个连续的质控测定结果在均值一侧,如违背此规则,表示存在系统误差。

4.3.2.6　$10_{\bar{x}}$:10 个连续的质控测定结果在均值一侧,如违背此规则,表示存在系统误差。

4.3.3　均值和控制线的设定

4.3.3.1　均值的设定:① 暂定均值设定:为了确定暂定均值,新批号的质控品应与当前使用的质控品一起进行测定。根据 20 或更多独立批获得的至少 20 次质控测定结果(剔除异常值或离群值),计算出平均数,作为暂定均值。以此暂定均值作为下一个月室内质控图的中心线进行室内质控;1 个月结束后,将该月的在控结果与前 20 个质控测定结果汇集在一起,计算累积平均数(第 1 个月),以此累积的平均数作为下一个月质图的均值。重复上述操作过程,连续 3~5 个月,或逐月不断进行累积。② 常用均值设定:以最初 20 个数据和 3~5 个月在控数据汇集的所有数据计算的累积平均数作为质控品有效期内的常用均值,并以此作为以后室内质控图的平均数。对个别在有效期内浓度水平不断变化的项目,则需不断调整均值。

4.3.3.2　控制线(标准差)的设定:① 暂定标准差的设定:为了确定标准差,新批号的质控品应与当前使用的质控品一起进行检测。根据 20 或更多独立批获得的至少 20 次质控测定结果(剔除异常值或离群值),计算出标准差,并作为暂定标准差。以此暂定标准差作为下一个月室内质控图的标准差进行室内质控;1 个月结束后,将该月的在控结果与前 20 次质控测定结果汇集在一起,计算累积标准差(第 1 个月),以此累积的标准差作为下一个月质控图的标准差。重复上述操作过程,连续 3~5 个月,或逐月不断进行累积。② 常用标准差的设定:以最初 20 次质控检测结果和 3~5 个月在控质控结果汇集的所有数据计算的累积标准差作为质控品有效期内的常用标准差,并以此作为以后室内质控图的标准差。

4.3.4　质控品的检测:按每台检测仪的质控标准操作规程执行每日的室内质控,在审核报告前,对质控结果做出评价。拟更换新批号的质控品时,应在"旧"批号质控品使用结束前,新批号的质控品应与"旧"批号质控品一起平行测定,设立新的均值和控制限。

4.3.5　绘制质控图及记录质控结果:及时将质控结果输入或导入质控软件,分析质控图,判断室内质控是否在控,保留原始质控结果,岗位工作人员每月打印质控图表并签名,组长审核签名。每月要对当月的室内质控的情况进行回顾性分析和评价,并与以往各月的室内质控结果进行比较,及时发现可能存在的影响质量的问题,并采取预防措施,必要时对质控图的均值、标准差或质控规则进行调整,或者对质控规则方法进行重新设计。

4.4·室内质控失控处理及原因分析

4.4.1　分清检验工作中的误差类型:误差分为随机误差和系统误差。对随机误差要严密监测和控制,使其在临床允许的范围内,并逐步减少;系统误差要尽快发现,及时校正。质控图图形分析的主要任务是分析随机误差的大小及其变化的同时,设法减少随机误差的掩盖作用,及时发现系统误差,进一步分析其发生的原因,及时采取有效措施。

4.4.2　通过观察质控图图形的规律性变化对误差进行分析。

4.4.2.1　质控曲线漂移:质控图出现"漂移"现象提示存在系统误差,表示检测系统的准确度发生了一次性的向上或向下的改变。这种变化往往是由突然出现的新情况引起,如校准品批号更换、试剂批号更换、仪器操作人员的变换等。在寻找费随机误差因素时,应重点注意观察出现"漂移"现象的前后发生了哪些变动。

4.4.2.2　质控图趋势性变化:质控图呈向上或向下的趋势性变化表明检测的准确度发生了渐进性的变化。这种变化往往是由于一个逐渐改变的因素造成的,如质控品保存条件不当引起变质、试剂的挥发、蒸发、沉淀析出、检测系统光源老化等。

4.4.2.3　质控图连续多点分布在中心线一侧:若质控品的检测结果连续 8 日或 10 日以上出现在中心线同一侧,应考虑有可能存在非随机误差因素,应迅速查找原因,争取尽快回复围绕中心线随机分布的状态。但这种情况不会给临床使用带来很大的影响时,一般检测报告可以照常发出。

4.4.2.4　其他规律性变化:质控图的其他规律性变化还有周期性或隔日规律性变化 2 种。发生各种规律性变化都有各自的原因,一旦发生规律性变化,应努力认真寻找原因,迅速纠正随机误差。

4.4.3　失控原因分析及处理

4.4.3.1　失控信号的出现受多种原因的影响,包括操作失误,试剂、校准品、质控品的失效,仪器维护不良,采用的质控规则、控制限不恰当等。一旦出现失控信号,应及时分析失控原因,纠正失控后,追踪并验证先前患者结果是否可接受,采取相应的措施。

4.4.3.2　得到失控信号时,可采取以下步骤寻找原因:① 立即重测同一质控品。此步骤主要用以查明失控原因是否是随机误差,如果是随机误差则重测结果在允许范围内(在控)。如重测结果不在允许范围内,则进行下一步操作。② 新开一瓶质控品,重测质控品。如果新开的质控结果在控,那么原来的质控品可能被污染或室温放置时间过长变质。如重测结果不在允许范围内,则进行下一步操作。③ 进行仪器维护,重测质控项目。检查仪器状态,对仪器进行清洗等维护,另检查试剂,此时可更换试剂以便查明原因。如重测结果不在允许范围内,则进行下一步操作。④ 重新校准。如果是有校准品的定量项目,用校准品校准仪器,重测质控项目。如重测结果不在允许范围内,则进行下一步操作。⑤ 请专业组组长帮忙,如果以上步骤未能纠正质控结果,应联系仪器或试剂厂家,请求技术支持。⑥ 如果排除所有原因后,失控仍然存在,应当怀疑质控品靶值或者质控规则是否适当,必要时对质控靶值或者质控规则、质控频次等进行修改。

4.4.4　失控处理:填写《室内质控失控分析报告》,验证患者结果。失控纠正前已进行患者标本测试,则应选择该项目至少 5 个患者标本(最好覆盖检测范围,包含低、中、高浓度)进行比对,若比对结果差异小于 1/3TEa,则可发出所有检测结果;若比对结果超出允许范围,则应对该项目的所有患者标本进行重测。

4.5·应用患者数据的质量控制方法:应用患者数据的质量控制法是一种使用患者临床标本检测结果以实时、连续监测检测过程分析性能的质量控制方法,是基于患者风险的质控策略,更是质控品室内质量控制方法(质控品 QC 法)的有效补充。应用患者数据的质量控制方法包括多种算法,临床实验室可根据不同算法特征选择使用其中一种或多种,临床实验室应选择专业软件工具,进行参数设置、程序建立、性能验证、优化和实施,以达到最佳识别实验室质量风险的目的。

4.6·对室内质量控制数据进行实验室间比对：若多个实验室共用同一批号的质控品，可将报告结果组织一个实验室间比对计划。由该计划的数据获得统计资料，用来确定：实验室内和实验室间不精密度、实验室间同一方法组的偏倚、精密度和相对偏倚的分析和统计参数。实验室月度质控数据在同一方法学组的偏倚及相对不精密度可作为实验室月度质控评价内容，帮助实验室了解项目的性能。

5. 相关文件和记录

《室内质量控制程序》《室内质控失控分析报告》《室内质控月度小结》《定量检测项目室内质控数据月记录表》。

参考文献

［1］中国合格评定国家认可委员会.医学实验室质量和能力认可准则：CNAS－CL02：2023［S/OL］.（2023－06－01）［2023－09－26］.https：//www.cnas.org.cn/rkgf/sysrk/jbzz/2023/06/911424.shtml.

［2］中国合格评定国家认可委员会.医学实验室质量和能力认可准则的应用要求：CNAS－CL02－A001：2023［S/OL］.（2023－08－01）［2023－09－26］.https：//www.cnas.org.cn/rkgf/sysrk/rkyyzz/2023/08/912141.shtml.

［3］尚红，王毓三，申子瑜.全国临床检验操作规程［M］.4版.北京：人民卫生出版社，2015.

（范列英　陆　柳）

室间质量评价(EQA)管理程序

××医院检验科生化组管理程序文件	文件编号：××-JYK-××-××-×××
版本/修改：第　　版/第　　次修改	生效日期：　　　　共　　页　第　　页
编写人：	审核人：　　　　　　批准人：

1. 目的

室间质量评价(EQA)是实验室质量控制体系中的重要部分,建立生化组的室间质量评价程序对参加 EQA 的全过程进行管理,以保证检验结果的准确性和可比性。

2. 范围

适用于生化组所有参加室间质量评价活动的项目。

3. 职责

3.1·生化组组长负责生化组室间质量评价计划的制定、确定参加室间质量评价的项目,提交技术负责人。

3.2·技术负责人审核各专业组提交的室间质量评价计划和室间质量评价项目,按时间节点向室间质评组织者提交申请。

3.3·科主任负责批准专业组参加的室间质量评价计划和室间质量评价项目。

3.4·生化组组长负责组织本专业组室间质评样品的接收、保存、检测、结果上报和室间质评小结,并负责无室间质量评价项目的评价。

4. 程序

4.1·生化组组长每年在时间节点根据室间质评组织者提供的室间质量评价计划书制定下年度室间质量评价计划和室间质量评价项目,提交科室审核批准申报。按室间质评组织者要求参加室间质评活动,参加室间质量评价项目尽可能覆盖专业组开展的所有项目。

4.2·接收:收到室间质评样品后由组长签收,根据活动安排说明核对样品的数量、批号、包装等,检查是否有遗漏或破损的情况,如有应及时与 EQA 组织者联系解决。填写《室间质量评价样品接收和处理记录表》。

4.3·保存:按照时间质量评价样品使用说明书要求冷藏或冷冻妥善保存,指定保存位置,注明检测时间,方便工作人员执行检测。

4.4·检测

4.4.1　样品取出后平衡至室温。液体样品检测前轻轻颠倒混匀,使内容物充分混匀,不要振摇,避免产生气泡。干粉样品检测前根据说明书对样品进行复溶,加盖后室温直立放置30 min 后,轻轻颠倒混匀后进行测定。

4.4.2　室间质量评价样品由当日岗位人员按常规患者样品进行检测,必须使用实验室的常规检测系统、检测方法和检测试剂,不得特殊对待,检测次数和常规患者样品一致。岗位人员检测完成后将检测结果原始数据签名后,交给生化组组长汇总整理。检测完成的评价样品严禁流出本实验室,由生化组组长负责保存,直至完成室间质评小结后,按科室医疗废弃物流程处置。

4.5 · 结果上报

4.5.1　EQA 检测结果由组长审核后,由 2 名工作人员将检测结果等各项内容逐项填写回报表并仔细核对,在室间质量评价要求的截止日期前通过"PT/EQA 信息系统"回报给室间质量评价提供者。填报时,注意质评物检测项目测量单位(如果测量单位和室间质评组织者要求的不一致,需要换算后上报)、有效数字或小数位数按专业组常规检测项目填报。在规定回报质评物结果截止日期之前,专业组工作人员严禁以任何形式与其他实验室进行质评物检测结果的交流。

4.5.2　生化组组长在室间质评原始数据上签名,打印填报数据确认表(适用时)并签名,由科主任做最后的确认并签名。将室间质量评价过程产生的记录整理保存,按期归档。

4.6 · 结果回报分析:生化组组长负责本专业组室间质量评价的结果回报,分析室间质评回报结果,对室间质评不合格项目分析存在问题、查找原因、采取纠正措施、记录总结情况,完成《室间质量评价小结》。向科主任和质量负责人汇报情况,评估室间质评不合格项目对患者样品结果的可接受性,是否造成对临床的不良影响,是否需要修正结果,告知临床(适用时),完整记录并归档。

4.7 · 室间质评结果不合格的原因分析

4.7.1　书写误差:核查原始数据,核对上报表,分析是否是由于书写误差造成的不合格。

4.7.2　试剂和耗材问题:试剂保存不当或过期,试剂批次间变化引入的差异,检测结果超出线性范围,校准品复溶不当、保存不当或开封时间过长,灯泡老化,水质问题等。

4.7.3　仪器问题:仪器管路堵塞,设备故障,设备配件老化,仪器维护和保养未按期执行,仪器数据计算错误,项目携带污染等。

4.7.4　检测问题:室间质评样品复溶不正确,复溶后检测不及时,室内质控失控,室间样品放置位置错误,检测未按标准操作程序进行等。

4.7.5　样品问题:基质效应、样品污染、非均质性样本等。

4.7.6　评价方式问题:仪器或试剂分组不适宜、靶值设置不适宜、评价范围不适宜等。

4.8 · 无室间质评项目的评价

4.8.1　当室间质量评价不可获得或不使用时,临床生化实验室可采取替代方案检测结果进行评估。临床生化常见替代方案包括:

4.8.1.1　实验室间样品交换:选择同等级或上级医院进行每年 2 次的实验室间样品交换比对,样品数 $n \geqslant 5$,浓度应尽量覆盖测量区间,包括医学决定水平。判断标准:5 份样品至少 4 份样品的测量结果的相对偏差小于 1/2 允许总误差。如方法学对比实验未达到预期效果,应仔细查找原因后重新做质量控制后进行比对实验。原因查找包括但不局限于以下主要内容:① 标本选择是否合理;② 标本保存条件是否适当;③ 标本是否污染,编号是否一致;④ 试剂的质量(包括保质期、是否污染);⑤ 校准或校准确认是否超出时间;⑥ 质控品质量是否合格;⑦ 质控结果分析;⑧ 仪器功能状态检查(包括温度、电路和机械零件的调整和校正、各种阀门)。

4.8.1.2　室内质量控制数据的实验室间化比对:评估实验室的室内质量控制结果与使用相同室内质控品的分组结果进行比较,在回报的结果中,各实验室可得到自己实验室分析过程的不准确度和不精密度与使用相同方法的其他实验室的不准确度和不精密度进行比较,也可得到与其他使用不同方法的实验室的结果进行比较。

4.8.1.2.1　组织者通过汇总的数据或单个数据点来分析数据,并剔除有显著性的离群值。同时通过计算机对每一批号质控物、每一项目、使用每一分析方法的所有实验室计算其平均值、中位数、标准差和变异系数。如果每月定期评价这一信息,相对于相同方法组可评价自己方法的不准确度和不精密度。

4.8.1.2.2　比对计划对每一分析项目和每一批号质控物提供下列信息:① 当前月份的均值、标准差(SD)和结果个数(N);② 计划开始至现在该质控物的累积的均值、SD、N;③ 相同方法组的方法均值、SD(或 CV)和实验室个数;④ 每一分析项目所有实验室的所有实验室均值、SD(或 CV)和实验室个数;⑤ 方法的标准差指数(SDI):本实验室均值偏离相同方法组均值的变异,以相同方法组 SD 为单位的度量;⑥ 所有实验室的 SDI:本室均值偏离所有实验室均值的变异,以所有实验室的 SD 为单位的度量;⑦ 方法变异系数指数 CVI:本室报告的 SD 或 CV 与使用相同方法实验室报告的 SD 或 CV 的比值;⑧ 所有实验室的 CVI:本室报告的 SD 或 CV 与所有实验室报告的 SD 或 CV 的比值。

4.8.1.2.3　SDI 和 CVI 是表示方法不准确度和不精密度的指标。SDI 是本室均值与相同方法均值比较其接近程度的指标。通常认为 CVI<1.0 是可接受的。本实验室内的 SD 或 CV 应与使用相同方法组实验室报告的 SD 或 CV 的中位数进行比较。CVI>1.0 表示实验室特定质控物的不精密度高于相同组报告的平均不精密度,这种情况下,我们将需要检查校准特定的试剂批号、仪器设置或分析过程的其他部分内容。

4.8.1.3　分析不同批号制造商校准品或正确度质控品:使用制造商的校准物或正确度控制物时,最好使用与试验方法校准时所用材料不同的批号确保验证的独立性。在此应当注意,不同批号的校准物有可能专用于不同批号的试剂。只当没有其他的物质或过程提供方法性能的确认时,建议使用厂家的校准物或真实控制物。

4.8.1.4　分析与患者样品有互通性的参考物质:实验室可以选择一种与患者样品具有互通性的参考物质(或标准物质)来评估该检测方法的性能。

4.8.1.5　分析临床相关研究来源的患者样品:分析与临床研究的疾病或病理生理过程有相关性的患者样品,如果通过超过阈值范围的试验结果可以确诊或强烈支持特定疾病的诊断,而且在试验后的适当时间内独立确定这一疾病时,可以使用相关性研究。

4.8.2　选择替代方案评估无室间质评项目的性能,形成记录保存。

5. 相关文件和记录

《室间质量评价程序》《室间质量评价样品接收和处理记录表》《室间质量评价小结》《无室间质量评价项目评估记录》。

参考文献

[1] 中国合格评定国家认可委员会.医学实验室质量和能力认可准则:CNAS-CL02:2023[S/OL].(2023-06-01)[2023-09-26].https://www.cnas.org.cn/rkgf/sysrk/jbzz/2023/06/911424.shtml.

[2] 中国合格评定国家认可委员会.医学实验室质量和能力认可准则的应用要求:CNAS-CL02-A001:2023[S/OL].(2023-08-01)[2023-09-26].https://www.cnas.org.cn/rkgf/sysrk/rkyyzz/2023/08/912141.shtml.

[3] 尚红,王毓三,申子瑜.全国临床检验操作规程[M].4版.北京:人民卫生出版社,2015.

(范列英　陆　柳)

检验结果的可比性管理程序

××医院检验科生化组管理程序文件		文件编号：××-JYK-××-××-×××	
版本/修改：第　　版/第　　次修改		生效日期：	共　页　第　页
编写人：	审核人：		批准人：

1. 目的

规范临床生化定量检验程序的可比性验证程序,确保在相同或不同地点使用多个相同或不同的定量检验程序检测同一检验项目时,检验结果的可比性和一致性,保证检测程序性能的稳定性和检验结果的准确性。

2. 范围

适用于生化组同一检测系统间相同项目的比对,或不同检测系统间相同项目的比对。

3. 职责

3.1 · 生化组组长确定比对方案,交技术负责人审核和科主任批准。

3.2 · 生化组组长制定比对计划、指导比对的实施、统计分析比对结果,并反馈给技术负责人。

3.3 · 生化组岗位人员执行比对方案,整理比对原始数据交给组长。

4. 程序

4.1 · 验证条件：对于检验项目,实验室存在如下情况时,应验证不同检验程序在临床适宜区间(指对临床诊断、管理、预防、治疗或健康评估有意义的测量结果区间)内患者样品检验结果的可比性。

4.1.1 检测的样品类型不同,但临床预期用途相同。

4.1.2 使用不同的检测系统。

4.1.3 使用多套相同的检测系统。

4.1.4 使用同一检测系统的多个分析模块。

4.1.5 多地点或场所使用的检测系统,如急诊实验室、门诊实验室、儿科实验室、发热门诊实验室等。

4.2 · 验证时机

4.2.1 检测系统启用前,应进行全面的检测系统间可比性验证。

4.2.2 常规使用期间,利用日常工作产生的检验数据和质控数据,或临床医生反馈的意见,定期对检测系统间结果可比性进行评审,如不再满足检验结果预用途的要求,应根据评估结果,采用适宜的方案,重新进行检测系统间可比性验证。

4.2.3 现用检测系统的任一要素(仪器、试剂、校准品等)变更,如仪器品牌或型号、试剂原理或成分、校准品溯源性等改变,应分析这些改变对检测系统间结果可比性的影响,需要时,采用适宜的方案,重新进行检测系统间可比性验证。

4.3 · 判断标准：实验室应根据检验项目的预期用途和性能要求,制定适宜的检测系统结果间可比性的判断标准。实验室制定判断标准时,应参考制造商或研发者声明的标准、国家标准、行业标准、地方标准、团体标准、公开发表的临床应用指南和专家共识等。验证结果应满足实验室制定的判断标准。

4.4·实验前准备

4.4.1 比对人员：实验执行比对人员应熟悉检测系统的方法原理与日常操作，包括样本处理、校准、维护程序、质量控制等，确保检测系统工作状态正常。

4.4.2 仪器设备：所用检测系统的关键性能指标应经过验证满足性能要求，对测量结果有重要影响的辅助设备的性能指标应与标称值相符。

4.4.3 试剂和校准品：验证过程中，试剂或校准品不宜更换批号。

4.4.4 样品：应使用相同样品类型的患者样品，样本中被测物浓度、活性等应能覆盖临床适宜区间，重点关注医学决定水平。比对的样本数量应不少于 5 例。使用更多的样本数量，可以增加验证结果的可靠性。

4.4.5 质控品：验证过程中应使用适宜的质控品做好室内质量控制。

4.5·验证方法

4.5.1 与参比系统比对的方法（检测系统数量≤4 台）

4.5.1.1 实验室应根据检测系统分析性能的确认或验证结果、室内质控（IQC）和室间质评的表现、不确定度评估等情况综合评估后，确定实验室内的参比系统。其他系统为比较系统。

4.5.1.2 在仪器性能满足要求的情况下，按要求进行比对项目的校准和质控（室内质控在控），选取覆盖线性范围（含医学决定水平）的 5 个相同样品类型的样本，使用不同检测系统检测，并记录检测结果。

4.5.1.3 比较系统检测结果，与参比系统的检测结果进行比对，计算检测结果的偏差，5 份样本中有 4 份检验结果的偏差符合实验室制定的判断标准（<1/2TEa），即为可比性验证通过。

4.5.1.4 必要时，可适当增加检测样本量，如果 90％以上的样本检测结果偏差符合实验室制定的判断标准，即为可比性验证通过。若比对样本量达到 20 份或以上时，比对结果仍不符合判断标准，实验室应对其他影响结果可比性的因素进行分析，并采取相应措施。

4.5.2 均值法（检测系统数量＞4 台）

4.5.2.1 在仪器性能满足要求的情况下，按要求进行比对项目的校准和质控（室内质控在控），选取覆盖线性范围（含医学决定水平）的 5 个相同样品类型的样本，使用不同检测系统检测，并记录检测结果。

4.5.2.2 以全部系统结果的均值为参考值，计算全部检测系统结果的极差，并依此评价可比性验证结果。

4.5.2.2.1 按下列公式计算所有检测系统结果的均值（$\overline{X}$）：

$$\overline{X} = (X_1 + X_2 + X_3 + \cdots\cdots X_n)/n$$

式中：X_1、X_2……X_n 表示不同检测系统的结果。

4.5.2.2.2 按下列公式计算所有检测系统结果的相对极差（R）：

$$R = [(X_{max} - X_{min})]/\overline{X} \times 100\%$$

式中：X_{max}为检测系统结果中的最大值，X_{min}为检测系统结果中的最小值。

4.5.2.3　将相对极差（R）与实验室的判断标准进行比较。若 R 值符合实验室制定的判断标准，即为可比性验证通过。若 R 值不符合实验室制定的标准，表明结果差异最大的两个检测系统结果可比性不符合要求，分析并剔除偏差较大的检测系统的结果，按重新计算 R 值，直到剩余检测系统结果符合可比性要求。

4.5.3　考虑测量系统不精密度的比对方案：适用时，可依据实验室所用测量系统的不精密度，确定比对样本的浓度范围和重复检测次数，比对方案的制定可参考 WS/T 407—2012《医疗机构内定量检验结果的可比性验证指南》。

4.6·可比性结果相关措施：对生化组不同检测系统的比对结果确认符合分析质量要求。对于不符合可比性要求的检测系统，应分析原因，必要时采取相应的纠正措施。结果不可比且难以纠正时，应与临床进行沟通，采用不同的参考区间和（或）医学决定水平并在检验报告单上明确标示。

5. 相关文件和记录

《检验结果的可比性程序》《实验室比对结果记录及分析》。

参考文献

[1] 中国合格评定国家认可委员会.医学实验室质量和能力认可准则：CNAS–CL02：2023[S/OL].（2023–06–01）[2023–09–26].https://www.cnas.org.cn/rkgf/sysrk/jbzz/2023/06/911424.shtml.

[2] 中国合格评定国家认可委员会.医学实验室质量和能力认可准则的应用要求：CNAS–CL02–A001：2023[S/OL].（2023–08–01）[2023–09–26].https://www.cnas.org.cn/rkgf/sysrk/rkyyzz/2023/08/912141.shtml.

[3] 尚红,王毓三,申子瑜.全国临床检验操作规程[M].4版.北京：人民卫生出版社,2015.

（范列英　陆　柳）

结果报告程序

××医院检验科生化组管理程序文件	文件编号：××-JYK-××-××-×××	
版本/修改：第　　版/第　　次修改	生效日期：	共　　页　第　　页
编写人：	审核人：	批准人：

1. 目的

规范检验报告单的格式、传递方式与时间，并对检验报告的编辑、审核、签发、登记与保存、更改、补发、结果解释与说明、危急值报告及处理、纸质报告单的发放等进行有效控制和管理，保证向实验室服务对象提供准确、及时、可靠的检验数据和检验结果。

2. 适用范围

适用于临床生化组检验结果报告的全过程。

3. 职责

3.1·实验室管理层确定检验报告单的格式、传达方式与时间。

3.2·生化组工作人员负责标本的检测、结果的录入。

3.3·生化组授权签字人负责对检验报告进行审核、签发。

3.4·生化组咨询成员负责结果的解释和说明。

4. 程序

4.1·检验报告单的格式：检验报告单的格式应在征求临床科室的意见后由实验室设计，由实验室管理层与医务处讨论后决定。报告单上必须包含足够的信息，清晰易懂，填写无误。检验报告单应包括以下信息。

4.1.1　实验室名称、地址或检验地点。患者的唯一性标识（诊疗卡号或住院号）。患者的姓名、年龄、性别、科别，当患者的地点和报告的送达地不同时应注明报告的送达地。检验申请者或其他唯一性标识和申请者地址。

4.1.2　样品的类别，当原始样品的质和量对检验结果有影响时，应注明样品的状态，如溶血、脂血等，并在报告中说明可能对结果造成的影响。

4.1.3　应注明原始样品采集日期及时间和实验室接收样品日期及时间，检验项目的名称、结果、单位、结果提示及生物参考区间，报告发布日期和时间。

4.1.4　当临床或患者有要求时应注明结果的测定方法，若要求医学实验中心为其检验报告提供解释和说明时，检验技术人员应提供此服务。

4.1.5　操作者、审核者标识，报告单发放实验室的联系电话，报告单应有"第×页、共×页"的标识。

4.2·检验周期

4.2.1　实验室应建立检验周期，经过临床评审后，确定每个项目的检验周期。

4.2.2　在严格执行标本标准操作规程的基础上，应严格按照检验周期规定的时间发放检验报告，同时应尽可能地缩短检验周期，满足临床需要。

4.2.3　当不能按检验周期规定的时间报告检验结果，延迟报告又可能影响患者诊治时

（主要是绿色通道和紧急标本），按以下程序通知申请者。

4.2.3.1 当不能在规定的时间内发放检验报告单时，可以以电话或书面的方式通知申请者，说明延迟报告的原因及可能发出报告的时间；急诊标本延迟发放同时应在报告单的备注上注明延迟原因，同时填写延迟发放报告记录。

4.2.3.2 若某一项目经常发生延迟报告，应与申请者协商，对检验周期进行重新评审。

4.2.3.3 实验室应对检验周期及临床医师对该周期的反馈意见监控、记录并评审，必要时对所识别出的问题采取纠正措施。

4.3·记录控制

4.3.1 检验结果审核和发布中影响检验质量任何活动应进行清晰记录（注：记录的媒介可采用任何形式或类型），确保满足实验室质量管理的要求。

4.3.2 实验室应确保修改的记录可追溯到现行或之前的版本或原始记录。应保留原始的和修改后的数据和文档，包括修改的日期、修改内容和修改人的标识。

4.3.3 实验室应实施记录的标识、存放、防止非授权的获取及修改、备份、归档、检索、保存期和处置所需的程序；应规定记录保存时间；报告的检验结果应能在必要或要求的期限内进行检索；所有记录应在整个保存期间可获取，无论使用何种媒介保存记录，应清晰，并可用于实验室管理评审。

4.4·结果审核和发布

4.4.1 结果审核

4.4.1.1 结合临床资料分析检验结果。对实验中出现的异常结果，与患者的年龄、性别、临床诊断等有关临床信息进行系统性评价。看是否从临床角度加以解释，若出现危急值结果，应及时与临床医师联系，电话通知并做详细记录。

4.4.1.2 同一标本不同项目结果的相关性分析。许多检验项目或不同参数之间如丙氨酸转氨酶（ALT）和天冬氨酸转氨酶（AST）、血清总胆红素测定（TBIL）和结合胆红素测定（DBIL），血细胞分析各参数间、尿液分析各参数之间等存在内在联系，分析它们之间的关系，判断结果是否可靠。

4.4.1.3 同一患者同一时间不同检验目的的结果间的关联性分析，如肝硬化腹水患者同一时间血液和尿液胆红素升高、凝血时间延长、粪便可见胆红素结晶、血液 AFP 可能异常等结果的关联性，如血气和电解质检测结果之间存在的关系。

4.4.1.4 结合既往检验结果分析：（通过信息系统可很方便的）与以往的结果进行对比分析，包括显示最近一次结果、累计结果趋势图、与最近一次结果变化值提示、危急值提示。

4.4.2 结果发布

4.4.2.1 检验报告单上对检验操作及检验结果的描述应尽可能地使用专业术语。

4.4.2.2 实验室检验报告单实行初审和复审双人审核报告程序。实验室检验报告由有专业资格证或经授权的操作者结合临床资料分析检验结果，与患者的年龄、性别、临床诊断等有关临床信息进行系统性评价后进行结果保存即初审，有专业资格证的人员或检验医师再次系统评价后审核发布报告单。

4.4.2.3 有时从对患者医护角度出发，可能不宜将检验结果直接发给患者，可由患者家属以代领方式领取检验报告。

4.4.2.4 生化组夜班检验报告单可不执行初审和复审双人审核报告程序,根据夜班人员安排情况单人审核发布。

4.4.2.5 当有需要用电话、电传、图文传真和其他电子设备传送报告时,应仔细询问患者姓名、性别、年龄、检验项目、检验时间、申请者姓名、标本类型以及与患者的关系等信息。确认对方身份后发布报告。

4.4.2.6 对申请单或样本上有"急"标记的检验报告,特别是绿色通道的标本应优先于所有的标本进行处理,及时通知临床医护人员阅读或领取报告。

4.4.2.7 若因人力不可抗拒的因素,在规定的时间内不能完成检验工作,不能发出报告时,应立即逐层上报处理。

4.4.2.8 危急值是指检验结果的极度异常,如不及时处理随时会危及患者生命的检验值。实验室应与临床医师商讨,确定重要指标的"危急值"范围,建立危急值报告制度。严格要求实验室工作人员无论是在日常工作中,还是在值班时,均应按危急值报告程序的要求,进行危急值报告,确保中心能及时地将出现的危急值结果报告给临床医护人员,并在信息系统上做相应记录,并归档保存。

4.4.2.9 报告的迟发:当检验工作遇到意外情识不能及时发出报告时,应立即告知服务对象,并做相应记录。

4.4.2.10 检验报告单的补发:当实验室服务对象遗失或检验报告发送过程造成遗失时,应根据患者唯一性标识、收集标本日期、姓名、性别、年龄、检验项目等信息来查询检验报告,补发的报告不得对原始结果做任何修改。

4.4.2.11 患者的检验结果属于可通过信息系统发布到医护工作站的,由临床科室自行打印报告单,门诊患者检验结果报告由门诊取报告单处打印或患者自行在自动打印终端进行打印。患者的检验结果属于尚不能传输至医护工作站的报告的(如图文报告),由实验室打印纸质报告,在完成交接登记后,由实验室工作人员按时发放到相应临床科室或门诊取报告单处。交接报告的双方应填写记录。

参考文献

[1] 尚红,王毓三,申子瑜.全国临床检验操作规程[M].4版.北京:人民卫生出版社,2015.

[2] 中国合格评定国家认可委员会.医学实验室质量和能力认可准则:CNAS-CL02:2023[S/OL].(2023-06-01)[2023-09-26].https://www.cnas.org.cn/rkgf/sysrk/jbzz/2023/06/911424.shtml.

[3] 中国合格评定国家认可委员会.医学实验室质量和能力认可准则的应用要求:CNAS-CL02-A001:2023[S/OL].(2023-08-01)[2023-09-26].https://www.cnas.org.cn/rkgf/sysrk/rkyyzz/2023/08/912141.shtml.

(李 锋 张玉英)

危急值报告管理程序

××医院检验科生化组管理程序文件	文件编号：××-JYK-××-××-×××	
版本/修改：第 版/第 次修改	生效日期：	共 页 第 页
编写人：	审核人：	批准人：

1. 目的

为临床医护人员及时、准确地提供检验信息，使患者迅速得到有效的干预措施或治疗。

2. 适用范围

已确定的生化组危急值项目。

3. 定义

"危急值"是指当这种检验结果出现时，表明患者可能正处于生命危险的边缘状态。此时，如果临床医生能及时得到检验信息，迅速给予患者有效的干预措施或治疗，可能挽救患者生命，否则就有可能出现严重后果，甚至危及生命，失去最佳抢救机会。这是一个表示危及生命的试验结果，因此就把这种实验数值称为危急值。

4. 职责

4.1·实验室主任负责批准《危急值报告管理程序》。

4.2·实验室管理层负责制定、审核《危急值报告管理程序》，并应进行临床评审，监督检查实施情况，以确保其有效性。

4.3·实验室专业组负责确定本专业组的危急值报告项目。

4.4·实验室工作人员负责危急值报告工作的具体实施。

5. 程序

5.1·急诊生化检验危急值报告

5.1.1 急诊检验结果出现危急值时，值班人员应先排除仪器、操作、标本等因素。

5.1.2 所有项目首次出现危急值时均需将检验结果进行复查并及时报告临床。

5.1.3 钙(Ca)、淀粉酶(AMY)、葡萄糖(GLU)、锂(Li)项目结果在同一住院周期内第二次出现危急值时，可以在排除仪器、操作、标本等干扰因素无误时，不予复查，但是必须按照危急值报告程序，电话上报相关临床科室并记录。

5.1.4 确诊肾脏疾病时，尿素(UREA)、肌酐(CREA)项目结果危急值第一次结果复查并按照危急值程序电话上报相关临床科室并记录；若在同一住院期内第二次检验结果仍为危急值时，可以不予复查，但除加强监护病房(ICU)、肾脏内科包括其门诊可以选择网络上报模式，其余科室必须电话上报危急值。

5.1.5 危急值必须及时电话上报送检临床科室医师(或护士)，并在 LIS 系统进行记录(至少包括危急值的项目、结果、临床联系人和检验者等内容)。

5.1.6 危急值报告格式

5.1.6.1 如果标本为非血清时，标注为"此标本为引流液/胸腹水/尿液等，检验者××
×"。

5.1.6.2　检验项目×××,结果已复查/已复核,联系临床医生(或护士)×××,电话联系时间,检验者×××。

5.1.6.3　检验项目×××,结果已复核,与历次结果相符,联系临床医生(或护士)×××,电话联系时间,检验者×××。

5.1.6.4　检验项目×××,结果已复核,与历次结果相符,检验者×××。

5.2·生化检验常用及个性化危急值项目及范围(表1、表2)。

表1　常用危急值项目及范围

项目	钾 (K)	钠 (Na)	钙 (Ca)	尿素 (UREA)	肌酐 (CREA)	淀粉酶 (AMY)	葡萄糖 (GLU)	锂 (Li)
单位	mmol/L	mmol/L	mmol/L	mmol/L	μmol/L	U/L	mmol/L	mmol/L
范围	≤2.6 ≥6.0	≤120 ≥160	≤1.5 ≥3.5	≥20.0	≥770	血液标本 ≥500	≤2.8 ≥28.0	<2.0

表2　个性化危急值项目及范围

项目 名称	单位	普胸 外科	ICU	呼吸科	心内科	血液 内科	肝胆 外科	肿瘤 内科	肾内 科	儿童 急救 中心
K	mmol/L	≤2.8 ≥6.0	/	≤2.6 ≥5.5	≤2.6 ≥5.5	≤3.0 ≥6.0	/	/	/	/
Na	mmol/L	/	/		/	/	/	/	/	≤125 ≥150
Ca	mmol/L	/	/	≤1.2 ≥3.5	/	/	/	/	/	/
GLU	mmol/L	/	/	≤2.8 ≥20						≤2.8 ≥7.0
UREA	mmol/L	/	≥30 仅报 第一 次危 急值	≥30 仅报 第一 次危 急值	/	/	/	/	/	≥10.0
CREA	μmol/L	/	≥220 (急性 肾衰竭) 仅报 第一 次危 急值	≥220 (急性 肾衰竭) 仅报 第一 次危 急值	/	/	/	/	/	≥90

注:"/"代表此项目的危急值仍沿用常用危急值的范围。肾内科血液透析、腹膜透析门诊患者的血钾若为危急值时,需电话上报肾内科血液透析、腹膜透析门诊科室并记录。门诊患者电话上报门诊办公室并记录。肾内科住院患者的检测项目 CO_2 的检测结果≤14.0 mmol/L时,及时通知肾内科临床科室医师(或护士),并按照 LIS 记录要求登记于生化组医疗咨询本

参考文献

[1] 尚红,王毓三,申子瑜.全国临床检验操作规程[M].4版.北京:人民卫生出版社,2015.

［2］中国合格评定国家认可委员会.医学实验室质量和能力认可准则：CNAS - CL02：2023［S/OL］.（2023 - 06 - 01）［2023 - 09 - 26］.https：//www.cnas.org.cn/rkgf/sysrk/jbzz/2023/06/911424.shtml.

［3］中国合格评定国家认可委员会.医学实验室质量和能力认可准则的应用要求：CNAS - CL02 - A001：2023［S/OL］.（2023 - 08 - 01）［2023 - 09 - 26］.https：//www.cnas.org.cn/rkgf/sysrk/rkyyzz/2023/08/912141.shtml.

（李　锋　张玉英）

结果自动选择、审核、发布和报告程序

××医院检验科生化组管理程序文件	文件编号：××-JYK-××-××-×××
版本/修改：第　　版/第　　次修改	生效日期：	共　　页　第　　页
编写人：	审核人：	批准人：

1. 目的

规范结果自动选择、审核、发布和报告，保证向实验室服务对象提供准确、及时、可靠的检验数据和检验结果。

2. 适用范围

适用于实验室开展的自动审核检验项目。

3. 职责

3.1 · 实验室管理层负责制定、审核《结果自动选择、审核、发布和报告程序》。

3.2 · 实验室负责人负责批准《结果自动选择、审核、发布和报告程序》。

3.3 · 结果自动选择、审核、发布和报告的正式实施由实验室负责人批准授权。

3.4 · 生化组负责确定本专业组的结果自动选择、审核、发布和报告项目。

3.5 · 生化组工作人员应遵守并执行《结果自动选择、审核、发布和报告程序》。

4. 程序

当实验室应用结果的自动选择、审核、发布和报告系统，应制定相应程序。在遵循实验室的操作规程前提下，按照实验室设置并已经通过验证的规则、标准和逻辑，由计算机系统自动对检测结果进行审核并发布检验结果。在此过程中，与实验室预设的可接受标准相符的结果自动输入到规定格式的患者报告中，无需任何外加干预。

4.1 · 实验室信息系统：用于管理实验室内部与患者样本信息、检测项目申请、检验结果报告、质量控制及和样本检测相关所有数据的计算机信息系统。

4.1.1　分析前数据设置：临床信息，主要依据患者信息、年龄、性别、唯一标识、科室及临床诊断等信息设置。

4.1.2　分析中数据设置

4.1.2.1　样本状态：主要依据样本采集日期和时间、样本类型、样本来源、样本优先级、样本状态（溶血、黄疸、脂血、凝块、样本量不足、气泡等）等信息设置。

4.1.2.2　室内质控：主要依据室内质控的判断规则和各检测系统的室内质控情况设置。

4.1.2.3　仪器状态：主要依据仪器校准状态。

4.1.2.4　结果与判断范围：主要依据检测结果、生物参考区间、医学决定水平、分析测量范围和危急值设置。

4.1.2.5　差异判断：即 Delta 检查，是指通过对同一患者同一检验项目在特定时间段内结果的差异性分析，判断检验结果的可接受性（根据项目的生物学特性和临床意义分别设置比较的时间）。

4.1.2.6　逻辑判断：主要依据检验项目的生物学特性、生理变化规律及不同项目间的医学逻辑关系设定。

4.1.3 分析后数据设置：报告与申请医嘱一致性检查等，程序应能够将实际报告项目数量与医嘱申请项目数量进行比较，识别缺项、多项等情况。

4.2·结果自动选择、审核、发布和报告程序的决策：结果自动选择、审核、发布和报告程序按照设定的流程进行一系列运算后，得出结论并执行决策，可有以下几种情况。

4.2.1 自动签发：当结果自动选择、审核、发布和报告程序判断的结果符合所有预设标准时，对该样本进行标记并直接签发该报告，由结果自动选择、审核、发布和报告签发的报告有易于辨识的结果自动选择、审核、发布和报告标识和结果自动选择、审核、发布和报告签发人。

4.2.2 人工签发：当结果自动选择、审核、发布和报告程序判断的结果不符合结果自动选择、审核、发布和报告的标准时，对该样本标记为不通过，报告将被保留。提示人工实施附加的措施（如重复测定、稀释测定、添加测试项目、人工核实、添加备注）后进行签发。

4.2.3 强制不执行结果自动选择、审核、发布和报告：在某些特殊情况时，需要全面停止执行结果自动选择、审核、发布和报告程序，或者某些指定的样本不执行结果自动选择、审核、发布和报告程序。

4.3·结果自动选择、审核、发布和报告程序的确认和验证

4.3.1 结果自动选择、审核、发布和报告规则的确认和批准：实验室在实施结果自动选择、审核、发布和报告之前应对结果自动选择、审核、发布和报告程序涉及的所有功能、规则及参数进行确认。

4.3.2 结果自动选择、审核、发布和报告程序启用前的验证

4.3.2.1 设置确认：由厂家工程师参照的设置要求，利用模拟测试结果的方式对每一个检测项目、每一种样品类型进行功能和参数设定的检查。

4.3.2.2 实施前的确认：利用每日工作中的测试结果对每一个环节进行验证，例如流程中需要识别仪器的报警符号，则应有带报警符号的数据传到程序中，验证其被程序识别，保证每一个项目都得到验证。

4.3.2.3 应制定验证时间及验证样本数量确保结果自动选择、审核、发布和报告的质量管理。

4.3.2.4 验证符合率：结果自动选择、审核、发布和报告与人工审核符合率为100%。

4.4·结果自动选择、审核、发布和报告程序启用后的定期评审和验证

4.4.1 定期评审和验证：结果自动选择、审核、发布和报告没有程序或参数设置变更的情况下，每一年进行一次评审和验证，通过统计分析的方法对结果自动选择、审核、发布和报告的性能进行评价。

4.4.2 必要时评审和验证：结果自动选择、审核、发布和报告使用期间发生检验相关仪器设备、项目、结果自动选择、审核、发布和报告参数、运算规则的改变以及信息系统等任何可能影响审核准确性情况时，应停止结果自动选择、审核、发布和报告，并对其进行验证，结果自动选择、审核、发布和报告与人工审核符合率为100%。

4.5·结果自动选择、审核、发布和报告应急程序：结果自动选择、审核、发布和报告程序应有开关，可以随时打开或者关闭自动选择、审核、发布和报告功能。当结果自动选择、审核、

发布和报告程序停用时,应保证有足够的人员完成检验报告审核工作。

4.6·结果自动选择、审核、发布和报告使用授权:结果自动选择、审核、发布和报告的正式实施由实验室负责人批准授权。实验室负责人授权相关人员对结果自动选择、审核、发布和报告程序进行验证,验证完成后应提交证明结果自动选择、审核、发布和报告程序可靠性的验证报告,由实验室负责人签字确认后启用结果自动选择、审核、发布和报告。

参考文献

[1] 尚红,王毓三,申子瑜.全国临床检验操作规程[M].4 版.北京:人民卫生出版社,2015.

[2] 中国合格评定国家认可委员会.医学实验室质量和能力认可准则:CNAS-CL02:2023[S/OL].(2023-06-01)[2023-09-26].https://www.cnas.org.cn/rkgf/sysrk/jbzz/2023/06/911424.shtml.

[3] 中国合格评定国家认可委员会.医学实验室质量和能力认可准则的应用要求:CNAS-CL02-A001:2023[S/OL].(2023-08-01)[2023-09-26].https://www.cnas.org.cn/rkgf/sysrk/rkyyzz/2023/08/912141.shtml.

(李　锋　张玉英)

检验后样品的处理程序

××医院检验科生化组管理程序文件		文件编号：××-JYK-××-××-×××	
版本/修改：第　　版/第　　次修改		生效日期：	共　页　第　页
编写人：	审核人：		批准人：

1. 目的
规范检验后样品的处理全过程。

2. 适用范围
适用于检验后样本。

3. 职责
3.1·实验室管理层负责制定、审核《检验后样品的处理程序》。

3.2·实验室负责人负责批准《检验后样品的处理程序》。

3.3·生化组工作人员应遵守并执行《检验后样品的处理程序》。

4. 程序
4.1·实验室检验后样品应有患者姓名或其他唯一识别号，以及报告的目的地和详细联系信息。

4.2·实验室检验后样品应有唯一的标本编号和相应位置，确保可以溯源。

4.3·生化组标准操作规程中应规定检测前标本和检测后标本的保存时间和保存条件。在保存期内，其保存的环境条件应得到保障，以保证标本性能稳定、不变质。实验室仅对在保质期内的标本进行复检或核对，不负责对超过保质期或无保存价值的标本进行复查或核对。

4.4·对性能不稳定标本或标本部分测定参数在保存过程中有效期较短及无法保存的标本，应在标准操作规程中予以说明。

4.5·对标本保存的条件进行有效监控。当环境条件失控时，应有相应的处理措施。

4.6·对于检测后超过保存时限的标本，需按照生物安全规定进行消毒、焚烧。

5. 检测后标本处理程序
5.1·检测后标本的保存

5.1.1　生化急诊检测完成的标本，由标本处理人员将标本按照编号的顺序依次放到样品架，用保鲜膜完整封好，并且粘贴标签，标签上需记录时间、标本数量、标本处理者；送到前处理组并进行交接手续后，将标本放置于检后标本储存的专用冰箱，2～8℃保存7日，并在《已检测标本保存和废弃记录表》进行记录。

5.1.2　生化平诊检测完成的标本直接进流水线后处理冰箱，2～8℃保存7日，并在《已检测标本保存和废弃记录表》进行记录。

5.2·废弃标本的处置：标本保存期满由前处理组从冰箱取出，按中心的规定进行废弃物处理。

5.3·标本的保密性：检测后的标本，未经科室主任同意，任何人不得随意取走或用于其他目的。

参考文献

[1] 尚红,王毓三,申子瑜.全国临床检验操作规程[M].4版.北京：人民卫生出版社,2015.

[2] 中国合格评定国家认可委员会.医学实验室质量和能力认可准则：CNAS - CL02：2023[S/OL].(2023 - 06 - 01)[2023 - 09 - 26].https://www.cnas.org.cn/rkgf/sysrk/jbzz/2023/06/911424.shtml.

[3] 中国合格评定国家认可委员会.医学实验室质量和能力认可准则的应用要求：CNAS - CL02 - A001：2023[S/OL].(2023 - 08 - 01)[2023 - 09 - 26].https://www.cnas.org.cn/rkgf/sysrk/rkyyzz/2023/08/912141.shtml.

（李　锋　张玉英）

第四章
实验室管理

实验室风险管理程序

××医院检验科生化组管理程序文件		文件编号：××-JYK-××-××-×××	
版本/修改：第　　版/第　　次修改		生效日期：	共　　页　第　　页
编写人：		审核人：	批准人：

1. 目的

对生化组检验全过程（包括生物安全、信息系统安全、质量指标监测结果等）进行风险评估，识别和评价风险，并对风险加以控制，以求消除风险或降低风险至可接受水平。

2. 范围

本程序适用于生化组常态下定期的检验管理全过程的风险管理，以及遇到突发事件后的专项风险管理。

3. 职责

3.1·实验室主任：作为风险管理的第一责任人，规定实验室的风险管理方针，授权相关人员定期（建议评审周期不超过 12 个月）对风险控制计划中的相关环节进行风险评估活动。

3.2·生化组组长：负责结合专业特色，组织生化组的风险评估的实施，并对识别出的风险点进行监控和对控制计划的具体实施，同时记录评审过程中采取的任何决策和措施。

3.3·质量监督员：负责日常风险管理活动的监督，并对控制措施的有效性加以评估。

3.4·生化组安全员：负责组内安全工作日常风险管理活动的监督，并对发现的风险及时进行有效评估和反馈。

3.5·生化组信息员：负责组内信息系统安全的风险管理活动的监督。

4. 程序

生化组应严格遵守科室体系建立的风险管理程序，该程序用于识别与其检验和服务相关的危险，估计和评价相关风险，同时控制这些风险，并监控控制措施的有效性。风险管理程序应包括：风险管理计划、风险分析、风险评价、风险控制、风险管理评审、风险监控。

4.1·风险管理计划

4.1.1 生化组依据科室策划风险管理活动和制定的风险管理计划。风险管理计划所包含的范围及风险管理活动的程度应与检验相关的风险相当。

4.1.2 风险管理计划的内容应包括：对检验和服务以及计划范围内所有相关检验前和检验后环节的描述、职责和权限的分配、风险管理活动评审要求、基于实验室确定可接受风险政策的单项风险和总风险可接受性准则、风险控制措施验证和监控活动。

4.1.3 风险管理计划的修订：如果发生能影响风险评估的重大变化，如实验室设施或公用设施改造，购置或引进新设备或 LIS，现用的检验程序发生变更，可能影响用户安全的任何变化等，均应及时更新计划。同时，应记录风险管理计划的所有变更内容。

4.1.4 建立风险管理文件：生化组应对风险管理计划范围内的每项检验程序、服务，建立并维持风险管理文件。风险管理文件应可追溯每个已识别的风险，至少应包括分析风险、评价风险、实施和验证风险控制措施、评估剩余风险的可接受性等内容。

4.2·风险分析：生化组应对提供给用户的每个检验程序或服务进行风险分析。同时，应记录按照风险管理计划实施过程中的风险分析活动以及风险分析获得的结果。风险分析的实施和结果应记录的文件包括所识别的风险分析对象，实施风险分析的人员、专业部门和分析日期，风险分析所包含的范围，以及批准本次风险分析和授权人员情况等。

4.2.1　危险的识别：生化组应对检验和其他关键环节相关的已知及可预见的危险及其原因加以识别，并形成记录。应及时处理正常情况下的使用、可预见的误用和故障状态下的危险。

4.2.2　安全相关特性的识别：考虑到特定检验的要求，应识别并记录那些能够影响患者安全的定性和定量特征，如检测系统的诊断特异性和敏感性、测量特异性和精密度、测量偏倚、分析干扰、试剂和分析物的稳定性、无菌性、生物参考区间、实验方法的局限性等。

4.2.3　潜在危险情况的识别：应考虑能导致危险情况的可预见的事件序列或组合事件，并应记录由此产生的危险情况。实验室需根据风险分析结果，决定事件序列或组合的事件中哪一个事件可能会使患者面临伤害。

4.2.4　可预见的患者危害的识别：应识别每种危险情况可能会导致的危害，应按照每种危害的严重度进行分类，并对该过程和可识别出的危害加以记录。

4.2.5　危险情况的风险估计：应对已识别的危险情况，利用相关信息或数据来估计相关风险。风险评估可采取定量或定性的方式，但需关注全部过程而不能仅仅是个别环节。若危害发生的可能性不能估计，如分析工具或手段欠缺，则宜列出可能造成的后果，用于后续的风险评价和风险控制。

4.2.6　风险评估方法

4.2.6.1　按检验要素评估

4.2.6.1.1　人员：① 人员资质：组内现有人员数量，有资质的人员数量；② 岗位授权：是否通过岗位考核授权；③ 新员工入岗前介绍：亚专业组轮转后进行岗位考核；④ 培训考核：每季度进行一次理论知识和岗位操作考核；⑤ 能力评估：每年至少进行一次人员能力评估；⑥ 人员记录：组内人员均有个人技术档案，记录内容完整等。

4.2.6.1.2　设施和环境条件：① 样本储存：按照 SOP 要求，检验前样本储存于组内专用冰箱，检验后样本储存于检后样本储存间冰箱；② 文件和记录：文件可及时查阅，记录及时准确；③ 设备、试剂和耗材：环境和储存条件符合厂家要求；④ 危险化学品：储存于专用房间，设专用防爆柜和防腐蚀柜分类储存，双人双锁；⑤ 设施维护和环境条件：符合要求等。

4.2.6.1.3　试剂和耗材：① 接收和储存：按照试剂说明书要求的储存条件进出储存；② 批次验证：不同批次试剂间均按相关规定进行样本比对；③ 库存管理：试剂库满足要求等。

4.2.6.1.4　设备：① 设备档案、标识：每台设备均有档案和标识；② 设备使用：SOP、操作人员均进行仪器操作培训考核授权；③ 设备校准及校准报告：每台仪器每年至少进行一次校准，且校准报告已授控；④ 计量学溯源：每个检测项目均有溯源报告；⑤ 设备维护及维修：每台仪器均有定期维护校准计划；⑥ 设备记录：每台仪器均按时进行维护保养，均有维护保养记录、故障和故障排除记录等。

4.2.6.1.5　环境：温、湿度，区域划分，通风，遮光照明、贮存空间等。

4.2.6.1.6　其他包括：① 生物安全：实验室备案、人员防护、培训等；② 信息安全：职责、权限,系统管理等;③ 质量指标监测等。

4.2.6.2　按检验过程评估

4.2.6.2.1　分析前过程:① 提供给患者和用户的信息:标本采集手册;② 申请单信息;医生手册;③ 样品运送时间和温度:检测项目如促甲状腺激素、血管紧张素冰水浴送检,按照检测日期正确送检;④ 样本接收和拒收:按照《生化工作制度》;⑤ 检验前处理、准备和储存:按照生化组 SOP 执行等。

4.2.6.2.2　分析中过程:① 检验程序的确认、验证:每个检测项目均要完成性能验证;② 测量不确定度:定量项目需完成测量不确定度评估;③ 生物参考区间评审:每年对服务协议进行一次临床生物参考区间评审;④ 检验程序文件化:整个检验程序均有 SOP 指导书;⑤ 质控品选择和检验频率:除特殊项目,其余检测项目均要有室内质控,采用两个(或一个)浓度水平,每日在标本检测前进行室内质控;⑥ 质控数据:每月月初进行上月室内质控的均值、SD、CV 的统计总结分析;⑦ 参加 EQA:有 EQA 均需参加 EQA,无 EQA 需注明;⑧ 无 EQA 项目的替代方案:室间比对、人员比对、临床一致性评价;⑨ EQA 检测:在规定时间内,按常规标本同等对待检测质评物,结果在规定时间内上报;⑩ EQA 评价及纠正措施:查找失控原因,明确纠正措施;⑪ 检验结果的可比性:仪器比对,每年进行一次同一系统间相同检测项目的样本比对试验等。

4.2.6.2.3　分析后过程:① 结果复核:生化平诊可启动自动审核,保证结果的准确性;② 样品的储存、保留和处置:检后样本 2~8℃ 保存 7 日,高压消毒后,医院统一按照医疗废物处置;③ 样品质量评估:输液侧采集、严重溶血、脂血样本对结果影响。联系临床医生或护士标本拒收,告知按照科室采集手册采集标本;④ 结果解释:临床医生或患者电话咨询;⑤ 危急值报告:危急值报告及时性,严格按照科室及组内要求及时上报危急值;⑥ 报告内容:按照医嘱内容及时完成检测;⑦ 结果发布:高于检测项目试剂说明书的线性,仪器自动稀释检测;⑧ 修改报告:需注明修改原因、告知人及控制在质量指标范围内等。

4.3·风险评价

4.3.1　建立风险可接受性标准

4.3.1.1　生化组应在相应的风险管理计划中规定、批准和文件化单项风险和总剩余风险的可接受性标准。风险可接受性标准应经实验室负责人批准实施,需基于适用的国家或地区法规、适用的安全标准和相关的医学实践标准来制定,同时应考虑普遍接受的当前技术水平和已知利益相关方的关注。

4.3.1.2　生化组应确定并记录评价总剩余风险的可接受性标准。建立依据可包括符合法规的要求,质量和能力标准的实验室认可,参加承认的能力验证计划等。

4.3.2　风险评价过程

4.3.2.1　对于每个识别出的危险情况,实验室均应依据风险可接受性标准来决定是否需要降低风险。通常情况下,若风险被认为是可忽略的,则相应风险是可以接受的,无需进一步降低风险。若需要降低风险,则应开展风险控制活动加以干预。

4.3.2.2　若风险虽经过干预,但风险水平被认为不可接受,又不能降低到可接受水平,或者当前的风险控制要求不适用于正在评价的特定危险情况,实验室管理层应根据风险-受益分析,决定是否启动或继续进行被评价的检验或服务。

4.3.3　风险分级及可接受标准

4.3.3.1　风险的危害性(S)水平(表 1)：根据危害的严重程度分为 1～5 分。

表 1　风险危害性评分

危害程度	评分	评　分　说　明
可忽略	1	临床不适
很小	2	临时伤害,无需专业的医学处理
中等	3	需要专业的医学处理的伤害
严重	4	永久的或危及生命的伤害
灾难性	5	引起患者或工作人员死亡

4.3.3.2　风险的概率(P)分级(表 2)：根据危害发生的频率分为 1～5 分。

表 2　风险概率分级

发生频率	评分	评　分　说　明
不可能	1	事件发生概率几乎为零
很少	2	事件发生概率非常低,几年 1 次
偶尔	3	事件可能发生,每年 1 次
可能	4	事件发生概率较高,每月 1 次
经常	5	事件发生概率非常高,每周 1 次

4.3.3.3　风险可探测性(D)分级(表 3)：根据危害识别的难易程度分为 1～5 分。

表 3　风险可探测性分级

可　探　测　性	评　分	可　探　测　性	评　分
很容易发现	1	需要专职人员才能发现	4
较容易发现	2	难以发现	5
一般工作人员就能发现	3		

4.3.3.4　风险评价标准(表 4)：风险评价是基于对危害的严重程度、危害发生的频次及危害的可探测性这 3 个方面综合考虑,依据评估结果计算风险优先积分(RPN)而判定风险等级。RPN = 危害程度(S)×危害发生的频次(P)×危害的可探测性(D)。风险等级按照 RPN 积分分级：当 RPN 在 1～8 分为低风险；当 RPN 在 9～36 分为中风险；当 RPN 在 37～125 分为高风险。

表 4　风险评价标准

RPN	风险等级	措　施　要　求
1～8	低	风险可接受,有防止风险上升的措施即可
9～36	中	须采取有效措施控制解决
37～125	高	应立即采取有效措施控制解决,未解决之前不能继续操作

4.4·风险控制

4.4.1　风险控制措施：生化组应确定、实施和验证风险控制措施，将风险降低到可接受的水平。风险控制措施应能减轻危害的严重度和(或)降低发生危害的可能性。在选择风险控制措施时，应按照优化过程设计固有的安全性能，改进仪器和设备的保护措施或者检验前、检验中、检验后和质量保证程序中的保护措施，增加员工安全信息提示，加强人员培训的优先顺序选择风险控制方法。

4.4.2　风险控制验证：应对每项风险控制措施的正确实施以及风险控制措施的有效性进行验证。

4.4.3　风险控制措施产生的风险：应对采取的风险控制措施进行评审，评估是否引入新的危害或者危险情况，以及对之前确定的危险情况估计的风险是否受到风险控制措施引入的影响。

4.4.4　剩余风险评价：实施风险控制措施后，应对剩余风险进行评价，并记录评价结果。

4.4.4.1　若判断剩余风险为不可接受，应采用进一步的风险控制措施。如降低风险不可行，实验室应开展剩余风险的受益风险分析，以决定是否继续开展该检验或服务。受益风险分析即通过对相关临床证据的分析确定预期用途的医疗受益是否大于剩余风险。

4.4.4.2　若判断为可接受的剩余风险，实验室应确定需要向预期接受者披露的剩余风险。应保留披露剩余风险相关的沟通记录。

4.5·风险管理评审

4.5.1　在形成风险管理报告前，应全面评审整个风险管理过程。相应的风险管理评审职责宜在风险管理计划中加以确定。风险管理评审的作用是确保风险管理计划正确实施，已识别的潜在危险情况均被处理或被有效监控，总剩余风险可被接受。

4.5.2　在对与检验或服务相关的已知危险情况逐个进行评估，并在确定的风险控制措施得到实施和验证之后，实验室应考虑单项剩余风险的综合影响，并使用风险管理计划中制定的准则确定每项检验或服务的总剩余风险是否可接受。风险管理报告中应记录全面风险管理评审的结果，并由实验室管理层批准。

4.6·风险监控

4.6.1　风险监督系统

4.6.1.1　实验室应对检验全过程相关的风险信息进行收集、评审和分析，同时建立风险监督系统用于确保医疗工作中相关风险信息及新的医疗法规和标准被及时收集和处理的机制能够有效实施。

4.6.1.2　应建立风险警报触发机制，以确保实验室对不良事件或趋势做出及时的响应。同时，应定期评价收集的风险监控信息，以确保风险控制程序持续有效。

4.6.1.3　当发现剩余风险已不再可接受，出现意外失效模式、危险情况或危害情况，存在未被识别的潜在风险事件的可能时，应评价是否需要应急措施以减少用户面临的风险及是否需启动应对措施，还应对前期实施的风险管理活动的影响进行评价，必要时重新实施风险管理评审。风险管理评价的结果应形成记录。

4.6.2　风险信息来源：实验室内部风险信息主要来源于性能评价、室内质量控制数据统计和分析、偶发事件报告、内部员工建议、内部审核、不符合项或纠正措施等。而外部来源则包括室间质量评价、用户投诉、不良事件、外部监督或评审、制造商通知、文献资料等。

4.6.3 降低风险的应急措施：如果发现检验结果对患者产生的风险不能被接受，应根据风险程度立即采取应急措施。降低风险的措施可采取通知相关的医务人员注意错误结果，复查并对错误结果进行更正；当风险的原因未被纠正前，暂停检验；必要时，向行政管理部门报告不良事件或偶发事件。

5. 相关文件和记录

《内部审核程序》《管理评审程序》《不符合识别和控制程序》《纠正措施管理程序》《风险评估记录》《投诉处理记录》。

参考文献

[1] 中国合格评定国家认可委员会.医学实验室质量和能力认可准则：CNAS-CL02：2023[S/OL].(2023-06-01)[2023-09-26].https://www.cnas.org.cn/rkgf/sysrk/jbzz/2023/06/911424.shtml.

（李　锋　李　想）

实验室生物安全风险管理程序

××医院检验科生化组管理程序文件		文件编号：××-JYK-××-××-×××	
版本/修改：第　　版/第　　次修改		生效日期：	共　　页　第　　页
编写人：	审核人：		批准人：

1. 目的

加强组内的生物安全管理，提高工作人员安全意识，确保常规工作有序进行，避免发生操作的安全事故，防止标本交叉污染，确保环境及人员自身安全。

2. 范围

生化组所有工作人员。

3. 职责

3.1·科室主任为实验室生物安全工作第一责任人，负责全面工作。科室主任任命安全主管主任负责安全工作的安排、指导和审核批准。

3.2·生化组安全员配合组长完成本组安全相关工作。生化组负责本组的医疗废物的高压消毒、特殊消毒工作及记录，保洁人员负责医疗废物分类收集、特殊处理、包装、检查、运送和交接。

4. 内容

4.1·人员管理及培训：组内安全工作主要由安全员负责，负责监督、管理安全相关的所有事务。

4.1.1　安全员负责组内所有人员的安全培训工作，包括新员工、进修人员、实习人员、保洁人员的培训工作。每年由专业组制定组内所有人员的具体安全培训计划。

4.1.2　安全培训内容主要包括安全管理体系文件学习、安全防护技能培训、安全防护设施设备安全使用培训、突发事件应急预案演习、专业组特殊技能的培训。所有培训记录计入个人档案。

4.2·人员准入要求

4.2.1　采取门禁管理，楼层负责人负责授权实验室人员的进入；保洁员、因公外来人员进入实验室时，应将随身物品放在清洁区妥善保管后，在缓冲区换好个人防护装备后由组内人员陪同方可进入实验区（外来人员需做好外来人员登记，方可进入实验室）。

4.2.2　组内工作人员进入工作区内必须穿着统一的工作服，防水、防腐蚀的工作鞋，并根据要求戴手套、口罩、帽子等防护用品。工程师、进修实习人员要求按正式工作人员要求。参观人员因在工作区内停留时间较短，除必须穿鞋套外可不做硬性规定。

4.2.3　在清洁区及实验室区域外活动，着装应符合实验室要求。

4.3·标本处理岗位

4.3.1　做好个人防护，包括但不限于医用乳胶手套、口罩、帽子、白大衣或隔离衣及工作鞋等。

4.3.2　样本接收人员必须核对标本是否合格，采血管及容器是否合格，有无漏洒等，标本合格后 LIS 上扫描接收。

4.3.3　需要去盖的标本由工作人员戴口罩在生物安全柜内进行标本去盖,生物安全柜的使用严格按照《仪器设备的安全使用标准操作规程》执行,不需要去盖的标本直接上全自动生化流水线,由流水线去盖模块进行标本的去盖操作。

4.3.4　出现标本溢漏或喷溅时,严格按照《溢出事故应急外置预案标准操作规程》和《紧急喷淋使用标准操作规程》执行。

4.3.5　每日标本检测前与检测后,用专用抹布和水桶配制新鲜的含有效氯 500～1 000 mg/L 消毒剂擦拭工作台面。

4.3.6　标本上机检测后及时用一次性薄膜或容器封闭保存。

4.3.7　每日工作结束后,将当日所有检后标本,交与检后标本储存间统一保存 7 日,之后由组内高压灭菌人员统一高压消毒处理。

4.4·仪器操作岗位

4.4.1　熟知仪器危险警示标识的意义(仪器运行中严禁开盖、防水、防烫、夹手、上机检测物去盖等),正确操作,规避危险发生。实验室检测仪器上禁止放置与实验无关的物品。

4.4.2　标本上机检测和仪器操作必须戴手套,操作严格按照仪器 SOP 执行。

4.4.3　上机检测的标本血清完全分离且量满足实验要求。

4.4.4　仪器运行时,切勿打开仪器的顶盖,以防出现意外事故。

4.4.5　仪器运行中出现故障时,须待仪器自动停机后,方可打开仪器的顶盖查找故障原因(必要时联系科室或厂家工程师)并进行排除;故障排除后并进行复位和冲洗,然后根据故障对结果是否有影响进行评估,需要时对仪器进行性能验证或故障前的标本进行回测,符合科室要求后方可恢复运行。

4.4.6　仪器故障超过 1 个工作日时,需及时将仪器状态的标示更换为红色。

4.4.7　每日工作结束后,做好仪器的每日维护保养和消毒工作;添加试剂时,试剂禁止放置于仪器的表面,防止试剂洒漏,保证试剂瓶外干燥。

4.4.8　仪器报废必须先进行清洁消毒后,交科室固定资产组处理。

4.4.9　应避免不必要的反光和强光。

4.4.10　应根据工作性质和流程合理摆放实验室物品,避免相互干扰。

4.4.11　当日不检测样本应即时封口保存于 2～8℃专用冰箱。

4.5·报告审核岗位:在报告审核间审核报告时必须摘掉手套。

4.6·溢出物的处理:组内溢出物的处理按《去污染标准操作规程》及相关文件执行。

4.7·检测后标本处理

4.7.1　实验结束后,将样本及时从仪器上卸载,所有开盖的血液标本应封口。在检后标本登记表上填写具体标本交接日期、专业组、标本份数以及标本交接人,将检后标本存放到检后标本储藏间的标本储存冰箱内。

4.7.2　标本保存期满后按感染性废弃物处置(血液标本、尿液、浆膜腔积液、脑脊液等标本一般保存 7 日后由组内高压人员进行高压灭菌后,交医院统一处理)。

4.8·人员免疫监督

4.8.1　组内新进人员必须进行岗前体检,检查项目包括肝功能、乙肝全套、胸部 X 线片等，检查结果上交科室安全组负责保管。

4.8.2　正式工作人员由预防保健科组织统一安排每年进行一次体检，检查项目包括肝功能、乙肝全套、胸部X线片、B超等，检查结果由个人录入人员健康档案，纸质结果下发个人保管。

4.8.3　组内工作人员应接受免疫接种，每年做乙肝表面抗体定量检测，必要时加强接种以保持抗体滴度。

4.8.4　对育龄期（准备怀孕及已怀孕）的工作人员由组内自行安排给予适当的照顾，以防止某些微生物（如风疹病毒）对胎儿的危害。

4.9·职业暴露的管理

4.9.1　工作人员应对所有患者的血液、体液及被其污染的物品均视为具有传染性的病源物质，工作人员接触这些物质时，必须采取相应防护措施。

4.9.2　建立工作员发生职业暴露后的处理流程和指导书，并对其暴露的级别和暴露源的病毒载量水平进行评估和确定。进行职业暴露后的监测，必要时在临床医生的指导下采用预防性用药。

4.9.3　对职业暴露进行登记管理，上报医院预防保健科。

4.10·实验室材料（试剂、耗材）管理

4.10.1　组内所用安全相关材料，包括各种安全防护用品及消耗品等，由组内专人负责向科室库管员提交购买申请，并提供具体要求，由科室库管员向医院器械科及总务科提交申请进行购买。

4.10.2　组内材料由组内专人负责向科室库管员领取或接收，接收时查验材料的数量和质量，无问题则收入库中，做好接收记录；有问题者拒绝接收，并向专业组长报告。

4.10.3　组内材料（试剂、耗材）安全管理：所有组内材料采取专人专职管理，并设有特定空间（库房、冷库）存放，保证材料的稳定性及安全性，并做好出入库登记工作。

4.10.4　根据组内用量定期领取实验相关材料，避免过多领取。

4.10.5　危险材料包括化学试剂、腐蚀性、有毒性物品等的管理及使用参照安全体系文件《危险化学品使用及管理程序》进行。

4.10.6　组内所用危险材料保存在专用的试剂柜中，采用双人双锁管理，最大限度的保证危险材料的安全及安全使用。使用时需做好相关记录，报废危险材料时需申请医院保卫科指导科室安全组进行处理。

4.11·内务管理：生化组"5S"（整理、整顿、清扫、清洁和素养）管理模式。

4.11.1　整理：区别要与不要的东西，只保留有用的东西，撤除不需要的东西。各分区内的物品或实验室耗材等按要求放在规定位置，台面不应摆放过多物品，根据物品的使用频率或日常用量，决定存放地点。

4.11.2　整顿：所有物品按规定位置摆放整齐，并做好标识进行管理。规定各区内仪器、物品的摆放位置，包括未检、在检、已检、留样待测样本的位置，做好标识，勿随意乱放。

4.11.3　清扫：将不需要的东西清除掉，保持工作现场无垃圾、无灰尘、干净整洁。组内清扫工作由保洁员按要求每日进行打扫，要求不同区域应采取不同的装备进行清洁；组内在不同区域设定责任人，负责监督负责区域的清扫工作。

4.11.4 清洁：每工作日进行整理、整顿、清扫，并且制度化、规范化，维持其成果。由安全员监督内务，定期检查，并评价内务工作的质量。

4.11.5 素养：通过上述活动，养成人人依规定行事的良好习惯。

4.12·实验室的消毒：实验室分污染区、缓冲区和清洁区，各区域的消毒处理方式各不相同。

4.12.1 应定期对实验室的物体表面、空气、贵重仪器、实验器材进行消毒。消毒的方式：含氯消毒剂、紫外线、高压蒸汽灭菌等。不同的物品种类处理方式不同（如塑料制品不能用高压蒸汽灭菌式），不同污染程度的物品处理方式和消毒剂浓度也会不同（如物体台面消毒剂的剂量可低一些，生物标本剂量会大一些）。

4.12.2 感染性废弃物（废弃标本、废弃培养基等）采取先高压灭菌，后送医院医疗垃圾处理站。对高危或烈性传染病（如霍乱、炭疽、布鲁杆菌病等）检验后的标本，应立即高压蒸汽灭菌消毒处理，或集中存放在专门的带锁冰箱内到要求存放时间后，由专人负责高压蒸汽灭菌消毒处理。

4.12.3 组内所有的高压灭菌工作由具有资质的专职消毒人员进行。

4.12.4 组内有专门的内务管理人员（如保洁人员）清洁实验室地面，台面、仪器的清洁维护有记录。

4.13·实验室设施设备管理

4.13.1 由组内安全员监督空调维护人员对实验室排风系统进行日常维护及过滤器的更换工作。

4.13.2 组内所有仪器搬迁或维修、维护时需采取去污染措施，由安全员监督执行，并填写相关记录。

4.14·医疗废物的管理

4.14.1 组内工作人员要明确生活垃圾和医疗垃圾的处理方式不同，需要分开收集。医疗垃圾又主要分为"感染性废物""损伤性废物"和"化学性废物"，必须分类收集。

4.14.2 包装要求与标识：生活垃圾包装袋的颜色用黑色，医疗废物采用黄色（印有生物安全通用的警示图标）。要保证医疗废物包装袋防渗漏、防破裂、防穿孔，必要时需套双层使用。收集封口后，包装袋外面还应有文字说明，如"感染性医疗废物"。盛装针头、破碎玻璃等锐利器具，必须采用专用利器盒，要保证不会出现破裂、刺穿等情况。

4.14.3 安全员负责指导对专业组的医疗废物进行分类识别，进行生物安全的处置培训，定期进行生物安全检查。

4.14.4 保洁人员收集和运送专业组的医疗废物，用密封车送到院内医疗废物暂时存放地。双方要对医疗废物进行清点交接、记录、签收（类别、数量、包装是否合格），保障其得到妥善处理。记录保存至少 3 年。

4.14.5 高危感染性医疗废物在运送出专业组前必须进行无害化处理。

4.14.6 在医疗废物运送的过程中，采用专用的医疗废物运送工具，防止包装破裂和医疗废物的流失、泄漏和扩散，防止医疗废物直接接触人体，运送工作结束后，必须及时进行清洁和消毒。

4.15·安全管理应急预案

4.15.1 科室安全组负责制定科室安全管理的应急预案,主要包括实验室污染及安全事故的应急预案,溢出事故的应急预案,突发事故如消防、地震、水灾的应急预案。

4.15.2 组内安全员负责对专业组所有人员进行各类应急预案的培训及现场演练。

4.15.3 组内所有人员应牢固掌握各类操作技术,并提高警惕,避免危险事故的发生。

4.15.4 一旦发生事故应沉着冷静,大胆应对,及时处理。

4.15.5 事故发生后按照安全体系文件《事故报告》要求进行逐级上报。

5. 相关文件和记录

《实验室生物安全认可准则》《生物安全管理》《废弃物处理记录表》《高压蒸汽灭菌器记录表》《意外暴露报告记录表》《紫外消毒记录表》《外来人员进入登记表》《突发事故记录表》《紧急喷淋装置检查表》。

参考文献

[1] 中国合格评定国家认可委员会.医学实验室质量和能力认可准则:CNAS-CL02:2023[S/OL].(2023-06-01)[2023-09-26].https://www.cnas.org.cn/rkgf/sysrk/jbzz/2023/06/911424.shtml.

[2] 中国合格评定国家认可委员会.医学实验室质量和能力认可准则的应用要求:CNAS-CL02-A001:2023[S/OL].(2023-08-01)[2023-09-26].https://www.cnas.org.cn/rkgf/sysrk/rkyyzz/2023/08/912141.shtml.

（李 锋 马 红）

持续改进程序

××医院检验科生化组管理程序文件	文件编号：××–JYK–××–××–×××	
版本/修改：第　　版/第　　次修改	生效日期：	共　　页　第　　页
编写人：	审核人：	批准人：

1. 目的

实验室定期对全部运行程序进行系统评审，及时制定和实施全面有效的改进措施，确保质量管理体系得到持续改进。

2. 适用范围

适用于运行的质量管理体系及检验程序等。

3. 职责

3.1·实验室负责人负责批准质量管理体系的持续改进工作。

3.2·实验室管理层组织、策划、验证和落实质量管理体系各要素的持续改进工作。

3.3·生化组组织人员执行质量管理体系的持续改进工作。

3.4·生化组工作人员有责任发现和提出改进措施。

3.5·实验室管理层监督和验证质量指标的改进。

4. 程序

4.1·实验室管理层应按照管理体系的要求对生化组管理体系的运行现状进行分析和评价，并对所有操作程序进行评审，识别需改进的领域。

4.1.1　生化组应不断提高管理体系的有效性，通过生化组检验活动中所涉及的检验前、检验和检验后过程的各项质量目标、质量指标的实施情况分析评价生化组的管理体系运行现状，包括各项指标完成情况、运行效果、不符合指标的识别。

4.1.2　对于不符合的指标，分析其原因并采取措施进行改进，定期监督改进效果，实现持续改进。

4.1.3　生化组管理体系的运行现状分析和评价的类别及频率。

4.1.3.1　生化组各项质量目标、指标见《生化实验室质量目标管理程序》《实验室质量指标管理程序》文件中的指标执行。

4.1.3.2　依据《质量指标监测程序》分为定期分析评价和不定期分析评价。定期包括每月、每季度、每年；不定期包括日常工作中随机识别、监督检查、外部主管部门督导以及投诉。

4.1.4　对生化组的所有操作程序文件进行评审。

4.1.4.1　评审文件的类型：项目 SOP、仪器 SOP、质量控制 SOP、性能验证 SOP 等。

4.1.4.2　重点关注的评审文件：① 新开展项目的 SOP 文件；② 试剂发生变化的 SOP 文件；③ 检验程序升级的 SOP 文件；④ 程序参数发生变化的 SOP 文件；⑤ 临床医护或患者投诉项目的 SOP 文件；⑥ 室内质控失控率较高或不稳定的项目 SOP 文件；⑦ 室间质评未通过的项目 SOP 文件；⑧ 报告危急值的项目 SOP 文件（包括 K、Na、Ca、GLU、UREA、CREA、AMY 等）；⑨ 性能验证出现未通过的项目 SOP 文件。

4.1.4.3　针对生化组所有的评审文件,应从发生变化的内容里分析评价该变化对检验结果质量和(或)患者安全的影响。应依据影响大小采取措施进行改进,直至对检验结果质量和(或)患者安全的影响被消除。

4.2·生化组应结合生化检验活动的具体特点实施风险评估和改进机会的识别。

4.2.1　改进机会

4.2.1.1　风险评估:结合每个项目实验室诊断的价值风险、时效性风险、操作流程风险等进行风险评估,以此寻找改进机会。

4.2.1.2　质量方针的执行:生化组对于科室管理体系方针的执行是否能够满足实验室的运行需求,如有个别设备老旧故障率高,导致肝功能、肾功能、酶类等项目检测质量不稳定,且频繁维修导致生化项目无法满足质量方针里规定的"准确及时"的要求,则生化组发现该改进机会,并应向实验室管理层及时提交改进需求。

4.2.1.3　操作程序的评审:定期开展操作程序评审,尤其重点关注操作程序发生变化的项目,如甘油三酯项目变更了试剂厂家 A,且与实验室生化组使用的 B 厂家仪器为非配套系统,实验室通过操作程序评审识别出该改进点,而实验室及时修订操作程序参数与实际相符后予以改进,消除了风险。

4.2.1.4　总体目标:如 TAT 符合率是由检验前 TAT、检验 TAT 和检验后 TAT 构成,虽然每月 TAT 符合率总体目标满足要求,但其中检验前 TAT 偶尔出现未能达标的情况,生化组通过对总体目标和拆分目标分步进行评审的方式进行分析改进。

4.2.1.5　外部评审报告:如 CNAS 实验室认可评审、上级部门的督导检查等发现的问题,都应纳入实验室范围进行原因分析,采取措施予以改进。

4.2.1.6　内部审核(简称"内审")结果:在内审中识别的生化专业的不符合,均需进行原因分析,并采取措施予以改进。

4.2.1.7　投诉:重视患者和用户的投诉,分析原因识别投诉的性质,根据客观标准判定有效投诉和无效投诉。就有效投诉中提出的涉及体系运行的资源、流程、效率、态度以及技术工作等各项建议,可作为识别发现进行分析评估,并采取措施予以改进。

4.2.1.8　纠正措施。

4.2.1.9　管理评审:在管理评审过程中识别的生化组不能满足质量方针、目标或指标,影响体系运行的适宜性、充分性、有效性的任何发现,都要进行原因分析,并采取措施予以改进。

4.2.1.10　员工的建议:关注员工建议,就其中涉及的体系运行的资源、流程及技术工作等各项建议,可作为识别发现进行分析评估,并对评估后存在实际意义的建议采取措施予以改进。

4.2.1.11　数据分析:对于生化组在体系运行中的每月每个项目(包括平急诊、干湿化学、不同场所)的室内质控、患者结果均值变化趋势、不合格标本、撤回报告数等各项质量目标和指标的数据进行汇总分析后,识别不符合或发现的趋势,对其进行分析评估后采取措施予以改进。

4.2.1.12　EQA 结果来识别:临床化学 EQA 一般每年组织 3 次室间质评活动,不能仅限于年度汇总分析,对于每一次的室间质评结果都要进行分析评价,不论结果是否全部通过。对于结果中存在的离散度增大或整体 5 个样本结果均偏向一侧且偏倚增大等趋势性变化或发生的失控,均要进行识别,分析评估后采取措施予以改进。

4.2.2 梳理生化组各项目风险发生的频次:如钾失控频率过高、尿素(UREA)室间质评结果 1 年 3 次里失控 2 次、GLU 月度质量 1 年内超出规定范围 3 次等。对于发生频率高的项目予以重点关注,进行分析评估后采取措施予以改进。

4.2.3 梳理生化组各项目风险发生的危险程度。生化项目的危险程度分级:危急值项目>急诊项目>其他平诊项目。

4.2.4 依据风险发生的频次高低及危险程度对生化项目进行排序。筛选出高危、中危及低危项目,分别采取相应的措施进行处置。

4.3·实验室管理层应将改进计划和相关目标告知员工,并为实验室工作人员提供适当的教育和培训机会,提高人员能力和素质,改进生化组工作。

4.4·改进记录:所有的改进均应及时进行记录,便于汇总分析及查阅。记录保存时间依据实验室《记录控制程序》的文件规定执行。

5. 相关文件和记录

《持续改进的管理程序》《生化实验室质量目标管理程序》《实验室质量指标管理程序》。

参考文献

[1] 中国合格评定国家认可委员会.医学实验室质量和能力认可准则:CNAS-CL02:2023[S/OL].(2023-06-01)[2023-09-26].https://www.cnas.org.cn/rkgf/sysrk/jbzz/2023/06/911424.shtml.

[2] 中国合格评定国家认可委员会.医学实验室质量和能力认可准则的应用要求:CNAS-CL02-A001:2023[S/OL].(2023-08-01)[2023-09-26].https://www.cnas.org.cn/rkgf/sysrk/rkyyzz/2023/08/912141.shtml.

(李 锋 李 想)

用户反馈及改进程序

××医院检验科生化组管理程序文件	文件编号：××-JYK-××-××-×××
版本/修改：第　　版/第　　次修改	生效日期：　　　　　　共　　页　第　　页
编写人：	审核人：　　　　　　批准人：

1. 目的

实验室应建立与患者、用户和员工沟通的渠道，正确、及时接受患者、临床医护部门和员工的意见建议，持续改进质量管理体系，提高服务质量。

2. 适用范围

适用于来自患者、临床医护部门和员工的各种形式的反馈，包括满意度调查。

3. 职责

3.1·实验室负责人负责批准《用户反馈及改进程序》。

3.2·实验室管理层负责策划、制定、审核《用户反馈及改进程序》。

3.3·实验室管理层监督和落实用户反馈及改进措施，并告知实验室工作人员。

4. 程序

4.1·生化组尊重患者、用户和人员建议或反馈，根据科室满意度调查的内容及反馈，了解实验室患者、用户和人员对于临床化学领域的各种建议或反馈意见。

4.2·实验室管理层系统地监测和评价实验室对患者医疗服务的贡献以及向患者、用户和员工征求反馈意见，及时掌握实验室的服务质量情况。及时将收集的各种反馈意见转交生化组进行分析评估和采取措施，予以改进。

4.3·反馈内容可包括

4.3.1　质量目标：如生化组的不合格标本率、TAT符合率、危急值回报符合率、结果准确率、报告及时率、医患满意度等各项质量目标。

4.3.2　质量指标

4.3.2.1　生化组内部的各项质量指标，包括标本类型错误率、标本容器错误率、标本采集量错误率、检验前周转时间中位数、实验室内周转时间中位数、室内质控项目开展率、室内质控项目变异系数（CV）不合格率、检验报告不正确率、危急值通报率、危急值通报及时率等。

4.3.2.2　生化组外部的各项质量指标，包括EQA项目参加率、EQA项目不合格率、实验室间比对率等。

4.3.3　其他建议或反馈

4.3.3.1　生化组相关资源，如生化组设备数量过少；生化项目多，采血量大；项目多，自助打印机打印页数多等。

4.3.3.2　服务流程，如采血窗口排队时间长、采血点位置不合理等。

4.3.3.3　服务态度，生化组人员不接电话、没有耐心等"生冷硬顶推"现象。

4.3.3.4　技术工作，如生化组新技术、新业务开展速度慢，不能满足临床需求；开展项目少，不是每日开展；部分特殊项目不能检测，患者需要到其他医院，甚至外地医院检测等。

4.3.4 员工建议或反馈,实验室程序文件与实际不符、实验室流程有待优化、实验室设备不足或故障率高发、实验室人员紧缺、实验室环境温湿度容易超过说明书规定条件等。

4.4·生化组收到实验室管理层转来或生化组接收到的各种建议及反馈意见,及时进行识别并进行分析评估,并对评估后具有实际意义的建议采取措施予以改进。

4.5·生化组应保存包括所采取措施在内的反馈记录,同时将反馈所采取的措施告知实验室工作人员,并提供适当的教育和培训机会,提高人员能力和素质,改进实验室工作。

参考文献

[1] 中国合格评定国家认可委员会.医学实验室质量和能力认可准则:CNAS-CL02:2023[S/OL].(2023-06-01)[2023-09-26].https://www.cnas.org.cn/rkgf/sysrk/jbzz/2023/06/911424.shtml.

[2] 中国合格评定国家认可委员会.医学实验室质量和能力认可准则的应用要求:CNAS-CL02-A001:2023[S/OL].(2023-08-01)[2023-09-26].https://www.cnas.org.cn/rkgf/sysrk/rkyyzz/2023/08/912141.shtml.

(李 锋 李 想)

第二篇

第二篇

标准操作规程

第五章
仪器设备标准操作规程

全自动生化分析仪标准操作规程

××医院检验科生化组管理程序文件	文件编号：××-JYK-××-××-×××	
版本/修改：第　　版/第　　次修改	生效日期：	共　　页　第　　页
编写人：	审核人：	批准人：

1. 目的
建立规范标准的全自动生化分析仪的操作程序。

2. 仪器名称及型号
××（品牌）××（型号）全自动生化分析仪。

3. 范围
适用于检验科生化组经授权的检验技术人员和经授权的工程师（适用时）。

4. 仪器简介和工作原理
4.1·仪器简介：××全自动生化分析仪采用了先进的模块化设计理论，基于智能化流程管理软件的多模块组合。本实验室系统由电解质、生化检测模块组成，每小时理论测试量达3 600个测试。

4.2·工作原理

4.2.1　样本的检测：仪器自动吸样、加试剂、比色（或比浊）、结果计算。

4.2.2　比色法：被测物质吸光度与其浓度大小成正比，即吸光度与浓度之间满足朗伯-比尔定律：$A = K \times C$。

4.2.3　透射比浊法：抗原、抗体反应形成复合物，引起溶液浊度变化，导致透过光的减弱，减弱的强度与被测蛋白的含量呈多点线性关系。

5. 运行环境
5.1·空间安装要求：仪器应安装在稳固平整的地面。仪器两侧各保留至少0.50 m的空间，后部至少要有0.50 m的空间，以方便维护保养和仪器热气的排放。要水平放置，避免震动。仪器放置于通风良好、灰尘少的环境，避免过冷或过热，或日光直射。

5.2·环境条件要求

5.2.1　环境温、湿度：18～32℃，温度的改变应该小于2℃/h，环境相对湿度40％～80％。附近没有会产生电磁波的仪器。

5.2.2　电源电压要求：输入电压220 V（±10％），50 Hz（±3‰），有良好接地的电源，单独接地线，对地阻抗小于10 Ω，零地电压小于2 V，仪器功率6 kVA，建议UPS功率大于10 kVA。

5.2.3　供水要求：无菌去离子水（要求＜10 CFU/mL，电导率≤0.1 μS/cm），去离子水温在5～28℃之间，水量为62 L/h，水压为0.49～3.92 kg/cm^2。

5.3·仪器安全：在仪器周围不可使用可燃性危险品，避免引起火灾和爆炸。仪器处于运行状态，禁止打开仪器前面、侧面和背面面板，以免损害仪器线路和管道。

5.4·人员安全：仪器设备中所有与患者的样品接触或有潜在性接触可能的表面与零件

都视为污染物。在操作、维护仪器设备时,需穿戴保护性的手套和外套。在仪器运转过程中,勿触及移动的所有装置,避免人身伤害。

6. 试剂耗材

6.1·全自动生化分析仪配置两个试剂仓,分别为 R1 试剂仓、R2 试剂仓,试剂必须使用配套的试剂瓶才能装载在试剂仓中,可供使用的试剂瓶规格有 120 mL、60 mL、30 mL、15 mL,共 4 种,使用 15 mL、30 mL 试剂瓶时必须使用相应的"适配器,挡片"固定,以防止试剂瓶倾倒。试剂瓶尽量不要重复使用,或者清洗干净后再次使用。

6.2·全自动生化分析仪配置 ID 条形码识别方式和固定试剂瓶位置两种试剂识别方式。将试剂设定为 ID 条形码方式时,仪器通过扫描试剂瓶上的条形码自动识别试剂的种类。这种识别方式必须使用原装配套试剂。对于非原装试剂或在某些情况下 ID 条形码识别方式不能正常使用时,必须采取固定试剂位置方式,指定试剂种类的位置。

7. 操作步骤

7.1·开机前准备

7.1.1　检查水源:仪器要求使用去离子水,其最大耗水量(全部使用浓缩双试剂)150 L/h,开机前应检查去离子水贮备量。

7.1.2　检查电源:仪器建议配备容量 6 000 V 以上的断电不间断电源(UPS)。检查 UPS 电源应该处在断电保护(inverter)及 AC 灯亮的工作状态。

7.1.3　检查清洗剂原液量:清洗剂原液桶内液面不低于 1/3,如不足,需添加。

7.1.4　检查样品、试剂分配器及样品针、试剂针、搅拌棒是否正常。

7.1.5　检查样品针清洗液(W1 位),Det1 位置放置 2% 清洗液 B 50 mL,Det2 放有效氯量为 0.5% 的次氯酸钠消毒液 50 mL,如不够,则添加。

7.1.6　检查试剂:在开机前将放有试剂瓶的试剂盘放入相应的试剂仓中。如果开机后再放试剂盘,将无法使用选择性查试剂方式,仅可使用"ALL"(全查)。

7.2·开机

7.2.1　打开供水系统开关;仪器有 3 种开机方式,总关机后开机、待机状态下开机和自动开机。

7.2.1.1　总关机后开机:总关机是指按"EM STOP"键关机后再开机,此状态下开机需先按仪器右侧的白色(RESET)键,按键后可听见冰箱启动声音。再按白键旁边的绿色(ON)按键,仪器及计算机将启动。

7.2.1.2　待机状态下开机:关机后保持冰箱继续开启为待机状态。此状态下开机仅需要按"ON",仪器及计算机将启动。

7.2.1.3　自动开机:仪器可以在系统参数内或者在关机窗口内预先设定每日或第 2 日的自动开机时间,自动开机必须在待机状态下才可以执行,在设定的时刻仪器及计算机将自动启动。

7.2.2　仪器初始化:在任一种方式下开机启动后,计算机屏幕出现"Program download to the analyzer"(程序下载)后将自动进入到程序的"Start Condition"(起始菜单)。同时仪器将自动运行"Inital"(初始化)程序使仪器各部分做复位动作后,仪器转到"Warm Up"(预热)状态。

7.3·定标

7.3.1 定标条件：下列情况下需要进行项目校准，如更换不同批号试剂时；室内质控结果失控；试剂达到需要校准的时间间隔或者仪器软件提示需要定标；仪器重要部件的维修或更换，可能影响检测结果时，应当进行项目校准。

7.3.2 定标人员：授权仪器操作人员。

7.3.3 设置校准品：点击"菜单列表"，选择"参数"，点击"定标参数"，选择"定标品"，进入"定标品"界面，点击"编辑"设置定标液的名称，定标液放在样本架的位置，点击"确认"保存并退出。

7.3.4 设定校准参数：点击"测试菜单"，选择"参数"，点击"定标参数"，选择"定标具体参数"，进入"定标具体参数"界面，点击"编辑"设置按参数文件设定相应定标液的具体值，限制范围。

7.3.5 编制定标项目：点击"复位"，选择"样本架申请"，点击"定标"，进入定标项目编辑，确认到期需校准项目，并登记在《校准记录表》的项目栏目中，同时记录定标原因及定标类型，如需校准未到期的项目点击"开始登录"，选需定标项目及定标模式（RB或定标）如果选择"定标"则"RB"也一定会被选上，点击"登录"保存并退出。

7.3.6 装载定标品。

7.3.7 开始定标：在"待机"状态下，点击 ▶ 图标，仪器将会自动完成定标操作。

7.3.8 查看定标结果：点击"菜单列表"，选择"定标"，点击"定标监测"，在"状态"中选择要查看的项目，进入"定标详细信息"界面查看定标曲线。

7.3.9 定标失败的处理

7.3.9.1 检查试剂：试剂状态、批号、有效期、保存条件等。

7.3.9.2 校准品：复溶状态、保存时间、保存条件及有效期等。

7.3.9.3 室内质控物：复溶状态、保存时间、保存条件及有效期等。

7.3.9.4 仪器原因：光路（灯泡寿命）、比色杯、水浴池及保养情况，必要时联系工程师进行仪器维修保养。

7.4·室内质控：建议质控在LIS系统上操作，将质控当作患者样本，给其固定号码，用于每日质控，也可在仪器上建立质控。

7.4.1 质控品的准备：每日从2～8℃冰箱及-20℃取出各项目质控，室温放置15 min左右，轻轻颠倒混匀数次，使质控品完全溶解备用。各项目质控品的使用、复溶、分装、保存参见质控品说明书。

7.4.2 质控品分析的个数、浓度水平及频率：每批使用2～3个浓度水平的质控品，8 h内进行1～2批的质控品检测，一般在检测标本前检测，在质控在控的情况下进行常规标本的检测。

7.4.3 质控操作程序：每日上班，由仪器操作人员将分装后的质控品从-20℃冰箱拿出质控高值和质控低值，室温放置30 min，以使其充分复溶，然后将质控品上下颠倒或轻弹混匀。复溶后的生化质控品随标本一起进行操作。拿出的质控品因其他原因未及时使用（比如质控品拿重），不能放入冰箱再次使用。

7.4.4 质控规则：根据Westgard-Sigma规则进行设置（见《室内质量控制管理程序》）。

7.4.5　失控情况处理及原因分析：出现失控情况时，操作人员及时报告专业组长，立即采取纠正措施，并有详细记录。实验室负责人对失控情况进行失控分析，并根据失控情况，对临床检验结果进行重新评估。

7.5・标本检测

7.5.1　常规标本

7.5.1.1　编制工作表：点击"复位"，选择"样品架申请"，选择"样品"中的"测试申请"。

7.5.1.1.1　单个样本编程：点击"复位"，选择"样品架申请"，选择"样品"中的"测试申请"，在"样品号"中确认当前需编辑的样本号，确认后点击"开始登录"后选择项目，点击"登录"确认。如要编辑下一样本，继续选择项目，然后点击"登录"，完成项目编程后点击"退出"，将相应的样本按顺序放在白架子上放在进样区，点击"开始"开始运行。

7.5.1.1.2　采用条形码模式则无需上述复杂的编程，直接将带条码的样本放置于样本架即可。但条形码模式必须开发与所使用仪器系列相匹配的"实验室信息系统"即 LIS 系统，不同实验室可根据实验室具体情况设定相应的操作规程。

7.5.1.2　开始测定程序：仪器在"待机"或"测量 2"，点击界面上的 ▶ 键，界面中弹出"开始"对话框。检查窗口中"例行"对应于"血清""尿""其他 1""其他 2"的起始样本号必须与传送轨道的第一个样本号一致，否则点击"编辑样品编号"进行修改。点击"开始"启动仪器，开始自动测定操作。

7.5.2　急诊样本：全自动生化分析仪有一种急诊标本插入方式，即急诊样本架（红色）插入。

7.5.2.1　编辑急诊样本：点击"复位"，选择"样品架申请"，选择"样品"中的"测试申请"将"样本类型"中点击"开关"转换到"急诊"，在"样本号"中确认当前需编辑的急诊样本号，在"类型"中选择样本类型（血清、尿液等），确认后点击"开始登录"后选择项目，点击"登录"确认，如要编辑下一样本，继续选择项目，然后点击"登录"，完成项目编程后点击"退出"。

7.5.2.2　急诊样本测定结果查看和输出与常规样本一样。

7.5.3　复查样本：重新测定有两种方式，自动重测和样本架重测。

7.5.3.1　自动重测：选择"菜单列表"→"系统"→"系统状态"→"自动重测"下拉框中选择"可用"。自动重测需相关人员设置自动重测条件。

7.5.3.2　样本架重测：选择"菜单列表"→"系统"→"系统状态"→"自动重测"下拉框中选择"禁用"。

7.5.3.3　开始重测：将重测样本取出，按照重测表上的顺序放置在橙色样本架上，将样本架放置在样本传送轨道，按 ▶ 开始测定。

7.5.4　查看测定结果

7.5.4.1　实时浏览结果：点击"复位"，选择"样品状态"，选中要查看的样本，点击"详细信息"可以查看当前选中样本的结果，或者点击"实时显示"查看所有样本结果信息。

7.5.4.2　查看反应曲线：点击"复位"，选中"样品管理员"，仪器默认选中当前索引下所有样本（如要查看以前索引结果，可以在"搜索"中查找需要查看的索引），然后选中"样品"查看所有样本结果信息，选中需要查看项目，点击"反应监控器"查看选中项目的反应曲线。

7.5.5　数据传送：数据输出有两种方式，打印报告、传输至在线输出。

7.6・关机程序

7.6.1 关机前执行电解质分析单元清洗：在电解质处的"Clean"（清洁）位置放上电解质的清洁液。在"复位"界面下，点击"分析仪保养"，选择"ISE保养"，进入"保养"。点击右下角的"清洁"清洁电解质单元，清洗完毕后仪器自动回到"待机"状态。

7.6.2 关机：仪器操作主界面有一个 ▨ 键，点击此键，弹出"关机"窗口。点击"是"，仪器将自动关闭 ANL 主机及 PC 电脑，仪器进入"待机关机"。在此状态下仪器试剂仓保持制冷，试剂可以放在试剂仓中不用取出。在此状态下 ISE 将自动做电极的定时冲洗。

7.6.3 关闭水源开关。

8. 仪器校准

8.1・校准周期：1年。校准方：仪器生产厂方或由其授权的单位。

8.2・校准方法：按照仪器的维护校准计划实施或者在仪器校准有效期到期 1 个月前，由组长联系全自动生化仪工程师上门校准；由校准方提供校准人员资质证书或者授权文件。

8.3・校准内容：按《仪器校准符合性指标协议》内容进行。

8.3.1 工作环境及仪器状态检测：环境温度 15～32℃，相对湿度 20%～80%，仪器工作电压（220±22）V。

8.3.2 仪器各组成机构工作检测：包括电源线、除尘过滤网、键盘工作、打印系统、显示屏、传输系统、清洗机构、搅拌器、加样机构等工作状态是否正常。

8.3.3 光电校正：检查全部比色杯透光性的一致性及光源的稳定性，每周做一次光校正。

8.3.4 加样系统检查：保证加样系统完好，检测周期为每日。

8.3.5 仪器检测内容：化学分析模块，包括杂散光：要求吸光度不小于 23 000；吸光度线性范围：要求直线回归相关系数大于 0.995；吸光度准确性：要求吸光度 4 860 的允许误差为 ±250；吸光度 9 680 的允许误差为 ±700；吸光度稳定性：要求极差小于 100；吸光度重复性：要求变异系数<1.5%；样品携带污染率：要求不大于 0.5%；加样系统的准确性与重复性：要求 CHKS 的吸光度应位于规定范围内，且 CV 应小于 1.5%；CHKR1 的吸光度应位于规定范围内，且 CV 应小于 0.5%；CHKR2 的吸光度应位于规定范围内，且 CV 应小于 1.0%；孵育池温度准确度及波动：要求温度在 37℃±0.3℃范围内；试剂仓温度检测：要求在 4～12℃范围内；临床项目的批内精密度：要求总蛋白小于 2.5%，尿素小于 2.5%，丙氨酸转氨酶小于 5%。

8.3.6 校准完成后，应当由××公司出具有签名盖章的校准合格证书，并注明有效期限，同时附有完整的校准记录，包括校准后的各种数据等内容。校准报告收到后应当经过生化组组长的审核并签名确认后，妥善保存。及时在仪器设备档案中记录校准时间，校准结果及有效期，并注明下次拟校准的日期。

9. 维护与保养

9.1・ANL 保养：在"复位"界面下，点击"分析仪保养"，进入"保养"界面，里面有每日、每周、每 2 周、每个月、每 2 个月、每 3 个月、每半年、每 1 年、按需保养，按照里面的要求进行相应的仪器维护保养。每一项保养完成需点击"更新"以表明保养已完成。

9.2・ISE 保养：在"复位"界面下，点击"分析仪保养"，选择"ISE 保养"界面，里面有每日、每周、每 2 周、每个月、每 2 个月、每 3 个月、每半年、每 1 年、按需保养，按照里面的要求进行相应的仪器维护保养。每一项保养完成需点击"更新"以表明保养已完成。

9.3·每日维护：检查样本和试剂 R1 和 R2 分配器是否有渗漏。检查清洗液蠕动泵是否有渗漏。检查主清洗液面(B)、样本针清洗液(W1 位)是否足够。检查/清洗样本针、试剂针和搅拌棒。检查打印机和打印纸。检查 ISE 试剂分配器是否渗漏。执行清洗程序，自动冲洗样品池与电极管路。

9.4·每周维护：清洗样本针、试剂针和搅拌棒。进行 W2(自动冲洗比色杯、搅拌棒、试剂探针与废液管路)。进行光电校正。检查 Na/K 电极的选择性。

9.5·每月维护：清洗样本探针和试剂探针冲洗池，清洗搅拌棒冲洗池，清洗冲洗头，清洗去离子水过滤器，清洗样品针过滤器，清洗 ISE 单元的搅拌棒和液面传感器，清洗样品池。

10. 应急处理

如果发出了一项警报，则警报按钮将闪烁。当"警报"按钮闪烁时，有必要打开"警报"窗口查看相应的警报。警报窗口识别各种系统警报状态。

10.1·选择"警报"(总览按钮)，显示警报窗口。选择各条警报，查看具体说明和消除办法(显示在屏幕下半部分)。

10.2·根据相应的消除办法，纠正各个警报状况。如果出现任何故障，可参考仪器说明书"具体模块的检修办法"一章。

10.3·选择"关闭"，可关闭警报窗口。

11. 注意事项

在进行相应操作时，务必穿防护服；把所有患者样本都当作可能传染的样本；如果感染物碰到了皮肤，立刻用水冲洗并寻求医生建议；如不慎吞下任何反应剂或样本，立刻寻求医生建议；当系统运行时，不要触碰样本探针和冲洗口。

12. 相关文件和记录

《环境温湿度记录表》《水机压力、电导、pH 和微生物监测记录》《室内质控失控分析报告》《仪器校准符合性指标协议》《全自动生化分析仪校准记录表》《全自动生化分析仪使用维护保养记录》。

参考文献

[1] 尚红,王毓三,申子瑜.全国临床检验操作规程[M].4 版.北京：人民卫生出版社,2015.

[2] 万学红,卢雪峰.诊断学[M].9 版.北京：人民卫生出版社,2018.

[3] 中国合格评定国家认可委员会.医学实验室质量和能力认可准则：CNAS-CL02：2023[S/OL].(2023-06-01)[2023-09-26].https://www.cnas.org.cn/rkgf/sysrk/jbzz/2023/06/911424.shtml.

[4] 中国合格评定国家认可委员会.医学实验室质量和能力认可准则的应用要求：CNAS-CL02-A001：2023[S/OL].(2023-08-01)[2023-09-26].https://www.cnas.org.cn/rkgf/sysrk/rkyyzz/2023/08/912141.shtml.

(袁恩武　代延朋)

全自动化学发光分析仪标准操作规程

××医院检验科生化组管理程序文件	文件编号：××-JYK-××-××-×××	
版本/修改：第　　版/第　　次修改	生效日期：	共　　页　第　　页
编写人：	审核人：	批准人：

1. 目的

为保证化学发光分析仪的正确使用,建立规范标准的化学发光分析仪的操作程序。

2. 仪器名称及型号

××(品牌)××(型号)化学发光分析仪。

3. 应用范围

适用于生化免疫组经授权的检验技术人员和经授权的工程师(适用时)。

4. 仪器简介和测试原理

4.1·仪器简介：××化学发光分析仪采用目前国内、外最先进的电化学发光分析技术(ECLIA),ECLIA 是继放射免疫、酶免疫、荧光免疫、化学发光免疫之后的新一代标记免疫测定技术。该技术将免疫反应、生物素-链霉亲和素技术、电化学发光、二维条码技术相结合,以顺磁性微粒为固相载体进行标记免疫测定。标记物三联吡啶钌分子结构简单,可标记任何抗原、抗体、核酸等,稳定性好,可确保检测结果的重复性好,无放射性,可避免对人体和环境的危害。仪器为模块化设计,测试项目达 56 个,涉及甲状腺功能、激素、肿瘤标志物、肝炎标志物、心肌标志物、贫血相关项目、骨标志物、糖尿病、免疫球蛋白等项目。每个模块系统每小时的标本处理量最高为 300 个试验。

4.2·测试原理

4.2.1　样本的检测：将发光物质直接标记在抗原或抗体上,或使酶作用于发光底物上,利用发光信号测量仪测量出发光物质或酶反应底物上光子的数量,就可得到免疫反应的被测物质的浓度。

4.2.2　反应原理：化学发光剂三联吡啶钌$[Ru(bpy)3^{2+}]$和电子供体三丙胺(TPA)发生电化学发光反应,发出的光被光电倍增光收集,测定光强度通过换算可得出标本中物质的浓度,光强度的强弱与被测物质的含量呈线性关系。

5. 仪器开展检测项目

1. 三碘甲状腺原氨酸(T_3)	2. 甲状腺素(T_4)	3. 游离三碘甲状腺原氨酸(FT_3)
4. 游离甲状腺素(FT_4)	5. 促甲状腺刺激激素(TSH)	6. 甲状腺球蛋白(Tg)
7. 人绒毛膜促性腺激素(HCG)	8. 卵泡刺激素(FSH)	9. 黄体生成素(LH)
10. 叶酸	11. 维生素 B_{12}	12. 催乳素(PRL)
13. 雌二醇(E_2)	14. 皮质醇	15. 胰岛素
16. 甲状旁腺激素	17. 降钙素(CT)	18. C 肽
19. ……		

6. 仪器环境要求

6.1 · 空间安装要求：仪器应安装在稳固平整的地面。仪器两侧各保留至少 0.20 m 的空间，后部至少要有 0.50 m 的空间，以方便维护保养和仪器热气的排放。仪器放置于通风良好、灰尘少、无日光直射的环境中。

6.2 · 环境条件要求

6.2.1 环境温度 18～32℃，温度的改变应该小于 2℃/h。相对湿度 30%～80%。

6.2.2 电源电压要求：输入电压 220 V(±10%)，50 Hz，有良好接地的电源，单独接地线，对地阻抗小于 10 Ω，零地电压小于 2 V，仪器功率 11 kVA，建议 UPS 功率大于 15 kVA。

6.2.3 在附近没有会产生电磁波的仪器，环境噪声小于 85 dB(A)。

6.3 · 供水要求

6.3.1 无菌去离子水(要求<10 CFU/mL，电导率≤0.1 μS/cm)，水量为 30～50 L/h，水压为 0.5～3.5 kg/cm²。

6.3.2 纯水水箱出水管口径约 12 mm 内径，地面排水口距仪器排水出口在 50～100 mm，管长应小于 5 m。

6.4 · 仪器安全：在仪器周围不可使用可燃性危险品，避免引起火灾和爆炸。仪器处于运行状态，禁止打开仪器前面、侧面和背面面板，以免损害仪器线路和管道。

6.5 · 操作人员安全

6.5.1 要求操作人员熟知相关指导方针与标准以及操作员手册中包含的信息与程序。操作人员需要接受厂商的培训，要求操作人员已仔细遵循操作员手册中详细说明的系统操作与维护程序，并取得厂商培训合格的证书。仪器设备中所有与患者的样品接触或有潜在性接触可能的表面与零件都视为污染物。在操作、维护仪器设备时需穿戴保护性的手套和外套。

6.5.2 在仪器运转过程中，勿触及移动的所有装置，避免人身伤害。

7. 试剂及耗材更换

7.1 · 按"REAGENT"→"STATUS"看各试剂的存量，如果发现试剂量不够，在试剂使用登记表上记录。检查完毕后，取出待装载的试剂，按照试剂仓布局，装载试剂。检查 Procell、Cleancell 等辅助试剂的量，并按需装载。

7.2 · 试剂装载完成后，关上试剂仓盖，仪器自动条码扫描，识别试剂信息。完成后，检查是否有未识别试剂，若有，查找原因并重新装载。

7.3 · 仪器扫描结束后，自动进入"STAND BY"状态，"REAGENT SETTING"→"Reagent Level Registration"，对试剂量进行探测，完成后"STATUS"显示相应项目检测"TEST"数。

8. 操作步骤

8.1 · 开机前准备：检查供水、排水系统是否正常，供电是否正常，打开供水系统开关。

8.2 · 开机：接通仪器左前方绿色操作电源开关，后打开控制电脑。仪器开始初始化，输入用户名及密码，登录仪器操作界面，仪器可以自动关联保养，做完保养后仪器回到待机状态。

8.3 · 定标

8.3.1 检验项目校准品及校准方法

检 验 项 目	校准品名称	校 准 方 法
1. 三碘甲状腺原氨酸	××	
2. 游离三碘甲状腺原氨酸	××	
3. 甲状腺素	××	
4. 游离甲状腺素	××	
5. 雌二醇	××	
6. 孕酮	××	
7. 睾酮	××	
8. 人绒毛膜促性腺激素	××	
9. ……	……	……

8.3.2 校准条件：下列情况下需要进行项目校准，如更换不同批号试剂时；室内质控结果失控；试剂达到需要校准的时间间隔；仪器重要部件的维修或更换，可能影响检测结果时，应当进行项目校准。

8.3.3 校准方：生化组授权仪器操作人员。

8.3.4 定标：进入"Calibration"，选择"Status"界面，查看或更新定标品批号，选定需定标项目和定标方法，点击"Save"，将定标液放在定义好的位置，点击"Start"，仪器开始运行校准过程。

8.3.5 定标结果查看：进入"Calibration"，选择"Status"界面，再选择"Calibration Result"可看到项目的定标结果；在"Workplace"界面，选择"Calibration Review"，可见定标状态。

8.3.6 校准验证：通过检测室内质控品，如果测定结果在控，证明校准通过。如果结果失控或超出可接受范围，则应重新校准，必要时联系工程师协助解决。

8.3.7 校准失败的处理

8.3.7.1 检查试剂：试剂状态、批号、有效期、保存条件等。

8.3.7.2 室内质控物：复溶状态、保存时间、保存条件及有效期等。

8.3.7.3 校准品：复溶状态、保存时间、保存条件及有效期等。

8.3.7.4 仪器原因：比色杯、试剂盘温度、孵育盘温度及保养情况，必要时联系工程师进行仪器维修保养。

8.4 · 室内质控

8.4.1 质控品的分类及准备

8.4.1.1 每日从 2～8℃冰箱及 −20℃取出各项目质控，室温放置 15 min 左右，轻轻颠倒混匀数次，使质控品完全溶解备用。

8.4.1.2 各项目质控品的使用、复溶、分装、保存见生化组《定标品、质控品的复溶、分装、保存、使用操作程序》标准操作规程。本仪器每年度使用的质控品名称、水平、来源、批号、有效期及保存使用条件等信息参阅生化组质控品一览表。

8.4.2 质控品分析的个数、浓度水平及频率：每批使用 2 个浓度水平的质控品，24 h 内进行一批的质控品检测，一般在检测标本前检测，在质控在控的情况下进行常规标本的检测。

8.4.3 质控操作程序

8.4.3.1 质控号分配：具体参见《××组仪器项目室内质控编号》。

8.4.3.2 质控的运行：标本上机检测前随机运行，参见《××免疫发光分析仪标准操作程序》。

8.4.3.3　质控结果的查看：进入临检中心质控软件或 LIS 系统质控软件，查看检验项目的质控结果。

8.4.3.4　质控结果的判读规则参见免疫组管理程序文件《室内质控管理程序》。

8.4.4　失控后的处理措施：根据 Westgard‐Sigma 规则质控判断标准来判断室内质控结果为失控。失控后应先停止检测，停发报告，再查找原因，消除原因后，再重新检测，发出报告。若处理后仍失控，则应请厂家技术人员协助处理。

8.5·标本检测

8.5.1　常规标本

8.5.1.1　自动进样：通过前处理系统进行条码扫面、拔盖、项目识别、自动进样检测；IT3000 会根据条码信息自动将结果传输至 LIS 系统。

8.5.1.2　手动进样：选用灰色样本架，在"Workplace"→"Test Selection"界面选择样本类型、输入样本号及稀释倍数，选择项目。在该界面左下"Barcode Read Error"界面输入架号、位置号、样本号（或输入样本条码号），然后点击"Add"→"OK"，然后将样本架放在进样区，点击"Start"。

8.5.2　急诊样本：选用红色样本架，在"Workplace"→"Test Selection"界面选择样本类型、输入样本号及稀释倍数，选择项目。在该界面左下"Barcode Read Error"界面输入架号、位置号、样本号（或输入样本条码号），然后点击"Add"→"OK"，然后将样本架放在进样区，点击"Start"。

8.5.3　复查样本：同急诊标本。

8.5.4　查看标本检测结果：进入"Workplace"，选择项目"SAVE"后，光标选上要查看的标本号，在右边界面可看到该标本所做的项目和结果，不同的项目，再点"Reaction Monitor"，可看到相应项目的反应曲线（图 1）。

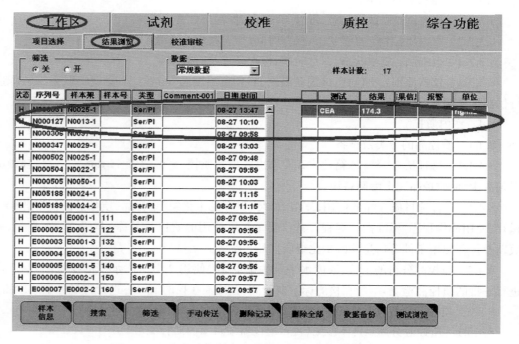

图 1　××全自动化学发光分析仪标本检测结果查看界面

8.5.5 检测结束后处理

8.5.5.1 原始数据储存：点击主屏幕"Stop"，待机器"STAND BY"，点击"preview history back up"，从暂存 U 盘存入系统盘。

8.5.5.2 删除当日检测记录："Workplace"→"Data Review"→"Delete All"。

8.6 · 关机

8.6.1 休眠："STAND BY"状态下，"Utility"→"Maintenance"→"Finalization Sleep"，关闭显示屏，关闭水源开关。

8.6.2 关机："STAND BY"状态下，按"Shut down"→"Yes"，关闭显示屏，关闭水源、电源开关。

9. 仪器校准

9.1 · 校准周期：1 年。仪器校准有效期将至时，由组长联系××公司工程师上门校准。

9.2 · 校准内容：按《仪器校准符合性指标协议》内容进行。确认用户及主要仪器信息是否正确；仪器关键部件性能检测确认：试剂仓运行温度测定、孵育仓孔位运行温度测定、测量单元运行温度检测、加样系统准确性及重复性检测、测量系统的携带污染、HBQ 检测、低信号值检测。

9.3 · 校准后审核：校准完成后，应当由××公司出具有签名盖章的校准合格证书，并注明有效期限，同时附有完整的校准记录，包括校准后的各种数据等内容。校准报告应当经过免疫组组长的签字确认。

9.4 · 校准记录：仪器校准完成后，及时在仪器设备档案中记录校准时间、校准结果及有效期，并注明下次拟校准的日期。

10. 维护与保养

10.1 · 每日保养：按"Utility"→"Maintenance"→"Daily"→"Manual Cleaning"→"Execute"，清洁仪器所有的样本针、试剂针、搅拌针，清洁仪器表面。按"STOP"键，按"Reset"，执行"Finalization + Sleep"。

10.2 · 每周保养：按"Utility"→"Maintenance"→"Empty PC/CC Reservoir"→"Execute"。用棉签蘸水清洁 PC/CC Reservoir 上的金属针。按"Reset"，按"Reagent Prime"，按"Finalization"。在管路保养的小杯中加入适量 ISE Cleaning，按"LFC + Sleep"。

10.3 · 按需保养

10.3.1 在"STAND BY"状态下做以下保养：Procell M/Cleancell M 系统大瓶试剂的吸管及过滤膜的清洁，用蒸馏水擦拭试剂盘，清洁固体废物部件。

10.3.2 2 日以内停机，正常关机步骤关机；开机执行设定好的保养"POWER ON"。2～7 日的停机执行保养"POWER OFF"及"POWER ON"。如果超过 7 日关机，与××公司工程师联系。

10.4 · 每年维护：工程师进行仪器的大保养，包括仪器内部的彻底清洁、测量池的更换、仪器零件的清洁保养、仪器性能指标的测试及调整等。

11. 应急处理

仪器报警后会发出报警音，同时"Alarm"会显示其他颜色并闪烁，点击"Alarm"后，会显示报警原因及相应处理方法。可以据此做出相应处理，如果仍无法解决，则联系厂商维修工程师进行维修处理。

12. 相关文件和记录

《室内质控失控分析报告》《仪器校准符合性指标协议》《化学发光分析仪校准记录表》《化学发光分析仪使用、维护保养记录表》。

参考文献

[1] 尚红,王毓三,申子瑜.全国临床检验操作规程[M].4版.北京：人民卫生出版社,2015.

[2] 万学红,卢雪峰.诊断学[M].9版.北京：人民卫生出版社,2018.

[3] 中国合格评定国家认可委员会.医学实验室质量和能力认可准则：CNAS-CL02：2023[S/OL].(2023-06-01)[2023-09-26].https://www.cnas.org.cn/rkgf/sysrk/jbzz/2023/06/911424.shtml.

[4] 中国合格评定国家认可委员会.医学实验室质量和能力认可准则的应用要求：CNAS-CL02-A001：2023[S/OL].(2023-08-01)[2023-09-26].https://www.cnas.org.cn/rkgf/sysrk/rkyyzz/2023/08/912141.shtml.

（刘红春）

血气分析仪标准操作规程

××医院检验科生化组管理程序文件	文件编号：××-JYK-××-××-×××	
版本/修改：第　版/第　次修改	生效日期：	共　　页　第　　页
编写人：	审核人：	批准人：

1. 目的

建立规范标准的血气分析仪的操作程序。

2. 仪器名称及型号

××（品牌）××（型号）血气分析仪。

3. 范围

适用于生化组经授权的检验技术人员和经授权的工程师（适用时）。

4. 仪器简介和工作原理

4.1·仪器简介：血气分析仪由测量系统、液路系统、机械传动、电路系统 4 个模块组成。血气分析仪有如下特征：仪器本身所附带的反应试剂盒和冲洗试剂盒用完时，容易更换；电解自动定标，自动取样，在设定好的间隔时间内自动质控取样；高灵敏度触摸屏；质控资料和定标资料及患者的资料可以通过移动储存方法来保存，或者通过外部资料管理系统相连接，如 LIS 系统。

4.2·测试原理：××传感器有 4 种不同的测量原理，微电极电压法（pH/PCO_2/电解质）、微电极电流法（Glu/Lac）、光学法（基于氧分子与样本接触的磷光染色物质所产生的磷光强度与时间常数，PO_2）、分光光度计法（分光计波长 128 nm，测量范围 467～672 nm）。

5. 运行环境

5.1·空间安装要求：仪器应安装在稳固平整的桌面。仪器放置于通风良好、灰尘少的环境，避免过冷或过热，或日光直射。

5.2·环境条件要求：环境温度 15～32℃，温度的改变应该小于 4℃/h；相对湿度 5%～90%；电源电压要求 220 V，270 mA，50/60 Hz。操作周围的气压 523～800 mmHg（69.7～106.7 kPa）。

5.3·仪器安全：在仪器周围不可使用可燃性危险品，避免引起火灾和爆炸。仪器处于运行状态，禁止打开仪器前面、侧面和背面面板，以免损害仪器线路和管道。

5.4·人员安全：仪器设备中所有与患者的样品接触或有潜在性接触可能的表面与零件都视为污染物。在操作、维护仪器设备时，需穿戴保护性的手套和外套。在仪器运转过程中，勿触及移动的所有装置，避免人身伤害。

6. 试剂耗材

6.1·试剂来源：血气分析仪配套试剂包。

6.2·试剂包组成及成分：囊袋 1（定标液 S1920，200 mL）、囊袋 2（定标液 S1930，100 mL）、囊袋 3（定标液 S1940，100 mL）、囊袋 4（质控液 S9030，200 mL）、囊袋 5（质控液 S9040，100 mL）、囊袋 6（质控液 S9050，100 mL）、囊袋 7（Gas mixture，150 mL）、囊袋 8（废液

包,收集所有废液)。

6.3 · 试剂储存与有效期:12~25℃可储藏 120 日。已开封的试剂包应尽快上机,稳定期 1 个月。

7. 操作步骤

7.1 · 工作前准备:检查仪器供电是否正常,仪器试剂是否充足。

7.1.1 试剂包装载

7.1.1.1 依次进入菜单→应用程序→安装试剂包。按照屏幕上的指示拿走旧的试剂包:用力往下按试剂包的阀门栓把阀门推至最低点,这样可以松开试剂包、去除旧的试剂包。

7.1.1.2 揭开新试剂包上的薄膜带。把新的试剂包完全滑入分析仪上的试剂包安置腔中。把阀门往上推到顶部的门闩附近,直到听到一声弹响,这表示门已经完全关上。按屏幕上的"OK"键完成安装。

7.1.2 安装测试卡

7.1.2.1 依次进入菜单→应用程序→安装测试卡。系统首先会排除卡内所有液体,然后屏幕会提示用户去除旧的测试卡。从滚动轮上取下传输泵管,向上推测试卡底部的按键,抓紧卡身,垂直把测试卡从分析仪上拔出。

7.1.2.2 安装新的测试卡:打开新测试卡的薄膜包装,取出测试卡,打开测试卡周围的塑料包装,向上拿出测试卡,把测试卡对准分析仪正面测试卡槽区,把测试卡垂直安装到分析仪上,把测试卡对准分析仪正面测试卡槽区,把测试卡垂直安装到分析仪上,用力压测试卡中央凸起的环圈直到听到一声弹响。这表示测试卡已经完全与分析仪连接。把传输泵管绕到滚动轮上。

7.1.2.3 按屏幕上的"OK"键进行测试卡的初始化。

7.2 · 定标

7.2.1 在测试卡安装后第一个 4 h 内,不会有额外的定标,但测量时间变为 3 min,这是因为在每次测量后追加了一次定标。在测试卡安装后第一个 24 h 内,Glu、Lac、PO_2 和 PCO_2 的定标间隔会逐渐变长,最后变为 4 h 一次。

7.2.2 按特定间隔时间自动执行的定标,当间隔时间设为 4 h,血气分析仪每隔 4 h 自动执行 1 次 1 点定标,每隔 4 h 执行 1 次 2 点定标。校准完毕,显示所有检测项目为绿色,即表示通过,否则重新校准。

7.3 · 室内质控

7.3.1 来源:(品牌)仪器内部质控品。水平:水平 1、水平 2。储存:室温,可稳定至标签标注的有效期。频率:每日应做 2 个水平的质控品,更换试剂包时加做。

7.3.2 操作:同标本检测。

7.3.3 质控分析

7.3.3.1 质控靶值的建立:将第 1 个月各项目质控结果输入质控软件,算出均值和标准差,作为初始靶值和初始标准差,确认各项目质控范围;以后每日记录输入质控结果,由质控软件统计前 3 个月输入的数据,计算累计均值和累计标准差,作为本仪器的靶值(X)和标准差(SD)。

7.3.3.2 质控规则:根据 Westgard - Sigma 规则进行设置(见《室内质量控制管理程序》)。

7.3.4 记录：质控结果应记录在质控软件中，每月打印。

7.4 · 标本检测

7.4.1 在仪器出现"准备"屏幕，指示灯为绿色时。充分混合样本，去掉针头，弃去第一滴血。按分析按钮，以红色血滴的符号表示。根据标本的采血器不同，抬起进样口到相应的角度，注射器 45℃，毛细导管 90℃。

7.4.2 按下左下角的吸样按钮，分析仪就开始自动抽吸样本，屏幕会有文字信息提示关闭进样针。在"患者编号"处输入患者编号或者患者信息，等待样本分析结果。仪器自动冲洗，冲洗结束后，仪器自动进入"待机"屏幕，即可进行下一个样本分析。

7.5 · 关机：待样本检测完毕，关闭电源。

8. 仪器校准

8.1 · 校准准备：使用厂家提供的专用试剂。由厂家认可的专业人员执行仪器全面维护保养之后，再对分析仪进行校准。校准期间，所有参数的室内质控结果均须在控。

8.2 · 校准周期：1 年。校准方：××（品牌）授权工程师。仪器校准有效期将至时，由组长联系工程师上门校准。

8.3 · 校准内容：按《仪器校准符合性指标协议》内容进行。

8.3.1 正确度：除 PO_2 外，其他参数的 B 或 BR≤1/2 CLIA′88 允许总误差，PO_2≤1/2EQA的判断限。

8.3.2 精密度：除 PO_2 外，其他参数批内精密度≤1/4 CLIA′88 允许总误差，PO_2≤1/4EQA允许误差。

8.3.3 稳定性：K^+、Na^+ 和 Cl^- 的稳定性≤2.0%，Ca^{2+}≤3.0%。

8.3.4 携带污染（电解质及其他项目）：K^+、Na^+ 和 Cl^- 的携带污染率均≤1.5%，Ca^{2+}≤2.0%。

9. 维护与保养

9.1 · 每日保养：执行保养之前，将仪器盖子打开。检查仪器状态，检查测量包，检查定标大气压力，清洁仪器表面。

9.2 · 测试卡保养：每次测量样本后使用酒精棉球清洁进样针；如果测试卡电路连接部分有不洁杂质，关机后取下测试卡使用纯酒精棉球清洁接口，等待干燥后再次安装测试卡。检查测试卡电极单元是否清洁。

9.3 · 试剂包保养：每次安装试剂包时，使用酒精棉球清洁试剂包舱体内部，观察内部管路阀是否有异常，确认无误后安装试剂包。务必在关机后才能取出试剂包。严禁开机状态下取出试剂包。

9.4 · 废液槽保养：建议每次更换测试卡前，在废液槽内滴入雷度专用清洁液，停留 1 min 后执行冲洗程序，防止废液管路堵塞。

9.5 · 长期关机保养：如需长期关机，通知主管技师以及厂家工程师，利用去离子水清除内部盐结晶后关机。

9.6 · 进样口保养：按"菜单"→"仪器状态"→"其他活动"→"进样口检查"。从进样口拆除带把手的垫圈和进样针，用 Deconex 清洁溶液或类似清洁剂浸泡带把手的垫圈和进样针。用去矿物质水彻底洗掉所有 Deconex 清洁溶液或类似清洁剂。重新安装带把手的进样口垫圈和进样针,检查进样针位置是否正确,并按"完成"。

10. 应急处理

血气分析仪使用中出现故障报警,依据故障提示进行后续操作。采取操作后仍不能正常工作,停止使用并联系血气分析工程师维修,启用备用血气分析仪,挂"仪器故障牌"标识。

11. 注意事项

11.1·如出现有项目显示红色,仪器自动反复定标的情况,做如下处理:手动进行 2 点定标(点"诊断"项下"两点校准"即可)。如该项目仍为红色,可用肝素作为样本进行检测,以冲洗管路,随后再次进行手动 2 点定标。如定标仍不能通过,可重复进行这两项操作。

11.2·在标本有血凝块或未使用抗凝剂的情况下不要加样。

11.3·测定前要充分搓动采样针,混合样本,否则测定值与实际值会有很大差别。

11.4·标本检测要求:采集后应于半小时内检测,否则应置置冰水混合物中,但也不应超过 2 h。

12. 记录表格

《室内质控失控分析报告》《仪器校准符合性指标协议》《血气分析仪校准记录表》《血气分析仪使用、维护保养记录表》。

参考文献

[1] 尚红,王毓三,申子瑜.全国临床检验操作规程[M].4 版.北京:人民卫生出版社,2015.

[2] 万学红,卢雪峰.诊断学[M].9 版.北京:人民卫生出版社,2018.

[3] 中国合格评定国家认可委员会.医学实验室质量和能力认可准则:CNAS-CL02:2023[S/OL].(2023-06-01)[2023-09-26].https://www.cnas.org.cn/rkgf/sysrk/jbzz/2023/06/911424.shtml.

[4] 中国合格评定国家认可委员会.医学实验室质量和能力认可准则的应用要求:CNAS-CL02-A001:2023[S/OL].(2023-08-01)[2023-09-26].https://www.cnas.org.cn/rkgf/sysrk/rkyyzz/2023/08/912141.shtml.

(宗　明　丁媛媛)

糖化血红蛋白分析仪标准操作规程

××医院检验科生化组管理程序文件	文件编号：××-JYK-××-××-×××	
版本/修改：第　　版/第　　次修改	生效日期：	共　页　第　页
编写人：	审核人：	批准人：

1. 目的

建立规范标准的全自动糖化血红蛋白分析仪的操作程序。

2. 仪器名称及型号

××（品牌）××（型号）全自动糖化血红蛋白分析仪。

3. 范围

适用于生化组经授权的检验技术人员和经授权的工程师（适用时）。

4. 仪器简介和工作原理

4.1・仪器简介：××糖化血红蛋白分析仪是根据基于离子交换的高效液相色谱法的原理，对血液中的血红蛋白成分，通过柱内具有阳离子交换基团的非多孔性充填剂，根据所带电荷差异进行分离，并根据其成分比例来获得糖化血红蛋白（HbA1c）百分含量（%）的测定仪器。

4.2・工作原理：利用 3 种不同盐浓度的缓冲液（洗脱液 1 液、2 液、3 液）进行梯度洗脱，将血红蛋白（包括 HbA1c）以 30 s/样本的速度分离为 6 个组分后检测。洗脱液经管路中的排气装置进行排气，通过电磁阀经程序设定进行切换后，由输液泵在经过注射阀和过滤器后泵入层析柱。由吸样针从采血管中吸取约 3 μL 全血样本，在分析仪内的稀释槽中经溶血剂稀释。再由吸样针从稀释槽中吸取已稀释的样本，通过注射阀注入分析管路并向层析柱输送。检测器连续测定经层析柱分离的不同血红蛋白组分的吸光度。检测完成后，不同血红蛋白组分以百分比形式和色谱图一起打印在检测结果中。

5. 运行环境

5.1・空间安装要求：仪器应安装在稳固平整的地面。仪器两侧各保留至少 40 cm 的空间，后部至少要有 10 cm 的空间，以方便维护保养和仪器热气的排放。仪器放置位置避免电压变化大、温度变化大、风直接吹到、灰尘较多的场所。

5.2・环境条件要求：温度 15~30℃；相对湿度 40%~80%（无结露）；输入电压 220 V(±10%) 50 Hz，有良好接地的电源，单独接地线。附近没有会产生电磁波的仪器，环境噪声＜85 dB(A)。

5.3・供水要求：无需外接供水。

5.4・仪器安全：在仪器周围不可使用可燃性危险品，避免引起火灾和爆炸。仪器处于运行状态，禁止打开仪器前面、侧面和背面面板，以免损害仪器线路和管道。

5.5・人员安全：仪器设备中所有与患者的样品接触或有潜在性接触可能的表面与零件都视为污染物。在操作、维护仪器设备时，需穿戴保护性的手套和外套。在仪器运转过程中，勿触及移动的所有装置，避免人身伤害。

6. 试剂耗材

洗脱缓冲液 1 液（6×1 000 mL）、洗脱缓冲液 2 液（2×1 000 mL）、洗脱缓冲液 3 液（1 000 mL）、

溶血剂(5×2 000 mL)、糖化血红蛋白分离色谱柱 TSKgel－××。

7. 操作步骤

7.1·工作前准备

7.1.1　将洗脱缓冲液 1 液、2 液、3 液配管分别对应插入各自对应的洗脱液中,将封盖稍微拧紧一些后用手挤压铝袋以排出多余空气,而后牢固拧紧封盖。铝袋中的多余空气将导致洗脱液降解或导致吸液不良。打开溶血剂瓶盖后,插入溶血剂配管(带锚及瓶盖)后拧紧瓶盖。检查锚是否到达瓶底(图 1)。

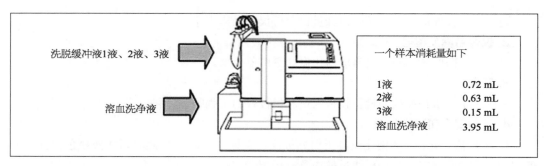

图 1　××全自动糖化血红蛋白分析仪简图

7.1.2　检查废液桶是否为空,保证中途不会溢出。确保打印纸充足。

7.2·开机

7.2.1　打开机器侧面的电源开关,标有"I"的一侧表示电源接通,标有"O"的一侧表示断电。打开主机电源,分析仪在启动时发出蜂鸣声。然后分析仪自动执行内部电路检查,开机后仪器界面见图 2。

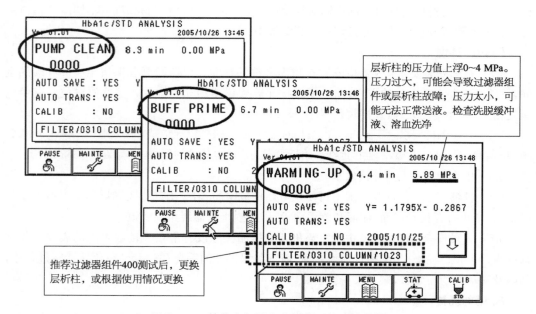

图 2　××糖化血红蛋白分析仪开机启动界面

7.2.2   仪器启动完成自动进入待机状态(图3)。

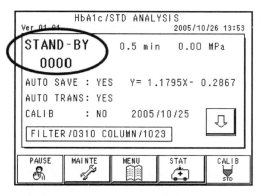

图3   ××糖化血红蛋白分析仪待机界面

7.3·定标

7.3.1   校准条件:下列情况下需要进行项目校准,如更换不同批号试剂时;室内质控品测定结果失控,怀疑试剂原因时;试剂使用时间达到需要校准的时间间隔;更换新的分析柱需校准;仪器重要部件的维修或更换,可能影响检测结果时,应当进行项目校准。

7.3.2   校准方:授权仪器操作人员。校准方法:2点。

7.3.3   校准品的准备

7.3.3.1   配套校准品是将来自人体的血红蛋白成分的冷冻干燥品密封在瓶内。未开封的产品要冷藏保存,要在标示的有效期之前使用。使用时,打开瓶盖后要注入4 mL蒸馏水。充分溶解后,将其需要的量(每次各为400 μL以上)置入样品杯中。溶解后应立即使用,避免长时间放置在室温条件下。

7.3.3.2   对于使用后的剩余溶液,应用橡胶塞和螺旋盖密封,冷藏保存。根据冷藏条件,虽有所不同,但溶解后大约可使用1周。

7.3.4   校准品参数设置:按显示屏右下侧"CALIB"键,显示转变为翻转显示,显示校准品值输入画面,确认校准品值输入(图4)。

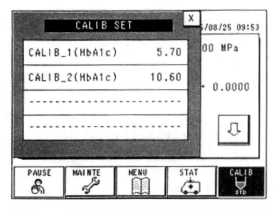

图4   ××糖化血红蛋白分析仪校准参数设置界面

7.3.5 自动校准状态确认,在主画面(第1画面)上,确认CALIB信息,CALIB信息有以下几种。

7.3.5.1 CALIB:"YES",在样品测定之前,自动进行校准。

7.3.5.2 CALIB:"COMPLETED",是自动校准完成的状态。进入该状态后,即使按下"START"键,也不会进行自动校准。因此,在一开始就将样品装好。用画面显示的系数进行校正。在主画面按下"AUTO CALIB"键后,显示变成了"YES",可再次进行校准测定。另外,用电源开关或定时关闭电源后,其显示变成"NO"。

7.3.5.3 CALI:"NO",是没有选择"CALIB"键的状态,不进行自动校准。用当前设定的校准系数校正测定值。

7.3.6 预约自动校准:按画面右下侧的"CALIB"键。显示转变为翻转显示,显示校准品值输入画面。确认校准品的值,在校准品的批号更换和校准品值出现错误时,选择相应校准品,输入正确值。按"×"键,关闭输入画面。确认在主画面的"CALIB"键翻转显示,CALIB信息为"YES"。

7.3.7 校准测试:将校准品LEVEL1、LEVEL2置入样品杯,并将样品杯放置于第一架的第1、第2个位置。按"START"键。在检测样品之前,先进行自动校准。在自动校准结束后,CALIB信息将变为"COMPLETED",CALIB键变为非翻转显示。此外,在画面上显示计算的校准系数(图5)。

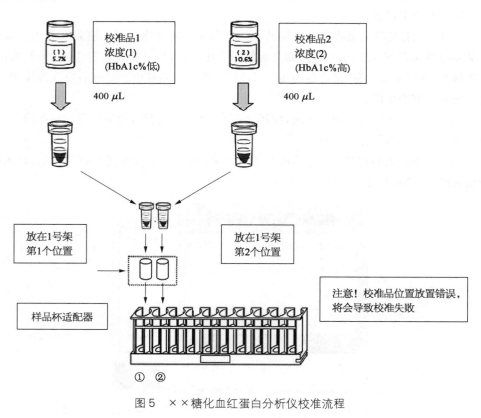

图5 ××糖化血红蛋白分析仪校准流程

7.3.8　校准系数的计算方法：在自动校准时，仪器默认第一架第 1、第 2 的样品分别作为 CALIB1、CALIB2 处理。CALIB1 用低值（约为 5.7%）、CALIB2 用高值（约为 10.6%），对 CALIB1 测定 3 次，对 CALIB2 测定 2 次，共测定 5 次。去除 CALIB1 的初次测定结果，将第 2、第 3 次的 HbA1c% 的平均值作为 CALIB1 的测定结果，将第 4、第 5 次的 HbA1c% 的平均值作为 CALIB2 的测定结果。根据下述公式从其测定结果和校准品的标示值中求出校准系数。

$$（修正后 HbA1c\%）= A ×（修正前 HbA1c\%）+ B$$

其中，A =（CALIB2 标准值 − CALIB1 标准值）/（CALIB2 测定值 − CALIB1 测定值）。

7.4·室内质控

7.4.1　质控品的准备：每日从 − 20℃ 冰箱取出临检中心质控品（2 个水平），室温放置 15 min 左右，每管 5 μL 分装，然后 − 20℃ 冰箱冻存。每次使用取出 1 支，室温平衡 15 min 后，加入稀释液 1 mL，轻轻颠倒混匀数次，转移到样品杯检测。

7.4.2　质控品分析的个数、浓度水平及频率：每日使用 2 个浓度水平的质控品，检测标本时进行的质控品检测，在质控在控的情况下继续进行常规标本的检测。××糖化血红蛋白分析仪的质控品使用情况（表 1）。

表 1　糖化血红蛋白分析仪质控信息

项　　目	单　　位	名　　称
HbA1c	%	××质控品（2 个水平）

7.4.3　质控操作程序

7.4.3.1　质控的添加：仪器 1 号架 9 和 10 号位，结果传输至每日的 9 号和 10 号中。

7.4.3.2　质控的运行：点击运行，和常规样本一起操作。

7.4.3.3　质控结果的查看：将测量结果输入到质控系统查看。

7.4.3.4　质控结果的判读规则：根据 Westgard - Sigma 规则进行设置（见《室内质量控制管理程序》）。

7.4.4　失控处理：如果出现失控，填写《室内质控失控分析报告》，根据分析结果采取纠正措施。

7.5·标本检测

7.5.1　准备工作：确保糖化血红蛋白分析仪处于正常工作状态，已连接电源，并已开机。

7.5.2　确认样本号，样本号的输入：仪器开机默认 0001，后续累加；进入"PARAMER"界面，修改"SAMPLE NO."，输入需要的样本号（图 6）。

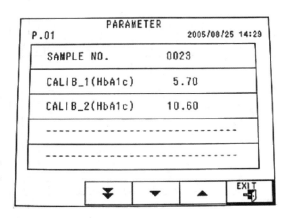

图 6　××糖化血红蛋白分析仪样本号输入界面

7.5.3 样本装载：将样本按照仪器要求装载到糖化血红蛋白分析仪的样本槽中。

7.5.4 启动分析：在待机画面时，按"START"按钮进行测定。样本放置从区 A 开始，遇到空样本架或停止符时采样停止，如果未找到将重复进行测定（图7）。

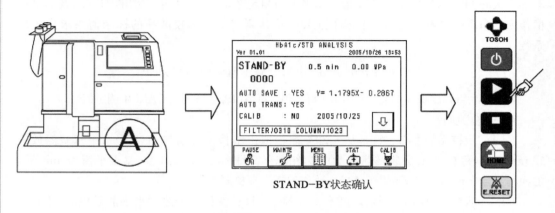

STAND—BY状态确认

图7 ××糖化血红蛋白分析仪启动界面

7.5.5 测试过程（图8）。

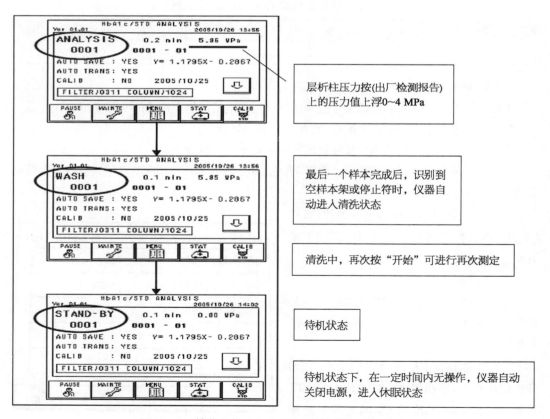

图8 ××糖化血红蛋白分析仪测试过程中状态说明

7.5.6　测试结果查看(图9)。

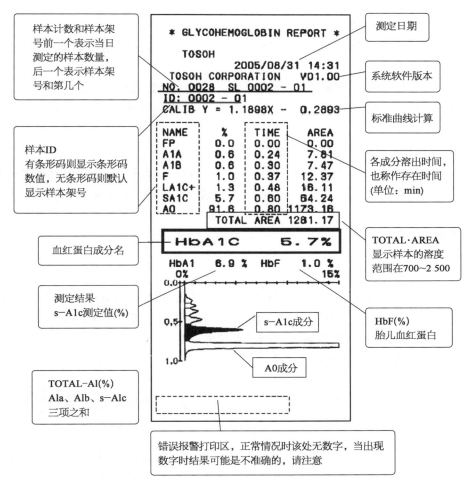

图9　××糖化血红蛋白分析仪打印报告图参数说明

7.5.7　数据传送:糖化血红蛋白分析仪利用双向通讯功能与实验室管理系统(LIS)进行无缝连接,结果自动传输到 LIS。

7.5.8　结果备份:仪器主机存储器可以保存 800 个测定结果,所有结果传入 LIS 存储。

7.6·关机:实验结束,确认仪器处于待机状态,找到关机选项,点击"关机",仪器自动进入关机程序。废液桶清理。

8. 仪器校准

8.1·校准周期:1 年。校准方:××××公司。

8.2·校准方法:校准有效期将至时,由组长通知公司工程师上门校准。

8.3·校准内容:按《仪器校准符合性指标协议》内容进行。

8.3.1　环境条件:温度 15～30℃;湿度 40％～80％(无结霜)。

8.3.2　基本机械动作:初始动作正常,洗脱液 1 液、2 液、3 液及溶血剂灌注正常,灌注压力正常。

8.3.3　加样针：稀释液槽位置确认，样品杯/试管取样位置确认，急诊样品杯/试管取样位置确认，O 型密封圈确认。

8.3.4　进样转盘：污垢清洁，样本转盘循环 5 次运转正常，原点传感器和步进传感器灰尘清洁。

8.3.5　样品杯/试管识别传感器：前后弹动正常，传感器指示灯显示正常。

8.3.6　检测器校准：无工作噪声，光源亮度检测，DET 电压 0～50 mV，RET 电压 700～1 300 mV。

8.3.7　空白测试≤0.1%，携带污染≤3%，精密度试验 CV≤5%。

8.4·校准完成后，应当由校准方出具有签名盖章的校准合格证书，并注明有效期限，同时附有完整的校准记录。校准报告应当经过实验室专业组长签字确认，及时更新设备状态卡。

9. 维护与保养

9.1·每日保养

9.1.1　检查试剂的量、打印纸的量。

9.1.2　仪器前面的树脂部分（采样针盖等部分）脏污，用拧干后含中性洗涤剂的布擦干净。仪器的树脂部分不要用酒精等有机溶液清洗，会造成树脂部分变形、变色。试样装填器的传送带、显示器、键盘密封面的脏污，用含有酒精的布轻轻擦拭。

9.2·需进行定期检查和更换的项目

序　号	检查、更换项目	保养次数(具体视厂家说明而定)
1	色谱柱	每隔 8 000 个测定
2	过滤组件	每隔 500 个测定
3	吸液过滤器	每隔 6 个月
4	采样针	折断、弯曲时

9.3·年保养：由厂家负责。

10. 应急处理

10.1·检查故障信息：如果仪器上显示了错误消息或故障信息，首先仔细阅读并理解该信息，根据仪器手册提供的解决方案尝试解决问题。

10.2·重新启动仪器：尝试重新启动仪器，关闭电源并重新打开。有时候简单的重启可以解决一些临时性的问题。

10.3·使用备用设备：如果实验室有备用的糖化血红蛋白分析仪，可以尝试使用备用设备进行测试，以确保测试结果的可靠性。

10.4·咨询技术支持：如果无法解决问题，及时联系糖化血红蛋白分析仪的制造商或技术支持团队，寻求专业帮助和指导。

10.5·防止污染和交叉感染：如果出现了样本污染或其他潜在的交叉感染问题，立即停止测试，并进行适当的清洁和消毒操作。

10.6·记录问题和措施：在出现问题时，记录下问题的细节及采取的应急处理措施。

10.7·安全优先：在进行任何应急处理时，确保安全是最重要的。遵循实验室的安全规定，避免操作不当导致安全风险。

11. 注意事项

11.1·环境和安全控制：患者标本、校准品和质控品当作传染源处理，高压灭菌后交至后勤保障部医疗垃圾暂存点。

11.2·干扰因素

11.2.1　在全血样本中，游离胆红素低于 0.19 g/L，结合胆红素低于 0.21 g/L，甘油三酯低于 10 g/L，抗坏血酸低于 2.5 g/L，阿司匹林低于 0.5 g/L，葡萄糖低于 10 g/L，乙醛浓度低于 0.25 g/L 时，对检测结果无影响。

11.2.2　溶血不会干扰 HbA1c 的检测结果。高浓度的 HbF 可能干扰 HbA1c 检测结果。

11.2.3　血红蛋白变异体（包括 HbD、HbS、HbC 和 HbE）及地中海贫血可能会导致错误的 HbA1c 值，可使用其他检测方法（如毛细管电泳法）予以确认排除。

11.2.4　溶血性贫血患者样本由于红细胞寿命缩短，可能表现为糖化血红蛋白的值降低；红细胞增多症或脾切除后患者的样本由于红细胞寿命相对延长，可能会表现为糖化血红蛋白的值增高。

12. 记录表格

《室内质控失控分析报告》《仪器校准符合性指标协议》《糖化血红蛋白分析仪校准记录表》《糖化血红蛋白分析仪使用、维护保养记录表》。

参考文献

[1] 尚红，王毓三，申子瑜.全国临床检验操作规程[M].4 版.北京：人民卫生出版社，2015.

[2] 万学红，卢雪峰.诊断学[M].9 版.北京：人民卫生出版社，2018.

[3] 中国合格评定国家认可委员会.医学实验室质量和能力认可准则：CNAS－CL02：2023[S/OL].(2023－06－01)[2023－09－26].https://www.cnas.org.cn/rkgf/sysrk/jbzz/2023/06/911424.shtml.

[4] 中国合格评定国家认可委员会.医学实验室质量和能力认可准则的应用要求：CNAS－CL02－A001：2023[S/OL].(2023－08－01)[2023－09－26].https://www.cnas.org.cn/rkgf/sysrk/rkyyzz/2023/08/912141.shtml.

（陆　柳　叶致含）

全自动干式生化分析仪标准操作规程

××医院检验科生化组管理程序文件		文件编号：××-JYK-××-××-×××	
版本/修改：第　　版/第　　次修改		生效日期：	共　　页　第　　页
编写人：	审核人：		批准人：

1. 目的
建立规范标准的××全自动干式生化分析仪的操作程序。

2. 仪器名称及型号
××(品牌)××(型号)全自动干式生化分析仪。

3. 范围
适用于生化组经授权的检验技术人员和经授权的工程师(适用时)。

4. 仪器简介和工作原理
4.1·仪器简介：××全自动干式生化分析仪利用 Microslide 干化学技术、Intellicheck 全程质量监控技术、Microsensor 样品外观检测技术及自动化流水线端口和样品处理中置式设计，通过多种经验证的方法实现资源利用和有效工作时间的最大化，在不中断工作流程的情况下，能够同时处理生化和免疫分析。

4.2·测试原理：干式生化分析仪主要使用两种干片——比色/速率法干片和电极法干片。比色/速率法干片通过测定干片颜色变化来确定化合物浓度，包括终点法、双波长法、两点速率法和多点速率法。干片的结构由扩散层、试剂层、指示剂层和支持层组成。标本进入扩散层后迅速向四周扩散并均匀向下层渗透，标本与试剂反应，反应物在指示剂层被固定，测定光反射率。电极法干片利用离子选择电极技术，测定两电极间电势的不同。

5. 运行环境
5.1·空间安装要求：仪器应安装在稳固平整的地面。仪器两侧各保留至少 0.20 m 的空间，后部至少要有 0.50 m 的空间，以方便维护保养和仪器热气的排放。仪器放置于通风良好、灰尘少的环境，避免过冷或过热，或日光直射。

5.2·环境条件要求：温度 15～30℃，温度的改变应该小于 2℃/h。相对湿度 15％～75％。输入电压 220～240 V，47～63 Hz，有良好接地的电源，单独接地线，对地阻抗小于 10 Ω，零地电压小于 2 V，仪器功率 3 000 VA，建议 UPS 功率大于 3 000 VA。附近没有会产生电磁波的仪器，环境噪声小于 85 dB(A)。

5.3·仪器安全：在仪器周围不可使用可燃性危险品，避免引起火灾和爆炸。仪器处于运行状态，禁止打开仪器前面、侧面和背面面板，以免损害仪器线路和管道。

5.4·人员安全

5.4.1　仪器设备中所有与患者的样品接触或有潜在性接触可能的表面与零件都视为污染物。在操作、维护仪器设备时，需穿戴保护性的手套和外套。

5.4.2　在仪器运转过程中，勿触及移动的所有装置，避免人身伤害。

6. 试剂耗材

6.1・试剂来源：××公司。试剂包组成及成分详见××公司试剂说明书。

6.2・试剂储存与有效期：2～8℃保存。未开封干片盒中各成分冷藏可稳定至所标示的有效期。已开封的试剂包应尽快上机，开封后在系统开启的仪器上稳定期 28 日，在系统关闭的分析仪上可稳定 30 min。

7. 操作步骤

7.1・工作前准备：检查电源线是否连接，检查环境温度是否符合要求，检查干片数、吸头、稀释混匀杯、样品稀释液等是否充足。清空固体废弃物（使用过的干片和吸头），关闭所有封盖。

7.2・开机：左下角机器舱门打开，将 Main 白色开关由"OFF"变成"ON"，其余黑色按键一直"ON"状态不要变。

7.2.1　仪器进行自检和初始化，到主界面之后左上角显示"未就绪"状态→点击主界面最下面一行"重置访问级别"键→查看最上面一行"英文半角"键，如果为"全角"应点击此键使其成"半角"模式→用键盘输入验证码→点击界面上"选项"→点击"系统设置"→点击"设置子系统"→点击"实验处理"→将"稀释和 MicroTip 实验处理"和"免疫速率法 MicroSlide 处理"这两项前小框内"√"去掉→点击"保存"→点击"返回"，仪器自动回到初始化状态。

7.2.2　待环境监控的各项指标达标后，仪器状态栏（屏幕左上角）显示"就绪"，表明仪器可以进行正常检测。

7.2.3　突然断电后需要开机，则开机前先打开右舱门，将右边加样臂推至最右边，返回主界面，点击"状态"键开始初始化。

7.3・定标

7.3.1　定标品：××Chemistry Calibrator KIT1～5，每种定标品又分为 1、2、3 或 1、2、3、4 四个浓度。

7.3.2　定标频率：下列情况下需要进行定标，包括试剂更换批号；项目定标时间超过仪器允许范围或仪器提示需要定标；质控值不正常偏移或超出检验可接受范围；更换重要部件或执行某些维修程序后，质控结果不可接受；当生化系统中参比液批号改变，质控结果不可接受。

7.3.3　定标人员：授权仪器操作人员。

7.3.4　定标操作

7.3.4.1　定标品的复溶

7.3.4.1.1　除 KIT5 外，其余定标品使用前需复溶。KIT5 为液体定标品，室温放置 30 min 后，轻轻混匀，可直接使用。复溶前，应该让所用的材料平衡到室温（18～28℃），从冷冻环境取出的材料大约需 1 h 恢复到室温。

7.3.4.1.2　将解冻的复溶液瓶子轻轻旋转以充分混匀内容物。不要振摇瓶子，轻敲装干粉的瓶子，尽量使瓶盖上黏附的干粉落入瓶中。打开瓶盖，精确量取 3 mL 复溶液加入对应的装干粉的瓶子中，丢弃多余的复溶液。盖紧瓶盖，轻轻颠倒瓶子，不要振摇瓶子。

7.3.4.1.3　复溶过程大约需 30 min，其间不时轻轻旋转瓶子以促进干粉溶解。使用前要肉眼证实所有的冻干品均已溶解完全。复溶后当日使用的定标品应立即储存于 2～8℃冰箱，

24 h 内使用。未用完的定标品应弃去，不能反复冻融。

7.3.4.2　定标品批号的选择：主菜单→点击"选项"→点击"查看/编辑定标"→选中"需定标项目"→点击"查看定标定义"→1(以 KIT1)为例→根据标准品瓶签所显示的批号进行选择→点击"保存"→重复操作，直至完成所有定标品的批号选择→点击"完成"。

7.3.4.3　定标操作：主菜单→点击"样本"→点击"定标编程"→点击"定义新定标"→在"定标 ID"处随意输入数字→选中"需定标项目"→点击"保存"→点击"指定"→按顺序选中定标品批号及待定标的试剂批号→点击"下一步"→输入"样本架"号→点击"完成"→根据屏幕显示信息准备定标品(分别在日立样品杯中按序加入约 300 μL 定标品)→确认定标品在样本架上的位置与屏幕显示的各定标品在样本架上的位置一致→将样本架放在样本运输盘起始位→点击绿色启动键，定标开始。

7.3.5　定标结果查看：主菜单→点击"选项"→点击"查看/编辑定标"→选中"需定标项目"→点击"查看定标"→显示试剂批号、定标日期与时间、定标状态等。

7.3.6　定标有效性分析

7.3.6.1　定标参数由××系统与一系列质量参数[可在 Coefficients and Limits(系数和检测限)菜单中查看这些参数]对照进行自动评估，并给出是否通过的提示。

7.3.6.2　仪器提示定标有效，必须检测室内质控品进行验证。如果测定结果在控，证明校准通过。如果结果失控或超出可接受范围，则应分析原因，若为批号更换靶值偏移，则做标本比对，比对通过，重新累积靶值；否则应重新校准，必要时联系工程师协助解决。

7.3.7　定标原始结果应当保留存档，至少保存 2 年。

7.3.8　定标失败的处理

7.3.8.1　检查试剂：试剂状态、批号、有效期、保存条件等。

7.3.8.2　检查室内质控物：复溶状态、保存时间、保存条件及有效期等。

7.3.8.3　检查校准品：复溶操作、保存时间、保存条件及有效期等。

7.3.8.4　检查仪器：光路(灯泡寿命)及保养情况，必要时联系工程师进行仪器维修保养。

7.4·室内质控

7.4.1　质控品

7.4.1.1　来源：低值和高值质控品，购自×××。水平：水平 1、水平 2。储存：冷冻保存，可稳定至标签标注的有效期。

7.4.1.2　频率：每 24 h 至少 1 次；定标后，系统关闭超过 2 h，重新开机；重新装载先前从干片供应仓中取出并密闭储存的干片盒。

7.4.2　质控品准备

7.4.2.1　PV 质控品为干粉，复溶前，从冷冻环境取出质控品和复溶液，约需 1 h 恢复到室温，如室温低应延长平衡时间，使之充分复温到室温(18~28℃)。

7.4.2.2　将解冻的复溶液瓶子轻轻上下颠倒以充分混匀内容物，不要振摇瓶子。

7.4.2.3　轻敲装干粉的瓶子，尽量使瓶盖上黏附的干粉落入瓶中。

7.4.2.4　打开瓶盖，精确量取 3 mL 复溶液加入对应的装干粉的瓶子中，丢弃多余的复溶液。盖紧瓶盖，轻轻颠倒瓶子，不要振摇瓶子。

7.4.2.5　复溶过程大约需 30 min，其间不时轻轻旋转瓶子以促进干粉溶解。使用前要肉眼证实所有的冻干品均已溶解完全。复溶后可分装冻存，300 μL/支，－20℃可保存 2 周。

7.4.3　操作：同标本检测。

7.4.4　质控结果的查看：进入质控软件或 LIS 系统质控软件，查看检验项目的质控结果。

7.4.5　质控分析

7.4.5.1　质控靶值的建立：将第 1 个月各项目质控结果，输入质控软件。算出均值和标准差，作为初始靶值和初始标准差，确认各项目质控范围；以后每日记录输入质控结果，由质控软件统计前 3 个月输入的数据，计算累计均值和累计标准差，作为本仪器的靶值(X)和标准差(SD)。

7.4.5.2　每日质控结果应输入临床检验中心质控软件，通过软件帮助判断是否失控。

7.4.5.3　质控规则：根据 Westgard－Sigma 规则进行设置(见《室内质量控制管理程序》)。

7.4.6　质控记录：质控结果应记录在质控软件中，每个月打印。存盘保存质控原始记录，记录至少保存 2 年。更换质控品批号，应做平行检测，如上建立新质控品靶值与标准差。

7.5·常规、急诊标本检测程序

7.5.1　常规标本双向传输模式

7.5.1.1　标本：血清或肝素锂抗凝血浆。中文 LIS 中选择"标本处理"，将真空管上条码信息按序扫入仪器中。

7.5.1.2　将原始管条码朝向操作者插入样本架(若为短管，需要将垫片垫在样本管底部；若为长管，必须将试管插到样本架底部，不能使用垫片)。样本架放在样本运输盘的起始位(绿灯右后方亮着红灯的位置)，点击绿色启动键，启动采样。

7.5.1.3　若有多个样本架，可从起始位起顺时针排列。样本检测完毕，到达回收位，应及时将样本架取出，避免其再次进入起始位，重复检测。

7.5.2　常规标本手动输入模式

7.5.2.1　标本：质控品、尿液、腹腔引流液等体液标本、需要复检的血液标本等。

7.5.2.2　主菜单→点击"样本"→输入样本号、架号、位置号→选择标本类型(血浆检测需选择血浆、尿液、引流液等标本检测尿淀粉酶需选择尿液、血清标本检测需选择血清)→选择待检测项目→点击"保存/下一个"→点击绿色启动键，启动采样。

7.5.2.3　批量输入：主菜单→点击"样本"→选择检测项目→点击"批量输入"→选择样本架→在有样本的位置输入样本号，将多余的样本位前的"√"去掉→点击"保存"→点击"完成"→点击绿色启动键，启动采样。

7.5.3　收回样本架：样本需复检或吸样不足需重测，因检测未完成(结果还未出)，样本架不能取出时。主界面→点击"仪器"图标→点击"需收回的样本架"图标→点击"收回样本架"→样本架运输到"回收位"→取出样本架。注意：此操作必须在样本仓盖板封闭情况下进行。

7.5.4　初始化：检测过程中因机械故障需要初始化。主界面→点击"报警状态栏"→点击"初始化"→仪器自动进行初始化。

7.5.5　注意点：应避免有气泡、凝块或浑浊的样本，样本量应足够。需保证系统有足够的一次性吸头供应。

7.5.6　急诊样本：急诊插入基本操作同"常规标本操作步骤"，不同点仅为已装载样本的样本架放在急诊通道即可。

7.6·关机

7.6.1　正常情况下本机可 24 h 开机，不需要关机。若关机时间超过 2 h，需关机前卸载所有试剂，密封置于 2～8℃ 冰箱保存。

7.6.2　正常关机：当测试停止后，主界面，点击"关闭"，待系统提示关闭仪器电源时才可关闭电源开关，此时打开左下角机器舱门，将 Main 白色开关由"ON"变成"OFF"。若要再次启动系统至少等待 5 min 后再进行。

7.6.3　紧急关机：直接关闭仪器电源开关。注意：此类关机程序将导致数据的丢失或系统硬盘的损伤。只有在无法正常关机时才可使用。

8. 仪器校准

仪器校准程序如下。

8.1·校准周期：1 年。校准方：××公司授权工程师。

8.2·校准内容：按《仪器校准符合性指标协议》内容进行。

8.2.1　工作环境检测：环境温度 15～30℃，仪器工作电压 AC(220±22)V，环境干净、安全、稳定。

8.2.2　仪器各组成机构工作检测：电源线、除尘过滤网、键盘工作、打印系统、显示屏、传输系统、清洗机构、搅拌器、加样机构等工作状态。

8.2.3　仪器性能检测：孵育盘压片反射值校验、光度计静态测试值校验、黑白校正、温度湿度测试、漏气测试和电压测试等。

8.2.4　仪器维护检测：孵育池、清洗机构、搅拌器、反应杯、加样机构、孵育池过滤网。

8.3·校准后审核：校准完成后，应当由校准方出具有签名盖章的校准报告，并注明有效期限，同时附有完整的校准记录，包括校准的各种原始数据。校准报告应当经过组长的签字确认。

8.4·校准记录：仪器校准完成后，及时在仪器设备档案中记录校准时间、校准结果及有效期，并注明下次拟校准的日期。

9. 维护与保养

9.1·每日保养

9.1.1　查看试剂清单，确认试剂的量并进行必要的补充。清空废干片桶和废吸头桶。擦拭仪器表面，用中性消毒剂擦拭仪器表面。

9.1.2　加样针保养：主菜单→点击"诊断"→点击"定期维护"→点击"每日"→点击"维护加样"→待初始化完成→打开顶部封盖→用蘸有 75％ 酒精的洁净纱布擦洗加样臂的前端，特别是象鼻头部位→点击"完成"→点击"返回"→系统重新初始化，待机。

9.1.3　更换参比液和吸头：主菜单→点击"诊断"→点击"定期维护"→点击"每日"→点击"维护参比液加样"→待初始化完成→打开右侧封盖→将参比液吸样针抬起，拔下旧吸头，装上新吸头→将参比液小碗连同基座一起取出，小心将参比液小碗从基座上轻轻推出、弃去→将吸样针放回采样位，点击"加样漏气测试"→系统开始做漏气测试，此时从冷藏冰箱取出新参比液小碗,打开盖子→待测试完毕,将参比液小碗小心地推到基座上,将加样针稍抬起,基座放回→输入参比液的新批号→点击"完成"→系统再次初始化,待机。

9.2·周保养:清洁第一加样热封器;清洁辅助吸头密封罩;清洁样本供应仓和吸样位;清洁漏气测试垫;清洁键盘;清洁触摸屏幕;用干净棉签蘸蒸馏水,清洁第一加样臂吸头塑封器。

9.3·预防性保养:由××公司工程师负责定期保养。

9.3.1 清洁推片尺,清洁传感器,清洁压片,清洁反应杯部分组件,清洁 MicroSensor 封盖和转盘区域,清洁 VITROS VersaTip 供应仓轨道。

9.3.2 检查/清洁试剂仓冷却过滤网,执行系统备份,检查/清洁主计算机过滤网,清洁 CUVETTE 臂和孵育仓,清洁 PM 丢弃通道和防蒸发盖,清洁 PM 孵育位和推片通道,清洁 SUPPLY 3 开盖系统。

9.3.3 运行黑白参考校正测试(6 个月),运行压片反射测定(6 个月)。

9.4·按需保养:更换保湿剂/干燥剂,冲洗/更换加样头/活塞组件,更换分配推片尺,清洁系统机壳,检查/清洁 MicroTip 供应仓,检查/清洁比色杯供应仓,运行黑白参考校正测试,系统清洁。

9.5·每季保养:由××公司工程师负责保养。

9.6·每年维护:由××公司工程师负责。包括仪器内部的彻底清洁、仪器零件的清洁保养、仪器性能指标的测试及调整等。

10. 应急处理

出现报警(ATTENTION、ACTION、MALFUNCTION)→点击故障栏→查看故障原因→根据提示解除故障(详见机器上故障信息表)。

11. 注意事项

11.1·系统环境:仪器必须放置在水平地面。仪器必须远离热源物体或冷源物体,避免阳光直射。

11.2·操作干扰

11.2.1 在仪器运行时不得打开标本处理中心和检测中心的顶盖。在仪器运行时不得打开光路系统。

11.2.2 必须使用原厂提供的试剂、标准品和质控品。必须使用原厂提供的系统消耗品。

12. 记录表格

《室内质控失控分析报告》《仪器校准符合性指标协议》《全自动干式生化分析仪校准记录表》《全自动干式生化分析仪使用、维护保养记录表》。

参考文献

[1] 尚红,王毓三,申子瑜.全国临床检验操作规程[M].4 版.北京:人民卫生出版社,2015.
[2] 万学红,卢雪峰.诊断学[M].9 版.北京:人民卫生出版社,2018.

(宗 明 孔德玉)

液相色谱-质谱联用仪标准操作规程

××医院检验科生化组管理程序文件	文件编号：××-JYK-××-××-×××
版本/修改：第　　版/第　　次修改	生效日期：	共　页　第　页
编写人：	审核人：	批准人：

1. 目的

建立规范标准的液相色谱-质谱联用仪的操作程序。

2. 仪器名称及型号

××（品牌）××（型号）液相色谱-质谱联用仪。

3. 范围

适用于生化组经授权的检验技术人员和经授权的工程师（适用时）。

4. 仪器简介和工作原理

4.1·仪器简介：××（型号）液相色谱-质谱联用仪是××（品牌）基于液相色谱-质谱联用技术开发的质谱检测系统，它以液相色谱作为分离系统，质谱为检测系统。具备灵敏度高、分离能力强、分析范围广、分析时间快等众多优点。

4.2·测试原理

4.2.1　分离系统：在液相色谱中，样品通过进样器进入色谱柱，经过流动相的冲洗，利用不同化合物在固定相和流动相之间分配系数差异，在色谱柱中的停留时间不同，从而将不同化合物进行分离。

4.2.2　检测系统：质谱的基本原理是将化合物分子通过电离源离子化，产生带电离子，然后通过质量分析仪器进行分析和检测。质谱的离子化方式包括电子轰击、化学电离、电喷雾等。在质谱中，离子化后的化合物分子通过质量分析仪器进行分析和检测，根据不同的质量/电荷比（m/z）进行分离和检测。

5. 运行环境

5.1·空间布局要求：质谱仪易受环境洁净度、温湿度、空气流、射频辐射及电磁场的影响，前处理和色谱分离环节使用的强挥发性的有机溶剂对人体损害较大，质谱仪真空泵噪声较强。因此，质谱实验室应设置于相对独立的区域，确保通风良好且符合生物安全要求，在布局中应空间充足，仪器四周应留出适当空间便于日常操作、定期维护保养和检修，充分考量色谱-质谱检测系统对于通风、温湿度、供电系统的要求及其与周边实验室的兼容性，同时应远离震动源、远离大于 10 Gs（1 T = 10^4 Gs）的磁场，避免日光直射，尽可能减少周围环境的射频辐射。质谱实验室的场地空间按功能划分，一般可包括样本处理区、质谱仪器区、辅助设备存放区、气体存放区和数据处理区。

5.1.1　样本处理区：质谱前处理过程中涉及有机试剂、挥发性酸、碱的操作应在通风橱中完成；自动移液工作站应该配备万向排气罩；应充分评估临床工作量、预处理操作时长及检测周转时间（turn-around time，TAT）要求，配备足够的通风橱、试验台，建议双侧操作试验台间距应＞1.6 m，单侧操作试验台距墙面或其他实体间距＞1.2 m，以保证同时操作不受干扰。

5.1.2　质谱仪器区：工作台应结实稳定,可承受质谱、色谱、电脑等设备的重量。工作台后应预留出一定的维护空间,以方便工作人员对质谱仪器的维护保养。由于色谱、质谱设备及气体制备装置重量偏大,故工作台承重应不低于 500 kg/m²。当实验室内无法实现人机分离时,应为机械泵加装减噪罩,建议装载于工作台下方并高于地面,周围留有足够的空间便于散热和维修保养。另外由于需要在吊顶内部铺设气体管路、电路等,建议吊顶内高度(即吊顶距天花板的高度)不低于 0.8 m,用于铺设各类气体管路、通风管路、空调、除湿机、消防管路等设备安装及维护空间;吊顶至地面高度应满足质谱仪器放置需要,建议不低于 2.8 m。实验台后应预留宽度不少于 0.5 m 的空间,每台仪器配置不少于 7.5 m² 的空间。

5.1.3　气体存放区：由于质谱仪正常运转会使用各种气体(如氮气、氩气等),实验室需要预留出存储或制备气体的空间;如实验室空间充足,建议设置集中供气房间(气源区)。气源区不宜距离仪器区及标本处理区过远,以免影响气压,同时该区域应便于运输及更换气瓶。需根据存放气体类型配置安全防护设施,如使用氢气等易燃易爆气体时需安装漏气警报装置,使用氩气、氮气等窒息性气体时需保证气体存放区的空气流通。

5.1.4　辅助设备存放区：主要用于存放机械泵、冷却循环水机及不间断电源等辅助设备,此空间需考虑隔音、通风及控温设计。

5.1.5　数据处理区：主要用于存放计算机,供技术人员进行数据处理和报告发放,实验室可根据实际场地情况进行选配。

5·2·环境条件要求

5.2.1　通风要求：甲醇、乙腈、正己烷、挥发性酸、碱等试剂是质谱实验室常用的流动相及提取试剂,存在潜在肝肾毒性及神经毒性等。因此,质谱实验室应充分考虑不同操作步骤可能存在的挥发性气体损害风险,配置通风橱、万向排风罩等通风设备,进行通风换气,排放热气和废气,以保障实验室人员安全。通风橱、万向排风罩一般风速达 0.5 m/s 即可满足要求,但对于挥发性较强、气味较大的操作,可适当增加风速,以便及时将废气排出室内。废气排放口距离排风口大于 3.0 m 以上的需加装排废管路,且仪器端的排废口风速应达 0.5 m/s 以上。连接质谱仪的排风出口应设计有预防雨水倒灌的构造,质谱仪与排风管接口处应设计有预防冷凝水灌入的构造。

5.2.2　洁净度要求：灰层尘吸潮后质谱仪内部芯片或焊点处易产生锈斑,导致开机瞬间发生放电,进而导致电源或电路板故障。另外,散热过滤网上的灰尘会阻碍仪器内部热量向外散发,可导致仪器重要部件如电路板、涡轮泵等过热损坏。此外,微量元素检测易受空气粉尘颗粒的污染而影响检测结果,因此实验室空间需防尘、防震,保证洁净。需评估环境洁净度对检测项目的影响程度,必要时配备可净化实验室空气的硬件设施。如前处理区排配置可局部防尘的实验台,空调系统出风口安装空气过滤器,窗户安装防尘网。

5.2.3　环境温、湿度：实验室需严格控制环境温度与湿度,确保仪器处于良好的运行状态。为保证仪器状态的稳定,仪器区应保持恒温、恒湿,应配置温、湿度计进行监测。仪器区最佳温度宜控制在 20℃,适宜温度为 15～30℃,温度波动小于 2℃/h,湿度控制在 20%～80%,空气湿度过高推荐配备除湿器,空气干燥地区推荐配备加湿器。

5.2.4　电源电压要求：输入电压 220 V(±5%),50 Hz(±3%)。为保证仪器检测性能的稳定和可靠,使用具有稳定电压的不间断电源,电源电压波动应小于 5%。电源应具有良好的接地措施,接地电阻应小于 4 Ω。电源插座有接地线、零线和火线,安装方法应符合电工规范(左零右相)。地线与零线的电压要求小于 3 V。

5.2.5　气体要求:质谱实验室应配备供气设施,用于质谱仪及样本前处理的正压固相萃取装置、氮吹仪等。常用气体包括氩气、氦气、氢气和氮气等,气体纯度一般要求在 99.999% 以上。必要时,可配备气体净化柱以保障气体纯度,且需保证气源供气充足且稳定。所有的气体管路应避免泄漏,配备气体泄漏检测报警装置。气体传输推荐使用医用级不锈钢管道,气路接口应定期进行泄漏检测,压力阀应定期进行性能评估。

5.2.6　分析用水要求:包括样本制备过程用水和流动相配制用水。样本制备及流动相配制应使用超纯水(电阻>18.2 MΩ/cm),超纯水纯度要求可参照行业标准《临床实验室试剂用纯化水》。可使用超纯水机制备超纯水,应监控水质并定期更换滤膜。

5.3·仪器安全:质谱实验室常用的溶剂如甲醇、乙腈、正己烷等均为易燃溶剂,应配备易燃试剂专用柜,实行双人双锁管理,并有准确的出入库登记、使用记录。在仪器周围不可使用可燃性危险品,避免引起火灾和爆炸。仪器处于运行状态,禁止打开仪器前面、侧面和背面面板,以免损害仪器线路和管道。

5.4·人员安全:仪器设备中所有与患者的样品接触或有潜在性接触可能的表面与零件都视为污染物。在操作、维护仪器设备时需穿戴保护性的手套和外套。在仪器运转过程中,勿触及移动的所有装置,避免人身伤害。

6. 试剂耗材

6.1·试剂组成(表 1)

表 1　××液相色谱-质谱联用仪试剂组成

产 品 组 成	成　　　　　分	规　格
提取液	含乙腈	10 mL
流动相 A	甲酸、甲酸铵水溶液	480 mL
流动相 B	含甲酸、甲酸铵甲醇溶液	480 mL
水溶性维生素内标	VB1 IS、VB2 IS、VB3 IS、VB5 IS、VB6 IS、VB7 IS、VB9 IS、VC IS	4 支
水溶性维生素校准品	VB1、VB2、VB3、VB5、VB6、VB7、VB9、VB12、VC	4 支
……	……	……

6.2·储存条件

6.2.1　校准品、质控、内标及校准品稀释液在 -20℃ 或以下避光密封的存储条件下,其他组成在 0~30℃ 避光密封的存储条件下,试剂盒自生产之日起有效期为 12 个月。

6.2.2　开封后试剂(提取液、流动相 A、流动相 B、保护剂)密封后(盖好盖或封好密封条)在 0~30℃ 条件保存稳定 1 个月。

6.2.3　校准品、质控品、校准品稀释液现配现用,用完剩余的废弃;内标品复溶后放置在 -20℃ 或以下条件,有效期 3 日。

7. 操作步骤

7.1·开机前准备:第一次开机前确认供电是否正常、真空泵是否已更换新泵油。液相系统水相和有机相已准备好。气路：由氮气发生器供气，质谱仪在待机状态下，应保证气体供应充足、气路通畅。

7.2・开机：依次打开电脑，开启质谱仪电源，打开真空泵、氮气发生器和液相系统电源。等待 15～30 min 抽真空。液相系统进行 purge 操作。进入仪器操作工作站，"Configuration"中选择"LCMS"。色谱柱安装及平衡 15 min。

7.3・定标

7.3.1 校准品与方法：常规样本检测前使用试剂盒中的定标品 J1、J2、J3 三个水平进行定标。定标品处理方法同样品处理方法。待质谱分析完毕，在工作站中进行线性方程的拟合操作，J1、J2、J3 的样本类型选为"Standard"，样本浓度分别填好对应的浓度梯度。软件会自动进行线性方程的拟合。

7.3.2 校准条件：每日检测样本前需要定标校准。

7.3.3 校准方：授权仪器操作人员。

7.3.4 校准结果验证：通过检测室内质控品 QCL 和 QCH，如果测定结果在控，证明校准通过。如果校准结果失控或超出可接受范围，则应重新处理一批校准品和质控品进行校准和验证，直到在控方可进行样本检测。

7.3.5 校准结果应当输入实验室质控系统中，按月打印保存，至少保存 2 年。

7.3.6 校准失败的处理

7.3.6.1 确认流动相配置是否正确，如无法确认，应重新配置。确认处理过程无误。

7.3.6.2 仪器原因：质谱检测敏感度下降，应联系工程师进行仪器校准，然后再重新定标和验证。色谱柱效降低，则重新换新色谱柱，活化一定时间色谱柱后再重新定标和验证。

7.4・室内质控

7.4.1 质控品的准备

7.4.1.1 每日从 2～8℃冰箱及 −20℃取出各项目质控，室温放置 15 min 左右，轻轻颠倒混匀数次，使质控品完全溶解备用。

7.4.1.2 各项目质控品的使用、复溶、分装、保存见生化组《定标品、质控品的复溶、分装、保存、使用操作程序》标准操作规程。

7.4.2 质控操作程序：复溶后的质控品随标本一起进行操作。

7.4.3 质控的结果分析：在定标结果出来之后进行质控结果分析，软件会自动计算质控结果。

7.4.4 室内质控浓度范围：建议尽量检测 3 个浓度质控样品。质控样品浓度尽可能覆盖定量范围，包括 3 倍定量检测下限、定量范围的中间以及定量检测上限的附近，也可设定在 LLMI 或者医学决定水平附近。

7.4.5 质控频率：建议在每批次检测前、后均运行质控样品。质控频率取决于方法学性能、某一时间段内检测的样品数量以及错误结果对于临床影响的严重程度。如果方法很稳定可以减少质控品检测的频率；反之，如果方法存在性能下降的情况，需要增加质控品检测频率。

7.4.6 质控规则：根据 Westgard‑Sigma 规则进行设置（见《室内质量控制管理程序》）。

7.4.7 失控情况处理及原因分析

7.4.7.1　出现失控情况时,操作人员及时报告专业组长,立即采取纠正措施,并有详细记录。

7.4.7.2　实验室负责人对失控情况进行失控分析,并根据失控情况,对临床检验结果进行重新评估。

7.4.8　室内质控数据的管理

7.4.8.1　每月室内质控数据统计处理:每月末,应对当月的所有质控数据进行汇总和统计处理,计算的内容至少应包括当月每个测定项目原始质控数据及在控数据的平均数、标准差和变异系数,当月及以前每个测定项目所有在控数据的累积平均数、标准差和变异系数。

7.4.8.2　每月室内质控数据的保存:每个月的月末,应将当月的所有质控数据汇总整理后存档保存,存档的质控数据包括当月所有项目原始质控数据,当月所有项目质控数据的质控图,上述所有计算的数据(包括平均数、标准差、变异系数及累积的平均数、标准差、变异系数等),当月的失控报告单(包括违背哪一项失控规则、失控原因、采取的纠正措施)。

7.4.8.3　每月上报的质控数据图表:每个月的月末,将当月的所有质控数据汇总整理后,应将当月所有测定项目质控数据汇总表、所有测定项目该月的失控情况汇总表上报实验室负责人。

7.4.8.4　室内质控数据的周期性评价:每个月的月末,都要对当月室内质控数据的平均数、标准差、变异系数及累积平均数、标准差、变异系数进行评价,查看与以往各月的平均数之间、标准差之间、变异系数之间是否有明显不同。如果发现有显著性的变异,就要对质控图的均值、标准差进行修改,并要对质控方法重新进行设计。

7.5·标本检测:样本经前处理后,通过专用的 96 孔深孔板,经自动进样系统扫码进样,质谱分析结束后进行数据分析,导出结果,具体如下。

7.5.1　连接 LCMS(图 1)。

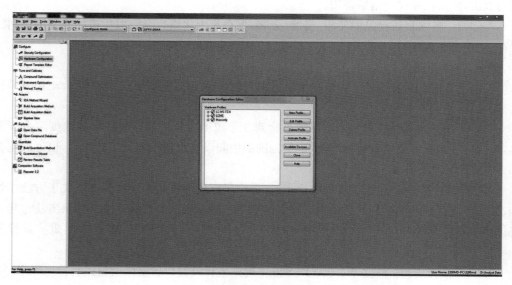

图 1　××液相色谱-质谱联用仪工作站激活 LCMC 界面

7.5.2 设置样本运行序列并提交序列,运行(图2)。

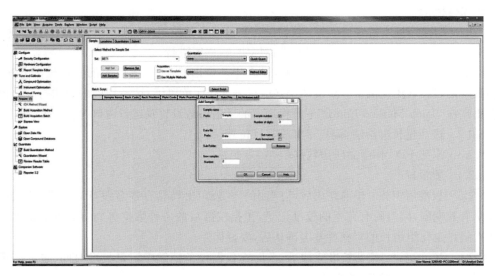

图2 ××液相色谱-质谱联用仪工作站运行序列编辑界面

7.5.3 数据分析并导出结果(图3)。

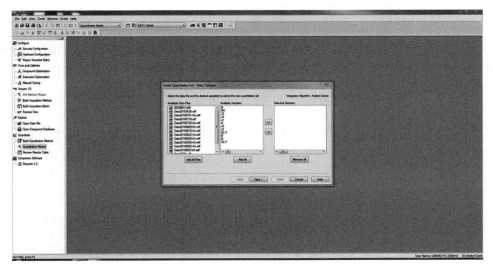

图3 ××液相色谱-质谱联用仪工作站数据分析处理界面

7.6·关机程序

7.6.1 质谱仪一般不做关机,仅在紧急情况下关机,或可能停电前关机。

7.6.2 关机程序:先关掉仪器电源主开关停止真空泵系统,机械泵继续工作至少15 min后再关掉机械泵上的电源开关。

7.6.3 日常样本分析完之后执行色谱柱清洗和系统清洗程序即可。待清洗结束后,关闭软件,关闭电脑主机和液相各部件。若色谱柱第2日不再使用,清洗完毕后将色谱柱内充满乙腈或甲醇保存,柱接头要拧紧,防止溶剂挥发干燥。

8. 仪器校准

8.1·校准周期:1 年。校准方:仪器生产厂商或由其授权的单位。

8.2·校准内容:按《仪器校准符合性指标协议》内容进行。

8.2.1 手动校正过程:开软件,连机,进入手动调谐状态,调出已有的质量校准方法,根据要校准的目标(Q1 正离子、Q1 负离子、Q3 正离子、Q3 负离子)选择相应的方法打开。该方法会出现在"Tune Method Editor"下替换现有的质谱参数设置及运行窗口内容。

8.2.2 进质量校准溶液,调离子源喷雾针位置。

8.2.3 采集 PPG 标准品质谱数据。

8.2.4 质量校准。

8.2.5 校准后审核:校准完成后,应当由××公司出具具有签名盖章的校准合格证书,并注明有效期限,同时附有完整的校准记录,包括校准后的各种数据等内容。校准报告收到后应当经过生化组组长的审核并签名确认后,妥善保存。

8.2.6 校准记录:仪器校准完成后,及时在仪器设备档案中记录校准时间、校准结果及有效期,并注明下次拟校准的日期。

9. 维护与保养

9.1·质谱仪维护保养操作流程

9.1.1 检查各路气体压力,Gas1/Gas2 为 0.7 MPa,Curtain /CAD Gas 为 0.4 MPa,Exhaust gas 为 0.35~0.4 MPa。

9.1.2 清洗色谱柱,每次检测完样本后,将流动相更换成甲醇(色谱纯)水流动相,按照特定的冲洗方法冲洗色谱柱。液相参数、质谱参数及质谱采集参数分别见表 2、表 3 及表 4。

表 2 ××液相色谱-质谱联用仪清洗色谱柱的液相参数

总时间(min)	流速(μL/min)	A(%)	B(%)
0.01	500	90	10
30.0	500	90	10
60.0	500	0	100
90.0	500	0	100
120	500	0	100

表 3 ××液相色谱-质谱联用仪清洗色谱柱的质谱参数

气帘气(CUR)	20	离子喷雾电压(IS)	4 500
离子源气 1(GS1)	40	温度(TEM)	450
离子源气 2(GS2)	40		

表 4 ××液相色谱-质谱联用仪清洗色谱柱的质谱采集参数

起始值(m/z)	终止值(m/z)	时间(ms)	去簇电压(V)	入口电压(V)	碰撞室入口电压(V)
100	500	2	70	10	15

9.1.3 清洗离子源腔体、帘板、孔板外部。每周做完样品检测后,取下帘板,用无尘纸蘸取甲醇水 1∶1 擦洗,再用甲醇擦洗,注意不要堵塞孔板小孔。

9.1.4 检查机械泵油量,正常油量在最大和最小刻度之间,过高、过低都会影响机械泵工作效率和寿命。

9.1.4.1 每 3 个月更换 1 次泵油,注意不同公司的泵油不可混用,可能会损坏机械泵。泵油质量要求:淡黄色透明液体。

9.1.4.2 更换泵油步骤:① 关掉质谱主机电源,最少 15 min 后,关掉机械泵电源开关。② 提高机械泵,用 100 mm 内六角扳手,拧开进油螺栓,然后再拧开出油螺栓,将废油排放至收集容皿中。③ 当无泵油流出时,拧上排油孔螺栓,加入 100~200 mL 新油,拧上进油口螺栓,打开机械泵电源开关(小于 5 s),重新打开螺栓,排出泵内残余的泵油。④ 拧上排油孔螺栓并上紧,添加干净的真空泵油,油面位置约到"MAX"80%处,拧上进油螺栓。⑤ 连接相关部件并开机械泵,15 min 以后再开主机。

9.1.5 每周做完样品检测后,需要对液质整个系统进行全面的清洗维护。液质系统去激活,卸下色谱柱,旋下喷雾针。超纯水 1 mL/min,1 h,异丙醇(色谱纯)1 mL/min,清洗 1 h;超纯水 1 mL/min,1 h;甲醇(色谱纯)1 mL/min,1 h。

9.1.6 更换空气过滤网:空气过滤网堵塞会导致仪器内部电路板散热不好,严重时影响数据采集,每 3 个月取出后,轻拍,然后水冲刷,晾干,备用;如有破损,更换新的过滤网。

9.1.7 仪器除尘:每 6 个月,打开仪器前后盖,氮气吹扫电路板、风扇。

9.1.8 更换 PEEK 管路:PEEK 管路出现堵塞时,甲醇水(色谱纯)1∶1 冲洗,如果冲洗不好,将管路两端用切管刀切平或者更换新的管路。

9.1.9 清洗更换喷雾针及两通组件:喷雾针出现堵塞可放置在两通中用甲醇水(色谱纯)1∶1 超声清洗 5 min,清洗效果不佳,就需要更换喷雾针。当喷雾针与两通连接处发生漏液,拧紧无效时,需要将两通组件更换。

9.1.10 清洗质谱 Q0,质谱仪需要卸真空进行,此步骤需要售后工程师来进行。

10. 应急处理

如果出现系统报警,则相应模块的指示灯会由绿色变成红色,其意义如下:自动进样器指示灯变红,根据仪表盘文字指示,可能原因为 96 孔深孔板扫码不成功,自动进针扎弯等。

11. 注意事项

11.1·操作人员认真阅读本仪器使用说明书,经考核合格,持有本仪器操作证,方可上机。

11.2·在断电情况下,应使质谱进入"STAND BY"状态,关掉液相部分,UPS 正常情况下可供电 2 h,若 2 h 内不恢复供电,按关机程序关闭质谱仪,待恢复供电后,按开机程序打开质谱仪。

11.3·仪器在待机和开机状态下,应保证足够的气源供应。应时常检查供气系统的工作状态,若供气不足应及时维修。

11.4·空调 24 h 开机,环境温度必须维持在规定范围内。

11.5·LC/MS 接口避免进入不挥发的缓冲盐溶液,如含磷酸盐溶液,钠和钾的成分必须<1 mmol/L,甲酸(或乙酸)<2%,三氟乙酸<0.5%,三乙胺<1%,醋酸铵<20 mmol/L。

12. 记录表格

《室内质控失控分析报告》《仪器校准符合性指标协议》《室内质控失控分析报告》《液相色谱-质谱联用仪使用、维护保养记录表》。

参考文献

[1] 尚红,王毓三,申子瑜.全国临床检验操作规程[M].4版.北京:人民卫生出版社,2015.

[2] 万学红,卢雪峰.诊断学[M].9版.北京:人民卫生出版社,2018.

[3] 中国合格评定国家认可委员会.医学实验室质量和能力认可准则:CNAS-CL02:2023[S/OL].(2023-06-01)[2023-09-26].https://www.cnas.org.cn/rkgf/sysrk/jbzz/2023/06/911424.shtml.

[4] 中国合格评定国家认可委员会.医学实验室质量和能力认可准则的应用要求:CNAS-CL02-A001:2023[S/OL].(2023-08-01)[2023-09-26].https://www.cnas.org.cn/rkgf/sysrk/rkyyzz/2023/08/912141.shtml.

[5] 中国医师协会检验医师分会临床质谱检验医学专业委员会.质谱技术在临床微量元素检测中的应用共识[J].检验医学,2019,34(8):677-681.

[6] 中华医学会检验医学分会临床生化检验学组,中国医学装备协会检验医学分会.医疗机构临床质谱实验室建设共识[J].中华检验医学杂志,2023,46(8):783-791.

（宗　明）

毛细管电泳仪标准操作规程

××医院检验科生化组管理程序文件	文件编号：××-JYK-××-××-×××	
版本/修改：第　　版/第　　次修改	生效日期：	共　　页　第　　页
编写人：	审核人：	批准人：

1. 目的

建立规范标准的全自动毛细管电泳仪的操作程序。

2. 仪器名称及型号

××（品牌）××（型号）全自动毛细管电泳仪。

3. 范围

适用于生化组经授权的检验技术人员和经授权的工程师（适用时）。

4. 仪器简介和工作原理

4.1・仪器简介：××全自动毛细管电泳仪通过电脑控制电泳使蛋白质得到分离，并可对数据进行处理。该系统由取样器部分、分析部分、试剂舱、控制部分和数据处理软件组成。每小时理论测试量达 80 测试。

4.2・工作原理：毛细管电泳被认为是一种介于区域电泳和液体层析电泳之间的模式。毛细管系统是利用处于游离溶液下毛细管电泳的原理，在特定 pH 的碱性溶液中，分子将会受到电渗力而迁移，分解也随之进行。被缓冲液稀释的样本被注入毛细管的阳极，然后在高压电下进行蛋白质分离并在毛细管的阴极处，在 200 nm 波长进行蛋白质检测。最后毛细管立即会用清洗液进行冲洗并注入缓冲液，为下一次分析做准备。

5. 运行环境

5.1・空间安装要求：仪器应安装在稳固平整的地面。仪器两侧各保留至少 0.2 m 的空间，后部至少要有 0.5 m 的空间，以方便维护保养和仪器热气的排放。仪器放置于通风良好、灰尘少的环境，避免过冷或过热，或日光直射。仪器体积 95 cm（长）×39 cm（高）×63 cm（宽）。

5.2・环境条件要求：温度 15～30℃，相对湿度 5％～85％，电源电压 115～230 V，50/60 Hz，环境噪声小于 80.5 dB(A)。

5.3・供水要求：无菌去离子水。

5.4・仪器安全：在仪器周围不可使用可燃性危险品，避免引起火灾和爆炸。仪器处于运行状态，禁止打开仪器前面、侧面和背面面板，以免损害仪器线路和管道。

5.5・人员安全

5.5.1　仪器设备中所有与患者的样品接触或有潜在性接触可能的表面与零件都视为污染物。在操作、维护仪器设备时，需穿戴保护性的手套和外套。

5.5.2　在仪器运转过程中，勿触及移动的所有装置，避免人身伤害。

6. 试剂耗材

缓冲液 3×700 mL，主要成分为 pH 9.9 碱性缓冲液；冲洗液（浓缩液）1×75 mL，主要成分为氢氧化钠；试剂杯 24 板×14 条；滤器 4 只。

7. 操作步骤

7.1·工作前准备：检查电源线是否连接；确保连接电脑、检测器和其他必要的外部设备（如果有）。

7.2·开机：打开毛细管电泳仪的电源开关。

7.2.1 系统初始化：仪器会在开机时进行系统初始化，显示仪器型号、制造商信息等。

7.2.2 检查仪器状态：检查仪器显示屏上是否有警告或错误信息。如果有，根据提示采取相应的操作。

7.2.3 系统自检：仪器进行自检程序，检查各个部件的工作状态是否正常。

7.2.4 软件启动：启动连接到仪器的控制软件（工作站），按设定的密码进入软件。

7.2.5 更新试剂耗材：检查试剂耗材页面中缓冲液、清洗液、水、废液桶、试剂杯等试剂耗材的显示数值与实际值是否相符，不足或过多需要及时更换并更新数值。

7.3·定标：每日开机初始化自动定标。

7.3.1 操作人员：生化室授权仪器操作人员。

7.3.2 自动定标：全自动毛细管电泳仪开机初始化时自动进行光路定标，初始化结束进入待机状态。

7.3.3 手动定标：如需手动定标，在"ready"模式下，选择"高级设置"，点击"Calibration"，并点击蓝色箭头开始校准。

7.3.4 定标结果：13 个光路必须尽可能在一条直线，且参考通道应与其他毛细管通道处于同一水平或高于其他通道。

7.3.5 定标验证：通过检测室内质控品，如果测定结果在控，证明定标通过。如果结果失控或超出可接受范围，则应重新定标，必要时联系工程师协助解决。

7.4·室内质控

7.4.1 质控品的准备：每日从 $-20\,℃$ 冰箱取出分装的质控品，室温放置 5 min 左右，加入蒸馏水 1 mL，轻轻颠倒混匀数次，使质控品完全溶解备用。

7.4.2 质控品分析的个数、浓度水平及频率：每批使用 2 个浓度水平的质控品，检测标本时进行的质控品检测，在质控在控的情况下继续进行常规标本的检测。

7.4.3 质控操作程序

7.4.3.1 质控添加：进样架 1 和 2 号位。

7.4.3.2 质控运行：直接插入运行，和常规样本一样操作。

7.4.3.3 质控结果查看：在质控系统查看质控数据。

7.4.3.4 质控结果的判读规则：采用 Westgard-Sigma 规则（见《室内质量控制管理程序》）。

7.5·标本检测

7.5.1 准备工作：确保血清蛋白电泳仪处于正常工作状态，已连接电源，并已开机。

7.5.2 样本登记与标识：根据实验室的标准操作流程，将样本录入实验室管理系统，样本按顺序做好编号标识。

7.5.3 样本装载：将样本按照仪器要求装载到毛细管电泳仪的样本槽中。

7.5.4 启动分析：根据仪器的操作手册，启动分析过程。

7.5.5 结果显示：毛细管电泳分析完成，可在工作站中查看原始结果，并可以对曲线进行修正。

7.6·关机：分析结束后，关闭工作站软件，在仪器显示屏上点击关闭。

8. 仪器校准

8.1·仪器校准程序

8.1.1　校准周期：1 年。校准方：××公司。校准方法：校准有效期将至时，由组长联系公司工程师上门校准。

8.1.2　校准内容：按《仪器校准符合性指标协议》内容进行。

8.1.2.1　环境条件：环境温度 15～30℃，环境湿度 5％～80％（不结露）。

8.1.2.2　光路检测：集成时间＜20 ms，每根毛细管电压值＜4.0 V。

8.1.2.3　质控重复性：白蛋白 CV≤2％，α_1 球蛋白、α_2 球蛋白、β_1 球蛋白、β_2 球蛋白，γ 球蛋白 CV≤10％。

8.1.2.4　质控准确性：结果应在靶值范围内。

8.1.2.5　交叉污染：标本和空白基质交叉放置在进样架上，阴性标本应只出现阴性结果，阳性标本应只出现阳性结果。

8.1.2.6　质控数据统计：把结果标记为质控，通过仪器软件自动计算出数值，结果符合质控标准，即白蛋白 CV≤2％，α_1 球蛋白、α_2 球蛋白、β_1 球蛋白、β_2 球蛋白，γ 球蛋白 CV≤10％。

8.1.2.7　仪器和设备校准：功率 350 VA，电压 100/240 V（±5％），频率 50/60 Hz。

8.2·校准后审核：校准完成后，应当由校准方出具有签名盖章的校准合格证书，并注明有效期限，同时附有完整的校准记录，包括校准后的各种数据参数等内容。校准报告应当经过专业组长的签字确认。

8.3·校准验证：通过检测室内质控品，如果测定结果在控，证明校准通过。如果结果失控或超出可接受范围，则应重新校准，必要时联系工程师协助解决。

8.4·校准记录：收到校准报告后，更新校准状态卡，并注明下一次校准时间。

9. 维护与保养

9.1·日保养：每日工作完毕，倾倒废液瓶，并清洗废液瓶盖，瓶内加 5 mL 次氯酸溶液，消毒。每次用新的试剂罐时更换试剂过滤器（分析过程中一过滤器经常要用于两罐缓冲液）。试剂盒中其他两个过滤器用于清洗和漂洗液。

9.2·周/月保养：全自动毛细管电泳仪每周必须要进行一次维护保养以便于使仪器更稳定的运行，在电泳仪显示屏选择"维护清洗"，点击"去污循环"和"CAPICLEAN 循环"。

9.3·年保养：由工程师负责完成，保养内容参阅仪器说明书。

10. 应急处理

10.1·检查故障信息：如果仪器上显示了错误消息或故障信息，首先仔细阅读并理解该信息。根据仪器手册提供的解决方案尝试解决问题。

10.2·重新启动仪器：尝试重新启动仪器，关闭电源并重新打开。有时候简单的重启可以解决一些临时性的问题。

10.3·使用备用设备：如果实验室有备用的全自动毛细管分析仪，可以尝试使用备用设备进行测试，以确保测试结果的可靠性。

10.4·咨询技术支持：如果无法解决问题，及时联系毛细管电泳仪的制造商或技术支持团队,寻求专业帮助和指导。

10.5·防止污染和交叉感染：如果出现了样本污染或其他潜在的交叉感染问题,立即停止测试,并进行适当的清洁和消毒操作。

10.6·记录问题和措施：在出现问题时,记录下问题的细节以及采取的应急处理措施。

10.7·安全优先：在进行任何应急处理时,确保安全是最重要的。遵循实验室的安全规定,避免操作不当导致安全风险。

11. 注意事项

环境和安全控制：患者标本、校准品和质控品当作传染源处理,高压灭菌后交至后勤保障部医疗垃圾暂存点。

12. 记录表格

《室内质控失控分析报告》《仪器校准符合性指标协议》《毛细管电泳仪校准记录表》《毛细管电泳仪使用、维护保养记录》。

参考文献

[1] 尚红,王毓三,申子瑜.全国临床检验操作规程[M].4 版.北京：人民卫生出版社,2015.

[2] 万学红,卢雪峰.诊断学[M].9 版.北京：人民卫生出版社,2018.

[3] 中国合格评定国家认可委员会.医学实验室质量和能力认可准则：CNAS-CL02：2023[S/OL].(2023-06-01)[2023-09-26].https://www.cnas.org.cn/rkgf/sysrk/jbzz/2023/06/911424.shtml.

[4] 中国合格评定国家认可委员会.医学实验室质量和能力认可准则的应用要求：CNAS-CL02-A001：2023[S/OL].(2023-08-01)[2023-09-26].https://www.cnas.org.cn/rkgf/sysrk/rkyyzz/2023/08/912141.shtml.

（陆　柳　叶致舍）

全自动蛋白分析仪标准操作规程

××医院检验科生化组管理程序文件		文件编号：××-JYK-××-××-×××	
版本/修改：第　　版/第　　次修改		生效日期：	共　页　第　页
编写人：		审核人：	批准人：

1. 目的

建立规范标准的全自动蛋白分析仪的操作程序。

2. 仪器名称及型号

××（品牌）××（型号）全自动蛋白分析仪。

3. 范围

适用于生化组经授权的检验技术人员。

4. 仪器简介和工作原理

4.1·仪器简介：××全自动蛋白分析仪采用经典的免疫散射比浊原理，对各种体液，如血清、血浆、尿液和CSF中的蛋白进行全自动的定量测定。仪器的整体结构包括架单位、分配单位、传送臂、反应区、清洗区等功能单位。

4.2·工作原理

4.2.1　免疫散射比浊法：本方法测定经过抗原-抗体复合物的散射光。在某种条件下（抗体过量区域），这种散射光的强度和样品中抗原-抗体复合物的量成正比。在抗体量恒定的情况下，这种光学信号与抗原含量成正比。用已知抗原浓度的标准品可以生成一条参考曲线，通过该曲线可以评估样本的散射光信号，并计算成相应的抗原浓度。

4.2.2　免疫化学蛋白质测量的基本原理：Heidelberger - Kendall 曲线描述了在抗体水平恒定条件下，抗原量和测量信号之间的关系（图1）。

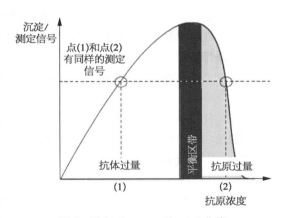

图 1　Heidelberger - Kendall 曲线

5. 运行环境

5.1·空间安装要求：仪器应安装在稳固平整的地面。仪器两侧各保留至少0.2 m的空间，后部至少要有0.5 m的空间，以方便维护保养和仪器热气的排放。仪器放置于通风良好、灰尘少的环境，避免过冷或过热，或日光直射。

5.2·环境条件要求：温度15～32℃，相对湿度＜85％，输入电压220 V（±10％）50/60 Hz。

5.3·供水要求：无菌去离子水（要求＜10 CFU/mL，电导率≤1 μS/cm）。

5.4·仪器安全：在仪器周围不可使用可燃性危险品，避免引起火灾和爆炸。仪器处于运行状态,禁止打开仪器前面、侧面和背面面板,以免损害仪器线路和管道。

5.5·人员安全

5.5.1 仪器设备中所有与患者的样品接触或有潜在性接触可能的表面与零件都视为污染物。在操作、维护仪器设备时,需穿戴保护性的手套和外套。

5.5.2 在仪器运转过程中,勿触及移动的所有装置,避免人身伤害。

6. 试剂耗材

6.1·试剂(表1)。

表1 ××全自动蛋白分析仪项目试剂成分和规格

试 剂	成 分	规 格
补体 C3	兔抗人补体 C3c 血清,叠氮化钠<1 g/L	5 mL
补体 C4	兔抗人补体 C4c 血清,叠氮化钠<1 g/L	5 mL
免疫球蛋白 A	兔抗人免疫球蛋白 A 血清,叠氮化钠<1 g/L	5 mL
免疫球蛋白 G	兔抗人免疫球蛋白 G 血清,叠氮化钠<1 g/L	5 mL
免疫球蛋白 M	兔抗人免疫球蛋白 M 血清,叠氮化钠<1 g/L	5 mL
……		

6.2·校准品:N Protein Standard SL,1 mL。

6.3·质控品:RANDOX 2 个水平质控品,1 mL。

6.4·清洗剂:缓冲液,磷酸盐缓冲液,含聚乙二醇 55 g/L,规格 5 L。

6.5·样本稀释液:磷酸盐缓冲液,规格 5 L。

7. 操作步骤

7.1·工作前准备:检查供水、排水系统是否正常,供电是否正常,仪器标本是否存在阻碍物。

7.2·开机

7.2.1 开启××全自动蛋白分析仪:分析仪→计算机和监控器→打印机。

7.2.2 启动软件工作站:点击软件工作站图标,登录,输入用户名,输入密码,点击"OK",系统初始化。

7.2.3 装载稀释条:点击"Analyzer"区域"Diln. wells"一栏或菜单"Routine"→"Dilution wells"对话框打开,点击"Change dilution strips"按钮,选择"Left new""Right new"后,打开分析仪前盖,在相应位置装载稀释条,关闭前盖,点击"OK"。

7.2.4 装载系统液:点击"Analyzer"区域"System liquids"一栏或菜单"Routine"→"System liquids",对话框打开,点击"Reload liquids"按钮,将水平传感器和吸嘴装在新的液体瓶上,再点击"System liquid reloaded"。

7.2.5 装载反应试剂、定标液和质控品:将需要使用的试剂放进编号从 20 开始的试剂架后,插入 1~5 号试剂道,辅助试剂和试剂列表中标有"X"的试剂,插入 3~5 号试剂道。定标液和质控品使用编号 10 开始的试剂架,插入 5~15 号试剂道(操作程序视仪器不同有所不同)。

7.3·定标

7.3.1 项目校准,下列情况下需要进行项目校准:更换不同批号试剂时;室内质控品测定结果失控,怀疑试剂原因时;试剂使用时间达到需要校准的时间间隔(通常1个月);部分试剂更换新的试剂即需要校准;仪器重要部件的维修或更换,可能影响检测结果时,应当进行项目校准。

7.3.2 校准方:授权仪器操作人员。校准方法:仪器默认为多点(6点)。

7.3.3 操作程序

7.3.3.1 将所需要的标准品放到定标品架上,选中"Calibration",点击"Reference curves",点击目标试验,在"Reagent lots"菜单中,选中放进分析仪的那一批号,点击"Measure"按钮,测定参考曲线。

7.3.3.2 选中"Calibration",点击"Reference curves",点击目标试验,在"Reagent lots"菜单中找到批号,点击"Show curves"按钮,显示参考曲线。

7.3.3.3 校准验证:通过检测室内质控品,如果测定结果在控,证明校准通过。如果结果失控或超出可接受范围,则应重新校准。或者采用患者标本不定期比对,比对结果符合要求,表示定标可接受。如果不能解决,必要时联系厂家技术人员或者工程师协助解决。

7.3.3.4 校准原始结果应当打印或者拷盘存档,至少保存2年。

7.3.4 校准失败的处理

7.3.4.1 检查试剂:试剂状态、批号、有效期、保存条件等。

7.3.4.2 校准品:复溶状态、保存时间、保存条件及有效期等。

7.3.4.3 室内质控物:复溶状态、保存时间、保存条件及有效期等。

7.3.4.4 仪器原因:光路(灯泡寿命)、比色杯、水浴池及保养情况,必要时联系工程师进行仪器维修保养。

7.4·室内质控

7.4.1 ××质控品,液体质控品直接使用。测定时从冰箱取出质控品,室温放置15 min左右,轻轻颠倒混匀数次,标识启用日期和有效期,开瓶的质控品,有效期1个月。

7.4.2 质控品分析的个数、浓度水平及质控规则:每批使用2个浓度水平的质控品,在检测标本前进行的质控品检测,在质控在控的情况下进行常规标本的检测(表2)。

表2 ××全自动蛋白分析仪项目质控信息

项 目	质 控 品	检 测 频 次
补体 C3	RANDOX 2 个水平	每日 1 次
补体 C4	RANDOX 2 个水平	每日 1 次
免疫球蛋白 A	RANDOX 2 个水平	每日 1 次
免疫球蛋白 G	RANDOX 2 个水平	每日 1 次
免疫球蛋白 M	RANDOX 2 个水平	每日 1 次
……	……	……

7.4.3 质控操作程序:进入"Routine"→"Enter job list"→"Sample ID"界面,选择要做的质控项目,点击"Select",点击"Save"。分配样本号,将质控液放在相应位置,样本检测位插入架子,仪器开始检测质控。

7.4.4 质控结果的查看:将测量结果输入到质控系统查看。

7.4.5　质控结果的判读规则：根据 Westgard－Sigma 规则进行设置（见《室内质量控制管理程序》）。

7.5·标本检测

7.5.1　手工输入工作表：选择"Routine"，点击"Enter job list"，在 Sample 标识区输入样本编号，在 Profiles 标识区选择项目，点击"Save"，继续输入下一个样本或点击"Save & Close"退出。

7.5.2　批量输入工作表：选择"Routine"，点击"Enter job list"，然后点击"Batch input"框，在"Number"框输入样本数，在"Start No."框输入起始样本号。

7.5.3　装载样本：选中"Routine"，点击"Loading"按钮，打开"Loading"对话框，从"Rack identification"框选中样本架，将样本装载到所选的样本架，在右侧"Sample identifier"列表框中选择放在试管架上的样本，至左侧样本架区域选择要装载样本的位置，点击"Take"确认，或点击"Autoload"系统自动依次将尚未装载的样本分配到选择好的架子上。

7.5.4　查看样本结果：选中"Results"，点击"Lab journal"，显示样本结果。

7.5.5　添加样本检测项目：选中"Results"，点击"Lab journal"，双击要修改的样本，点击"Enter job list"对话框，点击要添加的试验，然后点击"Save & Close"退出。

7.5.6　删除样本：选中"Results"，点击"Lab journal"，点击要删除的样本或试验要求，点击"Requests only"，点击"Complete selection"。

7.5.7　弹出试管架：选中"System"下拉菜单"Rack status"，点击要弹出的试管架，点击"Eject"弹出键。

7.6·关机：选择"File"下拉菜单"Quit"，点击"Perform"。分析仪执行下列步骤：清洗液清洗试管；将所有在操作位置的样品架移回装载位置；分配探针回到各自的清洗单元；比色管被清洗并装满清洗液，所有架子道上发光二极管亮灯，所有的二极管灯灭，程序才结束，关闭打印机，关闭电脑和监控器，关闭分析仪。

8. 仪器校准

8.1·校准程序

8.1.1　校准周期 1 年，校准方××公司。校准方法：校准有效期将至时，由组长联系××公司工程师上门校准。

8.1.2　校准内容：按《仪器校准符合性指标协议》内容进行。

8.1.2.1　电压检测：220 V(±10％)。

8.1.2.2　机械检测：机械臂、皮带，所有传动机构、所有机械位置校准。

8.1.2.3　系统反应温度检测：(37±0.5)℃。

8.1.2.4　系统光路检测：靶值±5％，靶值为仪器自带标准浊度的检测固体。

8.1.2.5　系统精密度检测：CV≤3.5％。

8.2·校准完成后，应当由××公司出具有签名盖章的校准合格证书，并注明有效期限，同时附有完整的校准记录，包括校准后的各种数据参数等内容。校准报告应当经过专业组长的签字确认。

8.3·收到校准报告后，在仪器设备档案中记录保存。

9. 维护与保养

9.1·每日保养：检查供应瓶中系统液的量；关闭仪器保护盖；检查稀释架，放置足量稀释杯；检查管道有无弯曲、泄漏气泡或污垢。

9.2·每周保养

9.2.1　清洁仪器外部、比色盘盖、稀释框和试剂样本引导栏。检查注射器及阀门：选择"System"，点击"User service"，点击"Syring"，选择要漂洗的注射器、洗涤液，漂洗注射器。

9.2.2　检查试剂针和样本针有否堵塞或损坏，清洁试剂针和样本针：选择"System"，点击"User service"，点击"Clean dispensing probe"，点击"OK"，对话框弹出，点击"Clean Now"，进行清洁试剂针和样本针，点击"Cleaning done"，检查喷出的液体。

9.3·每月保养

9.3.1　管道消毒

9.3.1.1　消毒前的准备，配制 1‰ Neodisher GK 溶液：在一个单独的容器内准备消毒液（往 1 L 约 40℃的热水内加入 10 g Neodisher GK，约一大汤匙的量）并适当搅拌。由于 GK 粉溶解性差，最好用温水，使用前预配好，待溶解完全后，即可使用。

9.3.1.2　开始消毒：从"System"，点击"User service"系统，在用户保养菜单中选择"Decontamination"消毒选项，打开"Decontamination"消毒对话框：若按"Cancel"取消键，程序会返回常规模式。

9.3.1.3　若点击"OK"键，将出现对话框"进行管道系统消毒的同时是否要消毒废物容器"（标有"with waste container"即"包括废物容器"的选择框，通常不选择消毒废物容器）及"消毒液体需要浸泡多长时间"（可以选择 1～30 min，一般选择 15 min）。若按"Cancel"取消键，程序会返回常规模式。

9.3.1.4　按"Start"开始键继续进行消毒，会打开对话框：把冲洗液的吸嘴放到盛有 1 升消毒液的容器内。点击"Continue"继续键。在消毒过程中，可以在对话框底部的文本框内查看分析仪当前执行的步骤；同时会在相应图标的下方显示一个红色箭头。已经完成的步骤在其图标下方会标记有绿色勾号。

9.3.1.5　若选择"Include waste container decontamination"（即"包括废物容器消毒"）选项，消毒程序会在清空废物箱之后停止，并出现对话框：通过废物容器排液管往废物箱内加满消毒液。要这样做的话，将废物箱排液管插到消毒液容器内。确保灌冲水平传感器的连接电线和电子接点不能浸泡在液体内。要继续进行消毒，点击"Continue"继续键，废物箱就会加满消毒液，系统等待完成设定好的消毒时间。

9.3.1.6　在消毒过程中要立即停止消毒时间，例如紧急需要测定某个 STAT 样品时，点击"Cancel"取消键。即使点击"Cancel"取消键后，消毒过程也不会完全停止。消毒液首先要从系统中排出。

9.3.1.7　在消毒时间结束时会出现对话框"将水平传感器和废物箱排液管从消毒液中取出"，用蒸馏水漂洗传感器（通常 3 次），并将它们放回相应的系统液容器内。

9.3.1.8　点击"Quit"退出键确认该信息。更换冲洗液过滤器，注意安装方向（箭头和水流方向一致即可）。

9.3.1.9　必要时更换比色杯：通常不可用的比色杯超过 10 个（共 60 个）时，需要更换新的比色杯。选择"System"，点击"User service"，点击"Cuvette"，点击"Replace cuvettes"，在弹出对话框中点击"Confirm"，更换比色杯。

9.3.1.10　清洁液面感应器,清洁扫描器,清洁鼠标。

9.4·半年保养:厂家负责。

10. 应急处理

10.1·检查故障信息:如果仪器上显示了错误消息或故障信息,首先仔细阅读并理解该信息。根据仪器手册提供的解决方案尝试解决问题。

10.2·重新启动仪器:尝试重新启动仪器,关闭电源并重新打开。有时候简单的重启可以解决一些临时性的问题。

10.3·使用备用设备:如果实验室有备用的全自动蛋白分析仪,可以尝试使用备用设备进行测试,以确保测试结果的可靠性。

10.4·咨询技术支持:如果无法解决问题,及时联系全自动蛋白分析仪的制造商或技术支持团队,寻求专业帮助和指导。

10.5·防止污染和交叉感染:如果出现了样本污染或其他潜在的交叉感染问题,立即停止测试,并进行适当的清洁和消毒操作。

10.6·记录问题和措施:在出现问题时,记录下问题的细节以及采取的应急处理措施。

10.7·安全优先:在进行任何应急处理时,确保安全是最重要的。遵循实验室的安全规定,避免操作不当导致安全风险。

11. 注意事项

环境和安全控制:患者标本、校准品和质控品当作传染源处理,高压灭菌后交至后勤保障部医疗垃圾暂存点。

12. 记录表格

《室内质控失控分析报告》《仪器校准符合性指标协议》《全自动蛋白分析仪校准记录表》《全自动蛋白分析仪使用、维护保养记录》。

参考文献 ....

[1] 尚红,王毓三,申子瑜.全国临床检验操作规程[M].4 版.北京:人民卫生出版社,2015.

[2] 万学红,卢雪峰.诊断学[M].9 版.北京:人民卫生出版社,2018.

[3] 中国合格评定国家认可委员会.医学实验室质量和能力认可准则:CNAS - CL02:2023[S/OL].(2023 - 06 - 01)[2023 - 09 - 26].https://www.cnas.org.cn/rkgf/sysrk/jbzz/2023/06/911424.shtml.

[4] 中国合格评定国家认可委员会.医学实验室质量和能力认可准则的应用要求:CNAS - CL02 - A001:2023[S/OL].(2023 - 08 - 01)[2023 - 09 - 26].https://www.cnas.org.cn/rkgf/sysrk/rkyyzz/2023/08/912141.shtml.

(陆　柳　叶致舍)

尿液全自动特定蛋白分析仪标准操作规程

××医院检验科生化组管理程序文件	文件编号：××-JYK-××-××-×××
版本/修改：第　　版/第　　次修改	生效日期：　　　　共　页　第　页
编写人：	审核人：　　　　批准人：

1. 目的
建立规范标准的尿液全自动特定蛋白分析仪操作程序。

2. 仪器名称及型号
××（品牌）××（型号）全自动特定蛋白分析仪。

3. 范围
适用于生化组经授权的检验技术人员和经授权的工程师（适用时）。

4. 仪器简介和工作原理
　　××全自动特定蛋白分析仪，仪器体积120 cm×72 cm×125.8 cm，重量210 kg，采用高功率固态冷光源技术，每个波长（340～900 nm，总共8个波长）基于一个LED，比传统光源更稳定，强度更高，极大提升检测灵敏度。测试原理涉及终点法、两点法、速率法、单双试剂和单双波长，线性和非线性定标等。

5. 运行环境
5.1·空间安装要求

5.1.1　仪器应安装在稳固工作台上，在仪器后方、上方各保留至少0.5 m的空间，确保盖子打开不碰到墙壁，并且保证足够的散热空间，另外也方便维护和保养；前方只有0.6 m，保证一起前门打开；左方至少0.6 m，以便一个人通过打开后开关和侧开关。

5.1.2　将全自动特定蛋白分析仪安放在通风良好、灰尘少的地方；避免在过热或过冷及日光直射的环境中使用A15特定蛋白分析仪。

5.2·环境条件要求

5.2.1　环境温度15～28℃，使用时温度变化应小于2℃/h，相对湿度40%～80%（无结露）。

5.2.2　其他要求：房间需防尘和通风良好；避免阳光直射；地板坚固可靠，可承重300 kg/m² 以上；保证电源无干扰；仪器的占地面积约0.8 m²，尺寸117 cm×72 cm，要求房间面积大于15 m²，长、宽均不小于3 m，房门宽度大于95 cm；地板水平度要求高度变化小于0.5 cm/m。

5.2.3　电源电压要求

5.2.3.1　电源接线要求接单独专线，最大电源波动范围不超出150～240 V；负载能力大于1.5 kW；电源电压为交流单项220 V（波动范围±10%）；电源频率（50±1）Hz。

5.2.3.2　电源地线：单独地线，对地电阻符合当地医疗卫生主管部门对于生化分析仪的相关要求，地线切勿与零线连接。电源配线在极性上务必注意正确接法，左零线（N），右火线（L），中地线（G）。磁场干扰应远离强磁场（如核磁共振等仪器）30 m以上。

5.3·特定蛋白分析仪的辅助设备要求

5.3.1　计算机（必备）：操作系统Windows 7 32 bit或64 bit，CPU英特尔酷睿I3 3.1 GHz

以上,内存 4 GB 以上,硬盘空间 40 GB,DVD 光驱等。

5.3.2　水处理机和水箱(选备):出水量大于 14 L/h,电导大于 2 MΩ/cm,供水压力在 0.103~0.172 MPa 之间,水箱容量大于 50 L。

5.3.3　空调(必备)与房间面积相适应。UPS(必备)在线式 2 kVA 以上,停电后可延长供电 15 min。

5.3.4　除湿机:对于相对湿度无法保证小于 85% 的工作环境,必须配备足够功率的除湿机。

5.3.5　水路要求:房间内有上下水系统,下水口孔径大于 6 cm,距地面高度应小于 10 cm,排水能力大于 10 L/h,下水口距分析仪 3 m 以内。

5.4·仪器安全

5.4.1　在仪器周围不可使用可燃性危险品,避免引起火灾和爆炸。

5.4.2　在电源开关处于"ON"状态下,禁止打开仪器前上面、侧面及背面面板,以免损害线路板;禁止触摸全自动特定蛋白分析仪外壳里面的电子元件,触摸电子元件可能造成电击,尤其是当用湿手触摸时。

5.4.3　仪器设备使用前,必须认真检查设备之间连接及外接线(件)是否正确、正常,应核查电源插头是否正确插接,检查设备是否处于正常状态。实验过程中如遇水、电故障或中断,应立即关闭影响仪器设备安全的有关开关,并实施安全保护措施。

5.4.4　仪器设备的运输必须按全自动特定蛋白分析仪操作手册规定进行搬运,禁止鲁莽装卸,应避免倾斜、振动和碰撞。

5.4.5　发出电磁波的仪器可能影响试验结果或导致分析仪故障,因此在安装分析仪时不要在同一房间里操作以下仪器:移动电话、无线收发机、无线电话、其他能产生电磁波的电子仪器和远离离心机。

5.4.6　如果标本、试剂溢出在分析仪上,立即擦掉并且用消毒剂清洗。

5.5·人员安全

5.5.1　仪器设备中所有与患者的样品接触或有潜在性接触可能的表面与零件都视为污染物。在操作、维护仪器设备时,需穿戴保护性的手套和外套。

5.5.2　在仪器运转过程中,勿触及移动的所有装置,避免人身伤害。

6.试剂耗材

6.1·试剂(表 1)

表 1　全自动特定蛋白分析仪项目试剂成分和规格

试　剂	R1	规格(mmol/L)	R2
尿微量白蛋白	硼酸缓冲液	10	抗人白蛋白抗体致敏免疫微粒悬液
尿 β_2 微球蛋白	Tris 缓冲液	20	抗人 β_2-MG 抗体乳胶悬浊液
尿 α_1 微球蛋白	Tris 缓冲液	20	抗人 α_1-MG 抗体乳胶悬浊液
尿转铁蛋白	Tris 缓冲液	100	抗人 TRF 抗体乳胶悬浊液
尿视黄醇结合蛋白	Tris 缓冲液	20	抗人视黄醇结合蛋白抗体乳胶悬浊液
……			

6.2·校准品：尿特定蛋白复合校准品,6 水平,6×1 mL。

6.3·质控品：尿特定蛋白复合质控品,2 水平,2×5 mL。

6.4·清洗剂：浓缩清洗液,规格 1×500 mL。

7. 操作步骤

7.1·开机准备：检查外接纯水机的开关,检查废液管出水是否正常。打开仪器后面总开关,以及左侧面仪器开关和冰箱开关(15 s 内会听到"哔"的提示音,表示仪器准备完毕)。

7.2·开机

7.2.1 打开电脑,点击桌面上全自动特定蛋白分析仪程序图标,进入操作系统,输入用户名和密码。

7.2.2 点击右上角"钥匙符号"🔑启动仪器,检查清洗液瓶(5 L 蒸馏水 + 25 mL 浓缩清洗液)是否足够,清空高污染废液瓶。等待 20 min 或者点击"终止"结束加热,仪器自动进行光路校正,校正完成进入待机状态。

7.3·定标

7.3.1 仪器校准项目：尿液中的微量白蛋白、β_2 微球蛋白、α_1 微球蛋白、转铁蛋白、视黄醇结合蛋白等。

7.3.2 校准时机,在下列情况下需要进行项目校准：更换不同批号试剂时；室内质控品测定结果失控,怀疑试剂原因时；试剂使用时间达到需要校准的时间间隔；仪器重要部件的维修或更换,可能影响检测结果时,应当进行项目校准。

7.3.3 校准品：使用各个试剂相应的校准品进行校准。

7.3.4 校准操作程序

7.3.4.1 校准品浓度设置：软件里点击"参数设置"→"项目",选择需要设置的项目,右边选项卡选择"校准和空白",左侧双击项目英文缩写,右侧根据情况修改"标准模式",并修改校正液浓度,点击"保存",再"确认"。

7.3.4.2 校准步骤：软件里点击"工作表"→"样本请求"；样本类别选择"校准品",样本类型根据具体情况选择；选择需要校准的项目,点击 ✔ 加入工作表,然后 ☐空白 和 ☐定标液 两处打钩,重复该步骤添加多个项目,点击位置右下角,切换到分配界面,弹出界面点击"确定",点击 自动分配(左下角),确认校准品位置无误后,点击 ✔。放置好校准品后,点击开始运行。

7.4·室内质控

7.4.1 质控品的准备：每日从 4℃冰箱取出原装尿液特定蛋白复合非定值质控品(2 个水平),室温放置 15 min 左右待测。

7.4.2 质控品分析的个数、浓度水平及频率：每日使用 2 个浓度水平的质控品,检测标本时进行的质控品检测,在质控在控的情况下继续进行常规标本的检测。全自动特定蛋白分析仪的质控品是复合非定值质控品,包含尿液中的微量白蛋白、β_2 微球蛋白、α_1 微球蛋白、转铁蛋白、视黄醇结合蛋白等。

7.4.3 质控操作程序

7.4.3.1 质控的添加：仪器样品架 91 和 92 号位设定为质控位,结果传输至每日的 801 号和 802 号中。

7.4.3.2　质控的运行：按常规样本操作。

7.4.3.3　质控结果的查看：进入"检验系统"→"质量控制"，在"仪器"选择 BA400，查看检验项目的质控。

7.4.3.4　质控结果的判读规则：根据 Westgard‐Sigma 规则进行设置（见《室内质量控制管理程序》）。

7.5·样本检测：点击样本和试剂 🔘 图标，检查所有试剂是否足够，试剂不足的添加试剂，加好试剂，选择对应位置，点击右侧的重新灌注图标 🖋️。

7.5.1　手工编辑样本：点击"输入样本"输入新的样本图标 🖊️，选择标本类型。输入标本号，选择要做的项目，重复该步骤添加多个患者。点击右下角"分配" 🔘 按钮，切换到分配界面，点击左下角"分配标本"自动分配，确认标本位置无误后，点击"对勾"确认，保存位置，点击"开始"开始测试。

7.5.2　工作中加入新标本：点击"输入样本"输入新的样本，选择标本类型。输入标本号，选择要做的项目，点击右下角"分配"切换到分配界面，点击右侧的"暂停" ⏸️ 按钮暂停吸样，点击左下角"分配标本"自动分配，确认标本位置无误后，点击"对勾"确认。

7.5.3　双工样本申请：将有条码样品管放入样品盘，注意条形码朝外，点击右上角的"主机查询"，仪器会自动扫描样品条码，需等待 LIS 订单传输完成后，然后自动进入监控界面 👁️ 的工作表，检查样本是否全部传输过来，如果有未传过来的，检查样本条码是否有异常，如果正常，重新把样本放进样本盘，重新扫条码，确认申请的样本全部传过来后，最后点击"开始" ▶️ 开始测试。

7.6·关机

7.6.1　关机前点击图标菜单 ✳️ 把当日工作表清空，点击菜单栏"工具""仪器保养" 💧。

7.6.2　点击右侧"开关" ⏻ 按钮关机，提示关机，确定后点击，4 min 后仪器进入睡眠状态，关闭仪器左侧面仪器开关，关闭电脑（仪器可 24 h 待机，冰箱可以不关）。

8. 仪器校准

8.1·校准程序

8.1.1　校准周期：1 年。校准方：××有限公司。校准方法：校准有效期将至时，由组长通知公司工程师上门校准。

8.1.2　校准内容：按《仪器校准符合性指标协议》内容进行。

8.1.2.1　杂散光：340 nm 亚硝酸钠标准溶液吸光度≥2.3。

8.1.2.2　吸光度线性范围：检测要求相对偏倚在±5％范围内的最大吸光度≥2.0。

8.1.2.3　吸光度准确性试验：吸光度值 0.5 的允许误差为±0.025，吸光度值 1.0 的允许误差为±0.07。

8.1.2.4　吸光度的稳定性试验：340 nm 重铬酸钾标准溶液的最大值与最小值差值≤0.01。

8.1.2.5　吸光度重复性试验：变异系数 CV 应≤1.5％。

8.1.2.6　温度准确度与波动：(37±0.3)℃，波动度≤0.2℃。

8.1.2.7　样品携带污染率：≤0.5％。

8.1.2.8　加样准确度与重复性：重复性≤2％，准确度＜±5％。

8.2·校准完成后，仪器检测结果需符合仪器性能要求，并由校准方出具有签名盖章的校准合格证书,并注明有效期限,同时附有完整的校准记录。校准报告应当经过实验室专业组长签字确认。

8.3·收到校准报告后,应更新设备状态卡,并保存校准报告及校准记录。

9. 维护与保养

9.1·每日维护与保养

9.1.1　开机前:检查清洗液瓶,检查清洗液是否够,不够时需添加清洗液:旋开清洗液瓶盖,往瓶里充灌 5 L 的纯净水,加入 25 mL 的浓缩清洗液。拿清洗液瓶时要小心,防止液体溅出或泄漏,最好穿戴上手套和防护服,扭紧瓶盖并把瓶子放入仪器内,把快速连接器插入瓶中,确保插到位;按下清洗液灌注按钮运行仪器灌注系统。

9.1.2　开机后:检查及添加试剂;第一步点击 🔍 "Start Analyzer"初始化仪器;第二步更换反应盘,仪器在使用每个比色杯前会自动进行一个光学读取以确定其状态,如果读数一定水平,此比色杯会被禁止而不能用,程序会通知此比色杯已被禁用,如果禁用的比色数量太多,最好更换反应盘。

9.1.3　关机前:执行"SHUT DOWN"程序。

9.1.4　关机后

9.1.4.1　仪器外表常规清洁:使用湿布和中性肥皂清洁分析仪的表面和反应盘的内部隔层。

9.1.4.2　清空和清洁高污染废液瓶:高污染废液瓶上有一个管子接头快速连接器。按下盖子上的快速连接器取出瓶子。扭开瓶盖,倒空容器,拧紧瓶盖,插入快速连接器并把瓶子放入仪器内。确保快速连接器已正确地插入瓶盖内,当插入快速连接器时会听到"嗒"的一声,说明已插到位。如果未听到,说明没插到位。根据使用国家或当地政府立法的生物危险废液处置的规定来处置废液。处理高污染废液瓶时要小心,最好要穿戴上手套和防护服。

9.1.4.3　清洁样品盘和试剂盘:当处理样本或试剂时转盘内室发生漏液,执行关闭仪器,穿戴上手套和防护服,再处理漏液,根据情况,拿走样品盘或试剂盘,用湿布擦除漏液。

9.1.4.4　清除试剂盘内的冷凝水:由于试剂盘始终保持制冷状态,可能会有冷凝水出现。有排水孔排出多余的冷凝水,如果试剂制冷不充分,用布擦掉所有的冷凝水。

9.1.4.5　清洁条码读取器窗口:如果程序在读取条码时报一个高数字错误,检查条码读取器窗口的状态。关闭仪器,拿走试剂盘盖和样品盘盖,拿走试剂盘和样品盘,用湿布擦干净两个转盘窗口内部。

9.2·每周维护与保养:用无水酒精从上往下小心擦拭样品针、试剂针和搅拌棒。点击"Tool-condition analyzer"清洁管路。

9.3·每月维护与保养

9.3.1　检查:检查清洗液管路、滤头、进水管路、排水系统是否通畅。

9.3.2　清洗:冲洗模块用清洗液刷干净,清洁样品清洗站的位置内部,清洁试剂仓的内部,清洗供水过滤网。

9.4·每季度维护及保养:清洁样品仓及试剂仓内部,更换注射器密封圈。

9.5·每年保养:由厂家负责。

10. 应急处理

10.1·标本不足报警操作

10.1.1　第一步：点击下图所示的图标 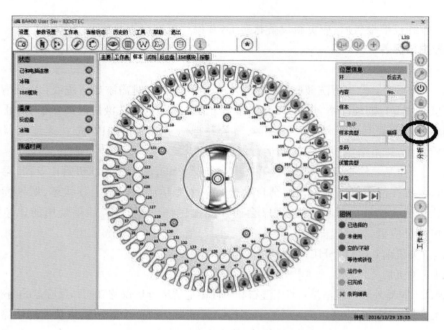，取消仪器报警声音（图1）。

图1　全自动特定蛋白分析仪"取消报警"图示

10.1.2　第二步：观察软件界面右下角，如显示"正在运行"，则点击右侧 图标，等待右下角文字信息显示"暂停"（图2）。

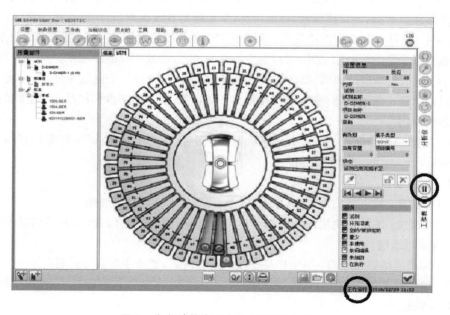

图2　全自动特定蛋白分析仪"暂停"图示

10.1.3 第三步：显示"暂停"后，点击上方 ⊙ 图标，然后选择"样本"，并在样本盘上点击对应位置的图标，在右侧点击 图标。完成后，点击右下角 ✓（图3）。

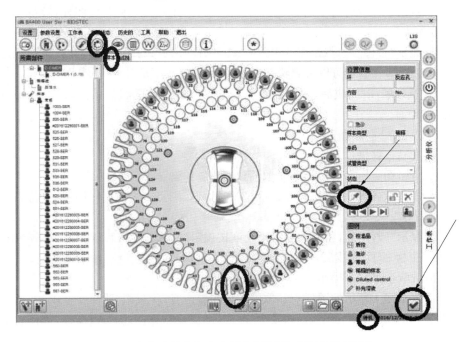

图3 全自动特定蛋白分析仪"样本和实际位置"图示

10.1.4 第四步：回到监控界面后，点击 ▶，继续测试（图4）。

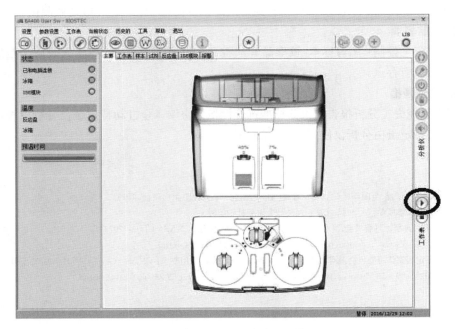

图4 全自动特定蛋白分析仪"开始"图示

10.2·试剂不足报警操作

第一步：点击图 1 所示的图标 ，取消仪器报警声音。

第二步：观察软件界面右下角，如显示"正在运行"，则点击右侧 图标，等待右下角文字信息显示"暂停"。

第三步：显示"暂停"后，点击图 3 中上方 图标，然后选择"试剂"，并在试剂盘上点击 45 号位的试剂图标，在右侧可以看到状态为"试剂已用完或不足"，点击 图标。

第四步："重新灌注"完成后，可以在右侧看到一瓶新试剂的状态信息，然后点击右下角 ，回到监控界面。

第五步：点击 ，重新开始测试。

10.3·废液满报警操作

第一步：点击图 1 所示的图标 ，取消仪器报警声音。

第二步：观察软件界面右下角，如显示"正在运行"，则点击右侧 图标，等待右下角文字信息显示"暂停"。

第三步：显示"暂停"后，将高浓度污染废液按规定处理掉，放回后，点击上方 图标。

第四步："更换瓶子"完成后，可以看到如图的正常信息，点击 ，继续做测试。

10.4·清洗液不足报警操作

第一步：点击图 1 所示的图标 ，取消仪器报警声音。

第二步：观察软件界面右下角，如显示"正在运行"，则点击右侧 图标，等待右下角文字信息显示"暂停"。

第三步：显示"暂停"后，将清洗液取下，重新加满（配比：5 L 蒸馏水 + 25 mL 浓缩清洗液），点击上方 图标。

第四步："更换瓶子"完成后，可以看到如图的正常信息，点击 ，继续做测试。

11. 注意事项

环境和安全控制：患者标本、校准品和质控品当作传染源处理，高压灭菌后交至后勤保障部医疗垃圾暂存点。

12. 记录表格

《室内质控失控分析报告》《仪器校准符合性指标协议》《全自动特定蛋白分析仪校准记录表》《全自动特定蛋白分析仪使用、维护保养记录表》。

参考文献

[1] 尚红，王毓三，申子瑜.全国临床检验操作规程[M].4 版.北京：人民卫生出版社，2015.

[2] 万学红，卢雪峰.诊断学[M].9 版.北京：人民卫生出版社，2018.

[3] 中国合格评定国家认可委员会.医学实验室质量和能力认可准则：CNAS－CL02：2023[S/OL].(2023－06－01)[2023－09－26].https://www.cnas.org.cn/rkgf/sysrk/jbzz/2023/06/911424.shtml.

[4] 中国合格评定国家认可委员会.医学实验室质量和能力认可准则的应用要求：CNAS－CL02－A001：2023[S/OL].(2023－08－01)[2023－09－26].https://www.cnas.org.cn/rkgf/sysrk/rkyyzz/2023/08/912141.shtml.

（陆　柳　叶致含）

前处理仪器标准操作规程

××医院检验科生化组管理程序文件	文件编号：××-JYK-××-××-×××	
版本/修改：第　　版/第　　次修改	生效日期：	共　　页　第　　页
编写人：	审核人：	批准人：

1. 目的

建立规范标准的前处理仪器的操作程序。

2. 仪器名称及型号

××（品牌）××（型号）前处理仪器。

3. 范围

适用于生化组经授权的检验技术人员和经授权的工程师（适用时）。

4. 仪器简介和工作原理

4.1·仪器简介

4.1.1　××全自动样品前处理系统，可完成对带有条形码的样本去盖，管帽识别或血清识别，分杯、分类及存档等工作。系统与主计算机联网操作。

4.1.2　构件组成：带有分类单元的进样分类器、管输送装置、条码扫描器、试管类型鉴别光学装置、QS I-LLD 管液面检测装置、去盖模块、分杯管分离和装载装置、标签加贴机、分杯单元、加盖模块、带有分类单元的出样分类器、控制单元。

4.2·系统基本特性

4.2.1　样本处理能力高达 1 400 标本/h；进样平台 4 个进样架轨道，放置原始样品管数量≥600 个。出样平台 8 个出样架轨道，放置分类标本≥1 200 个。

4.2.2　自动去盖功能：需要兼容不同类型的试管盖，同时处理不同直径、高度标准的原始管，自动判别样品管是否有盖；自动辨别原始管盖颜色、形态（螺旋、橡胶）、尺寸。

4.2.3　自动分注子样品管功能：能够自动判定样品量，使用一次性吸头；每个原始管样品最多可分为 28 个子管，并可自动为分杯管贴条形码。

5. 运行环境

5.1·空间安装要求：仪器应安装在稳固平整的地面。仪器两侧各保留至少 0.2 m 的空间，后部至少要有 0.5 m 的空间，以方便维护保养和仪器热气的排放。仪器放置于通风良好、灰尘少的环境，避免过冷或过热，或日光直射。

5.2·环境条件要求

5.2.1　设计用于在海拔 2 000 m 以下室内运行，无灰尘的良好通风的环境，无直接日照，地面水平（角度<1/200°），温度 15～30℃；当系统启动时，温度的改变应该小于 2℃/h，屋内湿度 20%～80%，电源电压没有明显的波动，在附近没有会产生电磁波的仪器，有接地的三相电源。

5.2.2　供水要求：无菌（<10 CFU/mL）；去离子水：电阻率应>1.5 MΩ·cm（25℃），或者电导率≤1.0 μS/cm；直径 0.22 μm 以上的微粒数量<1 个（不可检出）。

5.2.3　电流和电压源要求（230 V 款式）

标准电压	AC 230 V	最大电流消耗	3 A
允差	±10%	（带加盖器）	8 A
电源频率	50 Hz	保险丝（符合 IEC 127 - 2）	T 6,3 A
最大功耗	1 200 W		
（带加盖器）	（1 500 W）		
（带双头加盖器）	（1 800 W）		

5.2.4　压缩空气源：空气干燥、无油，压力连接最小 6 bar(87.02 psi)到最大 8 bar(116.03 psi)，工作压力最小 6 bar(87.02 psi)到最大 6.5 bar(94.3 psi)。

5.3·仪器安全

5.3.1　在仪器设备上面和周围不要使用可燃性危险品，避免引起火灾和爆炸。

5.3.2　在电源开关处于"ON"状态下，禁止打开仪器各侧面面板，以免损害线路板；禁止触摸电路，触摸电路可能造成电击，尤其是当用湿手触摸时。

5.3.3　仪器设备使用前，必须认真检查设备之间联结及外接线（件）是否正确、正常，应核查电源插头是否正确插接，检查设备是否处于正常状态。实验过程中如遇水、电故障或中断，应立即关闭影响仪器设备安全的有关开关，并实施安全保护措施。

5.3.4　仪器设备的运输必须按前处理仪器操作手册规定进行搬运，禁止鲁莽装卸。如果标本溢出在分析仪上，立即擦掉并且用消毒剂清洗。

5.4·人员安全

5.4.1　仪器设备中所有与患者的样品接触或有潜在性接触可能的表面与零件都应被作为污染物考虑。在操作、维护仪器设备时，有必要穿戴保护性的外套和手套，头发、衣物、手指等与所有的活动部件保持距离。

5.4.2　在仪器运转过程中，勿触及移动的所有装置，避免人身伤害。禁止触摸密封面板内的电路。触摸电路是危险的，可能造成电击，尤其是当用湿手触摸时。在处理废弃样本或组装/拆卸组合零件时不可触摸废弃物，一定戴手套和护目镜以避免直接接触。如果操作人员不小心接触废弃物或皮肤或衣物上沾到了样品及废液时，立即用清水冲洗被感染区域，并消毒处理；如果眼睛溅到样品及废液，用大量清水冲洗，并适当考虑必要的医疗措施。

6. 试剂耗材

6.1·试剂耗材来源：××公司。耗材组成：Tip头、打印纸、色带、分杯管。

6.2·禁止使用玻璃管（否则有可能被抓手夹碎）。

7. 操作步骤

7.1·工作前准备

7.1.1　检查工作区：仔细检查分类区和样本架输送带上是否有样本管（包括样本管的零件）或密封铝箔（加盖选配）等异物。

7.1.2　清空废物容器：更换系统背面去盖模块废物容器的废物袋，清空一次性移液管废桶，回收分杯管废物容器中未使用的分杯管。

7.1.3　装载分杯管容器：检查容器中是否有充足的分杯管，需要时向此容器中补充分杯管。

7.1.4　检查并加载 Tip 头：确保系统中剩余的所有 Tip 头与前一日关机时相比没有变化，且正确地定位在其座架中。系统会记录前一日最后一次拾起 Tip 头的位置，必要时加载 Tip 头。

7.1.5　清空冷凝水容器：定期检查清空冷凝水容器，气压机冷凝水容器（位于气压机后方）以及检查气压维护单元（与维护单元一起位于装置背面的下机箱内）的液面，必要时清空容器。

7.1.6　检查条码打印机中的耗材：检查条码打印机中打印纸和色带是否足够，需要时补充新的消耗品。

7.1.7　分别将空分类架装载进样、出样分类区：将分类架加载到分类区中的相应位置上，检查所有分类架的定位，分类架必须与托盘平齐。

7.1.8　关闭保护门：关闭系统正面和背面的所有保护门。

7.2·开机：开机前日常检查，启动空气压缩机，启动前处理电源开关，出现登录界面时，直接点击"User-login"，再选择"Routine"中"Clear data"清除数据，选择"Work cycle"，选择"Routine"（或选择执行的日常 Workcycle），点击"Run"。

7.3·样本处理

7.3.1　常规标本进入仪器前录入 LIS：样品管进入实验室后，先在 LIS 电脑中进行标本签收，以获取患者信息。

7.3.2　样品上机分类：已离心好的标本可直接放入 Pro 分类进样区进行处理，需注意上样品架时样本架红色位置必须为右上方，并且各样本位置之间不得多于一个空位。急诊样本应放于最左方样本架（从左数第一个托盘），点击触摸屏上的"Emergency"按钮。

7.3.3　出样：样品管自动分类到目标区域，取样时点击触摸屏中相应架子所在区域，托架自动弹出。注意：① 点击一下该区域（屏幕上该区域显示蓝色），位置自动清空重新排序；② 点击两下（显示为灰色）再推入则后续样本延续上一位置安放（样本存档区同理）；③ 务必及时安放对应大小的样本架至相应区域，并勿随意拿走其他区域架子及样本；④ 如抓手插放样本时报警停下，在触摸屏弹出的窗口点击"Ignore"或者"Repeat"。

7.3.4　样本保存：已完成前面处理的样本，系统会自动进行该标本存档保存。位置满后托架会自动弹出，重新补充存档架时系统继续工作。注意：① 补充保存架时需注意方向，其中一端有一缺口，并且另一末端的两个铁片需前推压紧架子边缘；② 托架如重新推入后保存架号会自动跳入下一架号，需注意查找后的样本务必及时上机存档；③ 架子加盖前需记录架号日期以便保存及查询。

7.3.5　样本查询：××软件中上点击样本总览，根据样本 ID 号查询标本位置信息及历史记录。

7.4·关机：清除数据（待至"stand by"后在触摸屏点击"Routine"→"Clear Data"）。点击"Logout"→"Shut down"，关闭仪器的电源开关。检查分类区和工作区：检查分类区和样品管输送带上是否有样品管、盖子、铝箔、溅出的液体或在运行过程中堆积的样品。如果需要，将这类异物、残留或污染物清理干净。

8.维护与保养

8.1·保养及维修计划表

任　　　务	每　周	每月/需要时	每半年
清洁液体系统	×		
清洁条码打印机	×		
清洁去盖模块	×		
清洁分杯机的废物	×		
清洁外壳和部件表面,并进行消毒		×	
清洁系统部件		×	
清洁条码扫描器		×	
清洁触摸屏和键盘		×	
检查一次性吸液嘴承载架		×	
清洁分类模块的抓具		×	
清洁管输送装置的传感器		×	
清洁进样和出样分类器的传感器		×	
清空冷凝水容器		×	
清洁质量鉴定模块		×	
清洁照相系统/管盖鉴别单元		×	
清洁和消毒托盘架		×	
清洁加盖模块		×	
由维修技术人员执行的预防性维护			×

8.2·每周保养

8.2.1　清洁液体系统:用清洗剂 Extran AP 14(液体,弱碱性)或 AP 21(液体,酸性)清洁液体系统,也可考虑使用 0.5% 的巴氏消毒液。清洁程序分两步进行:用洗涤液清洗、用蒸馏水冲洗。

8.2.2　清洁条码打印机:最重要的是定期清洁打印头。这样可确保打印出高质量的图像,还可降低打印头的磨损。建议每次更换转印带后清洁打印机。除此之外,所需的其他维护只是偶尔清洁打印机的外部。使用包含下列内容的专用清洁工具套件清洁条码打印机:不掉绒的抹布、棉签、压缩空气喷罐、乙醇。注意在开始任何清洁前,关闭打印机电源,并拔掉打印机插头! 不得使用清洁工具套件中提供的乙醇以外的其他磨蚀性材料的清洁剂或其他溶剂。

8.2.3　清洁去盖模块:去盖模块固定在外壳上,可以将其搬转到外面清洁,也可以从门中伸进去清洁。

8.2.4　清洁分杯机的废物:先关闭系统电源,然后用清洁刷清洁废物管及滑板。

8.3·每月/按需保养:每月或按需用消毒剂对各零部件清洁一次,因为它们与样品接触。注意做任何清洁程序前先执行关机程序。

8.4·半年保养:每半年,将由维修技术人员执行必要的预防性维护。注意以上所有保养程序的详细步骤,见前处理仪器保养手册,各保养记录保存于相应文档表格。

9. 应急处理

9.1·系统不能正常启动

9.1.1　检查机器是否能够正常供电,更换电源线,接线板测试;检查前处理电源线连接,包括 QNX 电脑电源线;检查更换保险丝(规格 220 V, 6.3 A)。

9.1.2 重新启动系统再次测试无效,联系工程师解决。挂"仪器故障牌"标识,切换为手工上样。

9.2·开机时系统报气压问题

9.2.1 当系统监测到输入气压低于 4.7 bar,或高于 7 bar,系统报该错误。

9.2.2 检查气压机是否开启;检查气压机表盘气压显示是否在正常范围内(6～8 bar)。检查气管是否漏气,是否连接紧密。

9.2.3 查看气压维护部件显示表的气压范围是否在正常范围(6 bar 左右)。检查是否管路其他部件存在漏气。重新启动系统再次测试无效,联系工程师解决。

9.3·前处理同服务器通信断连:检查网线是否松动。检查相关的路由器等器件正常供电,并工作正常。重新启动系统再次测试无效,联系工程师解决。

10. 注意事项

10.1·试管条码要求:前处理支持条码类型包括 2 of 5 interleaved、Code39、Code 128、Codabar。最大条码长度为 24 位。

10.2·试管使用注意事项

10.2.1 禁止使用玻璃试管:试管在进入进样区时,保证在试管架上连续放置,同时用手压下试管,确保所有试管已经触到试管架底部。试管、管帽及条码附近区域禁止用笔涂写。

10.2.2 使用检验合格的分杯管。

11. 记录表格

《前处理仪使用、维护保养记录表》。

参考文献

[1] 尚红,王毓三,申子瑜.全国临床检验操作规程[M].4 版.北京:人民卫生出版社,2015.

[2] 万学红,卢雪峰.诊断学[M].9 版.北京:人民卫生出版社,2018.

[3] 中国合格评定国家认可委员会.医学实验室质量和能力认可准则:CNAS - CL02:2023[S/OL].(2023 - 06 - 01)[2023 - 09 - 26].https://www.cnas.org.cn/rkgf/sysrk/jbzz/2023/06/911424.shtml.

[4] 中国合格评定国家认可委员会.医学实验室质量和能力认可准则的应用要求:CNAS - CL02 - A001:2023[S/OL].(2023 - 08 - 01)[2023 - 09 - 26].https://www.cnas.org.cn/rkgf/sysrk/rkyyzz/2023/08/912141.shtml.

(宗　明　芮文娟)

离心机标准操作规程

××医院检验科生化组管理程序文件	文件编号：××-JYK-××-××-×××	
版本/修改：第　　版/第　　次修改	生效日期：	共　页　第　页
编写人：	审核人：	批准人：

1. 目的

建立规范标准的离心机的操作程序。

2. 仪器名称及型号

××(品牌)××(型号)离心机。

3. 范围

适用于生化组经授权的检验技术人员和经授权的工程师(适用时)。

4. 仪器简介和工作原理

4.1·仪器简介：本机采用微机控制，直流无刷电机直接驱动，运行稳定，噪声低，转速、离心力精度高。

4.2·系统基本特性：可调转速范围 300～15 000 r/min，可调温度范围 -9～40℃。

5. 运行环境

5.1·空间安装要求：台式离心机应放置在水平坚固的台面上，并力求使仪器处于水平位置以免离心时造成仪器振荡。仪器工作条件：电压 220 V(±10%)。

5.2·仪器安全

5.2.1　如果标本溢出在离心机上，立即擦掉并且用消毒剂清洗。当整机运转时，不要应急手动打开离心机门盖，当转子旋转时，不要移动离心机。

5.2.2　更换或者拆卸离心机转子时必须关闭离心机供电电源，以免发生危险。严禁超速使用转子。如果转头和盖子有可见的腐蚀或磨损的痕迹，则应立即停止使用。

5.3·人员安全

5.3.1　仪器设备中所有与患者的样品接触或有潜在性接触可能的表面与零件都应被作为污染物考虑。在操作、维护仪器设备时有必要穿戴保护性的外套和手套，头发、衣物、手指等与所有的活动部件保持距离。

5.3.2　离心机运行时不可人为地打开盖子。

6. 操作步骤

6.1·打开电源开关，待"STOP"灯亮后，按"OPEN"键，打开盖子。将标本放置到转子中，关闭机盖。设置相应参数(离心腔温度、所需转速、离心时间、加速度或减速度)。如选择记忆程序，按选择键，然后按"START"键开始。

6.2·离心过程中可以按相应键改变参数；如果要停止，按"STOP"键。离心结束时"STOP"键灯闪动，并有声音提示。按"OPEN"键打开盖子，"STOP"键仍亮，取出标本。离心机用完后，关闭电源开关，不要关闭机盖，以让机腔内的水分蒸发。

7. 校准

7.1·校准周期一般为 1 年,但故障后或停用半年以上重新启用等情况下应启用校准程序。校准单位应为第三方且具有校准资质。

7.2·校准报告应完整而有效,加盖校准单位的公章。校准点需覆盖日常使用的温度与转速。校准要求(医用离心机的通用要求):转速 ±1‰,温度 ±2℃。

7.3·校准流程:按照校准计划,当仪器需要校准时,由科室仪器管理员通知相应的检测机构,约定相应的校准时间。校准时,工作人员陪同相关的工作人员进行设备的校准,做好相应的人员登记及相关记录的完善。

8.维护与保养

8.1·在使用后需用 2 000 mg/L 有效氯消毒液或 75% 酒精擦拭表面和内部。

8.2·为了避免样本等残留物的污染,应每日对离心机外壳和离心室进行清洁处理。

8.3·离心完毕后,应及时用干的软布拭去离心室的冷凝水。

9. 应急处理

离心时,发现离心管破裂,必须停止离心,将破裂管密封放入锐器盒,然后用 2 000 mg/L 有效氯或 75% 酒精进行擦拭消毒。

10. 注意事项

10.1·易燃易爆及易与其他物质发生反应的物质不能离心。在没有相应的防护措施时,不能离心有毒的、放射性的物质或病原微生物。离心机运行时不可人为地打开盖子。

10.2·使用玻璃或塑料离心管应能承受相应离心力并大小合适。转头应定期清洗和消毒。使用消毒液处理时,温度不可超过 25℃,时间不可超过规定时间。离心过程中若发现异常现象,应立即关闭电源,报请有关技术人员检修。

11. 记录表格

《离心机使用、维护保养记录表》。

参考文献

[1] 尚红,王毓三,申子瑜.全国临床检验操作规程[M].4 版.北京:人民卫生出版社,2015.

[2] 万学红,卢雪峰.诊断学[M].9 版.北京:人民卫生出版社,2018.

[3] 中国合格评定国家认可委员会.医学实验室质量和能力认可准则:CNAS-CL02:2023[S/OL].(2023-06-01)[2023-09-26].https://www.cnas.org.cn/rkgf/sysrk/jbzz/2023/06/911424.shtml.

[4] 中国合格评定国家认可委员会.医学实验室质量和能力认可准则的应用要求:CNAS-CL02-A001:2023[S/OL].(2023-08-01)[2023-09-26].https://www.cnas.org.cn/rkgf/sysrk/rkyyzz/2023/08/912141.shtml.

(宗 明 芮文娟)

水浴箱标准操作规程

××医院检验科生化组管理程序文件		文件编号：××-JYK-××-××-×××	
版本/修改：第　　版/第　　次修改		生效日期：	共　页　第　页
编写人：	审核人：		批准人：

1. 目的

建立规范标准的水浴箱的操作程序。

2. 仪器名称及型号

××(品牌)××(型号)水浴箱。

3. 范围

适用于生化组经授权的检验技术人员和经授权的工程师(适用时)。

4. 仪器简介和工作原理

水浴箱是利用水箱内的水，经电加热后，水箱内的水温度升高，箱内的样品处于所需的温度范围内。

5. 运行环境

5.1·空间安装要求：水浴箱应平放在固定平台上，电源电压必须与本箱要求的电压相符，电源插座要采用三孔安全插座，使用前必须接妥地线。

5.2·仪器工作条件：环境温度 5～35℃；相对湿度≤70％；使用电源 220 V，5 A，50～60 Hz。

5.3·仪器安全：如果标本溢出在水浴箱上，立即擦掉并且用消毒剂清洗。水浴箱内切勿无水或水位低于电热管，以防电热管爆损。

5.4·人员安全：仪器设备中所有与患者的样品接触或有潜在性接触可能的表面与零件都应被作为污染物考虑。在操作、维护仪器设备时，有必要穿戴保护性的外套和手套。

6. 操作步骤

6.1·实验前根据实验要求，在水槽中加入适量的清水或纯化水，至隔板或更高些。然后将实验器皿放置在搁架上，并盖好孔盖。

6.2·接通电源，将电源开关置于"ON"端，将温度"设定—测量"开关拨向"设定"端，绿灯亮，电源正常加热，然后按所需温度转动温度设定旋钮，进行温度的设定，此时"LED"显示设定的温度值，当设定温度高于水槽水温时仪器开始加热。绿灯亮时，加热器开始加热，红灯亮时，加热器停止加热，红绿灯交替跳动表示进入恒温状态。若需改变温度，随时转设定旋钮，使用时，"LED"显示的温度，就是实际所需温度。

6.3·将温度"设定—测量"开关拨向"测量"端，系统自动测量水槽内试剂温度，此时，"LED"显示的温度，就是实际所需温度。

7. 维护与保养

7.1·水浴箱在使用时，必须可靠接地，水不可溢入控制箱内。水浴箱内切勿无水或水位低于电热管，以防电热管爆损。

7.2·每月进行一次仪器的维护检查,并及时填写维护记录。

8. 应急处理

如果操作过程中出现液体不慎泄漏,立即用软布蘸 2 000 mg/L 有效氯消毒液反复清洗,然后再用 75% 酒精擦拭。

9. 注意事项

9.1·注意观察内胆内的水位高度,低于箱底隔板时应加水。内胆内放置物体为防水的物品,并注意防止水浴的物品翻倒。

9.2·长期不用时,将水浴箱的水放干净,用毛刷将水浴箱内的粗杂物轻刷掉,并清除锅内杂物。用细软布将水浴箱内外表面擦净,再用清洁布擦干。

10. 记录表格

《水浴箱使用、维护保养记录表》。

参考文献

[1] 尚红,王毓三,申子瑜.全国临床检验操作规程[M].4 版.北京:人民卫生出版社,2015.

[2] 万学红,卢雪峰.诊断学[M].9 版.北京:人民卫生出版社,2018.

[3] 中国合格评定国家认可委员会.医学实验室质量和能力认可准则:CNAS - CL02:2023[S/OL].(2023 - 06 - 01)[2023 - 09 - 26].https://www.cnas.org.cn/rkgf/sysrk/jbzz/2023/06/911424.shtml.

[4] 中国合格评定国家认可委员会.医学实验室质量和能力认可准则的应用要求:CNAS - CL02 - A001:2023[S/OL].(2023 - 08 - 01)[2023 - 09 - 26].https://www.cnas.org.cn/rkgf/sysrk/rkyyzz/2023/08/912141.shtml.

（宗　明　芮文娟）

第六章
临床生化项目标准操作规程

肌酸激酶检测标准操作规程

××医院检验科生化组管理程序文件	文件编号：××-JYK-××-××-×××	
版本/修改：第　　版/第　　次修改	生效日期：	共　　页　第　　页
编写人：	审核人：	批准人：

1. 目的

规范肌酸激酶测定的操作程序，确保肌酸激酶测定的结果准确，适用于在××全自动生化分析仪上定量测定人血清中的肌酸激酶（CK）。

2. 方法和原理

2.1·方法：酶偶联速率法。

2.2·原理：基于国际临床化学联合会（IFCC）建议的方法。CK 能够可逆地催化磷酸基从磷酸肌酸转移到二磷酸腺苷（ADP），产生肌酸和三磷酸腺苷（ATP）。所形成的 ATP 用于使葡萄糖转化为葡萄糖-6-磷酸和 ADP。这一反应由己糖激酶（HK）催化，需要镁离子才能达到最大活性。在葡萄糖-6-磷酸脱氢酶（G6P-DH）的作用下，葡萄糖-6-磷酸被氧化，同时还原辅酶烟酰胺腺嘌呤二核苷酸磷酸（NADP），产生 NADPH 和 6-磷酸葡萄糖酸酯。由于 NADPH 生成而导致的 340/660 nm 吸光率的增长率与样本中 CK 的活性成正比。

$$磷酸肌酸 + ADP \xrightarrow{CK} 肌酸 + ATP$$

$$ATP + 葡萄糖 \xrightarrow{HK} ADP + 葡萄糖\text{-}6\text{-}磷酸$$

$$葡萄糖\text{-}6\text{-}磷酸 + NADP \xrightarrow{G6P\text{-}DH} 6\text{-}磷酸葡萄糖酸酯 + NADPH + H^+$$

3. 标本类型与患者准备

3.1·原始样本类型：血清。采血量：静脉血 2 mL。容器：真空采血管中的红盖管。添加剂为促凝剂。保存和运送：在血清中稳定，避光，在 2～8℃ 可以稳定 8～12 h，在 15～25℃ 下可以稳定 4 h。处理：2 500～3 000 r/min 离心 6～10 min，分离血清待上机。

3.2·建议空腹 8～12 h 静脉采血，尤以早晨空腹为佳。

4. 试剂和仪器

4.1·仪器：××全自动生化分析仪。

4.2·试剂：××全自动生化分析仪专用肌酸激酶试剂（货号××）。

4.2.1　R1：必须将瓶中 R1-2 中的全部内容物转移到全量的 R1-1 中，轻轻颠倒试剂瓶，混合均匀后放到仪器上。R2：本试剂为即用型产品，可以直接放到仪器上。

4.2.2　储存和稳定性：未开封试剂 2～8℃，其稳定性可达瓶子标签上所注明的有效期。开封后，在不超过有效期的情况下，在仪器上可保持稳定 30 日。

4.2.3　试剂的准备：试剂配套包装，打开包装后直接使用。试剂信息在装载时通过条码自动读取。试剂应避免形成气泡。

4.3·分析参数

样本体积	2.5 μL	吐水量	0 μL	R1 体积	100 μL
吐水量	0 μL	R2 体积	25 μL	吐水量	0 μL
波长	340/660 nm	方法	RATE	反应方向	+
读点 1	21/27				

5. 操作程序

仪器操作参阅《××全自动生化分析仪标准操作规程》。

6. 校准程序

6.1 · 校准品计量学溯源：溯源至国家标准与技术协会(NIST)参考物质(SRM)××。

6.2 · 校准品：肌酸激酶专用校准品××。

6.3 · 校准程序：参见《××全自动生化分析仪标准操作规程》。

7. 质量控制程序

室内质控采用 Beckman Synchron Control 质控品,将质控品在室温下放置 15 min 左右,颠倒混匀后进行检测分析,核查数据并确定质控结果。如室内质控失控应查找原因予以纠正,并形成记录。具体操作参见《××全自动生化分析仪标准操作规程》。

8. 结果计算程序原理

340/660 nm 吸光率的增长率与样本中 CK 的活性成正比。

9. 性能参数

9.1 · 精密度：批内精密度＜3％,总精密度＜5％。

9.2 · 准确度：用待测试剂测试 2 个水平的质控,所得结果相对偏差≤10％。

9.3 · 灵敏度：灵敏度为最低可检测水平代表非零 CK 的最低可测量水平。本实验室通过重复测定不含被分析物的样本 20 次,将其绝对平均值加上 3 倍标准差,得出 CK 灵敏度可达到 3 U/L。

9.4 · 测量区间：10～2 000 U/L。

10. 生物参考区间

男性 50～310 U/L,女性 40～200 U/L。

11. 临床可报告范围

10～20 000 U/L。

12. 临床意义

12.1 · 肌酸激酶(CK)是一种由 M(肌肉)和 B(脑)两个亚单位组成的二聚体,两者结合形成同工酶 CK - MM、CK - MB 和 CK - BB,它能够可逆地催化 ATP 对肌酸的磷酸化反应。CK 的测定主要用于心肌梗死的诊断和治疗,同时也是最灵敏的肌肉损伤指标。CK 在发生肌肉坏死或再生时会增加,因此在绝大多数肌病(如 Duchenne 肌肉萎缩)中,CK 均会升高;此外,CK 还与肌肉坏死有关,如横纹肌瘤。在中枢神经系统疾病中,总 CK 也会升高,如 Reyes 综合征,其中 CK 活性会升高 70 倍,这也表明了脑病的严重程度。

12.2 · 在脑、前列腺、肠、肺、肾、膀胱、子宫、肝、甲状腺和胎盘中,CK - BB 占优势。在骨骼肌和心肌中,CK - MM 占优势。在健康个体中,总活性主要由 CK - MM 组成,而其他 CK 同工酶和变异体仅痕量存在,或无法检测到。在心肌中,有不同程度的 CK - MB 存在,在骨骼肌中,也有少量存在。

12.3·在心肌损伤之后,CK 活性会升高,CK - MM 和 CK - MB 部分均会显著升高。CK - MB 部分成比例地升高,在某种程度上,取决于心肌损伤区域的大小和之前的心肌损伤史。CK - MB 与 CK - MM 比值的变化可用于诊断心肌梗死(MI),在心肌梗死后 1.5 h 内,比值将达到峰值。通过在入院时和其后 4 h、8 h 和 12 h 获得连续样本,并得出 CK 的增长率(斜率),可以提高用于诊断心肌梗死的总 CK 测定的灵敏度和特异性。随时间推移,每小时升高 50% 可以将心肌梗死和非梗死区分开来,总有效率为 94%。

12.4·对于需要对心肌梗死进行早期诊断的患者,建议结合使用快速出现的生物标志物(如 CK - MB)和较迟升高的生物标志物(如心肌钙蛋白)来确认诊断。

13. 注意事项

13.1·若超出测量区间,将标本稀释到测量区间内再次测定,结果自动乘以稀释倍数或人工换算。

13.2·干扰和交叉反应:黄疸时,胆红素浓度在 684 μmol/L(40 mg/dL)以内,产生的干扰<3%;溶血时,血红蛋白浓度在 1 g/L 以内,干扰<10%;脂血时,脂肪乳浓度在 88 545 μmol/L(1 000 mg/dL)以内,产生的干扰<3%。

参考文献

[1] 尚红,王毓三,申子瑜.全国临床检验操作规程[M].4 版.北京:人民卫生出版社,2014.
[2] 万学红,卢雪峰.诊断学[M].9 版.北京:人民卫生出版社,2018.
[3] 中国合格评定国家认可委员会.医学实验室质量和能力认可准则:CNAS - CL02:2023[S/OL].(2023 - 06 - 01)[2023 - 09 - 26].https://www.cnas.org.cn/rkgf/sysrk/jbzz/2023/06/911424.shtml.
[4] 中国合格评定国家认可委员会.医学实验室质量和能力认可准则的应用要求:CNAS - CL02 - A001:2023[S/OL].(2023 - 08 - 01)[2023 - 09 - 26].https://www.cnas.org.cn/rkgf/sysrk/rkyyzz/2023/08/912141.shtml.

（袁恩武　代延朋）

肌酸激酶同工酶检测标准操作规程

××医院检验科生化组管理程序文件	文件编号：××-JYK-××-××-×××
版本/修改：第　　版/第　　次修改	生效日期：　　　　　共　　页　第　　页
编写人：	审核人：　　　　　批准人：

1. 目的

规范肌酸激酶同工酶测定的操作程序，确保肌酸激酶同工酶测定的结果准确，在××分析仪上定量测定人血清中的肌酸激酶同工酶（CK-MB）。

2. 方法和原理

2.1·方法：酶促免疫抑制法。

2.2·原理：R1含有与血清样本中的CK的M亚单位结合的抗体，因而能够抑制M亚单位的活性。酶的B亚单位仍然游离，能够作用于R2中存在的底物。CK能够可逆地催化磷酸基从磷酸肌酸转移到二磷酸腺苷（ADP），产生肌酸和三磷酸腺苷（ATP）。所生成的ATP用于使葡萄糖转化为葡萄糖-6-磷酸和ADP。这一反应由己糖激酶（HK）催化，需要镁离子才能达到最大活性。在葡萄糖-6-磷酸脱氢酶（G6P-DH）的作用下，葡萄糖-6-磷酸（G-6-P）被氧化，同时还原辅酶烟酰胺腺嘌呤二核苷酸磷酸（NADP），产生NADPH和6-磷酸葡萄糖酸酯。由于NADPH生成导致的340 nm吸光率的增长率与样本中CK-MB的活性成正比。

$$磷酸肌酸 + ADP \xrightarrow{CK} 肌酸 + ATP$$

$$ATP + 葡萄糖 \xrightarrow{HK, Mg^{2+}} ADP + 葡萄糖-6-磷酸$$

$$G-6-P + NADP^+ \xrightarrow{G6P-DH} 6-磷酸葡萄糖酸酯 + NADPH + H^+$$

3. 标本类型与患者准备

3.1·原始样本类型：血清。采血量：静脉血2 mL。容器：真空采血管中的红盖管。添加剂为促凝剂。保存和运送：2～8℃下避光储藏，CK/CK-MB在血清中可保持稳定7日；在20～25℃下避光储藏，可保持稳定2日；在-20℃下避光储藏，可保持稳定达1年。处理：2 500～3 000 r/min离心6～10 min，分离血清待上机。

3.2·建议空腹8～12 h静脉采血，尤以早晨空腹为佳。

4. 试剂和仪器

4.1·仪器：××全自动生化分析仪。

4.2·试剂：××全自动生化分析仪专用肌酸激酶同工酶试剂（货号××）。

4.2.1　R1：必须将瓶R1-2中的全部内容物转移到全量的R1-1中。轻轻颠倒试剂瓶，混合均匀后将其放到仪器上。R2：本试剂是即用型产品，可以直接放在仪器上。

4.2.2　储存和稳定性：未开封试剂2～8℃，其稳定性可达瓶子标签上所注明的有效期。开封后，在不超过效期的情况下，在仪器上可保持稳定30日。

4.2.3　试剂的准备：试剂配套包装，打开包装后直接使用。试剂信息在装载时通过芯片自动读取。试剂应避免形成气泡。

4.3·分析参数

样本体积	5 μL	吐水量	0 μL	R1 体积	100 μL
吐水量	0 μL	R2 体积	25 μL	吐水量	0 μL
波长	340/660 nm	方法	RATE	反应方向	+
读点 1	21/27				

5. 操作程序

仪器操作具体参阅《××全自动生化分析仪标准操作规程》。

6. 校准程序

6.1·校准品计量学溯源：溯源至国家标准与技术协会（NIST）参考物质（SRM）××。

6.2·校准品：肌酸激酶同工酶专用校准品××。

6.3·校准程序：参见《××全自动生化分析仪标准操作规程》。

7. 质量控制程序

室内质控采用 Beckman Synchron Control 质控品，将质控品在室温下放置 15 min 左右，颠倒混匀后进行检测分析，核查数据并确定质控结果。如室内质控失控应查找原因予以纠正，并形成记录。具体操作参见《××全自动生化分析仪标准操作规程》。

8. 结果计算程序原理

340/660 nm 吸光率的增长率与样本中 CK 的活性成正比。

9. 性能参数

9.1·精密度：批内精密度＜5％，总精密度＜10％。

9.2·准确度：用待测试剂测试 2 个水平的质控，所得结果相对偏差≤10％。

9.3·灵敏度：灵敏度为最低可检测水平代表非零 CK－MB 的最低可测量水平。本实验室通过重复测定不含被分析物的样本 20 次，将其绝对平均值加上 3 倍标准差，得出 CK－MB 灵敏度可达到 5 U/L。

9.4·测量区间：10～2 000 U/L。

10. 生物参考区间

成人（37℃）＜24 U/L。心肌梗死，在满足下列条件时，心肌损伤的可能性较高，如果怀疑心肌梗死，且发现值低于声明极限之内，则很可能是新发生的梗死。在此情况下，应在 4 h 后使用新鲜样品进行重复测定。低于 6％表示有骨骼肌损伤，组分高于 25％表明可能存在巨 CK，需要进一步澄清。

11. 临床可报告范围

10～20 000 U/L。

12. 危急值

无。

13. 临床意义

13.1·肌酸激酶（CK）是一种由 M（肌肉）和 B（脑）两个亚单位组成的二聚体，两者结合形成同工酶 CK - MM、CK - MB 和 CK - BB,它能够可逆地催化 ATP 对肌酸的磷酸化作用。CK 的测定主要用于心肌梗死的诊断和治疗,同时也是最灵敏的肌肉损伤指标。CK 在发生肌肉坏死或再生时会增加,因此在绝大多数肌病(如 Duchenne 肌肉萎缩)中,CK 均会升高;此外,CK 还与肌肉坏死有关,如横纹肌瘤。在中枢神经系统疾病中,总 CK 也会升高,如 Reyes 综合征,其中 CK 活性会升高 70 倍,这也表明了脑病的严重程度。

13.2·在脑、前列腺、肠、肺、肾、膀胱、子宫、肝、甲状腺和胎盘中,CK - BB 占优势。在骨骼肌和心肌中,CK - MM 占优势。在健康个体中,总血清活性主要由 CK - MM 组成,而其他 CK 同工酶和变异体仅痕量存在,或无法检测到。在心肌中,有不同程度的 CK - MB 存在,在骨骼肌中,也有少量存在。

13.3·在心肌损伤之后,CK 活性会升高,CK - MM 和 CK - MB 部分均会显著升高。CK - MB 部分成比例地升高,在某种程度上,取决于心肌损伤区域的大小和之前的心肌损伤史。CK - MB 与 CK - MM 比值的变化可用于诊断心肌梗死(MI),在心肌梗死后 1.5 h 内,比值将达到峰值。通过在入院时和其后 4 h、8 h 和 12 h 获得连续样本,并得出 CK 的增长率(斜率),可以提高用于诊断心肌梗死的总 CK 测定的灵敏度和特异性。随时间推移,每小时升高 50% 可以将心肌梗死和非梗死区分开来,总有效率为 94%。

13.4·对于需要对心肌梗死进行早期诊断的患者,建议结合使用快速出现的生物标志物(如 CK - MB)和较迟升高的生物标志物(如心肌钙蛋白)来确认诊断。

14. 注意事项

14.1·若超出测量区间,将标本稀释到测量区间内再次测定,结果自动乘以稀释倍数或人工换算。

14.2·干扰和交叉反应

14.2.1　黄疸:浓度达 684 μmol/L(40 mg/dL)的胆红素,干扰<10%。

14.2.2　脂血症:浓度达 88 545 μmol/L(1 000 mg/dL)的乳糜,干扰<20%。

参考文献

[1] 尚红,王毓三,申子瑜.全国临床检验操作规程[M].4 版.北京:人民卫生出版社,2014.

[2] 万学红,卢雪峰.诊断学[M].9 版.北京:人民卫生出版社,2018.

[3] 中国合格评定国家认可委员会.医学实验室质量和能力认可准则:CNAS - CL02:2023[S/OL].(2023 - 06 - 01)[2023 - 09 - 26].https://www.cnas.org.cn/rkgf/sysrk/jbzz/2023/06/911424.shtml.

[4] 中国合格评定国家认可委员会.医学实验室质量和能力认可准则的应用要求:CNAS - CL02 - A001:2023[S/OL].(2023 - 08 - 01)[2023 - 09 - 26].https://www.cnas.org.cn/rkgf/sysrk/rkyyzz/2023/08/912141.shtml.

(袁恩武　代延朋)

天冬氨酸转氨酶检测标准操作规程

××医院检验科生化组管理程序文件	文件编号：××-JYK-××-××-×××
版本/修改：第　　版/第　　次修改	生效日期：　　　　　共　页 第　　页
编写人：	审核人：　　　　　批准人：

1. 目的

规范天冬氨酸转氨酶测定的操作程序,确保天冬氨酸转氨酶测定的结果准确,在××分析仪上定量测定人血清中的天冬氨酸转氨酶(AST)。

2. 方法和原理

2.1・方法：苹果酸脱氢酶法。

2.2・原理：基于国际临床化学联合会(IFCC)建议的方法。在本方法中,天冬氨酸转氨酶(AST)催化天冬氨酸和 α 酮戊二酸发生转氨基反应,生成 L-谷氨酸盐和草醋酸盐。在反应混合物中添加磷酸吡哆醛,可确保 AST 最大限度地发挥其催化活性。草醋酸盐被苹果酸脱氢酶(MDH)还原为 L-苹果酸,而 NADH 同时被转化为 NAD^+。在 340 nm 下,测定因 NADPH 消耗而引起的吸光度下降,吸光度下降与样本中 AST 的活性成正比。内源性丙酮酸盐将在孵育期间通过 LDH 反应除去。

$$L\text{-天冬氨酸} + \alpha\text{酮戊二酸} \xrightarrow{AST} L\text{-谷氨酸} + \text{草酰乙酸}$$

$$\text{草酰乙酸} + NADH + H^+ \xrightarrow{MDH} L\text{-苹果酸} + NAD^+$$

3. 标本类型与患者准备

3.1・原始样本类型：血清。采血量：静脉血 2 mL。容器：真空采血管中的红盖或黄盖管(添加剂为促凝剂)。保存和运送：室温保存,及时送检。血清中天冬氨酸转氨酶在室温(15～25℃)可稳定 4 日,在 2～8℃可稳定稳定 7 日。处理：2 500～3 000 r/min 离心 6～10 min,分离血清待上机。

3.2・空腹采血,尤以早晨空腹为佳。

4. 试剂和仪器

4.1・仪器：××全自动生化分析仪。

4.2・试剂：××全自动生化分析仪专用天冬氨酸转氨酶试剂(货号××)。本试剂是即用型产品,可以直接放在仪器上。

4.2.1　储存和稳定性：未开封试剂 2～25℃保存至有效期,保持竖直向上。开封后机上稳定期 30 日。

4.2.2　试剂的准备：试剂配套包装,打开包装后直接使用。试剂信息在装载时通过芯片自动读取。试剂应避免形成气泡。

4.3・分析参数

样本体积	5 μL	吐水量	0 μL	R1 体积	25 μL
吐水量	25 μL	R2 体积	25 μL	吐水量	50 μL
波长	340/660 nm	方法	RATE	反应方向	—
读点 1	14/27				

5. 操作程序

仪器操作具体参阅《××全自动生化分析仪标准操作规程》。

6. 校准程序

6.1・校准品计量学溯源：溯源至国家标准与技术协会(NIST)参考物质(SRM)××。

6.2・校准品：天冬氨酸转氨酶专用校准品××。

6.3・校准程序：参见《××全自动生化分析仪标准操作规程》。

7. 质量控制程序

室内质控采用 Beckman Synchron Control 质控品，将质控品在室温下放置 15 min 左右，颠倒混匀后进行检测分析，核查数据并确定质控结果。如室内质控失控应查找原因予以纠正，并形成记录。具体操作参见《××全自动生化分析仪标准操作规程》。

8. 结果计算程序原理

340 nm 下，吸光度下降与样本中 AST 的活性成正比。

9. 性能参数

9.1・精密度：批内精密度 5%，总精密度＜10%。

9.2・准确度：用待测试剂测试 2 个水平的质控，所得结果相对偏差≤10%。

9.3・灵敏度：灵敏度为最低可检测水平代表非零 AST 的最低可测量水平。本实验室通过重复测定不含被分析物的样本 20 次，将其绝对平均值加上 3 倍标准差，得出 AST 灵敏度可达到 1 U/L。

9.4・测量区间：3～1 000 U/L。

10. 生物参考区间

10.1・成人：男性＜50 U/L；女性＜35 U/L。

10.2・儿童：≥28 日且＜1 岁，29～80 U/L；≥1 岁且＜2 岁，27～60 U/L；≥2 岁且＜13 岁，18～45 U/L；≥13 岁且＜18 岁，男性 15～40 U/L，女性 13～33 U/L。

11. 临床可报告范围

3～10 000 U/L。

12. 危急值

无。

13. 临床意义

13.1・AST 在各种组织(包括肝脏、心肌、骨骼肌、脑、肾脏、肺、胰腺、红细胞和白细胞)中广泛存在，在肝脏和骨骼肌中活性最高。

13.2・AST 的测定可用于肝胆疾病、心肌梗死和骨骼肌损伤的诊断、鉴别和监测。测定 AST 也可以作为医学筛查的一部分。有时，AST 可能有助于心肌梗死病程的监测。当怀疑最近有心肌梗死时，AST 的诊断灵敏度为 96%；在胸痛出现之后 12 h，诊断灵敏度为 86%。

在病毒性肝炎和伴有肝坏死的肝脏疾病中,AST 水平可能升高,经常可以见到升高 20~50 倍的情况。AST 相对于 ALT 的活性(De Ritis 比值,AST/ALT)是有用的肝损伤指标。比值＜1.0 表明为轻度肝损伤,尤其与炎症性疾病有关。比值＞1.0 表明为严重肝脏疾病,通常涉及坏死。在肝硬化、肝外梗阻、进行性肌营养不良、皮肌炎、急性胰腺炎、溶血性疾病、坏疽、肌肉挤压伤和肺栓塞中,均可以检测到 AST 水平升高。在摄入酒精或者某些药物(包括青霉素、水杨酸盐或阿片制剂)之后,也可能观察到 AST 水平轻度或中度升高。

14. 注意事项

14.1·若超出测量区间,将标本稀释到测量区间内再次测定,结果自动乘以稀释倍数或人工换算。

14.2·干扰和交叉反应

14.2.1 黄疸:浓度达 684 μmol/L(40 mg/dL)的胆红素,干扰＜10％。

14.2.2 脂血症:浓度达 26 563.5 μmol/L(300 mg/dL)的乳糜,干扰＜5％。

14.2.3 丙酮酸盐:浓度达 1 mmol/L 的丙酮酸盐,干扰＜10％。

参考文献

[1] 尚红,王毓三,申子瑜.全国临床检验操作规程[M].4 版.北京:人民卫生出版社,2014.

[2] 万学红,卢雪峰.诊断学[M].9 版.北京:人民卫生出版社,2018.

[3] 中国合格评定国家认可委员会.医学实验室质量和能力认可准则:CNAS - CL02:2023[S/OL].(2023 - 06 - 01)[2023 - 09 - 26].https://www.cnas.org.cn/rkgf/sysrk/jbzz/2023/06/911424.shtml.

[4] 中国合格评定国家认可委员会.医学实验室质量和能力认可准则的应用要求:CNAS - CL02 - A001:2023[S/OL].(2023 - 08 - 01)[2023 - 09 - 26].https://www.cnas.org.cn/rkgf/sysrk/rkyyzz/2023/08/912141.shtml.

(袁恩武 代延朋)

丙氨酸转氨酶检测标准操作规程

××医院检验科生化组管理程序文件	文件编号：××-JYK-××-××-×××
版本/修改：第　　版/第　　次修改	生效日期：　　　　　　　　共　　页　第　　页
编写人：	审核人：　　　　　　　批准人：

1. 目的

规范丙氨酸转氨酶测定的操作程序,确保丙氨酸转氨酶测定的结果准确,在××分析仪上定量测定人血清中的丙氨酸转氨酶(ALT)。

2. 方法和原理

2.1·方法：乳酸脱氢酶法。

2.2·原理：基于国际临床化学联合会(IFCC)建议的方法。ALT 将丙氨酸上的氨基转移至 α 酮戊二酸,形成丙酮酸盐和谷氨酸盐。在反应混合物中添加磷酸吡哆醛,可确保 ALT 最大限度地发挥其催化活性。丙酮酸盐与 NADH 在乳酸脱氢酶(LDH)的催化作用下发生反应,生成乳酸盐和 NAD^+。在 340 nm 下,测定因 NADPH 消耗而引起的吸光度下降,吸光度下降与样本中 ALT 的活性成正比。内源性丙酮酸盐将在孵育期间被除去。

$$L\text{-谷氨酸} + \alpha\text{酮戊二酸} \xrightarrow{\text{ALT}} L\text{-谷氨酸} + \text{丙酮酸}$$

$$\text{丙酮酸} + NADH + H \xrightarrow{\text{LDH}} L\text{-乳酸} + NAD$$

3. 标本类型与患者准备

3.1·原始样本类型：血清。采血量：静脉血 2 mL。容器：真空采血管中的红盖或黄盖管(添加剂为促凝剂)。保存和运送：室温保存,及时送检。血清中丙氨酸转氨酶在室温可稳定 3 日,在 2~8℃可稳定 7 日。处理：2 500~3 000 r/min 离心 6~10 min,分离血清待上机。

3.2·空腹采血,尤以早晨空腹为佳。

4. 试剂和仪器

4.1·仪器：××全自动生化分析仪。

4.2·试剂：××全自动生化分析仪专用丙氨酸转氨酶试剂(货号××)。本试剂是即用型产品,可以直接放在仪器上。

4.2.1　储存和稳定性：未开封试剂 2~25℃保存至有效期,保持竖直向上。开封后机上稳定期 30 日。

4.2.2　试剂的准备：试剂配套包装,打开包装后直接使用。试剂信息在装载时通过芯片自动读取。试剂应避免形成气泡。

4.3·分析参数

样本体积	5 μL	吐水量	0 μL	R1 体积	50 μL
吐水量	25 μL	R2 体积	25 μL	吐水量	25 μL
波长	340/660 nm	方法	RATE	反应方向	—
读点 1	14/27				

5. 操作程序

仪器操作具体参阅《××全自动生化分析仪标准操作规程》。

6. 校准程序

6.1·校准品计量学溯源：溯源至国家标准与技术协会（NIST）参考物质（SRM）××。

6.2·校准品：丙氨酸转氨酶专用校准品××。

6.3·校准程序：参见《××全自动生化分析仪标准操作规程》。

7. 质量控制程序

室内质控采用 Beckman Synchron Control 质控品，将质控品在室温下放置 15 min 左右，颠倒混匀后进行检测分析，核查数据并确定质控结果。如室内质控失控应查找原因予以纠正，并形成记录。具体操作参见《××全自动生化分析仪标准操作规程》。

8. 结果计算程序原理

340 nm 下，吸光度下降与样本中 ALT 的活性成正比。

9. 性能参数

9.1·精密度：批内精密度 5%，总精密度＜10%。

9.2·准确度：用待测试剂测试 2 个水平的质控，所得结果相对偏差≤10%。

9.3·灵敏度为最低可检测水平代表非零 ALT 的最低可测量水平。本实验室通过重复测定不含被分析物的样本 20 次，将其绝对平均值加上 3 倍标准差，得出 ALT 灵敏度可达到 1 U/L。

9.4·测量区间：3～500 U/L。

10. 生物参考区间

10.1·成人：男性＜50 U/L；女性＜40 U/L。

10.2·儿童：≥28 日且＜1 岁，10～80 U/L；≥1 岁且＜2 岁，11～47 U/L；≥2 岁且＜13 岁，8～30 U/L；≥13 岁且＜18 岁，男性 8～46 U/L，女性 6～29 U/L。

11. 临床可报告范围

3～5 000 U/L。

12. 危急值

无。

13. 临床意义

13.1·ALT 是一组转氨酶，它们能通过转氨基作用，催化 α 酮酸可逆地转化为氨基酸。由于 ALT 在肝脏中的比活性是在心脏和骨骼肌中的 10 倍左右，因此，血清 ALT 活性升高主要被认为是肝实质病变的指标。ALT 存在于肝细胞的细胞液中，血清水平升高表明肝细胞质膜的完整性被破坏。

13.2·与 AST 相比，ALT 对肝胆疾病的诊断具有更高的灵敏度。活性高于参考范围上限 50 倍时，一般表明机体存在急性病毒性肝炎、急性肝灌注异常和摄入毒物（包括对乙酰氨基酚和四氯化碳)引起的急性肝坏死病症。在涉及肝脏的各种疾病(包括肝炎、单核细胞增多症和肝硬化)中,可能会发现血清 ALT 水平显著升高的现象。在病毒性肝炎和其他形式的肝脏疾病中,在明显的临床症状(如黄疸)出现之前,可能会检测到 ALT 水平升高。大于参考范围上限 15 倍的水平则表明存在病毒、中毒或者循环方面的原因引起的急性肝细胞坏死病症。在肝硬化和肝外梗阻中,也可能会检测到 ALT 水平升高。

13.3·在摄入酒精或者某些药物(包括青霉素、水杨酸盐或阿片制剂)之后,也可能观察到 ALT 水平轻度或中度升高。

14. 注意事项

14.1·若超出测量区间,将标本稀释到测量区间内再次测定,结果自动乘以稀释倍数或人工换算。

14.2·干扰和交叉反应

14.2.1　黄疸:浓度达 684 μmol/L(40 mg/dL)的胆红素,干扰<5%。

14.2.2　溶血:浓度达 5 g/L 的血红蛋白,干扰<10%。

14.2.3　脂血症:浓度达 26 563.5 μmol/L(300 mg/dL)的乳糜,干扰<3%。

14.2.4　丙酮酸盐:浓度达 1 mmol/L 的丙酮酸盐,干扰<5%。

参考文献

[1] 尚红,王毓三,申子瑜.全国临床检验操作规程[M].4 版.北京:人民卫生出版社,2014.

[2] 万学红,卢雪峰.诊断学[M].9 版.北京:人民卫生出版社,2018.

[3] 中国合格评定国家认可委员会.医学实验室质量和能力认可准则:CNAS‑CL02:2023[S/OL].(2023‑06‑01)[2023‑09‑26].https://www.cnas.org.cn/rkgf/sysrk/jbzz/2023/06/911424.shtml.

[4] 中国合格评定国家认可委员会.医学实验室质量和能力认可准则的应用要求:CNAS‑CL02‑A001:2023[S/OL].(2023‑08‑01)[2023‑09‑26].https://www.cnas.org.cn/rkgf/sysrk/rkyyzz/2023/08/912141.shtml.

(袁恩武　代延朋)

乳酸脱氢酶检测标准操作规程

××医院检验科生化组管理程序文件	文件编号：××-JYK-××-××-×××
版本/修改：第　　版/第　　次修改	生效日期：　　　　　共　　页　第　　页
编写人：	审核人：　　　　　批准人：

1. 目的

规范乳酸脱氢酶测定的操作程序,确保乳酸脱氢酶测定的结果准确,在××分析仪上定量测定人血清中的乳酸脱氢酶(LDH)。

2. 方法和原理

2.1·方法：乳酸底物法。

2.2·原理：改良 Wacker 法,反应中乳酸转化为丙酮酸。乳酸与 NAD 在 LDH 作用下转化为丙酮酸与 NADH。NADH 在 340 nm 下有强吸收,但 NAD 没有吸收。在 340/380 nm 下测定吸光度的变化可以测定标本中 LDH 的活性。

$$乳酸 + NAD^+ \xrightarrow{LDH} 丙酮酸盐 + NADH + H^+$$

3. 标本类型与患者准备

3.1·原始样本类型：血清。采血量：静脉血 2 mL。容器：真空采血管中的红盖管。添加剂为促凝剂。保存和运送：室温保存,及时送检。2～8℃可稳定 4 日,15～25℃可稳定 7 日。处理：2 500～3 000 r/min 离心 6～10 min,分离血清待上机。

3.2·建议空腹 8～12 h 静脉采血,尤以早晨空腹为佳。

4. 试剂和仪器

4.1·仪器：××全自动生化分析仪。

4.2·试剂：××全自动生化分析仪专用乳酸脱氢酶试剂(货号××)。本试剂是即用型产品,可以直接放在仪器上。

4.2.1　储存和稳定性：未开封试剂 2～8℃,其稳定性可达瓶子标签上所注明的有效期。开封后,在不超过效期的情况下,在仪器上可保持稳定 30 日。

4.2.2　试剂的准备：试剂配套包装,打开包装后直接使用。试剂信息在装载时通过芯片自动读取。试剂应避免形成气泡。

4.3·分析参数

样本体积	2.3 μL	吐水量	10 μL	R1 体积	62 μL
吐水量	11 μL	R2 体积	31 μL	吐水量	10 μL
波长	340/660 nm	方法	RATE	反应方向	+
读点 1	15/23	单位	U/L	定标因子范围	6 500～12 100

5. 操作程序

仪器操作具体参阅《××全自动生化分析仪标准操作规程》。

6. 校准程序

6.1·校准品计量学溯源：溯源至国家标准与技术协会(NIST)参考物质(SRM)××。

6.2·校准品：乳酸脱氢酶专用校准品××。

6.3·校准程序：参见《××全自动生化分析仪标准操作规程》。

7. 质量控制程序

室内质控采用 Beckman Synchron Control 质控品，将质控品在室温下放置 15 min 左右，颠倒混匀后进行检测分析，核查数据并确定质控结果。如室内质控失控应查找原因予以纠正，并形成记录。具体操作参见《××全自动生化分析仪标准操作规程》。

8. 结果计算程序原理

340/380 nm 下测定吸光度的增加与标本中 LDH 的活性成正比。

9. 性能参数

9.1·精密度：批内精密度 5％，总精密度＜10％。

9.2·准确度：用待测试剂测试 2 个水平的质控，所得结果相对偏差≤10％。

9.3·灵敏度：每分钟变化 0.12 毫吸光度为 1 U/L。

9.4·测量区间：25～1 200 U/L。

10. 生物参考区间

成人 120～250 U/L。

11. 临床可报告范围

25～12 000 U/L。

12. 危急值

无。

13. 临床意义

在心肌损伤、肝脏疾病、巨细胞贫血、肺栓塞、恶性脓疱、皮肤炭疽、肌营养不良等疾病中测定 LDH(EC 1.1.1.27)。测定 LDH 并结合测定 CK 肌酸激酶及同工酶能确诊急性心肌梗死。血清 LDH 升高主要见于急性心肌梗死、充血性心力衰竭、心肌炎等心脏疾病；急、慢性肝炎，肝硬化等肝脏疾病；骨骼肌疾病、肺梗死、急性淋巴细胞白血病、恶性贫血、肾脏疾病、糖尿病、进行性肌营养不良及某些恶性肿瘤等。

14. 注意事项

14.1·若超出测量区间，将标本稀释到测量区间内再次测定，结果自动乘以稀释倍数或人工换算。

14.2·干扰和交叉反应

14.2.1　乳糜达到 88 545 μmol/L 时影响＜5％。

14.2.2　胆红素达到 684 μmol/L 时影响＜3％。

14.2.3　因为红细胞内含有 LDH，即使很轻微的溶血也会有明显的影响。

参考文献

[1] 尚红,王毓三,申子瑜.全国临床检验操作规程[M].4 版.北京：人民卫生出版社,2014.

[2] 万学红,卢雪峰.诊断学[M].9 版.北京：人民卫生出版社,2018.

（袁恩武　代延朋）

碱性磷酸酶检测标准操作规程

××医院检验科生化组管理程序文件	文件编号：××-JYK-××-××-×××
版本/修改：第　　版/第　　次修改	生效日期：　　　　共　　页　第　　页
编写人：	审核人：　　　　批准人：

1. 目的

规范碱性磷酸酶测定的操作程序,确保碱性磷酸酶测定的结果准确,在××分析仪上定量测定人血清中的碱性磷酸酶(ALP)。

2. 方法和原理

2.1·方法：NPP 底物-AMP 缓冲液法。

2.2·原理：基于国际临床化学联合会(IFCC)建议的方法。在 pH 10.4 和存在锌离子及 2-氨基-2-甲基-1-丙醇(AMP)(作为磷酸酯受体)的情况下,通过测定磷酸对硝基苯酯(pNPP)到对硝基酚(pNP)的转化率来判断碱性磷酸酶的活性。在 410/480 nm,使用双色分析仪测定因生成 pNP 而导致的吸光率变化的比率,它与样本中 ALP 的活性成正比。

$$pNPP + AMP \xrightarrow{ALP} pNP + AMP - PO_4$$

3. 标本类型与患者准备

3.1·原始样本类型：血清。容器：真空采血管中的红盖管。添加剂为促凝剂。保存和运送：室温保存,及时送检。2～25℃可稳定 7 日。采血量：静脉血 2 mL。处理：2 500～3 000 r/min 离心 6～10 min,分离血清待上机。

3.2·建议空腹 8～12 h 静脉采血,尤以早晨空腹为佳。

4. 试剂和仪器

4.1·仪器：××全自动生化分析仪。

4.2·试剂：××全自动生化分析仪专用碱性磷酸酶试剂(货号××)。本试剂是即用型产品,可以直接放在仪器上。

4.2.1　储藏和稳定性：在 2～8℃不开封储藏时,试剂可保持稳定到声明的失效期;开封后,在分析仪上储藏时,可保持稳定 14 日。

4.2.2　试剂的准备：试剂配套包装,打开包装后直接使用。试剂信息在装载时通过条码自动读取。试剂应避免形成气泡。

4.3·分析参数

样本体积	1.8 μL	吐水量	0 μL	R1 体积	36 μL
吐水量	36 μL	R2 体积	36 μL	吐水量	36 μL
波长	410/480 nm	方法	RATE	反应方向	+
读点 1	16/27	单位	U/L		

5. 操作程序

仪器操作具体参阅《××全自动生化分析仪标准操作规程》。

6. 校准程序

6.1 · 校准品计量学溯源：溯源至国家标准与技术协会（NIST）参考物质（SRM）××。

6.2 · 校准品：碱性磷酸酶专用校准品××。

6.3 · 校准程序：参见《××全自动生化分析仪标准操作规程》。

7. 质量控制程序

室内质控采用 Beckman Synchron Control 质控品，将质控品在室温下放置 15 min 左右，颠倒混匀后进行检测分析，核查数据并确定质控结果。如室内质控失控应查找原因予以纠正，并形成记录。具体操作参见《××全自动生化分析仪标准操作规程》。

8. 结果计算程序原理

410/480 nm，使用双色分析仪测定因形成 pNP 而导致的吸光率变化的比率，它与样本中 ALP 的活性成正比。

9. 性能参数

9.1 · 精密度：批内精密度 5%，总精密度＜10%。

9.2 · 准确度：用待测试剂测试 2 个水平的质控，所得结果相对偏差≤10%。

9.3 · 灵敏度：灵敏度为最低可检测水平代表非零 ALP 的最低可测量水平。本实验室通过重复测定不含被分析物的样本 20 次，将其绝对平均值加上 3 倍标准差，得出 ALP 灵敏度可达到 1 U/L。

9.4 · 测量区间：5～1 500 U/L。

10. 生物参考区间

10.1 · 成人（＞17 岁）：男性 30～120 U/L；女性 40～150 U/L。

10.2 · 儿童：≥28 日且＜6 个月，98～532 U/L；≥6 个月且＜1 岁，106～420 U/L；≥1 岁且＜2 岁，128～432 U/L；≥2 岁且＜9 岁，143～406 U/L；≥9 岁且＜12 岁，146～500 U/L；≥12 岁且＜14 岁，男性 160～610 U/L，女性 81～454 U/L；≥14 岁且＜15 岁，男性 82～603 U/L，女性 63～327 U/L；≥15 岁且＜17 岁，男性 64～443 U/L，女性 52～215 U/L；≥17 岁且＜18 岁，男性 51～202 U/L，女性 43～130 U/L。

11. 临床可报告范围

5～15 000 U/L。

12. 危急值

无。

13. 临床意义

13.1 · 碱性磷酸酶（ALP）几乎存在于所有身体组织中，具体位于细胞膜上或细胞膜内。在间质上皮、肾小管、骨（成骨细胞）、肝脏和胎盘中，其含量尤其高。ALP 的精确代谢功能尚未完全阐明，然而此酶与肠脂类运输和骨钙化有关。来自肝脏和来自骨骼系统的 ALP 比例近似相等。大约 25% 的健康个体还有肠 ALP，在空腹样本中，它占总 ALP 的 10% 左右。

13.2 · 总 ALP 的升高可能由生理性因素引起，也可能由肝脏或骨的疾病而引起。从妊娠中期开始，由于胎盘 ALP 较高，ALP 会出现生理性的升高；此外，在生长中的儿童（由于骨 ALP 较高）及用餐后的 B 和 O 型血个体［可分泌血型物质 H（肠 ALP）］，也会发现这种现象。ALP 升高的最常见原因是肝胆疾病，在 60% 的患有肝脏或者胆道疾病的患者中，可以发现病理性的 ALP 水平。在原发性骨病(如骨软化症、成骨不全、维生素 D 中毒和原发性骨肿瘤)中,ALP 水平也可能升高。在继发性骨病(如骨转移)和多发性骨髓瘤、肢端肥大症、肾功能不全、甲状腺功能亢进、异位性骨化、结节病、骨结核和愈合的骨折等疾病中,ALP 水平也可能升高。在骨病(如变形性骨炎、维生素 D 缺乏性佝偻病和转移性骨病)中,在不伴有慢性肝病的情况下,ALP 活性是骨活性的理想指标。总 ALP 仅在一些代谢性骨病(如甲状旁腺功能亢进、骨质减少或骨质疏松)中偶尔存在升高现象。

13.3·ALP 水平降低见于家族性磷酸酶过少症、甲状旁腺功能减退、软骨发育不全、透析患者中的骨无力疾病、垂体性侏儒症、慢性辐射疾病和营养不良。

14. 注意事项

14.1·若超出测量区间,将标本稀释到测量区间内再次测定,结果自动乘以稀释倍数或人工换算。

14.2·干扰和交叉反应

14.2.1 黄疸：浓度达 479 μmol/L(28 mg/dL)的胆红素,干扰<10％。

14.2.2 溶血：浓度达 4.5 g/L 的血红蛋白,干扰<10％。

14.2.3 脂血症：浓度达 88 545 μmol/L(1 000 mg/dL)的乳糜,干扰<10％。

参考文献

[1] 尚红,王毓三,申子瑜.全国临床检验操作规程[M].4 版.北京：人民卫生出版社,2014.
[2] 万学红,卢雪峰.诊断学[M].9 版.北京：人民卫生出版社,2018.
[3] 中国合格评定国家认可委员会.医学实验室质量和能力认可准则：CNAS‐CL02：2023[S/OL].(2023‐06‐01)[2023‐09‐26].https://www.cnas.org.cn/rkgf/sysrk/jbzz/2023/06/911424.shtml.
[4] 中国合格评定国家认可委员会.医学实验室质量和能力认可准则的应用要求：CNAS‐CL02‐A001：2023[S/OL].(2023‐08‐01)[2023‐09‐26].https://www.cnas.org.cn/rkgf/sysrk/rkyyzz/2023/08/912141.shtml.

(袁恩武 代延朋)

γ 谷氨酰转肽酶检测标准操作规程

××医院检验科生化组管理程序文件	文件编号：××-JYK-××-××-×××
版本/修改：第　　版/第　　次修改	生效日期：　　　　共　　页 第　　页
编写人：	审核人：　　　　批准人：

1. 目的

规范 γ 谷氨酰转肽酶测定的操作程序，确保 γ 谷氨酰转肽酶测定的结果准确，在××分析仪上定量测定人血清中的 γ 谷氨酰转肽酶(GGT)。

2. 方法和原理

2.1·方法：GCANA 底物法。

2.2·原理：基于国际临床化学联合会(IFCC)建议的方法。GGT 催化 γ 谷氨酰基团从底物 γ 谷氨酰-3-羧基-4-硝基苯胺转移到甘氨酰替甘氨酸，形成 5-氨基-2-硝基苯甲酸盐。在 410/480 nm，吸光率的变化由 5-氨基-2-苯甲酸盐引起，与样本中的 GGT 活性成正比。

$$L-\gamma-谷氨酰-3-羧基-4-硝基苯胺 + 甘氨酰替甘氨酸 \xrightarrow{\gamma-GT} L-\gamma-谷氨酰甘氨酰替甘氨酸 + 5-氨基-2-硝基苯甲酸盐$$

3. 标本类型与患者准备

3.1·原始样本类型：血清。采血量：静脉血 2 mL。容器：真空采血管中的红盖或黄盖管(添加剂为促凝剂)。保存和运送：室温保存，及时送检。血清中 L-γ-谷氨酰基转肽酶在 2～25℃可保存稳定 7 日。处理：2 500～3 000 r/min 离心 6～10 min，分离血清待上机。

3.2·空腹采血，尤以早晨空腹为佳。

4. 试剂和仪器

4.1·仪器：××全自动生化分析仪。

4.2·试剂：××全自动生化分析仪专用 γ 谷氨酰转肽酶试剂(货号××)。本试剂是即用型产品，可以直接放在仪器上。

4.2.1 储存和稳定性：未开封试剂 2～8℃，其稳定性可达瓶子标签上所注明的有效期。开封后，在不超过效期的情况下，在仪器上可保持稳定 30 日。

4.2.2 试剂的准备：试剂配套包装，打开包装后直接使用。试剂信息在装载时通过芯片自动读取。试剂应避免形成气泡。

4.3·分析参数

样本体积	4 μL	吐水量	0 μL	R1 体积	50 μL
吐水量	13 μL	R2 体积	50 μL	吐水量	13 μL
波长	410/480 nm	方法	RATE	反应方向	+
读点 1	16/23	单位	U/L	MB 因子	4 361

5. 操作程序

仪器操作具体参阅《××全自动生化分析仪标准操作规程》。

6. 校准程序

6.1·校准品计量学溯源：溯源至国家标准与技术协会(NIST)参考物质(SRM)××。

6.2·校准品：γ谷氨酰转肽酶专用校准品××。

6.3·校准程序：参见《××全自动生化分析仪标准操作规程》。

7. 质量控制程序

室内质控采用 Beckman Synchron Control 质控品,将质控品在室温下放置 15 min 左右,颠倒混匀后进行检测分析,核查数据并确定质控结果。如室内质控失控应查找原因予以纠正,并形成记录。具体操作参见《××全自动生化分析仪标准操作规程》。

8. 结果计算程序原理

在 410/480 nm,吸光率的变化由 5 -氨基- 2 -苯甲酸盐引起,与样本中的 GGT 活性成正比。

9. 性能参数

9.1·精密度：批内精密度3%,总精密度<5%。

9.2·准确度：用待测试剂测试 2 个水平的质控,所得结果相对偏差≤10%。

9.3·灵敏度：每分钟变化 0.23 毫吸光度为 1 U/L。

9.4·测量区间：3～1 200 U/L。

10. 生物参考区间

10.1·成人：男性 0～60 U/L;女性 0～45 U/L。

10.2·儿童：≥28 日且<6 个月,9～150 U/L;≥6 个月且<1 岁,6～31 U/L;≥2 岁且<13 岁,18～45 U/L;≥13 岁且<18 岁,男性 15～40 U/L;女性 13～33 U/L。

11. 临床可报告范围

3～1 200 U/L。

12. 危急值

无。

13. 临床意义

13.1·在肝内或肝后胆汁梗阻的情况下,GGT 显著升高。在检测梗阻性黄疸、胆管炎和胆囊炎方面,它比碱性磷酸酶更灵敏,并且它升高的时间更早、持续时间更长。在传染性肝炎、脂肪肝、急性和慢性胰腺炎患者及接受抗惊厥药(如苯妥英和苯巴比妥)治疗的患者中,GGT 也会升高。

13.2·在酒精性肝硬化患者中,以及在大多数严重酗酒者的血清中,观测到 GGT 水平升高;在检测酒精中毒、酒精性肝损害和监测戒酒方面,GGT 也具有一定作用。此外,对于酒精滥用病例,本酶与高密度脂蛋白胆固醇的比值很有用;对于酒精性肝脏疾病,本酶与碱性磷酸酶的比值很有用;对于新生儿肝炎和胆道闭锁的鉴别,本酶与天冬氨酸转氨酶的比值很有用。

14. 注意事项

干扰和交叉反应如下。

14.1 黄疸：浓度达 684 μmol/L(40 mg/dL)的胆红素,干扰<10%。

14.2 溶血：浓度达 3.5 g/L 的血红蛋白,干扰<10%。

14.3 脂血症：浓度达 88 545 μmol/L(1 000 mg/dL)的乳糜,干扰<10%。

参考文献

[1] 尚红,王毓三,申子瑜.全国临床检验操作规程[M].4版.北京：人民卫生出版社,2014.

[2] 万学红,卢雪峰.诊断学[M].9版.北京：人民卫生出版社,2018.

[3] 中国合格评定国家认可委员会.医学实验室质量和能力认可准则：CNAS－CL02：2023[S/OL].(2023－06－01)[2023－09－26].https://www.cnas.org.cn/rkgf/sysrk/jbzz/2023/06/911424.shtml.

[4] 中国合格评定国家认可委员会.医学实验室质量和能力认可准则的应用要求：CNAS－CL02－A001：2023[S/OL].(2023－08－01)[2023－09－26].https://www.cnas.org.cn/rkgf/sysrk/rkyyzz/2023/08/912141.shtml.

（袁恩武　代延朋）

淀粉酶检测标准操作规程

××医院检验科生化组管理程序文件	文件编号：××-JYK-××-××-×××	
版本/修改：第　　版/第　　次修改	生效日期：	共　　页　第　　页
编写人：	审核人：	批准人：

1. 目的

规范淀粉酶测定的操作程序,确保淀粉酶测定的结果准确,在××分析仪上定量测定人血清中的淀粉酶(AMY)。

2. 方法和原理

2.1·方法：EPS底物法。

2.2·原理：淀粉酶水解 4,6-亚乙基(G_1)-4-硝基苯基(G_7)-4-α-D-麦芽糖七糖(E-G_7-NP),生成 E-G_5、E-G_4、E-G_3,以及 G_2-NP、G_3-NP、G_4-NP 等片段,可与 α 葡萄糖苷酶起反应生成 4-硝基酚(NP)和葡萄糖(G)。NP 可解离为 4-硝基苯氧离子,呈黄色,在410 nm处吸光度的升高与样本中 α 淀粉酶的活性成正比。

$$5E-G_7-NP + 5H_2O \xrightarrow{\alpha\,淀粉酶} 2E-G_5 + 2E-G_4 + E-G_3 +$$
$$2G_2-NP + 2G_3-NP + G_4-NP$$

$$2G_2-NP + 2G_3-NP + G_4-NP + 14H_2O \xrightarrow{\alpha\,葡萄糖苷酶} 5NP + 14G$$

3. 标本类型与患者准备

3.1·原始样本类型：血清/血浆。采血量：静脉血 2 mL。容器：血清采用真空采血管中的红盖管,添加剂为促凝剂。血浆使用肝素作为抗凝剂。保存和运送：在 2～25℃下储藏,可在血清和血浆中保持稳定 7 日。处理：2 500～3 000 r/min 离心 6～10 min,分离血清待上机。

3.2·建议空腹 8～12 h 静脉采血,尤以早晨空腹为佳。

4. 试剂和仪器

4.1·仪器：××全自动生化分析仪。

4.2·试剂：××全自动生化分析仪专用淀粉酶试剂(货号××)。本试剂是即用型产品,可以直接放在仪器上。

4.2.1　储存和稳定性：未开封试剂 2～8℃,其稳定性可达瓶子标签上所注明的有效期。开封后,在不超过效期的情况下,在仪器上可保持稳定 90 日。

4.2.2　试剂的准备：试剂配套包装,打开包装后直接使用。试剂信息在装载时通过芯片自动读取。试剂应避免形成气泡。

4.3·分析参数

样本体积	4 μL	吐水量	0 μL	R1 体积	50 μL
吐水量	13 μL	R2 体积	50 μL	吐水量	13 μL
波长	410/480 nm	方法	RATE	反应方向	+
读点 1	16/23	单位	U/L	MB 因子	4 361

5. 操作程序

仪器操作具体参阅《××全自动生化分析仪标准操作规程》。

6. 校准程序

6.1·校准品计量学溯源：溯源至国家标准与技术协会(NIST)参考物质(SRM)××。

6.2·校准品：淀粉酶专用校准品××。

6.3·校准程序：参见《××全自动生化分析仪标准操作规程》。

7. 质量控制程序

室内质控采用 Beckman Synchron Control 质控品，将质控品在室温下放置 15 min 左右，颠倒混匀后进行检测分析，核查数据并确定质控结果。如室内质控失控应查找原因予以纠正，并形成记录。具体操作参见《××全自动生化分析仪标准操作规程》。

8. 结果计算程序原理

在 410 nm 处吸光度的升高与样本中 α 淀粉酶的活性成正比。

9. 性能参数

9.1·精密度：批内精密度 1%，总精密度＜3%。

9.2·准确度：用待测试剂测试 2 个水平的质控，所得结果相对偏差≤10%。

9.3·灵敏度：浓度为 100 U/L 时，吸光度变化率≥0.006。

9.4·测量区间：0～1 000 U/L。

10. 生物参考区间

血清 35～135 U/L；随机尿液＜600 U/L。

11. 临床可报告范围

0～10 000 U/L。

12. 危急值

无。

13. 临床意义

13.1·淀粉酶能分解多糖，如淀粉和糖原。淀粉酶作用于多糖分子的 α-1,4-葡聚糖苷键，生成麦芽糖和葡萄糖。在急性发作期淀粉酶活性显著增高。尿淀粉酶在发病后 12～24 h 也会升高。某些慢性胰腺疾病，如慢性胰腺炎、胰腺肿瘤及流行腮腺炎、唾液腺化脓或腺管堵塞时，血清淀粉酶也会有所升高，而对于各种肝脏疾病，如肝炎、肝硬化、肝脓肿、肝癌，以及胆囊炎等，则淀粉酶活力下降。

13.2·血清/血浆淀粉酶升高见于流行性腮腺炎和急性胰腺炎（血和尿中的淀粉酶活性显著增高，升高幅度与疾病严重程度无关）。急性胰腺炎发病后 8～12 h，血清淀粉酶开始升高，12～24 h 升高达高峰，2～5 日恢复正常，重症者持续时间达 2～3 周。如超过 500 U/L，即有诊断意义；达到 350 U/L，应怀疑此病。尿淀粉酶于急性胰腺炎发病后 12～24 h 开始升高，下降也比血清 AMY 慢,因此在急性胰腺炎后期测定尿淀粉酶更有价值。急性阑尾炎、肠梗阻、胰腺癌、腹膜炎、胆石症、溃疡性肠穿孔及吗啡注射后均可使淀粉酶升高,但常<500 U/L。

13.3 · 血清/血浆淀粉酶降低见于肝硬化、肝癌、肾功能障碍及个别坏死性胰腺炎。

14. 注意事项

14.1 · 若超出测量区间,将标本稀释到测量区间内再次测定,结果自动乘以稀释倍数或人工换算。

14.2 · 干扰和交叉反应:若标本中含有以下浓度的干扰物,对检测结果无影响:胆红素≤400 μmol/L、血红蛋白≤2 g/L、乳糜≤1.00%、维生素 C≤0.5 g/L、肝素钠≤100 IU/mL。

参考文献

[1] 尚红,王毓三,申子瑜.全国临床检验操作规程[M].4 版.北京:人民卫生出版社,2014.

[2] 万学红,卢雪峰.诊断学[M].9 版.北京:人民卫生出版社,2018.

[3] 中国合格评定国家认可委员会.医学实验室质量和能力认可准则:CNAS - CL02:2023[S/OL].(2023 - 06 - 01)[2023 - 09 - 26].https://www.cnas.org.cn/rkgf/sysrk/jbzz/2023/06/911424.shtml.

[4] 中国合格评定国家认可委员会.医学实验室质量和能力认可准则的应用要求:CNAS - CL02 - A001:2023[S/OL].(2023 - 08 - 01)[2023 - 09 - 26].https://www.cnas.org.cn/rkgf/sysrk/rkyyzz/2023/08/912141.shtml.

(袁恩武　代延朋)

总蛋白检测标准操作规程

××医院检验科生化组管理程序文件	文件编号：××-JYK-××-××-×××
版本/修改：第　　　版/第　　　次修改	生效日期：　　　　　共　　页 第　　页
编写人：	审核人：　　　　　　批准人：

1. 目的

规范总蛋白测定的操作程序,确保总蛋白测定的结果准确,在××分析仪上定量测定人血清中的总蛋白(TP)。

2. 方法和原理

2.1 · 方法：双缩脲法。

2.2 · 反应原理：碱性溶液中的二价铜离子与蛋白和多肽(至少含两个肽键)发生反应,生成紫色的络合物。在 540/660 nm 处复合物的吸光度与样本中的蛋白浓度成正比。

$$蛋白质 + Cu^{2+} \xrightarrow{\text{碱性溶液}} 铜-蛋白质螯合物$$

3. 标本类型与患者准备

3.1 · 原始样本类型：血清。采血量：静脉血 2 mL。容器：真空采血管中的红盖或黄盖管(添加剂为促凝剂)。保存和运送：室温保存,及时送检。血清中总蛋白在室温 15~25℃ 下可稳定 1 周,在 2~8℃ 可稳定 1 个月,−20℃ 可稳定 6 个月。处理：2 500~3 000 r/min 离心 6~10 min,分离血清待上机。

3.2 · 建议空腹 8~12 h 静脉采血,尤以早晨空腹为佳。

4. 试剂和仪器

4.1 · 仪器：××全自动生化分析仪。

4.2 · 试剂：××全自动生化分析仪专用总蛋白试剂(货号××)。本试剂是即用型产品,可以直接放在仪器上。

4.2.1　储藏和稳定性：在 2~25℃ 不开封储藏时,试剂可保持稳定到声明的失效期；开封后,在分析仪上储藏时,可保持稳定 30 日。

4.2.2　试剂的准备：试剂配套包装,打开包装后直接使用。试剂信息在装载时通过条码自动读取。试剂应避免形成气泡。

4.3 · 分析参数

样本体积	5 μL	吐水量	0 μL	R1 体积	33 μL
吐水量	90 μL	R2 体积	33 μL	吐水量	10 μL
波长	540/660 nm	方法	END	反应方向	+
读点 1	0/27	读点 2	0/10		

5. 操作程序

仪器操作具体参阅《××全自动生化分析仪标准操作规程》。

6. 校准程序

6.1・校准品计量学溯源：溯源至国家标准与技术协会（NIST）参考物质（SRM）××。

6.2・校准品：总蛋白专用校准品××。

6.3・校准程序：参见《××全自动生化分析仪标准操作规程》。

7. 质量控制程序

室内质控采用 Beckman Synchron Control 质控品，将质控品在室温下放置 15 min 左右，颠倒混匀后进行检测分析，核查数据并确定质控结果。如室内质控失控应查找原因予以纠正，并形成记录。具体操作参见《××全自动生化分析仪标准操作规程》。

8. 结果计算程序原理

在 540/660 nm 处复合物的吸光度与样本中的蛋白浓度成正比。

9. 性能参数

9.1・精密度：批内精密度 3%，总精密度<5%。

9.2・准确度：用待测试剂测试 2 个水平的质控，所得结果相对偏差≤10%。

9.3・灵敏度：灵敏度为最低可检测水平代表非零 TP 的最低可测量水平。本实验室通过重复测定不含被分析物的样本 20 次，将其绝对平均值加上 3 倍标准差，得出 TP 灵敏度可达到 0.77 g/L。

9.4・测量区间：30～120 g/L。

10. 生物参考区间

10.1・成人：血 64～83 g/L；胸腹水 0～25 g/L。

10.2・儿童：≥28 日且<6 个月，49～71 g/L；≥6 个月且<1 岁，55～75 g/L；≥2 岁且< 6 岁，61～79 g/L；≥6 岁且<13 岁，65～84 g/L；≥13 岁且<18 岁，68～88 g/L。

11. 临床可报告范围

30～120 g/L。

12. 危急值

无。

13. 临床意义

总血清蛋白是所有循环蛋白的总和，是血液的主要成分。测定总蛋白可用于涉及肝脏、肾脏或骨髓的各种疾病及其他代谢和营养失调的诊断和治疗。血清总蛋白偏离参考范围表明存在异常蛋白血症或水平衡异常。这两种情况的区分可另外通过血清蛋白电泳和血细胞比容的测定来实现。此外，总蛋白测定对解释总蛋白浓度的意义，深入了解各组成部分（如白蛋白和球蛋白）也有很大用处。

13.1・总蛋白相对性增加：血浆中水丢失，如水分摄入不足、腹泻、呕吐、糖尿病酸中毒、肠梗阻或穿孔、灼伤、急性传染病、外伤性休克等急性失水时；使用利尿剂、慢性肾上腺皮质功能减退者亦可出现血浆浓缩。

13.2・总蛋白绝对性增加：血清蛋白质合成增加，如多发性骨髓瘤、巨球蛋白血症等。

13.3・总蛋白相对性降低：血浆中水分增加导致血浆被稀释，如各种水钠潴留。

13.4・总蛋白绝对性减低：营养不良和消耗增加，如长期食物蛋白供应不足、肠道疾病导致的吸收不良；严重结核病、甲状腺功能亢进、长期发热和恶性肿瘤等导致蛋白质消耗增加；

严重肝功能损伤导致的蛋白质合成障碍；肾病综合征、大出血、溃疡性结肠炎时大量的蛋白质丢失。

14. 注意事项

干扰和交叉反应如下。

14.1·黄疸：浓度达 410 μmol/L(24 mg/dL)的胆红素，干扰＜10%。

14.2·溶血：浓度达 3 g/L 的血红蛋白，干扰＜10%。

14.3·脂血症：浓度达 88 545 μmol/L(1 000 mg/dL)的乳糜，干扰＜10%。

参考文献

[1] 尚红,王毓三,申子瑜.全国临床检验操作规程[M].4 版.北京：人民卫生出版社,2014.

[2] 万学红,卢雪峰.诊断学[M].9 版.北京：人民卫生出版社,2018.

[3] 中国合格评定国家认可委员会.医学实验室质量和能力认可准则：CNAS‐CL02：2023[S/OL].(2023‐06‐01)[2023‐09‐26].https://www.cnas.org.cn/rkgf/sysrk/jbzz/2023/06/911424.shtml.

[4] 中国合格评定国家认可委员会.医学实验室质量和能力认可准则的应用要求：CNAS‐CL02‐A001：2023[S/OL].(2023‐08‐01)[2023‐09‐26].https://www.cnas.org.cn/rkgf/sysrk/rkyyzz/2023/08/912141.shtml.

（袁恩武　代延朋）

白蛋白检测标准操作规程

××医院检验科生化组管理程序文件	文件编号：××-JYK-××-××-×××
版本/修改：第　　版/第　　次修改	生效日期：　　　　　　共　　页　第　　页
编写人：	审核人：　　　　　批准人：

1. 目的

规范白蛋白测定的操作程序,确保白蛋白测定的结果准确,在××分析仪上定量测定人血清中的白蛋白(ALB)。

2. 方法和原理

2.1·方法：溴甲酚绿法。

2.2·原理：人白蛋白等电点(PI)为 4～5.8,在 pH 4.2 的缓冲液中带正电荷,在非离子型表面活性剂存在时,白蛋白可与阴离子染料溴甲酚绿形成蓝绿色复合物。使用双波长(600/800 nm),测定白蛋白-BCG 复合物的吸光度,吸光度与样本中的白蛋白浓度成正比。

$$白蛋白 + 溴甲酚绿 \xrightarrow{pH\ 4.2} 白蛋白\text{-}溴甲酚绿化合物$$

3. 标本类型与患者准备

3.1·原始样本类型：血清。采血量：静脉血 2 mL。容器：真空采血管中的红盖或黄盖管(添加剂为促凝剂)。保存和运送：室温保存,及时送检。血清中白蛋白在室温 15～25℃下可稳定 1 周,在 2～8℃可稳定 1 个月,−20℃可稳定 6 个月。处理：2 500～3 000 r/min 离心 6～10 min,分离血清待上机。

3.2·建议空腹 8～12 h 静脉采血,尤以早晨空腹为佳。

4. 试剂和仪器

4.1·仪器：××全自动生化分析仪。

4.2·试剂：××全自动生化分析仪专用白蛋白试剂(货号××)。本试剂是即用型产品,可以直接放在仪器上。

4.2.1　储存和稳定性：未开封试剂 2～25℃保存至有效期,保持竖直向上。开封后,机上稳定期 90 日。

4.2.2　试剂的准备：试剂配套包装,打开包装后直接使用。试剂信息在装载时通过条码自动读取。试剂应避免形成气泡。

4.3·分析参数

样本体积	1.6 μL	吐水量	0 μL	R1 体积	46 μL
吐水量	194 μL	R2 体积	0 μL	吐水量	0 μL
波长	600/800 nm	方法	END	反应方向	+
读点 1	0/1				

5. 操作程序

仪器操作具体参阅《××全自动生化分析仪标准操作规程》。

6. 校准程序

6.1·校准品计量学溯源：溯源至国家标准与技术协会（NIST）参考物质（SRM）××。

6.2·校准品：白蛋白专用校准品××。

6.3·校准程序：参见《××全自动生化分析仪标准操作规程》。

7. 质量控制程序

室内质控采用 Beckman Synchron Control 质控品，将质控品在室温下放置 15 min 左右，颠倒混匀后进行检测分析，核查数据并确定质控结果。如室内质控失控应查找原因予以纠正，并形成记录。具体操作参见《××全自动生化分析仪标准操作规程》。

8. 结果计算程序原理

使用双波长（600/800 nm），测定白蛋白-BCG 复合物的吸光度，吸光度与样本中的白蛋白浓度成正比。

9. 性能参数

9.1·精密度：批内精密度 2%，总精密度＜5%。

9.2·准确度：用待测试剂测试 2 个水平的质控，所得结果相对偏差≤6%。

9.3·灵敏度：灵敏度为最低可检测水平代表非零 ALB 的最低可测量水平。本实验室通过重复测定不含被分析物的样本 20 次，将其绝对平均值加上 3 倍标准差，得出 ALB 灵敏度可达到 0.07 g/L。

9.4·测量区间：15～60 g/L。

10. 生物参考区间

10.1·血清成人：40～55 g/L。

10.2·儿童：≥28 日且＜6 个月，35～50 g/L；≥6 个月且＜13 岁，39～54 g/L；≥13 岁且 18 岁，42～56 g/L。

11. 临床可报告范围

15～60 g/L。

12. 危急值

无。

13. 临床意义

13.1·白蛋白是人血浆中最丰富的蛋白质，占总蛋白的 55%～65%。它的主要生物学功能包括运输和储存多种配体，维持血浆胶体渗透压，并可作为内源性氨基酸的来源。白蛋白结合和增容非极性化合物（如血浆胆红素和长链脂肪酸），可与多种药物结合。严重的低蛋白血症将导致血管内胶体渗透压严重失调，从而引发水肿发生。对于钙和镁水平的理解和解释，白蛋白浓度测定也是不可缺少的。因为这些离子是与白蛋白结合的，白蛋白的减少也会相应地引起这些离子的浓度下降。

13.2·ALB 降低的原因基本与总蛋白相同，常见 ALB 降低的疾病：合成减少，见于各种肝脏疾病，如重型肝炎、慢性肝炎中度、亚急性肝炎、肝硬化、肝癌、肝昏迷、阿米巴肝脓肿、肝脏慢性阻塞性充血等；丢失过多，肾脏疾病，如各型肾炎、肾病综合征、糖尿病性肾病、系统性红斑狼疮等，大面积烧伤及渗出性皮炎，大出血等；消耗过多，如严重结核病、甲状腺功能亢进、恶性肿瘤、严重感染、严重贫血、恶病质等；罕见的先天性白蛋白缺乏症。

13.3·血清 ALB 升高比较少见,主要见于严重失水,如严重呕吐、腹泻及高热等,对监测血液浓缩有诊断意义。有时由于某种蛋白浓度降低,同时其他种类蛋白浓度升高,可使总蛋白的浓度没有变化,但 A/G 比可有变化。肝硬化、肾小球肾炎、急性肝炎、系统性红斑狼疮及一些急慢性感染时,A/G 比会有明显变化。肝脏、肾脏、骨髓、代谢性疾病及营养不良的诊断经常需要检测白蛋白。使 ALB 测定降低的生理因素有:4~150 日新生儿、妊娠期妇女、60 岁以上老年人、吸烟及长期饮酒者。

14. 注意事项

干扰和交叉反应如下。

14.1·黄疸:浓度达 684 μmol/L(40 mg/dL)的胆红素,干扰<10%。

14.2·溶血:浓度达 4.5 g/L 的血红蛋白,干扰<10%。

14.3·脂血症:浓度达 70 836 μmol/L(800 mg/dL)的乳糜,干扰<10%。

14.4·在非常罕见的病例(丙种球蛋白血症,特别是 Waldenström 巨球蛋白血症)中,可能产生不可靠的结果。

参考文献

[1] 尚红,王毓三,申子瑜.全国临床检验操作规程[M].4 版.北京:人民卫生出版社,2014.
[2] 万学红,卢雪峰.诊断学[M].9 版.北京:人民卫生出版社,2018.
[3] 中国合格评定国家认可委员会.医学实验室质量和能力认可准则:CNAS – CL02:2023[S/OL].(2023 – 06 – 01)[2023 – 09 – 26].https://www.cnas.org.cn/rkgf/sysrk/jbzz/2023/06/911424.shtml.
[4] 中国合格评定国家认可委员会.医学实验室质量和能力认可准则的应用要求:CNAS – CL02 – A001:2023[S/OL].(2023 – 08 – 01)[2023 – 09 – 26].https://www.cnas.org.cn/rkgf/sysrk/rkyyzz/2023/08/912141.shtml.

(袁恩武　代延朋)

肌酐检测标准操作规程

××医院检验科生化组管理程序文件	文件编号：××-JYK-××-××-×××
版本/修改：第　　版/第　　次修改	生效日期：	共　页　第　页
编写人：	审核人：	批准人：

1. 目的

规范肌酐测定的操作程序,确保肌酐测定的结果准确,在××分析仪上定量测定人血清中的肌酐(CRE)。

2. 方法和原理

2.1·方法：苦味酸法。

2.2·原理：在碱性介质中,肌酐与苦味酸形成黄色-橙黄色的化合物。在520/800 nm处吸光度的变化率与样本中的肌酐浓度成正比。

$$肌酐+苦味酸 \longrightarrow 肌酐苦味酸盐络合物$$

3. 标本类型与患者准备

3.1·原始样本类型：血清。采血量：静脉血2 mL。容器：真空采血管中的红盖管,添加剂为促凝剂。保存和运送：室温保存,及时送检,血清2～25℃可以稳定7日。处理：静脉血2 500～3 000 r/min离心6～10 min,分离血清待上机。

3.2·患者准备：建议空腹8～12 h静脉采血,尤以早晨空腹为佳。

4. 试剂和仪器

4.1·仪器：××全自动生化分析仪。

4.2·试剂：××全自动生化分析仪专用肌酐试剂(货号××)。本试剂是即用型产品,可以直接放在仪器上。

4.2.1　储存和稳定性：未开封试剂2～8℃,其稳定性可达瓶子标签上所注明的有效期。开封后,在不超过效期的情况下,在仪器上可保持稳定7日。

4.2.2　试剂的准备：试剂配套包装,打开包装后直接使用。试剂信息在装载时通过条码自动读取。试剂应避免形成气泡。

4.3·分析参数

样本体积	4.2 μL	吐水量	10 μL	R1体积	90 μL
吐水量	0 μL	R2体积	30 μL	吐水量	0 μL
波长	520/800 nm	方法	END	反应方向	+
读点1	0/27	读点2	0/10		

5. 操作程序

仪器操作具体参阅《××全自动生化分析仪标准操作规程》。

6. 校准程序

6.1 · 校准品计量学溯源：溯源至国家标准与技术协会(NIST)参考物质(SRM)××。

6.2 · 校准品：肌酐专用校准品××。

6.3 · 校准程序：参见《××全自动生化分析仪标准操作规程》。

7. 质量控制程序

室内质控采用 Beckman Synchron Control 质控品，将质控品在室温下放置 15 min 左右，颠倒混匀后进行检测分析，核查数据并确定质控结果。如室内质控失控应查找原因予以纠正，并形成记录。具体操作参见《××全自动生化分析仪标准操作规程》。

8. 结果计算程序原理

在 520/800 nm 处吸光度的变化率与样本中的肌酐浓度成正比。

9. 性能参数

9.1 · 精密度：批内精密度 5%，总精密度<10%。

9.2 · 准确度：用待测试剂测试 2 个水平的质控，所得结果相对偏差≤10%。

9.3 · 灵敏度：灵敏度为最低可检测水平代表非零 CRE 的最低可测量水平。本实验室通过重复测定不含被分析物的样本 20 次，将其绝对平均值加上 3 倍标准差，得出 CRE 灵敏度可达到 2.4 μmol/L。

9.4 · 测量区间：5~2200 μmol/L。

10. 生物参考区间

血清/血浆，成人：男性 57~110 μmol/L；女性 41~81 μmol/L。儿童：≥28 日且<2 岁，13~33 μmol/L；≥2 岁且<6 岁，19~44 μmol/L；≥6 岁且<13 岁，27~66 μmol/L；≥13 岁且<16 岁，男性 37~93 μmol/L，女性 33~75 μmol/L；≥16 岁且<18 岁，男性 52~101 μmol/L，女性 39~76 μmol/L。

11. 临床可报告范围

5~22 000 μmol/L。

12. 危急值

>352 μmol/L。

13. 临床意义

13.1 · 血肌酐是一项比尿素、尿酸更特异的肾功能指标，通常血肌酐的浓度与疾病的严重程度呈平行关系。

13.2 · 肌酐测定可用于肾脏疾病的诊断和治疗，也被证明可用于对肾小球功能的评价和对肾透析的监测。然而，其血清水平对早期肾损害不敏感，与血尿素氮(BUN)相比，其在肾衰竭治疗期间对血液透析的反应更为缓慢。血清肌酐和 BUN 均可用于鉴别肾前性和肾后性(梗阻性)氮质血症。不伴有血清肌酐升高的血清 BUN 升高是鉴别肾前性氮质血症的关键。在有阻碍尿流的肾后性氮质血症(如恶性肿瘤、肾结石和前列腺病)中，血浆肌酐和尿素水平均会升高；在这些情况下，由于尿素的反扩散增加，BUN 会不成比例地显著升高。

13.3 · 血清肌酐因受检者年龄、体重和性别的不同而异。在肌肉质量相对小的受检者、恶病质患者、截肢者和老年人中，它有时较低。通常认为即使血清肌酐水平正常，也不能排除肾功能损害的存在。

13.4·临床上血肌酐升高见于各种原因引起的肾小球滤过功能减退：急性肾衰竭,血CRE 明显的进行性升高为器质性损害指标;慢性肾衰竭,血 CRE 升高的程度与病变的严重性一致。肾衰竭代偿期,血 CRE<178 μmol/L;肾衰竭失代偿期,血 CRE>178 μmol/L;肾衰竭期,血 CRE 明显升高,>445 μmol/L。鉴别肾前性和肾实质性少尿,器质性肾衰竭,血 CRE常>200 μmol/L;肾前性少尿如心力衰竭、脱水、肝肾总综合征、肾病综合征所致有效血容量减少,使肾血流量下降,血 CRE 上升多不超过 200 μmol/L;其他疾病如充血性心力衰竭、休克、肢端肥大症、巨人症等情况。

14. 注意事项

14.1·若超出测量区间,将标本稀释到测量区间内再次测定,结果自动乘以稀释倍数或人工换算。

14.2·干扰和交叉反应

14.2.1 黄疸：浓度达 684 μmol/L(40 mg/dL)的胆红素,干扰<10%。

14.2.2 溶血：浓度达 5 g/L 的血红蛋白,干扰<3%。

14.2.3 蛋白：浓度在 30~100 g/L 的蛋白,干扰<6%。

14.2.4 葡萄糖：浓度达 54 060 μmol/L(3 000 mg/dL)的葡萄糖,干扰<3%。

参考文献

[1] 尚红,王毓三,申子瑜.全国临床检验操作规程[M].4 版.北京：人民卫生出版社,2014.

[2] 万学红,卢雪峰.诊断学[M].9 版.北京：人民卫生出版社,2018.

[3] 中国合格评定国家认可委员会.医学实验室质量和能力认可准则：CNAS - CL02：2023[S/OL].(2023 - 06 - 01)[2023 - 09 - 26].https://www.cnas.org.cn/rkgf/sysrk/jbzz/2023/06/911424.shtml.

[4] 中国合格评定国家认可委员会.医学实验室质量和能力认可准则的应用要求：CNAS - CL02 - A001：2023[S/OL].(2023 - 08 - 01)[2023 - 09 - 26].https://www.cnas.org.cn/rkgf/sysrk/rkyyzz/2023/08/912141.shtml.

（袁恩武　代延朋）

尿酸检测标准操作规程

××医院检验科生化组管理程序文件	文件编号：××-JYK-××-××-×××	
版本/修改：第　版/第　次修改	生效日期：	共　页　第　页
编写人：	审核人：	批准人：

1. 目的

规范尿酸测定的操作程序,确保尿酸测定的结果准确,××分析仪上定量测定人血清中的尿酸(UA)。

2. 方法和原理

2.1·方法：尿酸酶-过氧化物酶法。

2.2·原理：尿酸被尿酸酶转化为尿囊素和过氧化氢。通过 Trinder 反应测定 H_2O_2。在过氧化物酶(POD)的作用下,所形成的 H_2O_2 与 4-氨基安替比林(4-AAP)和 N,N-二(4-磺丁基)-3,5-二甲苯胺二钠盐(MADB)发生反应,生成发色团,该物质可通过双色分析仪在 660/800 nm 处测定。所生成的染料量与样本中的尿酸浓度成正比。

$$尿酸 + O_2 + 2H_2O \xrightarrow{\text{尿酸酶}} 尿囊素 + CO_2 + H_2O_2$$

$$H_2O_2 + MADB + 4\text{-}AAP \xrightarrow{\text{过氧化物酶}} 蓝色染料 + OH^- + 3H_2O$$

3. 标本类型与患者准备

3.1·原始样本类型：血清。采血量：静脉血 2 mL。容器：真空采血管中的红盖管,添加剂为促凝剂。保存和运送：室温保存,及时送检,血清 2~8℃可以稳定 7 日;在 15~25℃下储藏可保持稳定 3 日。处理：静脉血 2 500~3 000 r/min 离心 6~10 min,分离血清待上机。

3.2·建议空腹 8~12 h 静脉采血,尤以早晨空腹为佳。

4. 试剂和仪器

4.1·仪器：××全自动生化分析仪。

4.2·试剂：××全自动生化分析仪专用尿酸试剂(货号××)。本试剂是即用型产品,可以直接放在仪器上。

4.2.1　储存和稳定性：未开封试剂 2~8℃,其稳定性可达瓶子标签上所注明的有效期。开封后,在不超过效期的情况下,在仪器上可保持稳定 30 日。

4.2.2　试剂的准备：试剂配套包装,打开包装后直接使用。试剂信息在装载时通过条码自动读取。试剂应避免形成气泡。

4.3·分析参数

样本体积	4.2 μL	吐水量	10 μL	R1 体积	90 μL
吐水量	0 μL	R2 体积	30 μL	吐水量	0 μL
波长	660/800 nm	方法	END	反应方向	+
读点 1	0/27	读点 2	0/10		

5. 操作程序

仪器操作具体参阅《××全自动生化分析仪标准操作规程》。

6. 校准程序

6.1·校准品计量学溯源：溯源至国家标准与技术协会（NIST）参考物质（SRM）××。

6.2·校准品：尿酸专用校准品××。

6.3·校准程序：参见《××全自动生化分析仪标准操作规程》。

7. 质量控制程序

室内质控采用 Beckman Synchron Control 质控品，将质控品在室温下放置 15 min 左右，颠倒混匀后进行检测分析，核查数据并确定质控结果。如室内质控失控应查找原因予以纠正，并形成记录。具体操作参见《××全自动生化分析仪标准操作规程》。

8. 结果计算程序原理

通过双色分析仪在 660/800 nm 处测定，吸光率变化与样本中的尿酸浓度成正比。

9. 性能参数

9.1·精密度：批内精密度 5%，总精密度 <10%。

9.2·准确度：用待测试剂测试 2 个水平的质控，所得结果相对偏差 ≤10%。

9.3·灵敏度：灵敏度为最低可检测水平代表非零 UA 的最低可测量水平。本实验室通过重复测定不含被分析物的样本 20 次，将其绝对平均值加上 3 倍标准差，得出 UA 灵敏度可达到 2 μmol/L。

9.4·测量区间：89～1 785 μmol/L。

10. 生物参考区间

血清：男性 210～430 μmol/L；女性 150～360 μmol/L。

11. 临床可报告范围

89～17 850 μmol/L。

12. 危急值

>720 μmol/L。

13. 临床意义

13.1·尿酸是人体内嘌呤分解代谢的主要产物。绝大多数尿酸在肝脏中形成，通过肾脏排泄，体内尿酸库由合成和排泄之间的平衡决定。

13.2·高尿酸血症可以分为原发性高尿酸血症和继发性高尿酸血症，包括生成过量或排泄减少。原发性高尿酸血症也称作特发性或家族性高尿酸血症。在大多数病例中，肾小管分泌尿酸减少引起尿酸水平升高。大约 1% 的原发性高尿酸血症患者在嘌呤代谢中存在酶缺陷，因而导致尿酸生成过多。原发性高尿酸血症与痛风、Lesch - Nyhan 综合征、Kelley Seegmiller 综合征和磷酸核糖基焦磷酸盐合酶活性升高有关。继发性高尿酸血症可能由营养型嘌呤摄取增加引起，伴有尿液中尿酸排泄增多。继发性高尿酸血症与许多情况有关，这些情况包括肾功能不全（急、慢性肾小球肾炎等肾功能减退）、白血病、多发性骨髓瘤、骨髓增生性疾病、溶血性疾病、银屑病、真性红细胞增多症、Ⅰ型糖原贮积病、酒精摄入过多、严重肝病、铅及氯仿中毒、子痫、妊娠反应、糖尿病酮症酸中毒及高嘌呤饮食、禁食、饥饿和化疗。

13.3·低尿酸血症可能由于尿酸产生减少引起，如在遗传性黄嘌呤尿症、严重肝脏疾病及别嘌呤治疗后。低尿酸血症可能由于肾脏尿酸排泄增多引起,这种情况可能出现于家族性低尿酸血症、恶性疾病、艾滋病、Fanconi 综合征、糖尿病、严重烧伤和嗜酸性粒细胞增多综合征。此外,肾小管重吸收功能缺陷或过度使用促尿酸排泄药物治疗和食入 X 线造影剂也会引发低尿酸血症。定量测定尿酸的排泄有助于确定高尿酸血症的治疗方案,确认患者是应当使用促尿酸排泄药治疗以增加肾脏排泄,还是应当使用别嘌呤醇治疗以抑制嘌呤合成。

14. 注意事项

14.1·若超出测量区间,将标本稀释到测量区间内再次测定,结果自动乘以稀释倍数或人工换算。

14.2·干扰和交叉反应

14.2.1　抗坏血酸:浓度达 1 136 μmol/L(20 mg/dL)的抗坏血酸,干扰<5%。

14.2.2　黄疸:浓度达 684 μmol/L(40 mg/dL)的未结合胆红素,干扰<5%。

14.2.3　浓度达 342 μmol/L(20 mg/dL)的结合胆红素,干扰<10%。

14.2.4　溶血:浓度达 5 g/L 的血红蛋白,干扰<5%。

14.2.5　脂血症:浓度达 88 545 μmol/L(1 000 mg/dL)的乳糜,干扰<5%。

参考文献

[1] 尚红,王毓三,申子瑜.全国临床检验操作规程[M].4 版.北京:人民卫生出版社,2014.
[2] 万学红,卢雪峰.诊断学[M].9 版.北京:人民卫生出版社,2018.
[3] 中国合格评定国家认可委员会.医学实验室质量和能力认可准则:CNAS－CL02:2023[S/OL].(2023－06－01)[2023－09－26].https://www.cnas.org.cn/rkgf/sysrk/jbzz/2023/06/911424.shtml.
[4] 中国合格评定国家认可委员会.医学实验室质量和能力认可准则的应用要求:CNAS－CL02－A001:2023[S/OL].(2023－08－01)[2023－09－26].https://www.cnas.org.cn/rkgf/sysrk/rkyyzz/2023/08/912141.shtml.

(袁恩武　代延朋)

尿素检测标准操作规程

××医院检验科生化组管理程序文件	文件编号：××-JYK-××-××-×××
版本/修改：第　　版/第　　次修改	生效日期：	共　　页　第　　页
编写人：	审核人：	批准人：

1. 目的

规范尿素测定的操作程序,确保尿素测定的结果准确,在××分析仪上定量测定人血清中的尿素(UREA)。

2. 方法和原理

2.1·方法：尿素酶-谷氨酸脱氢酶法。

2.2·原理：在水和尿素酶存在的情况下,尿素被水解,产生氨和二氧化碳。在 L-谷氨酸脱氢酶(GLDH)存在的情况下,上一反应中产生的氨与 α 酮戊二酸和 NADH 结合,产生谷氨酸盐和 NAD^+。NADH 的减少,在 340/380 nm 吸光度变化率与标本中尿素浓度成正比。

$$尿素 + 2H_2O \xrightarrow{\text{尿素酶}} 2NH_4^+ + CO_3^{2-}$$

$$α 酮戊二酸 + NH4^+ + NADH \xrightarrow{\text{GLDH}} 谷氨酸盐 + NAD^+ + H_2O。$$

3. 标本类型与患者准备

3.1·原始样本类型：血清。采血量：静脉血 2 mL。容器：真空采血管中的红盖管,添加剂为促凝剂。保存和运送：室温保存,及时送检,血清 2~25℃可以稳定 7 日(避免溶血和乳糜的样品)。处理：全血 2 500~3 000 r/min 离心 6~10 min,分离血清待上机。

3.2·患者准备：建议空腹 8~12 h 静脉采血,尤以早晨空腹为佳。

4. 试剂和仪器

4.1·仪器：××全自动生化分析仪。

4.2·试剂：××全自动生化分析仪专用尿素试剂(货号××)。本试剂是即用型产品,可以直接放在仪器上。

4.2.1　储存和稳定性：未开封试剂 2~8℃,其稳定性可达瓶子标签上所注明的有效期。开封后,在不超过效期的情况下,在仪器上可保持稳定 30 日。

4.2.2　试剂的准备：试剂配套包装,打开包装后直接使用。试剂信息在装载时通过条码自动读取。试剂应避免形成气泡。

4.3·分析参数

样本体积	2 μL	吐水量	0 μL	R1 体积	40 μL
吐水量	30 μL	R2 体积	40 μL	吐水量	10 μL
波长	340/380 nm	方法	RATE	反应方向	—
读点 1	12/27				

5. 操作程序

仪器操作具体参阅《××全自动生化分析仪标准操作规程》。

6. 校准程序

6.1・校准品计量学溯源：溯源至国家标准与技术协会（NIST）参考物质（SRM）××。

6.2・校准品：尿素专用校准品××。

6.3・校准程序：参见《××全自动生化分析仪标准操作规程》。

7. 质量控制程序

室内质控采用 Beckman Synchron Control 质控品，将质控品在室温下放置 15 min 左右，颠倒混匀后进行检测分析，核查数据并确定质控结果。如室内质控失控应查找原因予以纠正，并形成记录。具体操作参见《××全自动生化分析仪标准操作规程》。

8. 结果计算程序原理

在 340/380 nm 吸光度变化率与标本中 UREA 浓度成正比。

9. 性能参数

9.1・精密度：批内精密度 3％，总精密度＜5％。

9.2・准确度：用待测试剂测试 2 个水平的质控，所得结果相对偏差≤10％。

9.3・灵敏度：灵敏度为最低可检测水平代表非零 UREA 的最低可测量水平。本实验室通过重复测定不含被分析物的样本 20 次，将其绝对平均值加上 3 倍标准差，得出 UREA 灵敏度可达到 0.38 mmol/L。

9.4・测量区间：0.8～50 mmol/L。

10. 生物参考区间

血清/血浆，成人 2.9～8.2 mmol/L。

11. 临床可报告范围

0.8～500 mmol/L。

12. 危急值

＞36 mmol/L。

13. 临床意义

13.1・尿素在肝脏中合成，它是蛋白质和氨基酸代谢的最终产物。因此，尿素合成取决于每日的蛋白质摄入量和内源性蛋白质代谢。在这些代谢过程中产生的绝大多数尿素通过肾小球过滤消除，40％～60％扩散返回血液中（与近端小管中的流速无关）。远侧小管内的重新扩散取决于尿流，受抗利尿激素调节。在利尿期间，最少量的尿素重新扩散进入血液，大量尿素被排泄到尿液中，血浆尿素浓度很低。

13.2・生理性增高见于高蛋白质饮食后，在抗利尿（在少尿性心力衰竭、缺水状态或口渴中，可能出现这种状况）期间，尿素重新扩散到小管内的速度增加，血浆尿素增加。

13.3・在肾前性和肾后性肾衰竭中，小管尿流减少，导致远侧小管中的尿素重新扩散增加，肌酐分泌增加。

13.4・蛋白质分解或摄入过多，如急性传染病、高热、上消化道大出血、大面积烧伤、严重创伤、大手术后、甲状腺功能亢进、严重脱水、大量腹水、心功能不全、肝肾综合征、心脏代偿失调、蛋白质分解代谢增加和缺水时，尿素会发生肾前性增加。

13.5·尿素水平可能因肾脏因素而升高,如器质性的肾功能损害;各种原因的肾小球肾炎、肾盂肾炎、间质性肾炎、肾肿瘤等所致的慢性肾衰竭;急、慢性肾衰竭,尤其是慢性肾衰竭、尿毒症时其增高程度与病情严重性一致。

13.6·尿素的肾后性升高可能由泌尿道梗阻引起,如尿道结石、前列腺肿大、尿道狭窄、膀胱肿瘤等。血浆尿素浓度取决于肾灌注、尿素合成速度和肾小球滤过率(GFR),在急性肾衰竭、慢性肾衰竭和肾前性氮质血症中,可能会升高。在透析患者中,尿素浓度代表蛋白质的降解,也是代谢状态的指标。在肾衰竭终末期,尿毒症(特别是与胃肠系统有关的尿毒症)与尿素浓度有密切的相关性。在肾功能的鉴别诊断中,血清尿素和血清肌酐通常会一起测定。

13.7·血尿素氮作为肾衰竭透析充分性指标,血尿素氮降低见于妊娠、严重肝病、肝坏死。

14. 注意事项

14.1·若超出测量区间,将标本稀释到测量区间内再次测定,结果自动乘以稀释倍数或人工换算。

14.2·干扰和交叉反应

14.2.1　黄疸:浓度达 342 μmol/L(20 mg/dL)的胆红素,干扰<10%。

14.2.2　溶血:浓度达 2.5 g/L 的血红蛋白,干扰<10%。

14.2.3　脂血症:浓度达 44 272.5 μmol/L(500 mg/dL)的乳糜,干扰<3%。

参考文献

[1] 尚红,王毓三,申子瑜.全国临床检验操作规程[M].4 版.北京:人民卫生出版社,2014.

[2] 万学红,卢雪峰.诊断学[M].9 版.北京:人民卫生出版社,2018.

[3] 中国合格评定国家认可委员会.医学实验室质量和能力认可准则:CNAS-CL02:2023[S/OL].(2023-06-01)[2023-09-26].https://www.cnas.org.cn/rkgf/sysrk/jbzz/2023/06/911424.shtml.

[4] 中国合格评定国家认可委员会.医学实验室质量和能力认可准则的应用要求:CNAS-CL02-A001:2023[S/OL].(2023-08-01)[2023-09-26].https://www.cnas.org.cn/rkgf/sysrk/rkyyzz/2023/08/912141.shtml.

(袁恩武　代延朋)

前白蛋白检测标准操作规程

××医院检验科生化组管理程序文件	文件编号：××-JYK-××-××-×××	
版本/修改：第　　版/第　　次修改	生效日期：	共　　页　第　　页
编写人：	审核人：	批准人：

1. 目的

规范前白蛋白(PA)测定的操作程序,确保前白蛋白(PA)测定的结果准确,在××分析仪上定量测定人血清中前白蛋白(PA)。

2. 方法和原理

2.1·方法：免疫透射比浊法。

2.2·原理：当样本与 R1 缓冲液和 R2 抗血清溶液混合时,通过抗原抗体反应,抗人前白蛋白抗体与血清中 PA 特异性结合,形成抗原-抗体复合物,形成不溶的聚集物,并形成一定的浊度,浊度的增加与免疫复合物微粒数及 PA 含量相关,与通过同样处理的校准血清相比较,即可计算出样本中前白蛋白的含量。

3. 标本类型与患者准备

3.1·原始样本类型：血清。采血量：静脉血 2 mL。容器：真空采血管中的红盖或黄盖管(添加剂为促凝剂)。保存和运送：室温保存,及时送检。采血后及时分离血清,于 2～8℃密封保存可稳定稳定 7 日。处理：2 500～3 000 r/min 离心 6～10 min,分离血清待上机。

3.2·患者无特殊要求,但以早晨空腹为佳。

4. 试剂和仪器

4.1·仪器：××全自动生化分析仪。

4.2·试剂：××全自动生化分析仪专用前白蛋白试剂(货号××)。本试剂是即用型产品,可以直接放在仪器上。

4.2.1　储存和稳定性：未开封试剂 2～25℃保存至有效期,保持竖直向上期。开封后,机上稳定期 30 日。

4.2.2　试剂的准备：试剂配套包装,打开包装后直接使用。试剂信息在装载时通过条码自动读取。试剂应避免形成气泡。

4.3·分析参数

样本体积	1.8 μL	吐水量	0 μL	R1 体积	90 μL
吐水量	0 μL	R2 体积	39 μL	吐水量	10 μL
波长	340/800 nm	方法	END	反应方向	+
读点 1	0/27	读点 2	0/10		

5. 操作程序

仪器操作具体参阅《××全自动生化分析仪标准操作规程》。

6. 校准程序

6.1·校准品计量学溯源：溯源至国家标准与技术协会（NIST）参考物质（SRM）××。

6.2·校准品：前白蛋白专用校准品××。

6.3·校准程序：参见《××全自动生化分析仪标准操作规程》。

7. 质量控制程序

室内质控采用试剂配套质控品，将质控品在室温下放置 15 min 左右，颠倒混匀后进行检测分析，核查数据并确定质控结果。如室内质控失控，应查找原因予以纠正，并形成记录。具体操作参见《××全自动生化分析仪标准操作规程》。

8. 结果计算程序原理

340/800 nm 下，浊度的增加与免疫复合物微粒数及 PA 含量相关，与通过同样处理的校准血清相比较，即可计算出样本中前白蛋白的含量。

9. 性能参数

9.1·精密度：批内精密度 8%，总精密度<10%。

9.2·准确度：用待测试剂测试 2 个水平的质控，所得结果相对偏差≤18%。

9.3·灵敏度：最低可检测水平代表非零前白蛋白的最低可测量水平。该数值的计算方法为：重复测定不含被分析物的样本 20 次，将其绝对平均值加上 3 倍标准差。计算得到的最低可检测水平为 0.004 g/L。

9.4·测量区间：0.03～0.8 g/L（30～800 mg/L）。

10. 生物参考区间

血清，成人 0.2～0.4 g/L（200～400 mg/L）。

11. 临床可报告范围

0.03～0.8 g/L（30～800 mg/L）。

12. 危急值

无。

13. 临床意义

13.1·前白蛋白（转甲状腺素蛋白）是一种非糖化四聚体蛋白，由 4 个相同的亚单位组成，主要在肝脏中合成。它结合并运输 10% 左右的血清甲状腺素和三碘甲状腺原氨酸，并通过与视黄醇结合蛋白络合，在维生素 A 的代谢过程中发挥重要作用。前白蛋白因为半衰期相对较短、色氨酸含量高、必需氨基酸/非必需氨基酸比值高、存储池容量小，因此是蛋白状态的一种良好的指示物（在蛋白质营养不良期间，水平将降低）。

13.2·PA 是一种阴性急性期反应物，在炎症、恶性肿瘤及肝硬化和蛋白消耗性肠道或肾脏疾病中，其水平会因合成减少及降解略微增加而相应地降低。通过对其他急性期蛋白的分析，可鉴别前白蛋白降低是由营养不良引起的，还是由炎症引起的。人们已经描述了许多遗传变异体，其中绝大多数伴有各种组织中淀粉样原纤维的细胞外沉积。在霍奇金病中，前白蛋白水平也会升高。PA 升高见于霍奇金病，PA 降低见于营养不良、肝功能损伤急性肝炎、肝硬化、急性炎症、恶性肿瘤、创伤。

14. 注意事项

干扰和交叉反应如下。

14.1·黄疸：浓度达 684 μmol/L(40 mg/dL)的胆红素，干扰<3％。

14.2·溶血：浓度达 5 g/L 的血红蛋白，干扰<3％。

14.3·脂血症：浓度达 19 922.6 μmol/L(225 mg/dL)的甘油三酯，干扰<10％。

14.4·前白蛋白浓度为 0.1 g/L 和 0.4(±0.05)g/L 时测定。

14.5·光学特性极端异常的样本(尤其是混浊的样本)可能产生不正常的结果。含有脂肪乳的样本可能会在此化验中产生干扰。

参考文献

[1] 尚红,王毓三,申子瑜.全国临床检验操作规程[M].4 版.北京：人民卫生出版社,2014.

[2] 万学红,卢雪峰.诊断学[M].9 版.北京：人民卫生出版社,2018.

[3] 中国合格评定国家认可委员会.医学实验室质量和能力认可准则：CNAS-CL02：2023[S/OL].(2023-06-01)[2023-09-26].https://www.cnas.org.cn/rkgf/sysrk/jbzz/2023/06/911424.shtml.

[4] 中国合格评定国家认可委员会.医学实验室质量和能力认可准则的应用要求：CNAS-CL02-A001：2023[S/OL].(2023-08-01)[2023-09-26].https://www.cnas.org.cn/rkgf/sysrk/rkyyzz/2023/08/912141.shtml.

（袁恩武　代延朋）

高敏肌钙蛋白 T 检测标准操作规程

××医院检验科生化组管理程序文件	文件编号：××-JYK-××-××-×××
版本/修改：第　版/第　次修改	生效日期：　　　　共　页　第　页
编写人：	审核人：　　　批准人：

1. 检验目的

规范高敏肌钙蛋白 T(hs-cTNT)的检测试验,确保检测结果的准确性和重复性。

2. 检验项目方法和原理

2.1 · 方法：电化学发光法。

2.2 · 原理

第 1 步：15 μL 样本、抗 cTnT 的生物素化特异性单克隆抗体和钌(Ru)标记的 cTnT 特异性单克隆抗体一起孵育,形成抗原-抗体夹心复合物。

第 2 步：添加包被链霉亲和素的磁珠微粒进行孵育,复合体与磁珠通过生物素和链霉亲和素的作用结合。

第 3 步：将反应液吸入测量池中,通过电磁作用将磁珠吸附在电极表面。未与磁珠结合的物质通过 ProCell 除去。给电极加以一定的电压,使复合体化学发光,并通过光电倍增器测量发光强度。此曲线由仪器通过 2 点定标校正,由从试剂条形码扫描入仪器的原版标准曲线而得。

3. 标本要求与患者准备

3.1 · 样品类型：血清、血浆(肝素锂、EDTA - K$_2$)。样品量：静脉血 3 mL。保存和运送：采集后立即送检;待检标本若当日无法检测,吸取血浆后于 2~8℃ 可稳定 1 日,-20℃ 可稳定 12 个月。处理：2 500~3 000 r/min 离心 15 min,分离血清待上机。

3.2 · 患者准备：要求患者在安静状态下,抽取肘部静脉血。静脉采血要求根据临床目的不同谨遵医嘱。

3.3 · 患者在采血前 24 h 内应避免剧烈运动和饮酒,不宜改变饮食和睡眠习惯。空腹静脉采血,采血时间以上午 7~9 点为宜,门诊患者提倡静坐 15 min 后采血。如可能,患者最好停服干扰检测的药物,详见《标本采集手册》。

4. 试剂和仪器

4.1 · 试剂

4.1.1　来源：××试剂。规格：100T。代号：××。

4.1.2　试剂盒组成

M：链霉亲和素包被的磁珠微粒,1 瓶,12 mL。包被链霉亲和素的磁珠微粒 0.72 mg/mL,含防腐剂。

R1：生物素化的抗肌钙蛋白 T 抗体(灰色瓶盖),每瓶 14 mL。生物素化的抗肌钙蛋白 T 抗体(鼠)浓度 2.5 mg/L;磷酸盐缓冲液 100 mmol/L,pH 6.0,含防腐剂、抑制剂。

R2：钌标记的抗肌钙蛋白 T 单抗(鼠),1 瓶,14 mL,浓度 2.5 mg/L;磷酸盐缓冲液

100 mmol/L,pH 6.0,含防腐剂。

4.1.3　储存和稳定性:存放于 2～8℃。垂直摆放试剂盒,确保使用前自动混合过程中微粒完全有效。未开瓶试剂盒置 2～8℃,最长稳定至失效期。开封后,2～8℃ 12 周。

4.1.4　试剂的准备:试剂配套包装,打开包装后直接使用。试剂信息在装载时通过芯片自动读取。试剂应避免形成气泡。

4.2·仪器:××全自动电化学发光免疫分析仪。

5. 操作步骤

仪器操作具体参阅《××化学发光分析仪标准操作规程》。

6. 校准程序

6.1·校准品计量学溯源:溯源至××参考物质。

6.2·校准品:高敏肌钙蛋白 T 专用校准品××。

6.3·校准程序:参见《××化学发光分析仪标准操作规程》。

7. 质量控制

室内质控采用(品牌)质控品,将质控品在室温下放置 15 min 左右,颠倒混匀后进行检测分析,核查数据并确定质控结果。如室内质控失控,应查找原因予以纠正,并形成记录。具体操作参见《××化学发光分析仪标准操作规程》。

8. 结果计算

分析仪自动计算每份标本的测定浓度,单位是 ng/mL,结果传输到 LIS 检验系统。

9. 性能参数

9.1·精密度:批内精密度<7.5%,总精密度<10%。准确度:一个完整周期室间质评成绩合格。

9.2·正确度:室间质评合格。

9.3·测量区间:0.003～10 ng/mL。

9.4·干扰和交叉反应

9.4.1　本测定法不受黄疸(胆红素<428 μmol/L 或<25 mg/dL)、溶血(血红蛋白<0.062 mmol/L 或<0.100 g/dL)、脂血(脂肪乳剂<132 817.5 μmol/L 或<1 500 mg/dL)和生物素<82 nmol/L 或<20 ng/mL 的影响。

9.4.2　当样本血红蛋白浓度>0.1 g/dL 时,会导致结果假性降低。对于接受高剂量生物素治疗的患者(如>5 mg/日),必须在末次生物素治疗 8 h 后采集样本。类风湿因子不超过1 500 IU/mL 对检测无影响。肌钙蛋白 T 浓度最高达 100 000 ng/mL 时无高剂量钩状效应。

9.4.3　针对 52 种常用药物进行体外检测,未发现有药物影响检测结果。少数病例中极高浓度的链霉亲和素抗体和钌会影响检测结果。

10. 生物参考区间

<0.014 ng/mL。

11. 检验结果的可报告区间

11.1·可报告范围:0.003～10 ng/mL。低于检出限的值报告<0.003 ng/mL。高于此测量范围的数值均报告为>10 ng/mL。

11.2·测量范围:0.003～10 ng/mL,若标本中心肌肌钙蛋白浓度超过测定范围,则可使用通用稀释液稀释标本。推荐稀释比是 1∶10。经过稀释的样本浓度必须＞1 ng/mL。手动稀释后,结果要乘上稀释因子。

12. 临床意义

血浆肌钙蛋白是心肌损伤的确定性指标,包括无症状的急性心肌梗死或有缺血损伤却无明显症状者。发病后 3～6 h 升高,10～24 h 高峰,10～15 日恢复。发病后 3 h 灵敏度超过 85%,特异性 94% 以上。升高的程度与预后有关。心脏手术等其他可引起心肌损害的疾病也可使 hs-cTNT 升高,不能区分损伤是否由手术创伤所致。

13. 注意事项

13.1·检测时要求空腹抽血,避免剧烈运动、溶血、脂血等,在采血后尽快完成送检及检测。

13.2·患者标本、校准品和质控品当作传染源处理,高压灭菌后交至后勤保障部医疗垃圾暂存点。

参考文献

[1] 尚红,王毓三,申子瑜.全国临床检验操作规程[M].4 版.北京:人民卫生出版社,2014.

[2] 万学红,卢雪峰.诊断学[M].9 版.北京:人民卫生出版社,2018.

[3] 中国合格评定国家认可委员会.医学实验室质量和能力认可准则:CNAS‐CL02:2023[S/OL].(2023‐06‐01)[2023‐09‐26].https://www.cnas.org.cn/rkgf/sysrk/jbzz/2023/06/911424.shtml.

[4] 中国合格评定国家认可委员会.医学实验室质量和能力认可准则的应用要求:CNAS‐CL02‐A001:2023[S/OL].(2023‐08‐01)[2023‐09‐26].https://www.cnas.org.cn/rkgf/sysrk/rkyyzz/2023/08/912141.shtml.

(刘红春)

肌红蛋白检测标准操作规程

××医院检验科生化组管理程序文件	文件编号：××-JYK-××-××-×××	
版本/修改：第　　版/第　　次修改	生效日期：	共　页　第　页
编写人：	审核人：	批准人：

1. 检验目的

规范肌红蛋白(MYO)的检测试验,确保检测结果的准确性和重复性。

2. 检验项目方法和原理

2.1 · 方法：电化学发光法。

2.2 · 原理

第 1 步：15 μL 样本、生物素化的单克隆肌红蛋白抗体、钌复合物标记的单克隆肌红蛋白特异性抗体一起孵育,形成抗原-抗体夹心复合物。

第 2 步：添加包被链霉亲和素的磁珠微粒进行孵育,复合体与磁珠通过生物素和链霉亲和素的作用结合。

第 3 步：将反应液吸入测量池中,通过电磁作用将磁珠吸附在电极表面。未与磁珠结合的物质通过 ProCell 除去。给电极加以一定的电压,使复合体化学发光,并通过光电倍增器测量发光强度。此曲线由仪器通过 2 点定标校正,由从试剂条形码扫描入仪器的原版标准曲线而得。

3. 标本要求与患者准备

3.1 · 样品类型：血清、血浆(肝素锂、EDTA - K$_3$、EDTA - K$_2$),可使用带分离胶的血浆。样品量：静脉血 3 mL。保存和运送：采集后立即送检；待检标本若当日无法检测,吸取血浆后于 2~8℃可稳定 1 日, - 20℃可稳定 12 个月。处理：2 500~3 000 r/min 离心 6~10 min,分离血清待上机。

3.2 · 患者准备：要求患者在安静状态下,抽取肘部静脉血。静脉采血要求根据临床目的不同谨遵医嘱。

3.3 · 患者在采血前 24 h 内应避免剧烈运动和饮酒,不宜改变饮食和睡眠习惯。空腹静脉采血,采血时间以上午 7~9 点为宜,门诊患者提倡静坐 15 min 后采血。如可能,患者最好停服干扰检测的药物,详见《标本采集手册》。

4. 试剂和仪器

4.1 · 试剂

4.1.1　来源：××试剂。规格：100T。代号：××。

4.1.2　试剂盒组成

M：链霉亲和素包被的磁珠微粒,1 瓶,6.5 mL。包被链霉亲和素的磁珠微粒 0.72 mg/mL,含防腐剂。

R1：生物素标记的抗肌红蛋白抗体(灰盖),每瓶 10 mL。生物素化的抗肌红蛋白抗体(鼠源)约 1.75 mg/L；磷酸盐缓冲液 85 mmol/L,pH 6.0,含防腐剂。

R2：钌复合物标记的抗肌红蛋白抗体，每瓶 10 mL。钌复合物标记的抗肌红蛋白抗体（鼠源）1.75 mg/L；磷酸盐缓冲液 85 mmol/L，pH 6.0，含防腐剂。

C－P 定标液（CalSet）及通用质控品 1 和 2，两水平。

4.1.3　储存和稳定性：存放于 2～8℃，垂直摆放试剂盒，确保使用前自动混合过程中微粒完全有效。未开瓶试剂盒置 2～8℃，最长稳定至失效期；开封后，2～8℃ 12 周。

4.1.4　试剂的准备：试剂配套包装，打开包装后直接使用。试剂信息在装载时通过芯片自动读取。试剂应避免形成气泡。

4.2·仪器：××全自动电化学发光免疫分析仪。

5. 操作步骤

仪器操作具体参阅《××化学发光分析仪标准操作规程》。

6. 校准程序

6.1·校准品计量学溯源：溯源至××参考物质。

6.2·校准品：肌红蛋白专用校准品××。

6.3·校准程序：参见《××化学发光分析仪标准操作规程》。

7. 质控

室内质控采用（品牌）质控品，将质控品在室温下放置 15 min 左右，颠倒混匀后进行检测分析，核查数据并确定质控结果。如室内质控失控，应查找原因予以纠正，并形成记录。具体操作参见《××化学发光分析仪标准操作规程》。

8. 结果计算

分析仪自动计算每份标本的测定浓度，单位是 ng/mL，结果传输到 LIS 检验系统。

9. 性能参数

9.1·精密度：批内精密度<7.5%，总精密度<10%。准确度：一个完整周期室间质评成绩合格。

9.2·正确度：室间质评合格。

9.3·测量区间：0.003～10 ng/mL。

9.4·干扰和交叉反应

9.4.1　本测定法不受黄疸（胆红素<428 μmol/L 或<25 mg/dL）、溶血（血红蛋白<0.062 mmol/L 或<0.100 g/dL）、脂血（脂肪乳剂<132 817.5 μmol/L 或<1 500 mg/dL）和生物素<82 nmol/L 或<20 ng/mL 的影响。

9.4.2　当样本血红蛋白浓度>0.1 g/dL 时，会导致结果假性降低。对于接受高剂量生物素治疗的患者（如>5 mg/日），必须在末次生物素治疗 8 h 后采集样本。类风湿因子不超过 1 500 IU/mL 对检测无影响。肌红蛋白浓度最高达 30 000 ng/mL 时无高剂量钩状效应。针对 50 种常用药物进行体外检测，未发现有药物影响检测结果。少数病例中极高浓度的链霉亲和素抗体和钌会影响检测结果。

10. 生物参考区间

0～75 ng/mL。

11. 检验结果的可报告区间

11.1·可报告范围：21～3 000 ng/mL。低于检测下限时报告为<21 ng/mL。超出测量

范围时报告值为>3 000 ng/mL。

11.2·测量范围：21～3 000 ng/mL。若标本中肌红蛋白浓度超过测定范围,则可使用通用稀释剂稀释标本。推荐稀释比是 1：10。经过稀释的样本浓度必须>50 ng/mL。手动稀释后,结果要乘上稀释因子。

12. 临床意义

12.1·MYO 升高：见于心肌损伤、横纹肌溶解症等。

12.2·MYO 水平在心脏病发作或其他肌肉损伤后的 0.5～1 h 内开始升高,早于其他心肌损伤标志物,其水平可维持 5～12 h。

12.3·MYO 阴性可有效排除心脏病发作。

12.4·有助于观察急性心肌梗死有无再梗死发生及梗死有无扩展。

12.5·在溶栓治疗中评价有无再灌注较为敏感和准确。

12.6·肾功能不全血中 MYO 可升高,与血清肌酐含量呈正相关,是评价肾功能损害较为敏感的指标。此外,甲状腺功能减退、肌肉痉挛,甚至剧烈运动均会导致肌红蛋白升高。

13. 注意事项

13.1·检测时要求空腹抽血,避免剧烈运动、肌内注射、肌肉创伤、心导管术等,以免肌红蛋白假性升高。

13.2·患者标本、校准品和质控品当作传染源处理,高压灭菌后交至后勤保障部医疗垃圾暂存点。

参考文献

[1] 尚红,王毓三,申子瑜.全国临床检验操作规程[M].4 版.北京：人民卫生出版社,2014.
[2] 万学红,卢雪峰.诊断学[M].9 版.北京：人民卫生出版社,2018.
[3] 中国合格评定国家认可委员会.医学实验室质量和能力认可准则：CNAS-CL02：2023[S/OL].(2023-06-01)[2023-09-26].https://www.cnas.org.cn/rkgf/sysrk/jbzz/2023/06/911424.shtml.
[4] 中国合格评定国家认可委员会.医学实验室质量和能力认可准则的应用要求：CNAS-CL02-A001：2023[S/OL].(2023-08-01)[2023-09-26].https://www.cnas.org.cn/rkgf/sysrk/rkyyzz/2023/08/912141.shtml.

(刘红春)

N 末端脑钠肽前体检测标准操作规程

××医院检验科生化组管理程序文件	文件编号：××-JYK-××-××-×××
版本/修改：第　　版/第　　次修改	生效日期：　　　　　共　页　第　页
编写人：	审核人：　　　　　批准人：

1. 检验目的

规范 N 末端脑钠肽前体(NT-proBNP)的检测试验,确保检测结果的准确性和重复性。

2. 检验项目方法和原理

2.1·方法：电化学发光法。

2.2·原理

第 1 步：15 μL 样本中的抗原,生物素化单克隆 NT-proBNP 特异性抗体和钌复合体标记的单克隆 NT-proBNP 特异性抗体反应形成夹心式配合物。

第 2 步：加入链霉亲和素包被的磁珠微粒后,该复合体通过生物素与链霉亲和素的相互作用与固相结合。

第 3 步：将反应液吸入测量池中,通过电磁作用将磁珠吸附在电极表面。未与磁珠结合的物质通过 ProCell 除去。给电极加以一定的电压,使复合体化学发光,并通过光电倍增器测量发光强度。此曲线由仪器通过 2 点定标校正,由从试剂条形码扫描入仪器的原版标准曲线而得。

3. 标本要求与患者准备

3.1·样品类型：血清、血浆(肝素锂、EDTA - K_2)。样品量：静脉血 3 mL。保存和运送：采集后立即送检,待检标本若当日无法检测,吸取血浆后于 2~8℃ 可稳定 1 日,－20℃ 可稳定 12 个月。处理：2 500~3 000 r/min 离心 15 min,分离血清待上机。

3.2·患者准备：要求患者在安静状态下,抽取肘部静脉血。静脉采血要求根据临床目的不同谨遵医嘱。

3.3·患者在采血前 24 h 内应避免剧烈运动和饮酒,不宜改变饮食和睡眠习惯。空腹静脉采血,采血时间以上午 7~9 点为宜,门诊患者提倡静坐 15 min 后采血。如可能,患者最好停服干扰检测的药物,详见《标本采集手册》。

4. 试剂和仪器

4.1·试剂

4.1.1　来源：××试剂。规格：100T。代号：××。

4.1.2　试剂盒组成

M：链霉亲和素包被的磁珠微粒,1 瓶,12.4 mL。包被链霉亲和素的磁珠微粒 0.72 mg/mL,含防腐剂。

R1：生物素化的抗脑钠肽前体单克隆抗体(鼠),每瓶 21 mL,浓度 1.1 mg/L;磷酸盐缓冲液 40 mmol/L,pH 6.0,含防腐剂。

R2：钌复合物标记的抗脑钠肽前体单抗(羊),1 瓶,19.7 mL,浓度 1.1 μg/mL;磷酸盐缓冲液 40 mmol/L,pH 6.0,含防腐剂。

C－P 定标液(CalSet)及通用质控品 1 和 2,两水平。

4.1.3 储存和稳定性:存放于 2～8℃。垂直摆放试剂盒,确保使用前自动混合过程中微粒完全有效。未开瓶试剂盒置 2～8℃,最长稳定至失效期。开封后,2～8℃ 12 周;开封后在仪器上可保存 8 周。

4.1.4 试剂的准备:试剂配套包装,打开包装后直接使用。试剂信息在装载时通过芯片自动读取。试剂应避免形成气泡。

4.2・仪器:××全自动电化学发光免疫分析仪。

5. 操作步骤

仪器操作具体参阅《××化学发光分析仪标准操作规程》。

6. 校准程序

6.1・校准品计量学溯源:溯源至××参考物质。

6.2・校准品:脑钠肽前体 N 端肽专用校准品××。

6.3・校准程序:参见《××化学发光分析仪标准操作规程》。

7. 质控

室内质控采用(品牌)质控品,将质控品在室温下放置 15 min 左右,颠倒混匀后进行检测分析,核查数据并确定质控结果。如室内质控失控,应查找原因予以纠正,并形成记录。具体操作参见《××化学发光分析仪标准操作规程》。

8. 结果计算

分析仪自动计算每份标本的测定浓度,单位是 pg/mL 或 pmol/L,结果传输到 LIS 检验系统。

9. 性能参数

9.1・精密度:批内精密度＜7.5％,总精密度＜10％。准确度:一个完整周期室间质评成绩合格。

9.2・正确度:室间质评合格。

9.3・干扰和交叉反应

9.3.1 本测定法不受黄疸(胆红素＜428 μmol/L 或＜25 mg/dL)、溶血(血红蛋白＜0.062 mmol/L 或＜0.100 g/dL)、脂血(脂肪乳剂＜132 817.5 μmol/L 或＜1 500 mg/dL)和生物素＜82 nmol/L 或＜20 ng/mL 的影响。

9.3.2 对于接受高剂量生物素治疗的患者(如＞5 mg/日),必须在末次生物素治疗 8 h 后采集样本。类风湿因子不超过 1 500 IU/mL 对检测无影响。NT-proBNP 浓度最高达 300 000 pg/mL 时无高剂量钩状效应。利用该检测结果进行诊断时,最好结合患者的病史、临床体征和其他检查结果。

9.3.3 针对 51 种常用药物进行体外检测,未发现有药物影响检测结果。少数病例中极高浓度的链霉亲和素抗体和钌会影响检测结果。

10. 生物参考区间

＜70 岁,0～125 pg/mL;≥70 岁,0～450 pg/mL。

11. 检验结果的可报告区间

样品可在 5～35 000 pg/mL 或 0.6～4130 pmol/L 范围内被准确地定量,按照实际检测

（依据厂商仪器说明书）。

12. 临床意义

12.1·用于心力衰竭的诊断和分级：心力衰竭患者无论有无心力衰竭症状，NT-proBNP 水平均明显增高，并高幅度与心力衰竭程度成正比，在心力衰竭早期，NT-proBNP 水平就可升高。

12.2·用于呼吸困难的鉴别诊断，心源性呼吸困难时，NT-proBNP 水平升高，而肺源性呼吸困难时，NT-proBNP 水平不升高。

12.3·NT-rBNP 是心肌梗死后心功能的检测和预后判断的指标：急性心肌梗死发病早期（6～24 h）NT-proBNP 水平显著升高，1 周后达到高峰，但此时临床可能不一定有心力衰竭表现；NT‑proBNP 水平还可以反映梗死面积和严重程度。

12.4·作为心力衰竭治疗检测、病情观察的指标：NT-roBNP 检测可以减少心力衰竭的心血管意外的发生率。

12.5·用于左心室肥厚、肥厚型心肌病和扩张性心肌病的判断：左心室肥厚时，意外的发生率。NT-proBNP 水平高于血压正常者；NT-proBNP 水平与左心室射血分数呈负相关。

13. 注意事项

13.1·检测时要求空腹抽血，避免剧烈运动、溶血、脂血等，在采血后 4 h 内完成送检及检测。

13.2·患者标本、校准品和质控品当作传染源处理，高压灭菌后交至后勤保障部医疗垃圾暂存点。

参考文献

[1] 尚红,王毓三,申子瑜.全国临床检验操作规程[M].4 版.北京：人民卫生出版社,2014.
[2] 万学红,卢雪峰.诊断学[M].9 版.北京：人民卫生出版社,2018.
[3] 中国合格评定国家认可委员会.医学实验室质量和能力认可准则：CNAS‑CL02：2023[S/OL].(2023‑06‑01)[2023‑09‑26].https://www.cnas.org.cn/rkgf/sysrk/jbzz/2023/06/911424.shtml.
[4] 中国合格评定国家认可委员会.医学实验室质量和能力认可准则的应用要求：CNAS‑CL02‑A001：2023[S/OL].(2023‑08‑01)[2023‑09‑26].https://www.cnas.org.cn/rkgf/sysrk/rkyyzz/2023/08/912141.shtml.

（刘红春）

血清蛋白电泳检测标准操作规程

××医院检验科生化组管理程序文件		文件编号：××-JYK-××-××-×××	
版本/修改：第　　版/第　　次修改		生效日期：	共　　页　第　　页
编写人：	审核人：		批准人：

1. 目的

规范血清蛋白电泳的检测试验,确保检测结果的准确性和重复性。

2. 方法和原理

2.1・方法：毛细管电泳。

2.2・原理：毛细管电泳被认为是一种介于区域电泳和液体层析电泳之间的模式。毛细管系统是利用处于游离溶液下毛细管电泳的原理,在特定 pH 的碱性溶液中,分子将会受到电渗力而迁移,分解也随之进行。被缓冲液稀释的样本被注入毛细管的阳极,然后在高压电下进行蛋白质分离并在毛细管的阴极处,在 200 nm 波长进行蛋白质检测。最后毛细管立即会用清洗液进行冲洗并注入缓冲液为下一次分析做准备。

3. 标本类型与患者准备

3.1・样本类型：血清。容器：采血量：静脉血 2 mL。真空采血管中的红盖管(添加剂为促凝剂)。保存和运送：室温保存,及时送检。不能当日完成的检测标本,应 4℃暂存。标本在 2～8℃可稳定 7 日,－20℃可稳定至少 1 个月。处理：2 500～3 000 r/min 离心 6～10 min,分离血清待上机。

3.2・患者准备：要求空腹 8～12 h 静脉采血,尤以早晨空腹为佳。

4. 试剂和仪器

4.1・试剂：××毛细管电泳仪专用血清蛋白电泳试剂盒。规格：3×700 mL。

4.1.1　试剂盒组成：缓冲液(即用型)3 瓶,700 mL/瓶;洗液(浓缩液)1 瓶,75 mL;稀释小杯 90 个/包;滤器 3 个。

4.1.2　储存和稳定性：缓冲液、浓缩液在 2～8℃冷藏或 15～30℃室温保存至有效期。配制的洗液在 3 个月内是稳定的,配制的洗液性状出现变化(如因微生物污染出现浑浊)时,应丢弃。

4.2・试剂的准备：缓冲液打开包装后即可使用;浓缩洗液加蒸馏水或去离子水稀释到 750 mL。

4.3・仪器：××公司的××全自动毛细管电泳仪。

5. 操作程序

5.1・仪器操作具体详见《毛细管电泳仪标准操作规程》。

5.2・分析参数：详见相关用户指南和仪器说明书。

6. 校准程序

仪器校准详见《毛细管电泳仪标准操作规程》。

7. 质量控制程序

室内质控采用仪器配套质控品,将质控品在室温下放置 15 min 左右,颠倒混匀后进行检测分析,核查数据并确定质控结果。如室内质控失控,应查找原因予以纠正,并形成记录。具体操作参见《毛细管电泳仪标准操作规程》。

8. 结果计算程序原理

检测结果传输到 LIS 检验系统。

9. 性能参数

项　　目	不 正 确 度	不 精 密 度
白蛋白	$\bar{X} \pm 10\%$	$<6.67\%$
α_1 球蛋白	$\bar{X} \pm 15\%$	$<10\%$
α_2 球蛋白	$\bar{X} \pm 15\%$	$<10\%$
β_1 球蛋白	$\bar{X} \pm 12.5\%$	$<8.33\%$
β_2 球蛋白	$\bar{X} \pm 15\%$	$<10\%$
γ 球蛋白	$\bar{X} \pm 15\%$	$<10\%$

10. 生物参考区间

白蛋白 55.8%~66.1%,α_1 球蛋白 2.9%~4.9%,α_2 球蛋白 7.1%~11.8%,β_1 球蛋白 4.7%~7.2%,β_2 球蛋白 3.2%~6.5%,γ 球蛋白 11.1%~18.8%。

11. 临床意义

11.1 · 骨髓瘤:呈现特异的电泳图形,大多在 γ 球蛋白区(个别在 β 蛋白区)出现一个尖峰,称为 M 蛋白。

11.2 · 肾脏疾病

11.2.1　肾病综合征:有特异的电泳图形,α_2 球蛋白明显增加,β 球蛋白轻度增高,白蛋白降低,γ 球蛋白可能下降。

11.2.2　肾炎:急性肾炎时 α_2 球蛋白可增高,有时合并 γ 球蛋白轻度增高。慢性肾炎时常可见到 γ 球蛋白中度增高。

11.3 · 肝脏疾病

11.3.1　肝硬化:有典型的蛋白电泳图形,γ 球蛋白明显增加,γ 和 β 球蛋白连成一片不易分开,同时白蛋白降低。

11.3.2　急性肝坏死:白蛋白明显下降,球蛋白显著升高。

11.3.3　传染性肝炎患者血清白蛋白轻度下降,α_2 球蛋白增高并伴有 γ 球蛋白增高。

11.4 · 炎症、感染:在急性感染的发病初期,可见 α_1 或 α_2 球蛋白增加;在慢性炎症或感染后期,可见 γ 球蛋白增加。

11.5 · 低 γ 球蛋白血症或无 γ 球蛋白血症:血清 γ 球蛋白极度下降或缺乏。

参考文献

[1] 尚红,王毓三,申子瑜.全国临床检验操作规程[M].4 版.北京:人民卫生出版社,2014.
[2] 万学红,卢雪峰.诊断学[M].9 版.北京:人民卫生出版社,2018.

(陆 柳　叶致舍)

葡萄糖检测标准操作规程

××医院检验科生化组管理程序文件	文件编号：××-JYK-××-××-×××	
版本/修改：第　　版/第　　次修改	生效日期：	共　　页 第　　页
编写人：	审核人：	批准人：

1. 目的

规范葡萄糖测定的操作程序,确保葡萄糖测定的结果准确,在××分析仪上定量测定人血清中的葡萄糖(GLU)。

2. 方法和原理

2.1·方法:己糖激酶法。

2.2·原理:在有三磷酸腺苷(ATP)和镁离子存在的情况下,葡萄糖被己糖激酶(HK)磷酸化,产生6-磷酸葡萄糖和二磷酸腺苷(ADP)。6-磷酸葡萄糖脱氢酶(G6P-DH)特异性地氧化6-磷酸葡萄糖为6-磷酸葡萄糖酸,同时 NAD$^+$ 被还原为 NADH。吸光度在 340 nm 处的增加与样本中的葡萄糖浓度成正比。

$$葡萄糖 + ATP \xrightarrow{HK, Mg^{2+}} G-6-P + ADP$$

$$G-6-P + NAD \xrightarrow{G6P-DH} 6-磷酸葡萄糖酸 + NADH + H^+$$

3. 标本类型与患者准备

3.1·原始样本类型:血清或血浆。采血量:静脉血 2 mL。容器:真空采血管中的红盖管,添加剂为促凝剂。保存和运送:血清、EDTA 或肝素化血浆,为了防止糖酵解而造成葡萄糖的缺失,应尽快分离红细胞。标本中如果含有氟化物、单碘乙酸和甘露糖不用快速分离。葡萄糖在血清和血浆在 2~8℃可以稳定 7 日,在 15~25℃可以稳定 3 日;应避免黄疸和轻度乳糜标本。处理:静脉血 2 500~3 000 r/min 离心 6~10 min,分离血清或血浆待上机。

3.2·建议空腹 8~12 h 静脉采血,尤以早晨空腹为佳。

4. 试剂和仪器

4.1·仪器:××全自动生化分析仪。

4.2·试剂:××全自动生化分析仪专用葡萄糖试剂(货号××)。本试剂是即用型产品,可以直接放在仪器上。

4.2.1　储存和稳定性:未开封试剂 2~8℃,其稳定性可达瓶子标签上所注明的有效期。开封后,在不超过效期的情况下,在仪器上可保持稳定 90 日。

4.2.2　试剂的准备:试剂配套包装,打开包装后直接使用。试剂信息在装载时通过条码自动读取。试剂应避免形成气泡。

4.3·分析参数

样本体积	1.6 μL	吐水量	0 μL	R1 体积	40 μL
吐水量	120 μL	R2 体积	20 μL	吐水量	20 μL
波长	340/660 nm	方法	END	反应方向	+
读点 1	0/27	读点 2	0/10		

5. 操作程序

仪器操作具体参阅《××全自动生化分析仪标准操作规程》。

6. 校准程序

6.1・校准品计量学溯源：溯源至国家标准与技术协会（NIST）参考物质（SRM）××。

6.2・校准品：葡萄糖专用校准品××。

6.3・校准程序：参见《××全自动生化分析仪标准操作规程》。

7. 质量控制程序

室内质控采用 Beckman Synchron Control 质控品，将质控品在室温下放置 15 min 左右，颠倒混匀后进行检测分析，核查数据并确定质控结果。如室内质控失控应查找原因予以纠正，并形成记录。具体操作参见《××全自动生化分析仪标准操作规程》。

8. 结果计算程序原理

吸光度在 340 nm 处的增加与样本中的葡萄糖浓度成正比。

9. 性能参数

9.1・精密度：批内精密度 3%，总精密度＜5%。

9.2・准确度：用待测试剂测试 2 个水平的质控，所得结果相对偏差≤10%。

9.3・灵敏度：灵敏度为最低可检测水平代表非零 GLU 的最低可测量水平。本实验室通过重复测定不含被分析物的样本 20 次，将其绝对平均值加上 3 倍标准差，得出 GLU 灵敏度可达到 0.04 mmol/L。

9.4・测量区间：0.6～45.0 mmol/L。

10. 生物参考区间

脑脊液 2.5～4.4 mmol/L。空腹血糖，女性 3.8～6.1 mmol/L（孕 24 周后＜5.1 mmol/L）；男性 3.9～6.1 mmol/L；新生儿 1.0～6.1 mmol/L。30 min 血糖≤9.4 mmol/L，1 h 血糖≤11.1 mmol/L（孕 24 周后≤10.0 mmol/L），2 h 血糖≤7.8 mmol/L（孕 24 周后≤8.5 mmol/L），3 h 血糖≤6.1 mmol/L。

11. 临床可报告范围

0.6～90.0 mmol/L。

12. 危急值

女性及婴儿，＜2.2 mmol/L 或＞22.2 mmol/L；男性，＜2.7 mmol/L 或＞16.6 mmol/L；新生儿，＜1.6 mmol/L 或＞16.6 mmol/L。

13. 临床意义

13.1・在空腹状态，血糖水平受肝脏调节，这确保血糖水平保持在精确的界限范围内。血糖降低到临界水平（大约 2.5 mmol/L）时会导致中枢神经系统功能障碍被称作低血糖，表现为肌肉无力、缺乏协调和意识模糊。在绝大多数情况下，高血糖是由胰岛素数量或效能缺陷导致的,这种情况称为糖尿病。这种疾病表现为血糖升高,以至于超过肾阈,在尿液中出现糖(糖尿)。血糖测定被用作糖尿病的筛查试验(当怀疑有高血糖时),还用于糖尿病治疗的监测和碳水化合物代谢的评价(如在妊娠期糖尿病、急性肝炎、急性胰腺炎和 Addison 病的诊治中)。在许多病理学情况[包括新生儿呼吸窘迫综合征、妊娠毒血症、先天酶缺陷、Reye 综合征、酒精摄入、肝功能异常、产胰岛素性胰腺肿瘤(胰岛素瘤)、胰岛素抗体、非胰腺肿瘤、败血症和慢性肾衰竭]下,均伴有低血糖病症。

13.2·在急性细菌性、隐球菌性、管性或癌性脑膜炎或脑脓肿中,脑脊液葡萄糖可能降低或者检测不到,这可能是由于白细胞或其他快速代谢的细胞消耗葡萄糖而引起的。在因病毒感染引起的脑膜炎或脑炎中,它通常是正常的。

13.3·血糖增高:生理性高血糖,如餐后 1～2 h,摄入高糖食物、情绪紧张、剧烈运动后、肾上腺分泌增加、注射生长激素、肾上腺皮质激素等。内分泌疾病,如糖尿病、生长激素瘤、肢端肥大症、巨人症、库欣综合征、嗜铬细胞瘤、皮质醇增多症、甲状腺功能亢进等。胰腺疾病,如急、慢性胰腺炎、胰腺癌等。肝胆疾病,如急性黄疸性病毒性肝炎、部分肝硬化患者。心脑血管疾病,如急性心肌梗死、脑血管意外。其他,如维生素 B_1 缺乏症、烧伤、败血症、缺氧窒息等。

13.4·血糖降低:生理性降低,如妊娠、哺乳、饥饿、长时间剧烈运动等。内分泌疾病,如糖皮质激素减少、腺垂体功能减退、甲状腺功能减退、Addison 病。胰腺疾病,如胰岛 B 细胞瘤、胰岛外肿瘤、功能性胰岛素分泌过多。遗传性肝内酶类缺乏疾病,如糖原酶类合成酶缺乏病、VonGlerke 病、半乳糖血症、遗传性果糖耐受不全症等。肝胆疾病,如重症肝炎、肝衰竭、肝坏死、慢性肝炎、门脉性肝硬化等肝胆疾病。胃切除、自主神经功能紊乱等。

13.5·口服葡萄糖耐量测定(OGTT):正常糖耐量,空腹血糖≤6.1 mmol/L,同时 2 h 血糖≤7.8 mmol/L。空腹血糖受损,空腹血糖≥6.1 mmol/L,但＜7.0 mmol/L;2 h 血糖＜7.8 mmol/L。糖耐量受损,空腹血糖＜7.0 mmol/L 且 2 h 血糖≥7.8 mmol/L,但≤11.1 mmol/L。糖尿病,空腹血糖≥7.0 mmol/L,2 h 血糖≥11.1 mmol/L。

13.6·糖耐量降低:表现为空腹血糖增高幅度高于正常人,回复到空腹水平的时间延长,见于糖尿病、甲状腺功能亢进、垂体功能亢进、肾上腺功能亢进、胰腺炎、严重肝病等。

13.7·糖耐量增高:空腹血糖值正常或偏低,口服糖后血糖值上升不明显,耐量曲线平坦,多见于内分泌功能低下的疾病,如甲状腺功能低下、肾上腺皮质功能低下及垂体功能低下患者。

13.8·迟滞性耐量曲线:口服糖后在正常时间可回复到空腹血糖水平,但有一个明显的血糖峰值,有时超过 10 mmol/L,这种情况可能会发展成为糖尿病。

14. 注意事项

14.1·若超出测量区间,将标本稀释到测量区间内再次测定,结果自动乘以稀释倍数或人工换算。

14.2·干扰和交叉反应

14.2.1 抗坏血酸:浓度达 1 136 μmol/L(20 mg/dL)的抗坏血酸,干扰＜3%。

14.2.2 黄疸:浓度达 684 μmol/L(40 mg/dL)的胆红素,干扰＜10%。

14.2.3 溶血:浓度达 5 g/L 的血红蛋白,干扰＜3%。

14.2.4 脂血症:浓度达 61 981.5 μmol/L(700 mg/dL)的乳糜,干扰＜10%。

参考文献

[1] 尚红,王毓三,申子瑜.全国临床检验操作规程[M].4版.北京：人民卫生出版社,2014.

[2] 万学红,卢雪峰.诊断学[M].9版.北京：人民卫生出版社,2018.

[3] 中国合格评定国家认可委员会.医学实验室质量和能力认可准则：CNAS－CL02：2023[S/OL].(2023－06－01)[2023－09－26].https://www.cnas.org.cn/rkgf/sysrk/jbzz/2023/06/911424.shtml.

[4] 中国合格评定国家认可委员会.医学实验室质量和能力认可准则的应用要求：CNAS－CL02－A001：2023[S/OL].(2023－08－01)[2023－09－26].https://www.cnas.org.cn/rkgf/sysrk/rkyyzz/2023/08/912141.shtml.

（袁恩武　代延朋）

糖化白蛋白检测标准操作规程

××医院检验科生化组管理程序文件	文件编号：××-JYK-××-××-×××	
版本/修改：第 版/第 次修改	生效日期：	共 页 第 页
编写人：	审核人：	批准人：

1. 目的

规范糖化白蛋白测定的操作程序,确保糖化白蛋白测定的结果准确,在××分析仪上定量测定人血清中的糖化白蛋白(GA)。

2. 方法和原理

2.1·方法：酶法。

2.2·原理

2.2.1 糖化白蛋白的测定：在血清中,首先注入糖化氨基酸氧化酶(酮胺氧化酶,KAOD),将内源性糖化氨基酸变成葡萄糖酮醛、氨基酸和双氧水而除去。在处理液中,注入对白蛋白有特异性的蛋白酶,使糖化白蛋白生成糖化氨基酸。其次,注入糖化氨基酸氧化酶使糖化氨基酸生成葡萄糖酮醛、氨基酸和双氧水,生成的双氧水与 TODB 和 4-氨基安替比林在过氧化酶(POD)的作用下,定量地变换成蓝紫色色素。通过测定蓝紫色色素的吸光度而定量从糖化白蛋白生成的糖化氨基酸。

$$糖化氨基酸 + O_2 + H_2O \xrightarrow{KAOD} 葡萄糖酮醛 + 氨基酸 + H_2O_2$$

$$糖化白蛋白 \xrightarrow{蛋白酶} 糖化氨基酸$$

$$糖化氨基酸 + O_2 + H_2O \xrightarrow{KAOD} 葡萄糖酮醛 + 氨基酸 + H_2O_2$$

$$H_2O_2 + 4-氨基安替比林 + TODB \xrightarrow{POD} 蓝紫色色素 + H_2O$$

2.2.2 白蛋白的测定：在血清中,注入前处理液,将还原型白蛋白变成氧化型白蛋白,再注入溴甲酚紫,生成白蛋白和溴甲酚紫(BCP)的蓝色结合体。测定此蓝色结合体的吸光度而定量白蛋白浓度。

2.2.3 糖化白蛋白值(%)的计算：得出的糖化白蛋白浓度除以白蛋白浓度,算出样本的糖化白蛋白值(%)。

3. 标本类型与患者准备

3.1·原始样本类型：血清。采血量：静脉血 2 mL。容器：真空采血管中的红盖管(添加剂为促凝剂)。保存和运送：采集后立即送检,避免溶血,及时分离血清。处理：2 500～3 000 r/min 离心 6～10 min,分离血清待上机。

3.2·建议空腹 8～12 h 静脉采血,尤以早晨空腹为佳。

4. 试剂和仪器

4.1·仪器：××全自动生化分析仪。

4.2·试剂：××全自动生化分析仪专用糖化白蛋白试剂(货号××)。本试剂是即用型产品，可以直接放在仪器上。

4.2.1　储存和稳定性：未开封试剂 2~8℃，其稳定性可达瓶子标签上所注明的有效期。开封后，在不超过效期的情况下，在仪器上可保持稳定 30 日。

4.2.2　试剂的准备：试剂配套包装，打开包装后直接使用。试剂信息在装载时通过芯片自动读取。试剂应避免形成气泡。

4.3·分析参数

样本体积	20 μL	吐水量	0 μL	R1 体积	200 μL
吐水量	120 μL	R2 体积	50 μL	吐水量	20 μL
波长	546/700 nm	方法	END	反应方向	+
读点 1	0/27				

5. 操作程序
仪器操作具体参阅《××全自动生化分析仪标准操作规程》。

6. 校准程序
6.1·校准品计量学溯源：溯源至国家标准与技术协会(NIST)参考物质(SRM)××。

6.2·校准品：糖化白蛋白专用校准品××。

6.3·校准程序：参见《××全自动生化分析仪标准操作规程》。

7. 质量控制程序
室内质控采用 Beckman Synchron Control 质控品，将质控品在室温下放置 15 min 左右，颠倒混匀后进行检测分析，核查数据并确定质控结果。如室内质控失控应查找原因予以纠正，并形成记录。具体操作参见《××全自动生化分析仪标准操作规程》。

8. 结果计算程序原理
在 546/700 nm 测定其吸光度变化，得到样本中糖化白蛋白的浓度。

9. 性能参数
9.1·精密度：批内精密度 5%，总精密度<10%。

9.2·准确度：用待测试剂测试 2 个水平的质控，所得结果相对偏差≤10%。

9.3·灵敏度：被测物浓度在 285 μmol/L 时，吸光度变化值应为≥0.010 A。

9.4·测量区间：10~1 000 μmol/L。

10. 生物参考区间
血清，成人 10.8~17.1 μmol/L。

11. 临床可报告范围
10~1 000 μmol/L。

12. 危急值
无。

13. 临床意义
13.1·糖化白蛋白是反映过去 2~3 周平均血糖水平的一项指标。比血糖检测"金标准"糖化血红蛋白的反映周期要短一些。因此，GA 在治疗效果的确认及临床用药量的调整方面比 HbA1c 具有优势。另外,在许多血红蛋白代谢异常的情况下,HbA1c 的结果受到影响不能真实反映患者的血糖水平,而 GA 的结果则不受影响,如糖尿病肾病透析患者、贫血患者、妊娠期妇女的血糖检测等,因此,GA 为血糖监测首选指标。

13.2·糖化白蛋白反映了自采血日期起过去 2 周至 1 个月的血糖控制情况,GA 适合于观察血糖短期、中期变化情况。在一些特殊情况下,如透析性贫血、急性全身性疾病期、肝病、糖尿病合并妊娠、降糖药物调整期等,糖化白蛋白更准确反映短期内的平均血糖变化。

13.3·糖尿病患者长期不良的血糖控制表现为血糖水平过高或血糖水平波动过大,是导致慢性并发症(如视网膜炎、肾病变、神经病等,晚期导致失明及需要透析治疗)的主要原因。GA 是一个可反映血糖近期变化的优良且检测方便的指标,采用酶法测定的 GA 与各项血糖指标及 HbA1c 有较好的相关性,在初次诊断的糖尿病患者中更为显著。GA 测定在体检人群中,可反映血糖 2 周~1 个月的控制情况,对血糖异常者,通过测定 GA 可以初步判断是否可能为糖尿病,以及为是否就医提供参考。

14. 注意事项

干扰和交叉反应如下。

14.1·黄疸:浓度达 200 μmol/L 的胆红素,干扰<10%。

14.2·溶血:浓度达 2 g/L 的血红蛋白,干扰<3%。

14.3·脂血症:浓度达 15 mmol/L 的乳糜,干扰<10%。

14.4·抗坏血酸:浓度达 1 704 μmol/L(30 mg/dL)的抗坏血酸,干扰<3%。

参考文献

[1] 尚红,王毓三,申子瑜.全国临床检验操作规程[M].4 版.北京:人民卫生出版社,2014.

[2] 万学红,卢雪峰.诊断学[M].9 版.北京:人民卫生出版社,2018.

[3] 中国合格评定国家认可委员会.医学实验室质量和能力认可准则:CNAS - CL02:2023[S/OL].(2023 - 06 - 01)[2023 - 09 - 26].https://www.cnas.org.cn/rkgf/sysrk/jbzz/2023/06/911424.shtml.

[4] 中国合格评定国家认可委员会.医学实验室质量和能力认可准则的应用要求:CNAS - CL02 - A001:2023[S/OL].(2023 - 08 - 01)[2023 - 09 - 26].https://www.cnas.org.cn/rkgf/sysrk/rkyyzz/2023/08/912141.shtml.

(袁恩武　代延朋)

糖化血红蛋白检测标准操作规程

××医院检验科生化组管理程序文件	文件编号：××-JYK-××-××-×××
版本/修改：第　　　版/第　　次修改	生效日期：　　　　　共　　页 第　　页
编写人：	审核人：　　　　　批准人：

1. 目的

规范糖化血红蛋白的检测试验，确保检测结果的准确性和重复性。

2. 方法和原理

2.1·方法：离子交换高压液相色谱法。

2.2·原理：利用 3 种不同盐浓度的缓冲液（洗脱液 1 液、2 液、3 液）进行梯度洗脱，将血红蛋白（包括 HbA1c）以 30 s/样本的速度分离为 6 个组分后检测。洗脱液经管路中的排气装置进行排气，通过电磁阀经程序设定进行切换后，由输液泵在经过注射阀和过滤器后泵入层析柱。由吸样针从采血管中吸取约 3 μL 全血样本，在分析仪内的稀释槽中经溶血剂稀释。再由吸样针从稀释槽中吸取已稀释的样本，通过注射阀注入分析管路并向层析柱输送。检测器连续测定经层析柱分离的不同血红蛋白组分的吸光度。检测完成后，不同血红蛋白组分以百分比形式和色谱图一起打印在检测结果中。

3. 标本类型与患者准备

3.1·原始样本类型：EDTA - K$_2$ 抗凝全血。采血量：静脉血 2 mL。容器：真空采血管中的紫盖管。保存和运送：室温保存，及时送检。全血在 15～25℃可稳定 24 h，在 4℃可保存 5 日。处理：采血后应尽快混匀标本，并检测。

3.2·患者准备：无需空腹。

4. 试剂和仪器

4.1·试剂：××糖化血红蛋白测定仪专用糖化血红蛋白试剂盒。

4.1.1　规格：脱缓冲液 1 液，6×1 000 mL；洗脱缓冲液 2 液，2×1 000 mL；洗脱缓冲液 3 液 1 000 mL；溶血剂 5×2 000 mL。

4.1.2　试剂盒组成：洗脱缓冲液为有机酸缓冲液，每种缓冲液均含 0.02％的叠氮化钠作为防腐剂。常温 24～26℃，洗脱缓冲液 pH，洗脱缓冲液 1 液和洗脱缓冲液 2 液 pH 5～6，洗脱缓冲液 3 液 pH 6～7。

4.1.3　储存和稳定性：4～30℃保存 24 个月。开封后 4～30℃稳定期 4 个月。

4.1.4　试剂的准备：试剂配套包装，打开包装后直接使用。试剂信息在装载时通过芯片自动读取。试剂应避免形成气泡。

4.2·仪器：××糖化血红蛋白测定仪。

4.3·分析参数

项　　目	内　　容
分析原理	离子交换高效液相色谱法（HPLC 法）
检测方法	双波长吸光度法（检测主波长 415 nm）
进样方式	1）试管进样（自动盖帽贯穿方式进样，无盖帽方式也可自动进样） 2）样品杯自动进样
检测所需样本体积	3 μL 全血或 150 μL 稀释血液样本

5. 操作程序

仪器操作具体参阅《糖化血红蛋白分析仪标准操作规程》。

6. 校准程序

6.1·校准品计量学溯源：溯源至××参考物质。

6.2·校准品：糖化血红蛋白专用校准品××。

6.3·校准程序：参见《糖化血红蛋白分析仪标准操作规程》。

7. 质量控制程序

室内质控采用伯乐质控品，将预先分装的两水平的 5 μL 质控品在室温下放置 15 min 左右，加入 1 000 μL 溶血剂，颠倒混匀后进行检测分析，核查数据并确定质控结果。如室内质控失控应查找原因予以纠正，并形成记录。具体操作参见《糖化血红蛋白分析仪标准操作规程》。

8. 结果计算程序原理

仪器自动计算，结果传输到 LIS 检验系统。

9. 性能参数

该项目线性范围 4.0%～18.0%，不准确度允许范围 $\bar{X}\pm3.5\%$，不精密度 CV<2.3%。

10. 生物参考区间

4.0%～6.0%。

11. 临床可报告范围

4%～18%。

12. 临床意义

糖化血红蛋白的测定可反映测定前 2～3 个月的平均血糖水平，是理想的糖尿病筛查指标。除了在治疗监控和预后评估等方面是重要检测指标外，糖化血红蛋白将贯穿糖尿病诊疗始终，在糖尿病诊断筛查和治疗管理中起着不可或缺的作用。

13. 注意事项

13.1·干扰因素

13.1.1　在全血样本中，游离胆红素低于 0.19 g/L、结合胆红素低于 0.21 g/L、甘油三酯低于 10 g/L、抗坏血酸低于 2.5 g/L、阿司匹林低于 0.5 g/L、葡萄糖低于 10 g/L、乙醛浓度低于 0.25 g/L 时，对检测结果无影响。

13.1.2　溶血性贫血患者样本由于红细胞寿命缩短，可能表现为糖化血红蛋白的值降低；红细胞增多症或脾切除后患者的样本由于红细胞寿命相对延长，可能会表现为糖化血红蛋白的值增高。

13.2·环境和安全控制：患者标本、校准品和质控品当作传染源处理，高压灭菌后交至后勤保障部医疗垃圾暂存点。

参考文献

［1］尚红,王毓三,申子瑜.全国临床检验操作规程［M］.4 版.北京：人民卫生出版社,2014.

［2］万学红,卢雪峰.诊断学［M］.9 版.北京：人民卫生出版社,2018.

［3］中国合格评定国家认可委员会.医学实验室质量和能力认可准则：CNAS－CL02：2023［S/OL］.(2023－06－01)［2023－09－26］.https：//www.cnas.org.cn/rkgf/sysrk/jbzz/2023/06/911424.shtml.

［4］中国合格评定国家认可委员会.医学实验室质量和能力认可准则的应用要求：CNAS－CL02－A001：2023［S/OL］.(2023－08－01)［2023－09－26］.https：//www.cnas.org.cn/rkgf/sysrk/rkyyzz/2023/08/912141.shtml.

（陆　柳　叶致含）

甘油三酯检测标准操作规程

××医院检验科生化组管理程序文件	文件编号：××-JYK-××-××-×××	
版本/修改：第　　　版/第　　次修改	生效日期：	共　　页　第　　页
编写人：	审核人：	批准人：

1. 目的

规范甘油三酯测定的操作程序,确保甘油三酯测定的结果准确,在××分析仪上定量测定人血清中的甘油三酯(TG)。

2. 方法和原理

2.1·方法：GPO-POD法。

2.2·原理：基于一系列偶联的酶促反应。样本中的甘油三酯被微生物的脂酶水解,形成甘油和脂肪酸。在甘油激酶(GK)的作用下,甘油被三磷酸腺苷(ATP)磷酸化,产生甘油-3-磷酸酯。在磷酸甘油酯氧化酶(GPO)的作用下,甘油-3-磷酸酯被分子氧氧化,产生过氧化氢(H_2O_2)和磷酸二羟丙酮。在过氧化物酶(POD)的作用下,所形成的 H_2O_2 与4-氨基安替比林(4-AAP)和 N,N-二(4-磺丁基)-3,5-二甲苯胺二钠盐(MADB)发生反应,生成发色团,该物质可在 660/800 nm 处测定。660/800 nm 处的吸光率升高与样本中的甘油三酯含量成正比。

$$甘油三酯 + 3H_2O \xrightarrow{脂肪酶} 甘油 + 3\,脂肪酸$$

$$甘油 + ATP \xrightarrow{GK,Mg^{2+}} 甘油-3-磷酸 + ADP$$

$$甘油-3-磷酸 + O_2 \xrightarrow{GPO} H_2O_2 + 磷酸二羟丙酮$$

$$2H_2O_2 + MADB + 4-AAP \xrightarrow{过氧化物酶} 蓝色染料 + 4H_2O_2 + OH^-$$

3. 标本类型与患者准备

3.1·原始样本类型：血清。采血量：静脉血 2 mL。容器：真空采血管中的红盖管。添加剂为促凝剂。保存和运送：在 2～8℃下储藏,可在血清和血浆中保持稳定 7 日；在 15～25℃下储藏,可保持稳定 2 日。处理：2 500～3 000 r/min 离心 6～10 min,分离血清待上机。

3.2·建议空腹 8～12 h 静脉采血,尤以早晨空腹为佳。

4. 试剂和仪器

4.1·仪器：××全自动生化分析仪。

4.2·试剂：××全自动生化分析仪专用甘油三酯试剂(货号××)。本试剂是即用型产品,可以直接放在仪器上。

4.2.1　储存和稳定性：未开封试剂 2～8℃,其稳定性可达瓶子标签上所注明的有效期。开封后,在不超过效期的情况下,在仪器上可保持稳定 30 日。

4.2.2　试剂的准备：试剂配套包装,打开包装后直接使用。试剂信息在装载时通过芯片自动读取。试剂应避免形成气泡。

4.3·分析参数

样本体积	1.6 μL	吐水量	0 μL	R1 体积	66 μL
吐水量	57 μL	R2 体积	17 μL	吐水量	10 μL
波长	660/800 nm	方法	END	反应方向	+
读点 1	0/27	读点 2	1/10		

5. 操作程序

仪器操作具体参阅《××全自动生化分析仪标准操作规程》。

6. 校准程序

6.1·校准品计量学溯源：溯源至国家标准与技术协会（NIST）参考物质（SRM）××。

6.2·校准品：甘油三酯专用校准品××。

6.3·校准程序：参见《××全自动生化分析仪标准操作规程》。

7. 质量控制程序

室内质控采用 Beckman Synchron Control 质控品,将质控品在室温下放置 15 min 左右,颠倒混匀后进行检测分析,核查数据并确定质控结果。如室内质控失控应查找原因予以纠正,并形成记录。具体操作参见《××全自动生化分析仪标准操作规程》。

8. 结果计算程序原理

660/800 nm 处的吸光率升高与样本中的甘油三酯含量成正比。

9. 性能参数

9.1·精密度：批内精密度 3%,总精密度＜3%。

9.2·准确度：用待测试剂测试 2 个水平的质控,所得结果相对偏差≤10%。

9.3·灵敏度：灵敏度为最低可检测水平代表非零 TG 的最低可测量水平。本实验室通过重复测定不含被分析物的样本 20 次,将其绝对平均值加上 3 倍标准差,得出 TG 灵敏度可达到 0.01 mmol/L。

9.4·测量区间：0.1~11.3 mmol/L。

10. 生物参考区间

正常值 0.4~1.8 mmol/L。

11. 临床可报告范围

0.01~100 mmol/L。

12. 临床意义

12.1·甘油三酯的测定用于急慢性胰腺炎、糖尿病、肾病、肝外胆道梗阻和其他涉及脂类代谢的疾病或各种内分泌疾病的诊断和治疗。甘油三酯分析在临床上用于帮助分类各种遗传性和代谢性脂蛋白失调,以及评价动脉粥样硬化和冠心病的危险因素。

12.2·血清甘油三酯升高主要有原发性高甘油三酯血症,如家族性高甘油三酯血症与家族性混合型高脂(蛋白)血症等。继发性高甘油三酯血症,主要继发于糖尿病、糖原累积病、甲状腺功能减退、皮质醇增多症、肾病综合征、尿毒症、急慢性胰腺炎、急性病毒性肝炎初期、脂肪肝、慢性肝炎、酒精性肝炎。

12.3・血清甘油三酯降低主要有重症肝病如肝功能严重障碍,内分泌疾病如甲状腺功能亢进、肾上腺皮质功能减退,无 α 或 β 脂蛋白血症、脑梗死、营养不良、恶病质、癌症晚期、心功能不全等。

13. 注意事项

干扰和交叉反应如下。

13.1・抗坏血酸:浓度达 1 136 μmol/L(20 mg/dL)的抗坏血酸,干扰<5%。

13.2・黄疸:浓度达 684 μmol/L(40 mg/dL)的胆红素,干扰<3%。

13.3・溶血:浓度达 5 g/L 的血红蛋白,干扰<3%。

参考文献

[1] 尚红,王毓三,申子瑜.全国临床检验操作规程[M].4 版.北京:人民卫生出版社,2014.

[2] 万学红,卢雪峰.诊断学[M].9 版.北京:人民卫生出版社,2018.

[3] 中国合格评定国家认可委员会.医学实验室质量和能力认可准则:CNAS - CL02:2023[S/OL].(2023 - 06 - 01)[2023 - 09 - 26].https://www.cnas.org.cn/rkgf/sysrk/jbzz/2023/06/911424.shtml.

[4] 中国合格评定国家认可委员会.医学实验室质量和能力认可准则的应用要求:CNAS - CL02 - A001:2023[S/OL].(2023 - 08 - 01)[2023 - 09 - 26].https://www.cnas.org.cn/rkgf/sysrk/rkyyzz/2023/08/912141.shtml.

(袁恩武　代延朋)

总胆固醇检测标准操作规程

××医院检验科生化组管理程序文件	文件编号：××-JYK-××-××-×××
版本/修改：第　　版/第　　次修改	生效日期：　　　　　　共　　页　第　　页
编写人：	审核人：　　　　　　批准人：

1. 目的

规范胆固醇测定的操作程序，确保胆固醇测定的结果准确，在 Beckman CoμLter AU 分析仪上定量测定人血清中的胆固醇（CHOL）。

2. 方法和原理

2.1·方法：酶法。

2.2·原理：CHOL 试剂使用酶法测定人血清和血浆中的胆固醇。在此程序中，样品中的胆固醇酯被胆固醇酯酶（CHE）水解。生成的游离胆固醇被胆固醇氧化酶（CHO）氧化产生胆甾烯-3-酮，同时产生过氧化氢（H_2O_2），在有过氧化物酶（POD）的情况下，过氧化氢氧化 4-氨基安替比林和苯酚，产生发色团。可在 540/600 nm 处，使用分光光度计测定形成的红色醌亚胺染料（吸光的增加），产生的红色化合物在 540/600 nm 吸光度变化与胆固醇的含量成正比。

$$胆固醇酯 + H_2O \xrightarrow{\text{胆固醇脂酶}} 胆固醇 + 脂肪酸$$

$$胆固醇 + O_2 \xrightarrow{\text{胆固醇氧化酶}} 胆烯酮 + H_2O_2$$

$$H_2O_2 + 4-AAP + 苯酚 \xrightarrow{\text{过氧化物酶}} 醌亚胺 + H_2O$$

3. 标本类型与患者准备

3.1·原始样本类型：血清。采血量：静脉血 2 mL。容器：真空采血管中的红盖管（添加剂为促凝剂）。保存和运送：2~8℃可稳定 7 日。处理：2 500~3 000 r/min 离心 6~10 min，分离血清待上机。

3.2·建议空腹 8~12 h 静脉采血，尤以早晨空腹为佳。

4. 试剂和仪器

4.1·仪器：××全自动生化分析仪。

4.2·试剂：××全自动生化分析仪专用总胆固醇试剂（货号××）。本试剂是即用型产品，可以直接放在仪器上。

4.2.1　储存和稳定性：未开封试剂 2~8℃，其稳定性可达瓶子标签上所注明的有效期。开封后，在不超过效期的情况下，在仪器上可保持稳定 90 日。

4.2.2　试剂的准备：试剂配套包装，打开包装后直接使用。试剂信息在装载时通过芯片自动读取。试剂应避免形成气泡。

4.3·分析参数

样本体积	1.6 μL	吐水量	0 μL	R1 体积	24 μL
吐水量	96 μL	R2 体积	0 μL	吐水量	0 μL
波长	540/600 nm	方法	END	反应方向	+
读点 1	0/27				

5. 操作程序

仪器操作具体参阅《××全自动生化分析仪标准操作规程》。

6. 校准程序

6.1·校准品计量学溯源：溯源至国家标准与技术协会（NIST）参考物质（SRM）××。

6.2·校准品：胆固醇专用校准品××。

6.3·校准程序：参见《××全自动生化分析仪标准操作规程》。

7. 质量控制程序

室内质控采用 Beckman Synchron Control 质控品，将质控品在室温下放置 15 min 左右，颠倒混匀后进行检测分析，核查数据并确定质控结果。如室内质控失控应查找原因予以纠正，并形成记录。具体操作参见《××全自动生化分析仪标准操作规程》。

8. 结果计算程序原理

在 540/600 nm 吸光度变化与胆固醇的含量成正比。

9. 性能参数

9.1·精密度：批内精密度 3%，总精密度＜3%。

9.2·准确度：用待测试剂测试 2 个水平的质控，所得结果相对偏差≤10%。

9.3·灵敏度：灵敏度为最低可检测水平代表非零 CHOL 的最低可测量水平。本实验室通过重复测定不含被分析物的样本 20 次，将其绝对平均值加上 3 倍标准差，得出 CHOL 灵敏度可达到 0.07 mmol/L。

9.4·测量区间：0.5～18.0 mmol/L。

10. 生物参考区间

成人血清 0～6.2 mmol/L。

11. 临床可报告范围

0.5～18.0 mmol/L。

12. 临床意义

12.1·胆固醇在全身均可合成，它是细胞膜和脂蛋白的主要成分，还是甾体激素和胆汁酸合成的前体。就冠心病风险而言，总胆固醇浓度个体预测的价值较低。胆固醇主要以两类脂蛋白（LDL 和 HDL）的形式运输，这两者在脂类异常的发病中发挥对立的作用。因此，总胆固醇浓度仅提供一个基准值，表明是否应当对脂蛋白代谢进行进一步的实验室检查（HDL、LDL 和甘油三酯）。

12.2·血清总胆固醇增高见于精神紧张、高胆固醇、高热量、高能和高脂肪酸饮食后，饮酒、妊娠后期等。原发性高胆固醇血症，如家族性高胆固醇血症、家族性 ApoB 缺乏症、多源性高胆固醇血症、混合性高脂蛋白血症。继发性高胆固醇血症，如动脉粥样硬化、肾病综合征、甲状腺功能减退、糖尿病、肢端肥大症、肥胖病等。肝胆疾病，如脂肪肝、肝胆肿瘤、胆道梗阻、胆道结石、胰头癌等。

12.3·血清总胆固醇降低见于原发性低总胆固醇血症,如家族性 α 脂蛋白缺乏症、低 β 脂蛋白及无 β 脂蛋白血症、低胆固醇血症。继发性低总胆固醇血症,如甲状腺功能亢进、Addison 病、严重贫血、严重肝功能衰竭、急性感染、慢性消耗性疾病、心力衰竭、营养不良等。

12.4·胆固醇增高发生冠心病和动脉粥样硬化的危险性也增加,如同时合并高血压的患者,其脑出血的危险性也大大增加。胆固醇降低,显示蛋白质热量营养不良,其发生感染或肿瘤的概率会增加。

13. 注意事项

干扰和交叉反应如下。

13.1·抗坏血酸:浓度达 454.4 μmol/L(8 mg/dL)的抗坏血酸,干扰<10%。

13.2·黄疸:浓度达 137 μmol/L(8 mg/dL)的胆红素,干扰<10%。

13.3·溶血:浓度达 5 g/L 的血红蛋白,干扰<10%。

13.4·脂血症:浓度达 88 545 μmol/L(1 000 mg/dL)的乳糜,干扰<3%。

参考文献

[1] 尚红,王毓三,申子瑜.全国临床检验操作规程[M].4 版.北京:人民卫生出版社,2014.
[2] 万学红,卢雪峰.诊断学[M].9 版.北京:人民卫生出版社,2018.
[3] 中国合格评定国家认可委员会.医学实验室质量和能力认可准则:CNAS-CL02:2023[S/OL].(2023-06-01)[2023-09-26].https://www.cnas.org.cn/rkgf/sysrk/jbzz/2023/06/911424.shtml.
[4] 中国合格评定国家认可委员会.医学实验室质量和能力认可准则的应用要求:CNAS-CL02-A001:2023[S/OL].(2023-08-01)[2023-09-26].https://www.cnas.org.cn/rkgf/sysrk/rkyyzz/2023/08/912141.shtml.

(袁恩武　代延朋)

高密度脂蛋白胆固醇检测标准操作规程

××医院检验科生化组管理程序文件	文件编号：××-JYK-××-××-×××	
版本/修改：第　　版/第　　次修改	生效日期：	共　页 第　页
编写人：	审核人：	批准人：

1. 目的

规范高密度脂蛋白胆固醇测定的操作程序,确保高密度脂蛋白胆固醇测定的结果准确,在××分析仪上定量测定人血清中的高密度脂蛋白胆固醇(HDL-C)。

2. 方法和原理

2.1·方法：酶法。

2.2·原理：R1 中的抗人 β 脂蛋白抗体与除高密度脂蛋白之外的脂蛋白(低密度脂蛋白、极低密度脂蛋白和乳糜微粒)结合。当添加 R2 时,所形成的抗原抗体复合物会阻断酶反应。使用酶色原体系统,对高密度脂蛋白胆固醇进行定量测定。

$$LDL、VLDL 和乳糜微粒 \xrightarrow{\text{抗人 β 脂蛋白抗体}} 抗原抗体结合物$$

$$高密度脂蛋白胆固醇 + H_2O + O_2 \xrightarrow{\text{CHE 和 CHO}} 胆甾-4-烯-3-酮 + 脂肪 + H_2O_2$$

$$H_2O_2 + 4-AAP + F-DAOS \xrightarrow{\text{POD}} 蓝色染料 + H_2O$$

3. 标本类型与患者准备

3.1·原始样本类型：血清。采血量：静脉血 2 mL。容器：真空采血管中的红盖管。添加剂为促凝剂。保存和运送：在 2~8℃下可以稳定 7 日,15~25℃下稳定 2 日。处理：2 500~3 000 r/min 离心 6~10 min,分离血清待上机。

3.2·建议空腹 8~12 h 静脉采血,尤以早晨空腹为佳。

4. 试剂和仪器

4.1·仪器：××全自动生化分析仪。

4.2·试剂：××全自动生化分析仪专用高密度脂蛋白胆固醇试剂(货号××)。本试剂是即用型产品,可以直接放在仪器上。

4.2.1　储存和稳定性：未开封试剂 2~8℃,其稳定性可达瓶子标签上所注明的有效期。开封后,在不超过效期的情况下,在仪器上可保持稳定 30 日。

4.2.2　试剂的准备：试剂配套包装,打开包装后直接使用。试剂信息在装载时通过芯片自动读取。试剂应避免形成气泡。

4.3·分析参数

样本体积	1.6 μL	吐水量	0 μL	R1 体积	144 μL
吐水量	0 μL	R2 体积	48 μL	吐水量	0 μL
波长	600/700 nm	方法	END	反应方向	+
读点 1	0/27	读点 2	0/10		

5. 操作程序

仪器操作具体参阅《××全自动生化分析仪标准操作规程》。

6. 校准程序

6.1·校准品计量学溯源：溯源至国家标准与技术协会（NIST）参考物质（SRM）××。

6.2·校准品：高密度脂蛋白胆固醇专用校准品××。

6.3·校准程序：参见《××全自动生化分析仪标准操作规程》。

7. 质量控制程序

室内质控采用 Beckman Synchron Control 质控品，将质控品在室温下放置 15 min 左右，颠倒混匀后进行检测分析，核查数据并确定质控结果。如室内质控失控应查找原因予以纠正，并形成记录。具体操作参见《××全自动生化分析仪标准操作规程》。

8. 结果计算程序原理

在 600/700 nm 下，吸光度变化率与高密度脂蛋白胆固醇成正比。

9. 性能参数

9.1·精密度：批内精密度 3％，总精密度＜3％。

9.2·准确度：用待测试剂测试 2 个水平的质控，所得结果相对偏差≤10％。

9.3·灵敏度：灵敏度为最低可检测水平代表非零 HDL－C 的最低可测量水平。本实验室通过重复测定不含被分析物的样本 20 次，将其绝对平均值加上 3 倍标准差，得出 HDL－C 灵敏度可达到 0.002 mmol/L。

9.4·测量区间：0.05～4.65 mmol/L。

10. 生物参考区间

男性 1.16～1.42 mmol/L，女性 1.29～1.55 mmol/L。

11. 临床可报告范围

0.05～4.65 mmol/L。

12. 临床意义

12.1·总血清胆固醇中约有 25％是在高密度脂蛋白组分中运输的。许多临床和流行病学研究已证实，高密度脂蛋白胆固醇和冠心病的发生存在密切的逆相关性。有人已提出，胆固醇从外周组织摄取并运输到肝脏是抗动脉粥样硬化斑块发展的保护性因素。因此，高密度脂蛋白胆固醇的检测对个体胆固醇的测定结果的解释而言，是非常必要的。低高密度脂蛋白胆固醇是一个危险因素（独立于总胆固醇浓度），对冠心病危险的预测非常有效。高密度脂蛋白胆固醇的测定有助于早期发现动脉粥样硬化的危险，还可在使用降脂药物进行治疗时对个体进行监测。

12.2·血清高密度脂蛋白胆固醇增高：见于胆固醇脂转移蛋白缺乏症、慢性阻塞性疾病及原发性胆汁性肝硬化等。血清高密度脂蛋白胆固醇降低：见于心脑血管疾病，如心肌梗死、冠心病、动脉粥样硬化、脑梗死、脑血栓等；肝脏疾病，如肝炎、肝硬化、肝癌、梗阻性黄疸、急性胰腺炎等；异常脂蛋白血症，如高脂蛋白血症、家族性 α 脂蛋白血症、ApoA 缺乏症；其他疾病，如慢性肾功能不全、肾病综合征、慢性贫血、严重营养不良、甲状腺功能亢进等。

13. 注意事项

13.1·抗坏血酸：浓度达 1 136 μmol/L，干扰＜3％。

13.2·**胆红素**：浓度达 684 μmol/L(40 mg/dL)，干扰<3%。

13.3·**溶血**：浓度达 5 g/L 的血红蛋白，干扰<3%。

13.4·**脂血症**：浓度达 79 690.5 μmol/L(900 mg/dL)的甘油三酯，干扰<10%。

参考文献

[1] 尚红,王毓三,申子瑜.全国临床检验操作规程[M].4 版.北京：人民卫生出版社,2014.

[2] 万学红,卢雪峰.诊断学[M].9 版.北京：人民卫生出版社,2018.

[3] 中国合格评定国家认可委员会.医学实验室质量和能力认可准则：CNAS - CL02：2023[S/OL].(2023 - 06 - 01)[2023 - 09 - 26].https://www.cnas.org.cn/rkgf/sysrk/jbzz/2023/06/911424.shtml.

[4] 中国合格评定国家认可委员会.医学实验室质量和能力认可准则的应用要求：CNAS - CL02 - A001：2023[S/OL].(2023 - 08 - 01)[2023 - 09 - 26].https://www.cnas.org.cn/rkgf/sysrk/rkyyzz/2023/08/912141.shtml.

（袁恩武　代延朋）

低密度脂蛋白胆固醇检测标准操作规程

××医院检验科生化组管理程序文件	文件编号：××-JYK-××-××-×××
版本/修改：第　　版/第　　次修改	生效日期：　　　　　　　共　页　第　　页
编写人：	审核人：　　　　　　　批准人：

1. 目的

规范低密度脂蛋白胆固醇测定的操作程序，确保低密度脂蛋白胆固醇测定的结果准确，在 Beckman CoμLter AU 分析仪上定量测定人血清中的低密度脂蛋白胆固醇（LDL－C）。

2. 方法和原理

2.1·方法：酶法。

2.2·原理：R1 中的保护剂阻止 LDL 发生酶反应，所有非 LDL 脂蛋白（HDL、VLDL、CM）被胆固醇酯酶（CHE）和胆固醇氧化酶（CHO）降解，产生的过氧化氢被 R1 中的过氧化物酶分解。加入 R2，保护剂释放 LDL，过氧化物酶被叠氮化钠抑制，LDL 可由 CHO/PAP 系统进行定量测定。

$$低密度胆固醇 + H_2O_2 + O_2 \xrightarrow[保护剂]{CHE, CHO} 胆甾-4-烯-3-酮 + 脂肪酸 + H_2O_2$$

$$2H_2O_2 + 4-AAP + HDAOS \xrightarrow{POD} 蓝色染料^+ + OH^- + 3H_2O$$

3. 标本类型与患者准备

3.1·原始样本类型：血清。容器：空采血管中的红盖管（添加剂为促凝剂）。保存和运送：在 2～8℃下可以稳定 7 日，15～25℃下稳定 1 日。采血量：静脉血 2 mL。处理：2 500～3 000 r/min 离心 6～10 min，分离血清待上机。

3.2·建议空腹 8～12 h 静脉采血，尤以早晨空腹为佳。

4. 试剂和仪器

4.1·仪器：××全自动生化分析仪。

4.2·试剂：××全自动生化分析仪专用低密度脂蛋白胆固醇试剂（货号××）。本试剂是即用型产品，可以直接放在仪器上。

4.2.1　储存和稳定性：未开封试剂 2～8℃，其稳定性可达瓶子标签上所注明的有效期。开封后，在不超过效期的情况下，在仪器上可保持稳定 30 日。

4.2.2　试剂的准备：试剂配套包装，打开包装后直接使用。试剂信息在装载时通过芯片自动读取。试剂应避免形成气泡。

4.3·分析参数

样本体积	1.6 μL	吐水量	0 μL	R1 体积	144 μL
吐水量	0 μL	R2 体积	48 μL	吐水量	0 μL
波长	600/700 nm	方法	END	反应方向	+
读点 1	0/27	读点 2	0/10		

5. 操作程序

仪器操作具体参阅《××全自动生化分析仪标准操作规程》。

6. 校准程序

6.1·校准品计量学溯源：溯源至国家标准与技术协会（NIST）参考物质（SRM）××。

6.2·校准品：低密度脂蛋白胆固醇专用校准品××。

6.3·校准程序：参见《××全自动生化分析仪标准操作规程》。

7. 质量控制程序

室内质控采用 Beckman Synchron Control 质控品，将质控品在室温下放置 15 min 左右，颠倒混匀后进行检测分析，核查数据并确定质控结果。如室内质控失控应查找原因予以纠正，并形成记录。具体操作参见《××全自动生化分析仪标准操作规程》。

8. 结果计算程序原理

在 600/700 nm 下，吸光度变化与样本中 LDL – C 的量成正比。

9. 性能参数

9.1·精密度：批内精密度 3%，总精密度<3%。

9.2·准确度：用待测试剂测试 2 个水平的质控，所得结果相对偏差≤10%。

9.3·灵敏度：灵敏度为最低可检测水平代表非零 LDL – C 的最低可测量水平。本实验室通过重复测定不含被分析物的样本 20 次，将其绝对平均值加上 3 倍标准差，得出 LDL – C 灵敏度可达到 0.012 mmol/L。

9.4·测量区间：0.26～10.3 mmol/L。

10. 生物参考区间

1.9～3.8 mmol/L。

11. 临床可报告范围

0.26～10.3 mmol/L。

12. 临床意义

12.1·低密度脂蛋白胆固醇（LDL – C）占低密度脂蛋白分子的大部分，它是通过脂蛋白脂肪酶对极低密度脂蛋白的作用而形成的。低密度脂蛋白胆固醇是诱发冠心病的原因，许多临床和流行病学研究已经证明了它的致动脉粥样硬化性质。在所有脂类和脂蛋白变量中，低密度脂蛋白胆固醇与冠心病死亡率有着极为紧密的相关性（GRIPS 研究），低密度脂蛋白胆固醇和甘油三酯水平联合升高是非常危险的。低密度脂蛋白胆固醇评价有助于动脉粥样硬化危险的早期识别，可用于判断患者对降脂药物治疗的反应。

12.2·高水平的低密度脂蛋白胆固醇与心血管疾病危险升高和家族性高脂血症有关。在吸收功能障碍和营养不良中，会出现低密度脂蛋白胆固醇水平降低。在 1988 年，国家胆固醇教育计划成人治疗专家小组（NCEP – ATP）提出了对高胆固醇血症患者的诊断与治疗建议。这些建议将低密度脂蛋白胆固醇定义为治疗的主要目标。这些指导方针在 2001 年的更新（NCEP – ATP Ⅲ）中进一步强调了如何更好地识别胆固醇危险和更有效地降低胆固醇。

12.3·低密度脂蛋白胆固醇升高主要是胆固醇的增多，表现为Ⅱa 和Ⅱb 型高脂蛋白血症，可见于低甲状腺素血症、肾病综合征、糖尿病、肝脏疾病、阻塞性黄疸、高 ApoB 血症、冠心病、动脉粥样硬化、心肌梗死等，以及血卟啉病、神经性畏食等。低密度脂蛋白胆固醇降低见于低脂蛋白血症,如遗传性无 β 脂蛋白血症等,以及高甲状腺素血症、严重肝脏疾病、急性心肌梗死、骨髓瘤、创伤、营养不良、慢性贫血。

13. 注意事项

13.1·黄疸:浓度达 684 μmol/L(40 mg/dL)的胆红素,干扰<5%。

13.2·溶血:浓度达 5 g/L 的血红蛋白,干扰<5%。

13.3·抗坏血酸:浓度达 1 136 μmol/L(20 mg/dL)的抗坏血酸,干扰<3%。

13.4·甘油三酯:浓度达 11.3 mmol/L 的甘油三酯,干扰<10%。

13.5·在非常罕见的病例(丙种球蛋白病,特别是 Waldenström 巨球蛋白血症)中,可能产生不可靠的结果。

参考文献

[1] 尚红,王毓三,申子瑜.全国临床检验操作规程[M].4 版.北京:人民卫生出版社,2014.

[2] 万学红,卢雪峰.诊断学[M].9 版.北京:人民卫生出版社,2018.

[3] 中国合格评定国家认可委员会.医学实验室质量和能力认可准则:CNAS - CL02:2023[S/OL].(2023 - 06 - 01)[2023 - 09 - 26].https://www.cnas.org.cn/rkgf/sysrk/jbzz/2023/06/911424.shtml.

[4] 中国合格评定国家认可委员会.医学实验室质量和能力认可准则的应用要求:CNAS - CL02 - A001:2023[S/OL].(2023 - 08 - 01)[2023 - 09 - 26].https://www.cnas.org.cn/rkgf/sysrk/rkyyzz/2023/08/912141.shtml.

(袁恩武　代延朋)

总胆汁酸检测标准操作规程

××医院检验科生化组管理程序文件	文件编号：××-JYK-××-××-×××	
版本/修改：第　　版/第　　次修改	生效日期：	共　　页 第　　页
编写人：	审核人：	批准人：

1. 目的

规范总胆汁酸测定的操作程序,确保总胆汁酸测定的结果准确,在××分析仪上定量测定人血清中的总胆汁酸(TBA)。

2. 方法和原理

2.1·方法：酶循环法。

2.2·原理：TBA试剂采用酶循环法测定总胆汁酸浓度,在存在硫代辅酶的情况下,3α-类固醇脱氢酶(3α-HSD)将胆汁酸转化为氧化胆汁酸和硫代氧化型辅酶。此反应是可逆的,3α-HSD可将氧化胆汁酸和硫代氧化型辅酶转化为胆汁酸和硫化辅酶。若存在过量的NADH,则酶循环的效率更高,形成硫代氧化型辅酶的速率取决于410 nm测得的吸收变化。通过测定一定反应时间内产生的硫代-NADH量即410 nm处的吸光度变化,可以计算出样品中的胆汁酸含量。

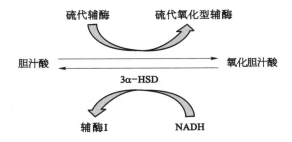

3. 标本类型与患者准备

3.1·原始样本类型：血清。容器：真空采血管中的红盖管(添加剂为促凝剂)。保存和运送：室温保存,及时送检。2～8℃可稳定2日,-20℃可稳定6个月。采血量：静脉血2 mL。处理：2 500～3 000 r/min离心6～10 min,分离血清待上机。

3.2·建议空腹8～12 h静脉采血,尤以早晨空腹为佳。

4. 试剂和仪器

4.1·仪器：××全自动生化分析仪。

4.2·试剂：××全自动生化分析仪专用总胆汁酸试剂(货号××)。本试剂是即用型产品,可以直接放在仪器上。

4.2.1 储存和稳定性：未开封试剂2～8℃,其稳定性可达瓶子标签上所注明的有效期。开封后,在不超过效期的情况下,在仪器上可保持稳定30日。

4.2.2 试剂的准备：试剂配套包装,打开包装后直接使用。试剂信息在装载时通过芯片自动读取。试剂应避免形成气泡。

4.3・分析参数

样本体积	1.4 μL	吐水量	0 μL	R1 体积	90 μL
吐水量	0 μL	R2 体积	30 μL	吐水量	0 μL
波长	410/660 nm	方法	RATE	反应方向	+
读点 1	14/21				

5. 操作程序

仪器操作具体参阅《××全自动生化分析仪标准操作规程》。

6. 校准程序

6.1・校准品计量学溯源：溯源至国家标准与技术协会(NIST)参考物质(SRM)××。

6.2・校准品：总胆汁酸专用校准品××。

6.3・校准程序：参见《××全自动生化分析仪标准操作规程》。

7. 质量控制程序

室内质控采用试剂配套质控品,将质控品在室温下放置 15 min 左右,颠倒混匀后进行检测分析,核查数据并确定质控结果。如室内质控失控,应查找原因予以纠正,并形成记录。具体操作参见《××全自动生化分析仪标准操作规程》。

8. 结果计算程序原理

在 410 nm 处的吸光度变化与胆汁酸含量成正比。

9. 性能参数

9.1・精密度：批内精密度 5%,总精密度<5%。

9.2・准确度：用待测试剂测试 2 个水平的质控,所得结果相对偏差≤10%。

9.3・灵敏度：灵敏度为最低可检测水平代表非零 TBA 的最低可测量水平。本实验室通过重复测定不含被分析物的样本 60 次,将其绝对平均值加上 3 倍标准差,得出 TBA 灵敏度可达到 0.19 μmol/L。

9.4・测量区间：1～180 μmol/L。

10. 生物参考区间

成人,0～10 μmol/L。

11. 临床可报告范围

1～540 μmol/L。

12. 临床意义

12.1・TBA 浓度是反映肝脏各种合成、分泌、再吸收功能的一个敏感指标。TBA 浓度的检测将有助于及时发现肝脏功能的改变。这对于临床早期诊断是很重要的,因为早期发现可以在形成广泛的不可逆的损伤之前存在治疗的可能。TBA 浓度的检测可以提供不同于常规肝酶检测(如 ALT、AST)的有价值的信息。

12.2・血清总胆汁酸升高见于肝细胞损害,如急慢性肝炎、肝硬化、肝癌、脂肪肝及中毒性肝病等肝脏疾病;特别在慢性肝病、肝硬化时,早于血清胆红素升高,其诊断价值更大;胆汁淤积,如肝内、外的胆管梗阻;门脉分流、药物中毒性肝炎早期、肠道重吸收胆汁酸障碍和甲状腺功能亢进、慢性肾功能不全、新生儿窒息、高脂蛋白血症。血清总胆汁酸降低见于严重肝功能衰竭时肝细胞大量坏死。

13. 注意事项

13.1・若超出测量区间，将标本稀释到测量区间内再次测定，结果自动乘以稀释倍数或人工换算。

13.2・干扰和交叉反应

13.2.1　黄疸：浓度达 513 μmol/L 的胆红素，干扰<10%。

13.2.2　溶血：浓度达 5 g/L 的血红蛋白，干扰<10%。

13.2.3　脂血症：浓度达 44 272.5 μmol/L 的甘油三酯，干扰<10%。

参考文献

[1] 尚红,王毓三,申子瑜.全国临床检验操作规程[M].4 版.北京：人民卫生出版社,2014.

[2] 万学红,卢雪峰.诊断学[M].9 版.北京：人民卫生出版社,2018.

[3] 中国合格评定国家认可委员会.医学实验室质量和能力认可准则：CNAS－CL02：2023[S/OL].(2023－06－01)[2023－09－26].https://www.cnas.org.cn/rkgf/sysrk/jbzz/2023/06/911424.shtml.

[4] 中国合格评定国家认可委员会.医学实验室质量和能力认可准则的应用要求：CNAS－CL02－A001：2023[S/OL].(2023－08－01)[2023－09－26].https://www.cnas.org.cn/rkgf/sysrk/rkyyzz/2023/08/912141.shtml.

（袁恩武　代延朋）

水溶性维生素检测标准操作规程

××医院检验科生化组管理程序文件	文件编号：××-JYK-××-××-×××
版本/修改：第　　版/第　　次修改	生效日期：　　　　共　页　第　　页
编写人：	审核人：　　　　批准人：

1. 目的

规范水溶性维生素的检测试验,确保检测结果的准确性和重复性。

2. 方法和原理

2.1·方法：高效液相色谱-串联质谱法（HPLC-MS/MS）。

2.2·原理：用含有稳定同位素内标的提取液对样品（包括校准品、质控品、血清样品）进行除蛋白处理,然后采用超高效液相色谱-串联质谱法对提取后的样品进行上机检测。样品首先进入液相系统,经色谱柱分离、纯化和浓缩,被导入质谱系统。在质谱系统的离子源内电离后进入三重四极杆质量分析器,根据离子的质荷比（m/z）进行分离,以多反应监测模式（MRM）采集数据,Q1用于筛选特定的母离子,Q1选择后,母离子被导入碰撞池Q2内发生裂解,母离子碎片化之后,只有特定的子离子才能通过Q3,进入检测器,记录检测样品中各分析物及内标的色谱图和峰面积。通过计算样品中各维生素与相应内标峰面积的比值,以校准品的靶值浓度为横坐标,以校准品与相应内标峰面积比值为纵坐标,绘制标准曲线并拟合线性方程,将样品（质控品、血清样品）中各维生素与相应内标峰面积比代入标准曲线方程,计算出样品中各维生素浓度。

3. 样本类型与患者准备

3.1·样本要求：血清。采血量：静脉血2 mL。容器：真空采血管中的黄帽管（添加剂为促凝剂）。运送和保存：2～8℃条件下不超过5日,冷冻（-20℃或以下）条件下不超过1个月。处理：4℃ 3 000 r/min离心15 min,取上层血清200 μL～1.5 mL离心管中,并加入2 μL保护剂,充分混匀、备用。以上操作确保在4 h内完成。

3.2·患者准备：一般要求,采血前受检者保持平静、松弛,避免剧烈活动。详见《标本采集手册》。

4. 试剂和仪器

4.1·试剂：高效液相色谱-串联质谱仪配套水溶性维生素检测试剂。规格：96测试/盒。

4.1.1　试剂盒组成

试剂盒组分	规　格	试剂盒组分	规　格
提取液	10 mL×1瓶	水溶性维生素质控Ⅰ	4支
流动相A	480 mL×1瓶	水溶性维生素质控Ⅱ	4支
流动相B	480 mL×1瓶	水溶性维生素内标	2支
保护剂	2 mL×1瓶	校准品稀释液	2支
水溶性维生素校准品	2支	96孔进样板	1块

4.1.2 储存和稳定性

4.1.2.1 校准品、质控、内标及校准品稀释液在−20℃或以下避光密封的存储条件下,其他组成在0～30℃避光密封的存储条件下,试剂盒自生产之日起有效期为12个月。

4.1.2.2 开封后试剂(提取液、流动相A、流动相B、保护剂)密封后(盖好盖或封好密封条)在0～30℃条件保存稳定1个月。

4.1.2.3 校准品、质控品、校准品稀释液现配现用,用完剩余的废弃;内标品复溶后放置在−20℃或以下条件,有效期3日。

4.2·仪器:××高效液相色谱-质谱联用仪。

5. 操作程序

5.1·制备内标浓缩液和工作溶液

5.1.1 开盖前将水溶性维生素内标干粉12 000 r/min离心1 min,加入25 μL纯水,超声2 min,涡旋1 min,瞬时离心30 s,制备后的内标浓缩液放置于−20℃或以下条件,有效期3日。

5.1.2 依据待测样品数计算内标工作溶液的量,按1∶200比例用提取液稀释内标浓缩液,将液体彻底混匀,内标工作液需现用现配。

5.2·制备校准品工作液

5.2.1 制备高浓度校准品溶液:取200 μL纯水加入至水溶性维生素校准品的干粉小瓶中,加入2 μL保护剂,溶解混匀。

5.2.2 制备校准品稀释液:取800 μL纯水加入至校准品稀释液的干粉小瓶中,加入8 μL保护剂,溶解混匀。

5.2.3 梯度稀释校准品:取高浓度校准品溶液100 μL,用校准品稀释液依次等比稀释成7个浓度。

5.3·制备质控品溶液:各取200 μL纯水加入至质控Ⅰ、质控Ⅱ干粉小瓶中,加入2 μL保护剂,溶解混匀。

5.4·样品制备

5.4.1 取60 μL血清至1.5 mL离心管中,加入60 μL内标工作液,振荡混匀5 min。12 000 r/min离心10 min。转移上清70 μL至96孔进样板中,覆上铝箔封膜,供色谱进样分析。

5.4.2 校准品、质控品制备与血清一致。

5.5·上机检测分析

5.5.1 液相条件:流速500 μL/min,柱温40℃,梯度洗脱见表1。

表1 洗脱程序

时间 (min)	流动相A 比例(%)	流动相B 比例(%)	时间 (min)	流动相A 比例(%)	流动相B 比例(%)
0	99	1	3.5	2	98
1	99	1	4.5	99	1
2	2	98	5	停止	停止

5.5.2 质谱条件:电喷雾离子源(ESI),负离子MRM扫描分析,Q1/Q3离子通道如表2所示,离子源参数根据不同型号仪器需调整。

表 2　质谱条件

化合物	Q1(amu)	Q3(amu)	化合物	Q1(amu)	Q3(amu)
维生素 B_1	265.2	122.2	维生素 B_7	245.1	227.1
维生素 B_2	377	243.2	维生素 B_9	460	313
维生素 B_3	123	80.1	维生素 B_{12}	678.4	147.3
维生素 B_5	220.1	90.1	维生素 C	177	141.1
维生素 B_6	184	148			

5.5.3　样本检测：取处理好的校准品、质控品和待测样本溶液注入高效液相色谱-串联质谱仪进行检测，并记录色谱图与待测样本各个游离胆汁酸的峰面积和它们内标的峰面积。仪器操作参阅《××高效液相色谱-质谱联用仪标准操作规程》。

6. 校准程序

6.1·校准品计量学溯源：溯源至××参考物质。

6.2·校准品：试剂盒配套校准品。

6.3·校准程序：参见《××高效液相色谱-质谱联用仪标准操作规程》。

7. 质量控制程序

室内质控采用试剂配套质控品，将质控品在室温下放置 15 min 左右，颠倒混匀后与样本一起进行处理，随后上机检测分析，核查数据并确定质控结果。如室内质控失控应查找原因予以纠正，并形成记录。具体操作参见《××高效液相色谱-质谱联用仪标准操作规程》。

8. 结果计算程序原理

8.1·标准曲线的绘制方法：以校准品的标示浓度为横坐标（x），以校准品的实际检测峰面积与各自内标峰面积的比值为纵坐标（y），绘制标准曲线。

8.2·标准曲线方程的拟合：以 3 个校准品的峰面积比值（y）对标示浓度（x）进行线性回归。可获得回归方程：$y = a + bx$，其中 y 为纵坐标，x 为横坐标，a 为截距，b 为斜率，并计算相关系数（r），要求 r 应不低于 0.950 0。

8.3·质控品准确率的计算：将质控品检测的化合物实际峰面积与内标峰面积的比值代入上述标准曲线方程，计算质控品中化合物的浓度。质控品准确率的要求为：靶值 ± 3SD 范围内。

8.4·待测样本结果的计算：将待测样本的实际峰面积与内标峰面积的比值代入上述标准曲线方程，计算待测样本中待测化合物的浓度，结果传输到 LIS 检验系统。

9. 性能参数

9.1·试剂性能参数

分　析　物	检测限	定量下限	线性范围	回收率（%）	批内精密度（%）	批间精密度（%）
维生素 B_1(ng/mL)	0.2	0.3	0.3~200.0	85.0~115.0	≤13.0	≤15.0
维生素 B_2(ng/mL)	0.2	0.4	0.5~300.0	85.0~115.0	≤13.0	≤15.0
维生素 B_3(ng/mL)	1.0	1.5	2.0~800.0	85.0~115.0	≤13.0	≤15.0
维生素 B_5(ng/mL)	0.5	1.0	3.0~650.0	85.0~115.0	≤13.0	≤15.0

(续表)

分　析　物	检测限	定量 下限	线性 范围	回收率 （%）	批内精密度 （%）	批间精密度 （%）
维生素 B_6（ng/mL）	0.3	0.5	0.5～300.0	85.0～115.0	≤13.0	≤15.0
维生素 B_7（ng/mL）	0.08	0.1	0.1～100.0	85.0～115.0	≤13.0	≤15.0
维生素 B_9（ng/mL）	0.3	0.5	0.5～400.0	85.0～115.0	≤13.0	≤15.0
维生素 B_{12}（ng/mL）	0.08	0.1	0.1～100.0	85.0～115.0	≤13.0	≤15.0
维生素 C（μg/mL）	0.1	0.3	0.5～300.0	85.0～115.0	≤13.0	≤15.0

9.2・校准品性能指标

9.2.1　含量准确度：相对偏差（RE）应不大于 10%。

9.2.2　批内瓶间差：瓶间变异系数（CV）应不大于 13.0%。

9.3・质控性能指标

9.3.1　赋值准确度：质控Ⅰ、质控Ⅱ的测定值应在其规定的质控范围内。

9.3.2　批内瓶间差：瓶间变异系数（CV）应不大于 13.0%。

9.4・内标性能指标

9.4.1　重复性：瓶内变异系数（CV）应不大于 13.0%。

9.4.2　批内瓶间差：瓶间变异系数（CV）应不大于 13.0%。

10. 报告格式

报告格式：××.××ng/mL。

11. 生物参考区间

检验项目	参考区间	单　位	检验项目	参考区间	单　位
维生素 B_1	0.5～10.0	ng/mL	维生素 B_7	0.5～2.0	ng/mL
维生素 B_2	3.0～20.0	ng/mL	维生素 B_9	4.0～35.0	ng/mL
维生素 B_3	12.0～150.0	ng/mL	维生素 B_{12}	0.1～2.1	ng/mL
维生素 B_5	10.0～100.0	ng/mL	维生素 C	6.0～25.0	μg/mL
维生素 B_6	2.0～25.0	ng/mL			

12. 临床可报告范围

12.1・线性以内：直接报告。

12.2・低于线性下限值：＜检测下线，直接报告。

12.3・如果检测结果大于线性上限，用生理盐水稀释样本，检测结果乘以稀释倍数。

13. 临床意义

本试剂盒用于体外定量检测人血清中维生素 B_1、维生素 B_2、维生素 B_3、维生素 B_5、维生素 B_6、维生素 B_7、维生素 B_9、维生素 B_{12}、维生素 C 的含量。水溶性维生素是人体所必需的微量营养成分，是机体酶系统中辅酶的重要组成部分，对新陈代谢起调节作用。一般在体内不能合成或合成量很少，需通过饮食等手段获得。几种常见的水溶性维生素包括维生素 B_1、维生素 B_2、维生素 B_3、维生素 B_5、维生素 B_6、维生素 B_7、维生素 B_9、维生素 B_{12}、维生素 C。在我国，维生素缺乏是一种普遍存在现象。合理的维生素水平对维持人体健康十分重要。维生素水平的检测可以辅助临床指导有效合理的补充维生素,做到早发现、早干预,对营养性疾病的降低有重大意义。

14. 注意事项

14.1·干扰和交叉反应:血清中干扰物质在下列范围内不影响检测,胆红素$\leqslant 300\ \mu mol/L$,甘油三酯$\leqslant 10\ mmol/L$,血红蛋白$\leqslant 200\ g/L$。

14.2·患者标本当做传染源处理,高压灭菌后交至后勤保障部医疗垃圾暂存点。

14.3·检测环境温度需为$20\sim 30℃$,相对湿度需为$35\%\sim 80\%$。

14.4·校准品、质控品、校准品稀释液需现用现溶,内标浓缩液配制后放置于$-20℃$或以下条件,有效期3日,内标工作液需现用现配。

14.5·检测前确保色谱柱的安装、气路供应、压力指示等正常。

14.6·试剂中含有有机溶剂,可能存在一定的刺激性或毒性,勿直接接触皮肤、眼睛等,操作时做好安全防护。

14.7·新开封流动相使用前需超声处理$10\sim 15\ min$。

14.8·产品标签中干粉物质的规格表示复溶后的液体体积,96孔进样板的规格表示每个孔的最大装量。

参考文献

[1] 尚红,王毓三,申子瑜.全国临床检验操作规程[M].4版.北京:人民卫生出版社,2015.

[2] 万学红,卢雪峰.诊断学[M].9版.北京:人民卫生出版社,2018.

[3] 中国合格评定国家认可委员会.医学实验室质量和能力认可准则:CNAS-CL02:2023[S/OL].(2023-06-01)[2023-09-26].https://www.cnas.org.cn/rkgf/sysrk/jbzz/2023/06/911424.shtml.

[4] 中国合格评定国家认可委员会.医学实验室质量和能力认可准则的应用要求:CNAS-CL02-A001:2023[S/OL].(2023-08-01)[2023-09-26].https://www.cnas.org.cn/rkgf/sysrk/rkyyzz/2023/08/912141.shtml.

(宗 明)

脂溶性维生素检测标准操作规程

××医院检验科生化组管理程序文件	文件编号：××-JYK-××-××-×××
版本/修改：第 版/第 次修改	生效日期： 共 页 第 页
编写人：	审核人： 批准人：

1. 目的

规范脂溶性维生素的检测试验,确保检测结果的准确性和重复性。

2. 方法和原理

2.1·方法：高效液相色谱-串联质谱法（HPLC-MS/MS）。

2.2·原理：用含有稳定同位素内标的提取液对样品（包括校准品、质控品、血清样品）进行除蛋白处理,然后采用超高效液相色谱-串联质谱法对提取后的样品进行上机检测。样品首先进入液相系统,经色谱柱分离、纯化和浓缩,被导入质谱系统。在质谱系统的离子源内电离后进入三重四极杆质量分析器,根据离子的质荷比（m/z）进行分离,以多反应监测模式（MRM）采集数据,Q1用于筛选特定的母离子,Q1选择后,母离子被导入碰撞池 Q2 内发生裂解,母离子碎片化之后,只有特定的子离子才能通过 Q3 进入检测器,记录检测样品中各分析物及内标的色谱图和峰面积。通过计算样品中各维生素与相应内标峰面积的比值,以校准品的靶值浓度为横坐标,以校准品与相应内标峰面积比值为纵坐标,绘制标准曲线并拟合线性方程,将样品（质控品、血清样品）中各维生素与相应内标峰面积比代入标准曲线方程,计算出样品中各维生素浓度。

3. 样本类型与患者准备

3.1·样本要求：血清。采血量：静脉血 2 mL。容器：真空采血管中的黄帽管（添加剂为促凝剂）。运送和保存：2～8℃条件下不超过 5 日,冷冻（-20℃或以下）条件下不超过 1 个月。处理：4℃ 3 000 r/min 离心 15 min,取上层血清 800 μL～1.5 mL 离心管中,并加入 8 μL 保护剂,充分混匀、备用。以上操作确保在 4 h 内完成。

3.2·患者准备：一般要求,采血前受检者保持平静、松弛,避免剧烈活动。详见《标本采集手册》。

4. 试剂和仪器

4.1·试剂：高效液相色谱-串联质谱仪配套脂溶性维生素检测试剂。规格：96 测试/盒。

4.1.1 试剂盒组成

试剂盒组分	规　格	试剂盒组分	规　格
提取液 A	20 mL×1 瓶	脂溶性维生素质控Ⅰ	4 支
提取液 B	20 mL×1 瓶	脂溶性维生素质控Ⅱ	4 支
复溶液	18 mL×1 瓶	脂溶性维生素内标	2 支
流动相 A	480 mL×1 瓶	校准品稀释液	2 支
流动相 B	480 mL×1 瓶	96 孔提取板	1 块
保护剂	2 mL×1 瓶	96 孔收集板	1 块
脂溶性维生素校准品	2 支	96 孔进样板	1 块

4.1.2 储存和稳定性

4.1.2.1 校准品、质控、内标及校准品稀释液在－20℃或以下避光密封的存储条件下,其他组成在0～30℃避光密封的存储条件下,试剂盒自生产之日起有效期为12个月。

4.1.2.2 开封后试剂(提取液、流动相A、流动相B、保护剂)密封后(盖好盖或封好密封条)在0～30℃条件保存稳定1个月。

4.1.2.3 校准品、质控品、校准品稀释液现配现用,用完剩余的废弃;内标品复溶后放置在－20℃或以下条件,有效期3日。

4.2·仪器:××高效液相色谱-质谱联用仪。

5. 操作程序

5.1·制备内标浓缩液和工作溶液

5.1.1 取100 μL复溶液加入脂溶性维生素内标干粉小瓶中,超声2 min,涡旋振荡1 min,制备后的内标浓缩液放置于－20℃或以下条件,有效期3日。

5.1.2 依据待测样本数计算内标工作溶液的量,按1∶200比例用提取液A稀释内标浓缩液,将液体彻底混匀,内标工作液需现用现配。

5.2·制备校准品工作液

5.2.1 制备高浓度校准品溶液:取700 μL纯水加入至脂溶性维生素校准品的干粉小瓶中,加入7 μL保护剂,溶解混匀。

5.2.2 制备校准品稀释液:取2.0 mL纯水加入至校准品稀释液的干粉小瓶中,加入20 μL保护剂,溶解混匀。

5.2.3 梯度稀释校准品:取高浓度校准品溶液300 μL,用校准品稀释液依次等比稀释成7个浓度。

5.3·制备质控品溶液:各取700 μL纯水加入至质控Ⅰ、质控Ⅱ干粉小瓶中,加入7 μL保护剂,溶解混匀。

5.4·样品制备

5.4.1 取300 μL血清至96孔提取板中,加入200 μL内标工作液,吹打混匀。将上述液体400 μL转移至96孔过滤板中(配96孔收集板),用正压装置将液体压入过滤板孔内,静置5～10 min。加入750 μL提取液C,用正压装置将洗脱液收集于96孔收集板中。此步骤重复一次。将96孔收集板置于室温下,氮气吹干(2 mL/min流量,约5 min)。每孔加入100 μL复溶液,振荡混匀2 min。将全部液体转移至96孔进样板中,覆上铝箔封膜,检测备用。

5.4.2 校准品、质控品制备与样本一致。

5.5·上机检测分析

5.5.1 液相条件:流速500 μL/min,柱温40℃,梯度洗脱(表1)。

表1 洗脱程序

时间 (min)	流动相A 比例(%)	流动相B 比例(%)	时间 (min)	流动相A 比例(%)	流动相B 比例(%)
0	20	80	5	2	98
1	20	80	6	20	80
2	2	98	7	停止	停止

5.5.2 质谱条件：电喷雾离子源（ESI），负离子 MRM 扫描分析，Q1/Q3 离子通道如表 2 所示，离子源参数根据不同型号仪器需调整。

表 2　质谱条件

化合物	Q1(amu)	Q3(amu)	化合物	Q1(amu)	Q3(amu)
维生素 A	269.4	81.4	维生素 E	431.1	165.5
25 - OH 维生素 D_2	413.3	337.3	维生素 K	451.3	187.3
25 - OH 维生素 D_3	401.3	365.5			

5.5.3　样本检测：取处理好的校准品、质控品和待测样本溶液注入高效液相色谱-串联质谱仪进行检测，并记录色谱图与待测样本各个维生素的峰面积和它们内标的峰面积。仪器操作参阅《××高效液相色谱-质谱联用仪标准操作规程》。

6. 校准程序

6.1·校准品计量学溯源：溯源至××参考物质。

6.2·校准品：试剂盒配套校准品。

6.3·校准程序：参见《××高效液相色谱-质谱联用仪标准操作规程》。

7. 质量控制程序

室内质控采用试剂配套质控品，将质控品在室温下放置 15 min 左右，颠倒混匀后与样本一起进行处理，随后上机检测分析，核查数据并确定质控结果。如室内质控失控应查找原因予以纠正，并形成记录。具体操作参见《××高效液相色谱-质谱联用仪标准操作规程》。

8. 结果计算程序原理

8.1·标准曲线的绘制方法：以校准品的标示浓度为横坐标（x），以校准品的实际检测峰面积与各自内标峰面积的比值为纵坐标（y），绘制标准曲线。

8.2·标准曲线方程的拟合：以 3 个校准品的峰面积比值（y）对标示浓度（x）进行线性回归。可获得回归方程：$y = a + bx$，其中 y 为纵坐标，x 为横坐标，a 为截距，b 为斜率，并计算相关系数（r），要求 r 应不低于 0.950 0。

8.3·质控品准确率的计算：将质控品检测的化合物实际峰面积与内标峰面积的比值代入上述标准曲线方程，计算质控品中化合物的浓度。质控品准确率的要求为：靶值±3SD 范围内。

8.4·待测样本结果的计算：将待测样本的实际峰面积与内标峰面积的比值代入上述标准曲线方程，计算待测样本中待测化合物的浓度，结果传输到 LIS 检验系统。

9. 性能参数

9.1·试剂性能参数

分　析　物	检测限	定量下限	线性范围	回收率（%）	批内精密度（%）	批间精密度（%）
维生素 A(ng/mL)	5.0	10.0	20～4 000	85.0～115.0	≤13.0	≤15.0
维生素 E(μg/mL)	0.1	0.3	0.5～200.0	85.0～115.0	≤13.0	≤15.0
25 - OH 维生素 D_2(ng/mL)	0.8	1.0	1.0～200.0	85.0～115.0	≤13.0	≤15.0
25 - OH 维生素 D_3(ng/mL)	1.0	2.0	2.0～400.0	85.0～115.0	≤13.0	≤15.0
维生素 K(ng/mL)	0.05	0.07	0.1～100.0	85.0～115.0	≤13.0	≤15.0

9.2·校准品性能指标

9.2.1 含量准确度：相对偏差（RE）应不大于 10%。

9.2.2 批内瓶间差：瓶间变异系数（CV）应不大于 13.0%。

9.3·质控性能指标

9.3.1 赋值准确度：质控Ⅰ、质控Ⅱ的测定值应在其规定的质控范围内。

9.3.2 批内瓶间差：瓶间变异系数（CV）应不大于 13.0%。

9.4·内标性能指标

9.4.1 重复性：瓶内变异系数（CV）应不大于 13.0%。

9.4.2 批内瓶间差：瓶间变异系数（CV）应不大于 13.0%。

10. 报告格式

报告格式：××.×× ng/mL。

11. 生物参考区间

检验项目	参考区间	单 位	检验项目	参考区间	单 位
维生素 A	160～1 200	ng/mL	维生素 E	5～25	μg/mL
维生素 K	0.1～2.2	ng/mL	25 – OH 维生素 D （25 – OH 维生素 D_2、 25 – OH 维生素 D_3）	30～100	ng/mL

12. 临床可报告范围

12.1·线性以内：直接报告。

12.2·低于线性下限值：＜检测下线，直接报告。

12.3·如果检测结果大于线性上限，用生理盐水稀释样本，检测结果乘以稀释倍数。

13. 临床意义

脂溶性维生素是人体所必需的微量营养成分，是机体酶系统中辅酶的重要组成部分，对新陈代谢起调节作用。一般在体内不能合成或合成量很少，需通过饮食等手段获得。几种常见的脂溶性维生素包括维生素 A、维生素 E、25-羟基维生素 D_2、25-羟基维生素 D_3 和维生素 K。合理的维生素水平对维持人体健康十分重要。人体内维生素水平的检测可以辅助临床指导有效合理的补充维生素，做到早发现、早干预、早治疗，对营养性疾病的降低有重大意义。

14. 注意事项

14.1·干扰和交叉反应：血清中干扰物质在下列范围内不影响检测，胆红素≤300 μmol/L，甘油三酯≤10 mmol/L，血红蛋白≤200 g/L。

14.2·患者标本当作传染源处理，高压灭菌后交至后勤保障部医疗垃圾暂存点。

14.3·检测环境温度需为 20～30℃，相对湿度需为 35%～80%。

14.4·校准品、质控品、校准品稀释液需用现溶，内标浓缩液配制后放置于 – 20℃或以下条件，有效期 3 日，内标工作液需现用现配。

14.5·检测前确保色谱柱的安装、气路供应、压力指示等正常。

14.6·试剂中含有有机溶剂，可能存在一定的刺激性或毒性，勿直接接触皮肤、眼睛等，操作时做好安全防护。

14.7·新开封流动相使用前需超声处理 10～15 min。

14.8·产品标签中干粉物质的规格表示复溶后的液体体积,96 孔进样板的规格表示每个孔的最大装量。

参考文献

［1］尚红,王毓三,申子瑜.全国临床检验操作规程［M］.4 版.北京：人民卫生出版社,2015.

［2］万学红,卢雪峰.诊断学［M］.9 版.北京：人民卫生出版社,2018.

［3］中国合格评定国家认可委员会.医学实验室质量和能力认可准则：CNAS-CL02：2023［S/OL］.(2023-06-01)［2023-09-26］.https://www.cnas.org.cn/rkgf/sysrk/jbzz/2023/06/911424.shtml.

［4］中国合格评定国家认可委员会.医学实验室质量和能力认可准则的应用要求：CNAS-CL02-A001：2023［S/OL］.(2023-08-01)［2023-09-26］.https://www.cnas.org.cn/rkgf/sysrk/rkyyzz/2023/08/912141.shtml.

（宗　明）

叶酸检测标准操作规程

××医院检验科生化组管理程序文件	文件编号：××-JYK-××-××-×××
版本/修改：第　　版/第　　次修改	生效日期：　　　　　共　　页　第　　页
编写人：	审核人：　　　　　　批准人：

1. 目的

规范叶酸的检测试验,确保检测结果的准确性和重复性。

2. 方法和原理

2.1·方法：电化学发光法。

2.2·原理

第 1 步：孵育 30 μL 含有预处理试剂 1 和 2 的样本,结合叶酸从内源性叶酸结合蛋白中释放出。

第 2 步：孵育含有钌标记的叶酸结合蛋白的预处理样本,生成叶酸复合物,其复合物量依赖于样本中分析物浓度。

第 3 步：在添加链霉亲和素包被的微粒和生物素标记的叶酸后,钌复合体标记的叶酸结合蛋白的未结合位点将全部结合,生成钌标记的叶酸结合蛋白-叶酸生物素复合体。复合体在链霉亲和素和生物素相互作用下形成固相。

第 4 步：将反应液吸入检测池中,检测池中的微粒通过电磁作用吸附在电极表面。未结合的物质通过 ProCell 除去。在电极上加以一定的电压,使复合体化学发光,用光电倍增器检测发光的强度。通过检测仪的校准曲线得到最后的检测结果,校准曲线是通过 2 点校准点和试剂条形码上获得的主曲线生成的。

3. 标本类型与患者准备

3.1·样本类型：血清。采血量：静脉血 3 mL。容器：真空采血管中的红盖管(添加剂为促凝剂)。

3.2·保存和运送：室温保存,及时送检。在 15～25℃ 可保存 2 h,在 -20℃ 可保存 1 个月,只可冻溶 1 次,避光。如果不是立即检测的样本,放置于 2～8℃。使用分离胶的试管收集血清的稳定性：2～8℃,24 h。注意：溶血可能会使叶酸值明显升高,因为红细胞中的叶酸浓度较高。因此,发生溶血的样本不适合用于本分析。另外,必须空腹时采集用于叶酸测定的血清。在进行分析前,确保患者的标本、校准液及质控标本处于室温(20～25℃)中。由于蒸发因素的影响,标本、校准液及质控标本在放入分析仪后在 2 h 内完成测定。

3.3·处理：2 500～3 000 r/min 离心 6～10 min,分离血清待上机。

3.4·建议空腹 8～12 h 静脉采血,尤以早晨空腹为佳。

4. 试剂和仪器

4.1·试剂：全自动电化学发光分析仪专用叶酸试剂。规格：100 T。

4.1.1　试剂盒组成

PT1 预处理试剂 1(白色瓶盖)：1 瓶,4.0 mL;硫代甘油 53.3 g/L;pH 5.5。

PT2 预处理试剂 2(灰色瓶盖):1 瓶,4.0 mL;氢氧化钠 37 g/L。

M:链霉亲和素包被的微粒,每瓶 6.5 mL。链霉亲和素包被的微粒 0.72 mg/mL,结合力 470 ng 生物素/mg 微粒,微粒经过防腐处理。

R1:钌标记的叶酸结合蛋白质,1 瓶,10 mL:钌标记的叶酸结合蛋白质 50 μg/L;人血清白蛋白(稳定剂);硼酸盐/磷酸盐缓冲液,pH 5.5;防腐剂。

R2:生物素化叶酸,1 瓶,8.0 mL:生物素化叶酸 18 μg/L;生物素 120 μg/L;人血清白蛋白(稳定剂);硼酸盐缓冲液;防腐剂。

4.1.2　储存和稳定性:15~25℃保存至有效期,保持竖直向上。开封后,机上稳定期 2 周。

4.1.3　试剂的准备:试剂配套包装,打开包装后直接使用。试剂信息在装载时通过自动扫描条码读取。试剂应避免形成气泡。

4.2·仪器:××全自动化学发光免疫分析仪。

5. 操作程序

5.1·仪器操作参阅《××全自动化学发光分析仪标准操作规程》。

5.2·分析参数:详见相关用户指南和仪器说明书。

6. 校准程序

6.1·校准品计量学溯源:溯源至国家标准与技术协会(NIST)参考物质(SRM)××。

6.2·校准品:叶酸专用校准品 Cal 1、Cal 2。

6.3·校准程序:参见《××全自动化学发光分析仪标准操作规程》。

7. 质量控制程序

室内质控采用朗道公司质控品,将质控品在室温下放置 15 min 左右,颠倒混匀后进行检测分析,核查数据并确定质控结果。如室内质控失控,应查找原因予以纠正,并形成记录。具体操作参见《××全自动化学发光分析仪标准操作规程》。

8. 结果计算

仪器会自动计算叶酸含量,单位是 nmol/L 或 ng/mL。

9. 性能参数

9.1·精密度:测量重复性小于 1/4 允许总误差(TEa),测量中间精密度小于 1/3TEa。

9.2·正确度:室间质评合格。

9.3·测量区间:1.5~20.0 ng/mL。

10. 生物参考区间

3.1~20.5 ng/mL。

11. 临床可报告范围

11.1·线性以内:1.5~20.0 ng/mL,直接报告。

11.2·线性以外:低于下限值,<1.5 pg/mL,直接报告。高于上限值,>20.00 pg/mL,做 2 倍稀释后直接报告。

12. 临床意义

12.1·叶酸是与蝶酰谷氨酸相关的一类维生素,是多种代谢途径中一碳单位酶促转移的辅助因子。叶酸调节的细胞内一碳单位的代谢过程是其主要生物学功能之一。叶酸参与

DNA、线粒体内蛋白的合成及某些氨基酸的代谢,同时还是细胞内一碳单位转移过程的必需成分。叶酸既可作为碳供体,亦可作碳受体。不同的代谢途径需要不同氧化水平的一碳单位,细胞内含有多种酶调节叶酸的氧化水平,来满足不同代谢途径的需要。

12.2·外周血中叶酸以 5 -甲基四氢叶酸的形式为主,甲基可由其转移至钴胺素,与维生素 B_{12} 代谢相联系。食欲下降、胃肠疾病、叶酸代谢酶活性减低和叶酸拮抗剂应用均可引起叶酸缺乏,同时饮酒、禁食及由妊娠和增殖性疾病所引起的需求增加都可引起叶酸缺乏。叶酸和维生素 B_{12} 缺乏都可引起巨细胞型贫血,因此采取合适治疗前,需要检测叶酸和维生素 B_{12} 含量以明确诊断。低的血清叶酸水平可反映第一级别的负叶酸平衡,且早于组织损伤,RBC 的叶酸缺乏可反映第二级别的负叶酸平衡,且多伴有组织损伤和巨细胞型贫血。

13. 注意事项

干扰和交叉反应:$<342\,\mu mol/L$ 胆红素(结合与非结合)、$<120\,g/L$ 总蛋白、$<265\,635\,\mu mol/L$($3\,000\,mg/dL$)甘油三酯对叶酸检测的干扰$<10\%$。

参考文献

[1] 尚红,王毓三,申子瑜.全国临床检验操作规程[M].4 版.北京:人民卫生出版社,2014.

[2] 万学红,卢雪峰.诊断学[M].9 版.北京:人民卫生出版社,2018.

[3] 中国合格评定国家认可委员会.医学实验室质量和能力认可准则:CNAS - CL02:2023[S/OL].(2023 - 06 - 01)[2023 - 09 - 26].https://www.cnas.org.cn/rkgf/sysrk/jbzz/2023/06/911424.shtml.

[4] 中国合格评定国家认可委员会.医学实验室质量和能力认可准则的应用要求:CNAS - CL02 - A001:2023[S/OL].(2023 - 08 - 01)[2023 - 09 - 26].https://www.cnas.org.cn/rkgf/sysrk/rkyyzz/2023/08/912141.shtml.

(宗 明)

钾、钠、氯检测标准操作规程

××医院检验科生化组管理程序文件		文件编号：××-JYK-××-××-×××	
版本/修改：第　　版/第　　次修改		生效日期：	共　　页　第　　页
编写人：	审核人：		批准人：

1. 目的

规范血清/尿液钾(K^+)、钠(Na^+)、氯(Cl^-)检测试验,确保检测结果的准确性和重复性,在××分析仪上定量测定人血清中的血清/尿液钾(K^+)、钠(Na^+)、氯(Cl^-)。

2. 方法和原理

2.1·方法：离子选择电极。

2.2·原理：××全自动生化分析仪的电解质(ISE)模块用于测定 Na^+、K^+ 和 Cl^-,测定钠和钾时使用冠醚膜电极,测定氯时使用分子定向 PVC 膜电极。这些电极均特异性地针对样本中的各个目标离子。特定离子的电位遵循 Nernst 方程。在加入参比液和样本后,液体可通过分液器分配到各个电极,并与离子选择膜(ISM)的表面接触。当参比液接触到参比电极(左侧电极)的 ISM 表面时,ISM 面和参比液间达到平衡后产生一定电位。当样本与测定电极(右侧电极)的 ISM 面接触时,会产生一个随样本离子浓度变化的电位。两种液体通过电桥接触构成电路,1 min 后测定电极间的电位差 E。根据 Nernst 方程式求得离子浓度。

3. 标本类型与患者准备

3.1·原始样本类型：血清/尿液。静脉血或尿液 2 mL。容器：血清,真空采血管中的红盖管(添加剂为促凝剂)；尿液,不加防腐剂的干净容器。

3.2·保存和运送：血清,钾在 2～25℃下 6 周,钠在 2～25℃下 2 周,氯在 2～25℃下 7 日；尿液,钾在 2～8℃下 2 个月,在 15～45℃下 45 日,钠在 2～25℃下 45 日,氯在 2～25℃下 1 周。处理：2 500～3 000 r/min 离心 6～10 min,分离血清待上机。

3.3·建议空腹 8～12 h 静脉采血,尤以早晨空腹为佳。

4. 试剂和仪器

4.1·仪器：××全自动生化分析仪。

4.2·试剂：××全自动生化分析仪专用钾、钠、氯试剂(货号××)。本试剂是即用型产品,可以直接放在仪器上。

4.2.1　储存和稳定性：未开封试剂 2～25℃,其稳定性可达瓶子标签上所注明的有效期。缓冲液在开封后 3 个月内使用,电解质内参比液在开封后 3 个月内使用,电解质选择性检查液体在开封后 3 个月内使用,电解质内标液在开封后 1 个月内使用,缓冲液在开封后 3 个月内使用,电解质参比液在开封后 2 个月内使用。

4.2.2　试剂的准备：试剂配套包装,使用时达到室温后再打开包装直接使用。试剂应避免形成气泡。

5. 操作程序

具体见《××全自动生化分析仪标准操作规程》。

6. 校准程序

6.1·校准品计量学溯源：溯源至国家标准与技术协会(NIST)参考物质(SRM)××。

6.2·校准品：钾、钠、氯专用校准品××。

6.3·校准程序：参见《××全自动生化分析仪标准操作规程》。

7. 质量控制程序

室内质控采用 Beckman Synchron Control 质控品,将质控品在室温下放置 15 min 左右,颠倒混匀后进行检测分析,核查数据并确定质控结果。如室内质控失控应查找原因予以纠正,并形成记录。具体操作参见《××全自动生化分析仪标准操作规程》。

8. 结果计算程序原理

特定离子的电位遵循 Nernst 方程,与内参比电极比较时,这一电位可转换为电压,再转换为样本的离子浓度。

9. 性能参数

9.1·精密度：批内精密度 5%,总精密度<5%。

9.2·准确度：用待测试剂测试 2 个水平的质控,所得结果相对偏差≤10%。

9.3·测量区间：血钠 50～200 mmol/L,钾 1.0～10.0 mmol/L,氯 50～200 mmol/L；尿钠 10～400 mmol/L,钾 2.0～200.0 mmol/L,氯 15～400 mmol/L。

10. 生物参考区间

10.1·钾：成人血清,3.5～5.5 mmol/L。儿童血清,≥28 日且<2 岁,4.2～5.9 mmol/L；≥2 岁且<3 岁,3.9～5.4 mmol/L；≥3 岁且<16 岁,3.7～5.2 mmol/L；≥16 岁且<18 岁,3.5～4.9 mmol/L。24 h 尿液,成人 25～125 mmol/日。

10.2·钠：成人血清,135～145 mmol/L。儿童血清,≥28 日且<6 个月,135～150 mmol/L；≥6 个月且<1 岁,134～143 mmol/L；≥1 岁且<18 岁,135～145 mmol/L。24 h 尿液,成人 40～220 mmol/日。

10.3·氯：成人血清,101～109 mmol/L。儿童血清,≥28 日且<6 个月,100～116 mmol/L；≥6 个月且<18 岁,98～110 mmol/L。24 h 尿液,成人 110～250 mmol/日。

11. 临床可报告范围

11.1·血：钠 50～200 mmol/L,钾 1.0～10.0 mmol/L,氯 50～200 mmol/L。

11.2·尿：钠 10～4 000 mmol/L,钾 2.0～2 000.0 mmol/L,氯 15～4 000 mmol/L。

12. 危急值

钾<2.5 mmol/L 或>6.5 mmol/L,钠<120 mmol/L 或>160 mmol/L,氯<80 mmol/L 或>120 mmol/L。

13. 临床意义

电解质影响绝大多数代谢过程。它们可用来维持渗透压、各种体液隔室的水合状态和适当的身体 pH,并适当调节心脏和肌肉功能。电解质还参与氧化还原反应,或作为必需物质或辅因子参与酶反应。

13.1·钾离子测定：钾测定数据用于诊断和治疗血钾过低(代谢性碱中毒、代谢性酸中毒或酸碱平衡紊乱缺陷)、血钾过高(药物中的钾使用过多、酸中毒或碰压损伤)、肾衰竭、艾迪生病或其他与电解质失衡有关的疾病。

13.1.1　血清钾＞5.5 mmol/L 为高血钾。高钾血症可引起严重的肌肉、心肌和呼吸功能的抑制性应激紊乱。当血钾＞7 mmol/L,有心电图的改变;当血钾＞10 mmol/L 时,可发生心室纤颤、心脏停搏而死亡。血钾升高常见于摄入过多,如高钾饮食、大量输注钾盐、输入大量库存血液;排出减少,如急性肾功能衰竭少尿期、肾上腺皮质功能减退症、长期使用潴钾利尿剂、远端肾小管上皮细胞泌钾障碍等;细胞内钾外移增多,如组织损伤和血细胞破坏、缺氧酸中毒、药物作用抑制 Na^+-K^+-ATP 酶活性、家族性高血钾性麻痹等。

13.1.2　血清钾低于 3.5 mmol/L 时为低钾血症,常见于钾摄入不足,如长期低钾饮食、禁食、营养不良等;钾丢失过多,如频繁呕吐、长期腹泻、胃肠引流等;肾脏疾病,肾功能衰竭少尿期、肾小管性酸中毒;肾上腺皮质功能亢进、醛固酮增多症,使尿钾排出过多;应用排钾利尿剂,如呋塞米、利尿酸和噻嗪类利尿剂。

13.1.3　钾的分布异常:细胞外钾内移,如应用大量胰岛素、碱中毒等,细胞外液稀释如心功能不全、肾性水肿等。

13.2·钠离子测定

13.2.1　血钠＞145 mmol/L 并伴有血液渗透压过高者,称为高血钠症,临床上较少见。常见于:摄入过多,进食过量钠盐或输注大量高渗盐水;严重脱水症,失水多于失钠;钠潴留高钠血症,见于心力衰竭、肝硬化、肾病等;内分泌疾病,垂体肿瘤、脑外伤、脑血管意外时抗利尿激素分泌增加,肾上腺皮质功能亢进、原发性或继发性醛固酮增多症时肾小管排钾保钠使血钠升高。

13.2.2　血钠＜135 mmol/L 时称低钠血症,是常见的电解质紊乱。见于:胃肠道丢失钠,如严重呕吐、反复腹泻和胃肠引流;肾脏丢失钠,如慢性肾功能不全少尿期、大量应用利尿剂;皮肤黏膜丢失钠,如大量出血、大面积烧伤时血浆外渗;医源性丢失钠,如体腔穿刺丢失大量体液;水钠潴留但水多于钠,如慢性肾功能不全、肝硬化失代偿期,抗利尿激素分泌过多如尿崩症;消耗性低钠,肺结核、肿瘤等;摄入不足,如饥饿、营养不良、长期低钠饮食等。

13.3·氯离子测定

13.3.1　血清氯含量＞108 mmol/L 时,称为高血氯症。见于:摄入过多,食入或静脉补充大量的 NaCl 等;排除减少,急、慢性肾功能不全的少尿期、尿道或输尿管梗阻、心功能不全;脱水、频繁呕吐、反复腹泻、大量出汗等;肾上腺皮质功能亢进,使肾小管对钠的重吸收增加;呼吸性碱中毒,过度呼吸使 CO_2 排除增多、血 HCO_3^- 减少,血氯代偿性增高;低蛋白血症。

13.3.2　血氯降低,血清氯＜96 mmol/L 时称低氯血症。见于:摄入不足;严重腹泻、呕吐、胃肠引流等;慢性肾功能不全、糖尿病等氯排出增多;慢性肾上腺皮质功能不全、Addison 病等;呼吸性酸中毒。

14. 注意事项

14.1·若超出测量区间,将标本稀释到测量区间内再次测定,结果自动乘以稀释倍数或人工换算。

14.2·干扰和交叉反应

14.2.1　洁尔灭等阳性离子活性剂及醇类物质会造成误差。

14.2.2　包含 Br^-、I^- 离子的样品,Cl^- 的测定值会有误差。

14.2.3　服用了过量的阿司匹林的患者的样本,Cl^- 测定会产生正误差。

14.2.4　溶血会影响 K^+ 的测定。

14.2.5　含铵离子的抗凝剂、柠檬酸钠、草酸盐及 EDTA 等均可影响测定钠、钾的结果。

14.2.6　全血放置太长未及时分离或冷藏血清可造成血清钾假性增高；某些利尿药、抗生素和解热镇痛药等药物可引起血钾过低，含钾药物、抗肿瘤药、肝素、某些抗菌药可引起血钾升高。

参考文献

[1] 尚红,王毓三,申子瑜.全国临床检验操作规程[M].4 版.北京：人民卫生出版社,2014.

[2] 万学红,卢雪峰.诊断学[M].9 版.北京：人民卫生出版社,2018.

[3] 中国合格评定国家认可委员会.医学实验室质量和能力认可准则：CNAS-CL02：2023[S/OL].(2023-06-01)[2023-09-26].https://www.cnas.org.cn/rkgf/sysrk/jbzz/2023/06/911424.shtml.

[4] 中国合格评定国家认可委员会.医学实验室质量和能力认可准则的应用要求：CNAS-CL02-A001：2023[S/OL].(2023-08-01)[2023-09-26].https://www.cnas.org.cn/rkgf/sysrk/rkyyzz/2023/08/912141.shtml.

（袁恩武　代延朋）

总钙检测标准操作规程

××医院检验科生化组管理程序文件		文件编号：××-JYK-××-××-×××	
版本/修改：第　版/第　次修改		生效日期：	共　页　第　页
编写人：	审核人：		批准人：

1. 目的

规范钙离子测定的操作程序,确保钙离子测定的结果准确,在××分析仪上定量测定人血清中的钙离子(Ca^{2+})。

2. 方法和原理

2.1·方法：光度测定显色法。

2.2·原理：钙离子(Ca^{2+})与偶氮胛Ⅲ[2,2'-(1,8-二羟-3,6-二磺基亚萘基-2,7-双偶氮)-二苯胛酸]发生反应,形成浓紫色的络合物。本方法利用双色分析仪,在660/700 nm处测定 Ca-偶氮胛Ⅲ络合物的吸光率。反应混合物吸光率的增加与样本中的钙浓度成正比。使用偶氮胛Ⅲ,镁不会显著干扰钙的测定。

$$Ca^{2+} + 偶氮胛Ⅲ \xrightarrow{pH\ 6.9} Ca-偶氮胛Ⅲ络合物（紫色）$$

3. 标本类型与患者准备

3.1·原始样本类型：血清。采血量：静脉血2 mL。容器：真空采血管中的红盖管（添加剂为促凝剂）。保存和运送：在2～8℃下储藏,可在血清和血浆中保持稳定3周；在15～25℃下储藏,可保持稳定7日。处理：2 500～3 000 r/min离心6～10 min,分离血清待上机。

3.2·建议空腹8～12 h静脉采血,尤以早晨空腹为佳。

4. 试剂和仪器

4.1·仪器：××全自动生化分析仪。

4.2·试剂：××全自动生化分析仪专用总钙试剂（货号××）。本试剂是即用型产品,可以直接放在仪器上。

4.2.1　储存和稳定性：未开封试剂2～8℃,其稳定性可达瓶子标签上所注明的有效期。开封后,在不超过效期的情况下,在仪器上可保持稳定90日。

4.2.2　试剂的准备：试剂配套包装,打开包装后直接使用。试剂信息在装载时通过芯片自动读取。试剂应避免形成气泡。

4.3·分析参数

样本体积	1.9 μL	吐水量	0 μL	R1 体积	16 μL
吐水量	113 μL	R2 体积	0 μL	吐水量	0 μL
波长	660/700 nm	方法	END	反应方向	+
读点 1	0/10				

5. 操作程序

具体见《××全自动生化分析仪标准操作规程》。

6. 校准程序

6.1·校准品计量学溯源：溯源至国家标准与技术协会（NIST）参考物质（SRM）××。

6.2·校准品：总钙离子专用校准品××。

6.3·校准程序：参见《××全自动生化分析仪标准操作规程》。

7. 质量控制程序

室内质控采用 Beckman Synchron Control 质控品，将质控品在室温下放置 15 min 左右，颠倒混匀后进行检测分析，核查数据并确定质控结果。如室内质控失控应查找原因予以纠正，并形成记录。具体操作参见《××全自动生化分析仪标准操作规程》。

8. 结果计算程序原理

本方法利用双色分析仪，在 660/700 nm 吸光率的增加与样本中的钙浓度成正比。

9. 性能参数

9.1·精密度：批内精密度 1%，总精密度<3%。

9.2·准确度：用待测试剂测试 2 个水平的质控，所得结果相对偏差≤10%。

9.3·灵敏度：灵敏度为最低可检测水平代表非零 Ca^{2+} 的最低可测量水平。本实验室通过重复测定不含被分析物的样本 20 次，将其绝对平均值加上 3 倍标准差，得出血清 Ca^{2+} 灵敏度可达到 0.03 mmol/L。

9.4·测量区间：0～4.5 mmol/L。

10. 生物参考区间

10.1·成人血清，2.05～2.65 mmol/L。儿童血清，28 日～18 岁，2.1～2.8 mmol/L。24 h 尿液，女性<6.2 mmol（250 mg），男性<7.5 mmol（300 mg）。

10.2·2 h 尿液，男性和女性≤0.57 mmol/mmol（0.2 g/g）肌酐；男性和女性≤0.1 mmol（4 mg）/kg体重；较小的儿童，2.28 mmol/mmol（≤0.8 g/g）肌酐。

11. 临床可报告范围

0～4.5 mmol/L。

12. 危急值

<1.6 mmol/L 或>3.5 mmol/L。

13. 临床意义

13.1·钙的测定用于甲状旁腺疾病、各种骨病、慢性肾脏疾病、尿石症和手足搐搦（间歇性肌肉收缩或痉挛）的诊断和治疗。总血清钙由三部分组成：游离或离子钙，占 50%；蛋白结合钙，其中绝大部分与白蛋白结合，仅有一小部分与球蛋白结合，占 45%；络合物结合钙，主要为磷酸盐、柠檬酸盐和重碳酸盐，占 5%。离子钙在生理上最为重要，但已证实难以直接进行分析。不过，利用可知的蛋白质含量和血液 pH（这两者对离子钙水平存在强烈影响），可以通过总钙估计离子钙。钙离子在传递神经冲动方面是几个酶反应的辅因子，此外，还对保持正常的肌肉收缩和凝血过程发挥着重要作用。钙离子浓度显著降低会引起肌肉手足搐搦。高于正常浓度的钙离子则会导致神经肌肉兴奋性降低、肌肉无力和其他更复杂的症状。

13.2·血清总钙>2.75 mmol/L，称为高钙血症，见于吸收增多、结节病引起肠道过量吸收、大量应用维生素 D 等。溶骨作用增强,如甲状旁腺功能亢进、多发性骨髓瘤、骨肉瘤、肌瘤等,肾功能损伤,急性肾功能不全,排钙减少。

13.3·血清钙<2.25 mmol/L,称为低钙血症,见于摄入不足及吸收不良,长期低钙饮食、乳糜泻或小肠吸收不良综合征、阻塞性黄疸等,成骨作用增强、甲状旁腺功能减退症等,吸收减少、佝偻病、婴儿手足抽搐症、骨质软化症等,肾脏疾病,急/慢性肾功能不全、肾性佝偻病、肾病综合征、肾小管酸中毒等,急性胰腺炎、维生素 D 缺乏症等。

14. 注意事项

干扰和交叉反应

14.1·黄疸:浓度达 684 μmol/L(40 mg/dL)的胆红素,干扰<3%。

14.2·溶血:浓度达 5.0 g/L 的血红蛋白,干扰<3%。

14.3·脂血症:浓度达 88 545 μmol/L(1 000 mg/dL)的乳糜,干扰<10%。

14.4·镁:浓度达 4 mmol/L 的镁,干扰<5%。

参考文献

[1] 尚红,王毓三,申子瑜.全国临床检验操作规程[M].4 版.北京:人民卫生出版社,2014.

[2] 万学红,卢雪峰.诊断学[M].9 版.北京:人民卫生出版社,2018.

[3] 中国合格评定国家认可委员会.医学实验室质量和能力认可准则:CNAS - CL02:2023[S/OL].(2023 - 06 - 01)[2023 - 09 - 26].https://www.cnas.org.cn/rkgf/sysrk/jbzz/2023/06/911424.shtml.

[4] 中国合格评定国家认可委员会.医学实验室质量和能力认可准则的应用要求:CNAS - CL02 - A001:2023[S/OL].(2023 - 08 - 01)[2023 - 09 - 26].https://www.cnas.org.cn/rkgf/sysrk/rkyyzz/2023/08/912141.shtml.

(袁恩武　代延朋)

镁检测标准操作规程

××医院检验科生化组管理程序文件	文件编号：××-JYK-××-××-×××
版本/修改：第　　版/第　　次修改	生效日期：	共　页　第　页
编写人：	审核人：	批准人：

1. 目的

规范镁测定的操作程序,确保镁测定的结果准确,在××分析仪上定量测定人血清中的镁(MG)。

2. 方法和原理

2.1 · 方法：二甲苯胺蓝法。

2.2 · 原理：在碱性条件下,血清中的镁与二甲苯胺蓝形成有色复合物,在 520/800 nm 测量吸光度,显色深浅与镁浓度成正比,试剂中的乙二醇乙醚二胺-N,N,N′,N′四乙酸(GEDTA)可以消除钙的干扰。

$$Mg^{2+} + 二甲苯胺蓝 \xrightarrow{pH\ 11.4} 紫色复合物$$

3. 标本类型与患者准备

3.1 · 原始样本类型：血清。采血量：静脉血 2 mL。容器：真空采血管中的红盖管(添加剂为促凝剂)。保存和运送：在 15～25℃ 下储藏,镁可在血清中保持稳定 7 日。处理：2 500～3 000 r/min 离心 6～10 min,分离血清待上机。

3.2 · 建议空腹 8～12 h 静脉采血,尤以早晨空腹为佳。

4. 试剂和仪器

4.1 · 仪器：××全自动生化分析仪。

4.2 · 试剂：××全自动生化分析仪专用镁试剂(货号××)。本试剂是即用型产品,可以直接放在仪器上。

4.2.1　储存和稳定性：未开封试剂 2～8℃,其稳定性可达瓶子标签上所注明的有效期。开封后,在不超过效期的情况下,在仪器上可保持稳定 14 日。

4.2.2　试剂的准备：试剂配套包装,打开包装后直接使用。试剂信息在装载时通过芯片自动读取。试剂应避免形成气泡。

4.3 · 分析参数

样本体积	1.6 μL	吐水量	0 μL	R1 体积	160 μL
吐水量	10 μL	R2 体积	0 μL	吐水量	0 μL
波长	520/800 nm	方法	END	反应方向	+
读点 1	0/10				

5. 操作程序

具体见《××全自动生化分析仪标准操作规程》。

6. 校准程序

6.1·校准品计量学溯源：溯源至国家标准与技术协会(NIST)参考物质(SRM)××。

6.2·校准品：镁专用校准品××。

6.3·校准程序：参见《××全自动生化分析仪标准操作规程》。

7. 质量控制程序

室内质控采用 Beckman Synchron Control 质控品，将质控品在室温下放置 15 min 左右，颠倒混匀后进行检测分析，核查数据并确定质控结果。如室内质控失控应查找原因予以纠正，并形成记录。具体操作参见《××全自动生化分析仪标准操作规程》。

8. 结果计算程序原理

在 520/800 nm 测量吸光度，显色深浅与镁浓度成正比。

9. 性能参数

9.1·精密度：批内精密度 3%，总精密度<3%。

9.2·准确度：用待测试剂测试 2 个水平的质控，所得结果相对偏差≤10%。

9.3·灵敏度：灵敏度为最低可检测水平代表非零 MG 的最低可测量水平。本实验室通过重复测定不含被分析物的样本 20 次，将其绝对平均值加上 3 倍标准差，得出 MG 灵敏度可达到 0.01 mmol/L。

9.4·测量区间：0.2~3.3 mmol/L。

10. 生物参考区间

血清 0.7~1.1 mmol/L。

11. 临床可报告范围

0.2~3.3 mmol/L。

12. 危急值

<0.4 mmol/L，或>3.5 mmol/L(硫酸镁治疗时>5.0 mmol/L)。

13. 临床意义

13.1·镁测定用于低镁血症(异常的低)和高镁血症(异常的高)的诊断和治疗。缺镁的明确表现为神经肌肉功能受损，如应激性过度、手足搐搦、惊厥和心电图改变。在糖尿病、慢性酒精中毒、强迫性多尿、甲状腺功能亢进、甲状旁腺功能减退、低钙血症、吸收功能障碍和急性胰腺炎中，可以观察到低镁血症。在肾衰竭、脱水、严重糖尿病性酸中毒和 Addison 病中，已经发现血清镁水平升高。

13.2·镁增高见于急/慢性肾功能不全、尿毒症、多发性骨髓瘤、严重脱水症，以及一些内分泌疾病如甲状腺功能减退症、甲状旁腺功能减退症、Addison 病、糖尿病等。

13.3·镁降低见于消化道丢失，长期禁食、吸收不良或长期丢失胃肠液、慢性腹泻。有尿路丢失，慢性肾炎少尿期或长期使用利尿剂治疗者。内分泌疾病，如甲状腺功能亢进、甲状旁腺功能亢进、糖尿病酸中毒、醛固酮增多症及长期使用皮质激素者。

14. 注意事项

干扰和交叉反应如下。

14.1·黄疸：浓度达 479 μmol/L(28 mg/dL)的胆红素，干扰<10%。

14.2·钙：浓度达 7.5 mmol/L(30 mg/dL)的钙，干扰<3%。

14.3 · 溶血：浓度达 1.5 g/L 的血红蛋白，干扰<10%。

14.4 · 脂血症：浓度达 44 272.5 μmol/L(500 mg/dL)的甘油三酯，干扰<10%。

参考文献

[1] 尚红,王毓三,申子瑜.全国临床检验操作规程[M].4 版.北京：人民卫生出版社,2014.

[2] 万学红,卢雪峰.诊断学[M].9 版.北京：人民卫生出版社,2018.

[3] 中国合格评定国家认可委员会.医学实验室质量和能力认可准则：CNAS - CL02：2023[S/OL].(2023 - 06 - 01)[2023 - 09 - 26].https://www.cnas.org.cn/rkgf/sysrk/jbzz/2023/06/911424.shtml.

[4] 中国合格评定国家认可委员会.医学实验室质量和能力认可准则的应用要求：CNAS - CL02 - A001：2023[S/OL].(2023 - 08 - 01)[2023 - 09 - 26].https://www.cnas.org.cn/rkgf/sysrk/rkyyzz/2023/08/912141.shtml.

（袁恩武　代延朋）

无机磷检测标准操作规程

××医院检验科生化组管理程序文件		文件编号：××-JYK-××-××-×××	
版本/修改：第　　版/第　　次修改		生效日期：	共　　页　第　　页
编写人：		审核人：	批准人：

1. 目的

规范磷测定的操作程序,确保磷测定的结果准确,在××分析仪上定量测定人血清中的磷(PHOS)。

2. 方法和原理

2.1·方法：钼酸盐法。

2.2·原理：无机磷与钼酸盐发生反应,形成非还原性磷钼酸化合物。使用表面活性剂,则无需制备不含蛋白的滤液。在 340/380 nm 处的吸光度与样本中的无机磷浓度成正比。

$$磷酸盐 + 钼酸盐 \longrightarrow 非还原性磷钼酸化合物$$

3. 标本类型与患者准备

3.1·原始样本类型：血清或血浆。采血量：静脉血 2 mL。容器：真空采血管中的红盖管(添加剂为促凝剂)。保存和运送：血清或肝素化血浆,在 2～8℃ 可以稳定 4 日,当储存在 15～25℃ 可以稳定 1 日,避免严重溶血。处理：静脉血 2 500～3 000 r/min 离心 6～10 min,分离血清或血浆待上机。

3.2·建议空腹 8～12 h 静脉采血,尤以早晨空腹为佳。

4. 试剂和仪器

4.1·仪器：××全自动生化分析仪。

4.2·试剂：××全自动生化分析仪专用磷试剂(货号××)。本试剂是即用型产品,可以直接放在仪器上。

4.2.1　储存和稳定性：未开封试剂 2～8℃,其稳定性可达瓶子标签上所注明的有效期。开封后,在不超过效期的情况下,在仪器上可保持稳定 30 日。

4.2.2　试剂的准备：试剂配套包装,打开包装后直接使用。试剂信息在装载时通过条码自动读取。

4.3·分析参数

样本体积	2.5 μL	吐水量	0 μL	R1 体积	25 μL
吐水量	100 μL	R2 体积	25 μL	吐水量	100 μL
波长	340/380 nm	方法	END	反应方向	+
读点 1	0/27	读点 2	0/10		

5. 操作程序

具体见《××全自动生化分析仪标准操作规程》。

6. 校准程序

6.1·校准品计量学溯源：溯源至国家标准与技术协会(NIST)参考物质(SRM)××。

6.2·校准品：无磷专用校准品××。

6.3·校准程序：参见《××全自动生化分析仪标准操作规程》。

7. 质量控制程序

室内质控采用 Beckman Synchron Control 质控品,将质控品在室温下放置 15 min 左右,颠倒混匀后进行检测分析,核查数据并确定质控结果。如室内质控失控应查找原因予以纠正,并形成记录。具体操作参见《××全自动生化分析仪标准操作规程》。

8. 结果计算程序原理

在 340/380 nm 处的吸光度与样本中的无机磷浓度成正比。

9. 性能参数

9.1·精密度：批内精密度 3%,总精密度<5%。

9.2·准确度：用待测试剂测试 2 个水平的质控,所得结果相对偏差≤10%。

9.3·灵敏度：灵敏度为最低可检测水平代表非零 PHOS 的最低可测量水平。本实验室通过重复测定不含被分析物的样本 20 次,将其绝对平均值加上 3 倍标准差,得出 PHOS 灵敏度可达到 0.10 mmol/L。

9.4·测量区间：0.32~6.40 mmol/L。

10. 生物参考区间

成人血清 0.96~2.1 mmol/L。儿童血清,≥28 日且<6 个月,1.60~2.51 mmol/L;≥6 个月且<1 岁,1.48~2.20 mmol/L;≥1 岁且<2 岁,1.42~2.13 mmol/L;≥2 岁且<6 岁,1.37~1.99 mmol/L;≥6 岁且<12 岁,1.25~1.93 mmol/L;≥12 岁且<15 岁,男 1.15~2.01 mmol/L,女 1.03~1.86 mmol/L;≥15 岁且<18 岁,男 0.84~1.71 mmol/L,女 0.93~1.61 mmol/L。

11. 临床可报告范围

0.32~6.40 mmol/L。

12. 危急值

<0.3 mmol/L,或>3.0 mmol/L。

13. 临床意义

13.1·在血浆和血清中,大多数磷以无机形式(Pi)存在,大约 15% 与蛋白质结合,其余以复合物和游离形式存在。血清磷浓度取决于膳食和激素(如甲状旁腺激素)分泌的变化。在细胞内,磷主要以磷酸酯的形式存在;一小部分,但却是很重要的一部分以无机磷酸盐的形式存在,因为它是氧化磷酸化的底物,参与与代谢能量产生有关的反应。大约 85% 的细胞外磷以羟基磷灰石的无机磷形式存在,因而在骨结构中发挥了重要的作用。

13.2·在住院患者中,低磷酸盐血症(磷酸盐消耗)相对较为常见,高达 30% 的手术患者都存在该病症。低磷酸盐血症的原因包括：磷的摄入或吸收减少(如维生素 D 缺乏、吸收功能障碍、使用口服磷酸盐结合剂和原发性甲状旁腺激素过量);排泄增加(如甲状旁腺功能亢进症、佝偻病或软骨病伴继发性甲状旁腺增生、继发性甲状旁腺激素过量、肾移植后、饥饿患者重新进食、肾小管重吸收磷受抑制、尿磷排泄增多,导致血磷降低);磷的重新分布(如静脉输入营养液、糖尿病酮症酸中毒和呼吸性碱中毒后的康复)。糖尿病、胰腺瘤,糖利用增加,需要大量无机磷酸盐参加磷酸化作用,导致血磷降低。肾小管变性病变,肾小管重收磷功能障碍。

13.3·高磷酸盐血症的原因包括:摄入增加(如静脉注射治疗和磷酸盐灌肠,维生素D过多,肠道钙、磷吸收增加);排泄减少(如慢性肾炎晚期、肾功能不全、急性和慢性肾衰竭、低甲状旁腺激素或对甲状旁腺激素抵抗及维生素D中毒);磷的重新分布(如多发性骨髓瘤、骨折愈合期、骨质疏松、骨转移癌、肿瘤消散、横纹肌瘤和中暑);甲状旁腺功能减退症,由于激素分泌减少,肾小管对磷的重吸收增强,使血磷升高。

14. 注意事项

干扰和交叉反应如下。

14.1·黄疸:浓度达 684 μmol/L(40 mg/dL)的胆红素,干扰<3%。

14.2·溶血:浓度达 3.5 g/L 的血红蛋白,干扰<10%。

14.3·脂血症:浓度达 70 836 μmol/L(800 mg/dL)的甘油三酯,干扰<10%。

参考文献

[1] 尚红,王毓三,申子瑜.全国临床检验操作规程[M].4版.北京:人民卫生出版社,2014.
[2] 万学红,卢雪峰.诊断学[M].9版.北京:人民卫生出版社,2018.
[3] 中国合格评定国家认可委员会.医学实验室质量和能力认可准则:CNAS-CL02:2023[S/OL].(2023-06-01)[2023-09-26].https://www.cnas.org.cn/rkgf/sysrk/jbzz/2023/06/911424.shtml.
[4] 中国合格评定国家认可委员会.医学实验室质量和能力认可准则的应用要求:CNAS-CL02-A001:2023[S/OL].(2023-08-01)[2023-09-26].https://www.cnas.org.cn/rkgf/sysrk/rkyyzz/2023/08/912141.shtml.

(袁恩武　代延朋)

全血 pH 检测标准操作规程

××医院检验科生化组管理程序文件	文件编号：××-JYK-××-××-×××
版本/修改：第　　版/第　　次修改	生效日期：　　　　共　页 第　页
编写人：	审核人：　　　　批准人：

1. 目的

规范全血 pH 的检测试验，确保检测结果的准确性和重复性，在××血气分析仪上定量测定人全血 pH。

2. 方法和原理

2.1·方法：离子选择性电极法。

2.2·原理：全血 pH 是利用电极进行测量的。pH 电极是一种以 ISE 为基础的技术，是一种半电池在与外部参考电极相接时形成的电化学电池。它包含一根氯化银金属丝，被缓冲液所浸泡。一张高灵敏度的膜专门将样品与溶液中氢离子相隔离。当样品与 pH 电极上的膜相接触时，膜电压将由氢离子在膜上的交换而产生。氯化银内部传导器将电压传送至电压计上，此处可与参考电极的恒定电压相比较。最后测得的电压反映了样品中氢离子的浓度，并且被用于报告样品的 pH。

3. 标本类型与患者准备

3.1·类型：动脉血。采血量：动脉全血 2 mL。容器：含肝素的采血注射器。保存和运送：及时送检，若在短时间无法测定，应将标本置于 4℃冰箱内，保存不超过 1 h，以免影响检验结果。

3.2·建议患者处于安静、呼吸稳定的状态，穿刺时应尽量减少患者的疼痛感。

4. 试剂和仪器

4.1·仪器：××血气分析仪。

4.2·试剂：××血气分析仪专用全血 pH 试剂（货号××）。

5. 操作程序

5.1·仪器操作具体见《××血气分析仪标准操作规程》。

5.2·分析参数：详见相关用户指南和仪器说明书。

6. 校准程序

6.1·校准品计量学溯源：溯源至国家标准与技术协会（NIST）参考物质（SRM）××。

6.2·校准品：仪器配套专用校准品。

6.3·校准程序：参见《××血气分析仪标准操作规程》。

7. 质量控制程序

室内质控采用仪器配套质控品，将质控品在室温下放置 15 min 左右，颠倒混匀后进行检测分析，核查数据并确定质控结果。如室内质控失控，应查找原因予以纠正，并形成记录。具体操作参见《××血气分析仪标准操作规程》。

8. 结果计算程序原理

当样品与 pH 电极上的膜相接触时，氢离子在膜上交换而产生膜电压。与参考电极的恒定电压相比较,最后测得的电压反映了样品中氢离子的浓度。

9. 性能参数

9.1·精密度允许范围:$\overline{X} \pm 0.013$。

9.2·正确度允许范围:$\overline{X} \pm 0.02$。

9.3·可报告区间:6.00～8.00。若超出测量区间,结果报告为大于可报告区间的上限。

10. 生物参考区间

7.35～7.45。

11. 临床可报告范围

6.00～8.00。

12. 危急值

成人<7.20,或>7.60;新生儿<7.0。

13. 临床意义

13.1·血液酸碱度即血液内氢离子浓度的负对数值,一般以 pH 作为指标,正常人血液的酸碱度保持相对恒定,变动范围在 7.35～7.45 之间。当血液 pH 低于 6.9 或高于 7.7 时,就会发生生命危险。通常取动脉血在不接触空气的条件下进行检测。酸碱度对机体的作用,主要表现在对神经肌肉组织兴奋性的影响。在一定 pH 范围内,碱性增加,兴奋性提高,酸性增加,兴奋性降低。正常人血液酸碱度变化很小,主要依赖于血液中抗酸和抗碱物质形成的缓冲系统的作用和正常肺呼吸功能及肾排泄功能。如果这些功能不良或受疾病的影响,则可出现酸碱平衡紊乱,临床上则表现为酸中毒或碱中毒。血液酸碱度正常可有三种情况:无酸碱失衡、代偿性酸碱失衡或复合性酸碱失衡。因此,临床上不能单用 pH 区别代谢性与呼吸性酸碱失衡,尚需结合其他指标进行判断。pH 是临床上诊断酸碱平衡紊乱的重要依据。

13.2·血液酸碱度值降低,提示失代偿性酸中毒。呼吸性酸中毒主要由于肺排出二氧化碳功能障碍(高 PCO_2)引起,如呼吸肌麻痹,肺部疾病如肺水肿、阻塞性肺病、哮喘持续状态等。代谢性酸中毒见于:体内产酸过多,如酸中毒、乳酸过多、糖尿病酮症酸中毒、饥饿性酸中毒;肾脏排泄障碍,如尿毒症、肾小管疾病;丢失碱过多,如慢性腹泻,酸性药物服用过多。

13.3·血液酸碱度值增高,提示失代偿性碱中毒。呼吸性碱中毒由于换气过多(低 PCO_2)所致,如呼吸中枢兴奋性增高的中枢神经疾病等。代谢性碱中毒常因服碱过多或丢酸过多所致,如长期大量呕吐胃排泄过多、药物引起、肾上腺皮质功能亢进、钾消耗过多或碱摄取过量。

13.4·严重的 pH 异常反映了某种潜在的有生命危险的病理生理状态,这种状态必须及时纠正。

14. 注意事项

14.1·常规应抽取动脉血液进行检查,如要抽取静脉血,须将前臂放入 45℃温水中浸泡 20 min,使静脉血动脉化,抽血时不宜使用止血带。

14.2·注射器内事先用肝素冲洗。

14.3·保证注射器的针头和针管紧密结合,绝对不能有漏气,保证血液标本与外界空气不发生接触。

14.4·及时送检标本。

14.5·某些药物可影响血液酸碱度,检测前应详细告知医生近期的用药。

参考文献

[1] 尚红,王毓三,申子瑜.全国临床检验操作规程[M].4版.北京:人民卫生出版社,2014.

[2] 万学红,卢雪峰.诊断学[M].9版.北京:人民卫生出版社,2018.

[3] 中国合格评定国家认可委员会.医学实验室质量和能力认可准则:CNAS-CL02:2023[S/OL].(2023-06-01)[2023-09-26].https://www.cnas.org.cn/rkgf/sysrk/jbzz/2023/06/911424.shtml.

[4] 中国合格评定国家认可委员会.医学实验室质量和能力认可准则的应用要求:CNAS-CL02-A001:2023[S/OL].(2023-08-01)[2023-09-26].https://www.cnas.org.cn/rkgf/sysrk/rkyyzz/2023/08/912141.shtml.

(袁恩武　代延朋)

全血 PCO_2 检测标准操作规程

××医院检验科生化组管理程序文件	文件编号：××-JYK-××-××-×××	
版本/修改：第　　版/第　　次修改	生效日期：	共　　页　第　　页
编写人：	审核人：	批准人：

1. 目的

规范全血 PCO_2 的检测试验,确保检测结果的准确性和重复性,在××血气分析仪上定量测定人全血 PCO_2。

2. 方法和原理

2.1·方法：电极法。

2.2·原理：PCO_2 电极是以 Severinghaus and Bradley 所描述的电极为基础。PCO_2 电极是一种完全的电化学电池,由测量电极和内部参考电极所组成。测量电极被氯化物重碳酸盐所浸泡,可透过气态二氧化碳的膜,将样品与这种溶液隔开。内部参考电极包括被氯化重碳酸盐所浸泡的氯化银电极,可以供给不变的电压。当样品与膜相接触时,二氧化碳分散到氯化物重碳酸盐溶液中,从而导致了氢离子浓度的改变。

$$CO_2 + H_2O \longrightarrow HCO_3^- + H^+$$

内部 pH 电极探测氢离子浓度在氯化物重碳酸盐溶液中的改变并且产生半电池的电压。这种电压,当与参考电极的固定电压相比较时,产生了一种测量值,这种测量值是反映氯化物重碳酸盐溶液中 pH 的改变。这种 pH 的改变是与二氧化碳分压的对数有关的。

3. 标本类型与患者准备

3.1·类型：动脉血。采血量：动脉全血 2 mL。容器：含肝素的采血注射器。保存和运送：及时送检,若在短时间无法测定,应将标本置于 4℃冰箱内,保存不超过 1 h,以免影响检验结果。

3.2·建议患者处于安静、呼吸稳定的状态,穿刺时应尽量减少患者的疼痛感。

4. 试剂和仪器

4.1·仪器：××血气分析仪。

4.2·试剂：××血气分析仪专用全血 PCO_2 试剂(货号××)。

5. 操作程序

5.1·仪器操作具体见《××血气分析仪标准操作规程》。

5.2·分析参数：详见相关用户指南和仪器说明书。

5.2.1　标本处理：标本上下颠倒混匀。

5.2.2　标本检测：先弃用第一滴血,把注射器插入样品孔,点击"analyze",仪器自动吸样。吸样完毕,仪器提示把样品取出。

5.2.3　审核结束后将样本丢弃在专用利器盒。

6. 校准程序

6.1·校准品计量学溯源：溯源至国家标准与技术协会（NIST）参考物质（SRM）××。

6.2·校准品：仪器配套专用校准品。

6.3·校准程序：参见《××血气分析仪标准操作规程》。

7. 质量控制程序

室内质控采用仪器配套质控品，将质控品在室温下放置 15 min 左右，颠倒混匀后进行检测分析，核查数据并确定质控结果。如室内质控失控，应查找原因予以纠正，并形成记录。具体操作参见《××血气分析仪标准操作规程》。

8. 结果计算程序原理

当样品与膜相接触时，二氧化碳分散到氯化物重碳酸盐溶液中，从而导致了氢离子浓度的改变，内部 pH 电极探测氢离子浓度在氯化物重碳酸盐溶液中的改变，并且产生半电池的电压。这种电压与参考电极的固定电压相比较时，产生了一种测量值，这种测量值反映氯化物重碳酸盐溶液中 pH 的改变。这种 pH 改变与二氧化碳分压的对数有关。

9. 性能参数

精密度≤2.67％，正确度≤4％，可报告区间 5.0～250.0 mmHg，若超出测量区间，结果报告为大于可报告区间的上限。

10. 生物参考区间

35～45 mmHg。

11. 临床可报告范围

5.0～250.0 mmHg。

12. 危急值

＜20 mmHg，或＞70 mmHg。

13. 临床意义

二氧化碳是在正常的细胞代谢过程中产生的，并且释放到血液中，经肾、肺进行排泄。PCO_2 溶于血液中，并且以碳酸盐（HCO_3^-）的形式通过血液进行运输。CO_2 是以一种动态形式存在的。

13.1·病理性增高：呼吸性酸中毒时，肺通气不足，致二氧化碳潴留。代谢性碱中毒代偿期，由于体内碱性物质囤积过多，使机体代偿性肺通气减慢，二氧化碳潴留。

13.2·病理性降低：呼吸性碱中毒时，肺通气过度，致二氧化碳排出过多。代谢性酸中毒代偿期，由于体内酸性物质囤积过多，使机体代偿性肺通气加快，二氧化碳排出过多。

14. 注意事项

14.1·常规应抽取动脉血液进行检查，如要抽取静脉血，须将前臂放入 45℃温水中浸泡 20 min，使静脉血动脉化，抽血时不宜使用止血带。

14.2·注射器内事先用肝素冲洗。

14.3·保证注射器的针头和针管紧密结合，绝对不能有漏气，保证血液标本与外界空气不发生接触。

14.4·及时送检标本。

14.5·某些药物可影响血液酸碱度，检测前应详细告知医生近期的用药。

参考文献

［1］尚红，王毓三，申子瑜.全国临床检验操作规程［M］.4 版.北京：人民卫生出版社，2014.

［2］万学红，卢雪峰.诊断学［M］.9 版.北京：人民卫生出版社，2018.

［3］中国合格评定国家认可委员会.医学实验室质量和能力认可准则：CNAS－CL02：2023［S/OL］.（2023－06－01）［2023－09－26］.https：//www.cnas.org.cn/rkgf/sysrk/jbzz/2023/06/911424.shtml.

［4］中国合格评定国家认可委员会.医学实验室质量和能力认可准则的应用要求：CNAS－CL02－A001：2023［S/OL］.（2023－08－01）［2023－09－26］.https：//www.cnas.org.cn/rkgf/sysrk/rkyyzz/2023/08/912141.shtml.

（袁恩武　代延朋）

全血 PO_2 检测标准操作规程

××医院检验科生化组管理程序文件	文件编号：××-JYK-××-××-×××
版本/修改：第　　版/第　　次修改	生效日期：　　　　　　共　页　第　页
编写人：	审核人：　　　　　　批准人：

1. 目的

规范全血 PO_2 的检测试验,确保检测结果的准确性和重复性,在××血气分析仪上定量测定人全血 PO_2 。

2. 方法和原理

2.1 · 方法：电极法。

2.2 · 原理：PO_2 电极是以 Clark 所描述的电极为基础。PO_2 电极是一种完全的电化学电池,这种电池是与电流计相结合的。电极是由阴极的铂(Pt)和阳极的银(Ag)、电解溶液和能透过气体的膜组成。恒定电压即做偏振电压,维持在正负极之间。由于样品中的可溶性氧穿过膜进入到电解液时,它在负极减少。当银被氧化时,这一电路在正极得以完成。所减少的氧原子与在负极所获得的电子数是成比例的。因此,通过测量正负极之间电流的改变,就可得到电解液中氧原子的量。

3. 标本类型与患者准备

3.1 · 原始样本类型：动脉血。采血量：动脉全血 2 mL。容器：含肝素的采血注射器。保存和运送：及时送检,若在短时间无法测定,应将标本置于 4℃冰箱内,保存不超过 1 h,以免影响检验结果。

3.2 · 建议患者处于安静、呼吸稳定的状态,穿刺时应尽量减少患者的疼痛感。

4. 试剂和仪器

4.1 · 仪器：××血气分析仪。

4.2 · 试剂：××血气分析仪专用全血 PO_2 试剂(货号××)。

5. 操作程序

5.1 · 仪器操作具体见《××血气分析仪标准操作规程》。

5.2 · 分析参数：详见相关用户指南和仪器说明书。

6. 校准程序

6.1 · 校准品计量学溯源：溯源至国家标准与技术协会(NIST)参考物质(SRM)××。

6.2 · 校准品：仪器配套专用校准品。

6.3 · 校准程序：参见《××血气分析仪标准操作规程》。

7. 质量控制程序

室内质控采用仪器配套质控品,将质控品在室温下放置 15 min 左右,颠倒混匀后进行检测分析,核查数据并确定质控结果。如室内质控失控,应查找原因予以纠正,并形成记录。具体操作参见《××血气分析仪标准操作规程》。

8. 结果计算程序原理

由于样品中的可溶性氧穿过膜进入到电解液时,它在负极减少,当银被氧化时,这一电路在正极得以完成,所减少的氧原子与在负极所获得的电子数是成比例的。因此,通过测量正负极之间电流的改变,就可得到电解液中氧原子的量。

9. 性能参数

9.1・精密度(CV):$\leqslant PO_2 \pm 1SD$。

9.2・正确度(BIAS):$\leqslant PO_2 \pm 1.5SD$。

9.3・测量区间:0～800 mmHg。若超出测量区间,结果报告为大于可报告区间的上限。

10. 生物参考区间

80～100 mmHg。

11. 临床可报告范围

0～800 mmHg。

12. 危急值

<50 mmHg。

13. 临床意义

氧是人体中的细胞和组织所必需的。心肺系统负责把氧运送到细胞。

13.1・病理性降低:肺部通气功能障碍,如支气管痉挛、黏膜肿胀、分泌物增多、慢性阻塞性肺气肿等使气道狭窄,通气受阻。肺部换气功能障碍,如肺泡周围毛细血管痉挛、血管栓塞、炎症、肺泡组织纤维化及肺不张、肺萎缩等,使肺泡组织不能有效地进行气体交换。氧供应不足。$PaO_2 < 7.31$ kPa(55 mmHg)提示呼吸功能衰竭;<5.32 kPa(40 mmHg)即可出现口唇发绀;<3.99 kPa(30 mmHg)提示慢性肺部疾病预后不良;<2.66 kPa(20 mmHg)时患者往往昏迷,有生命危险;但长期慢性缺氧患者和高原患者由于已耐受低氧环境,可例外。

13.2・病理性增高:氧治疗过度。麻醉和呼吸功能衰竭治疗过程中,由于呼吸器的使用,也可造成血氧分压升高。

14. 注意事项

14.1・常规应抽取动脉血液进行检查,如要抽取静脉血,须将前臂放入45℃温水中浸泡20 min,使静脉血动脉化,抽血时不宜使用止血带。

14.2・注射器内事先用肝素冲洗。

14.3・保证注射器的针头和针管紧密结合,绝对不能有漏气,保证血液标本与外界空气不发生接触。

14.4・及时送检标本。

14.5・某些药物可影响血液酸碱度,检测前应详细告知医生近期的用药。

参考文献

[1] 尚红,王毓三,申子瑜.全国临床检验操作规程[M].4版.北京:人民卫生出版社,2014.
[2] 万学红,卢雪峰.诊断学[M].9版.北京:人民卫生出版社,2018.

(袁恩武　代延朋)

全血氧饱和度检测标准操作规程

××医院检验科生化组管理程序文件	文件编号：××-JYK-××-××-×××
版本/修改：第　　版/第　　次修改	生效日期：　　　　　　共　　页　第　　页
编写人：	审核人：　　　　　　批准人：

1. 目的

规范全血氧饱和度（SO₂）的检测试验，确保检测结果的准确性和重复性，在××血气分析仪上定量测定人全血氧饱和度。

2. 方法和原理

2.1 · 方法：计算所得。

2.2 · 原理

2.2.1　全血氧饱和度是血红蛋白与氧结合的量和能与氧结合的总血红蛋白的比值。血红蛋白的氧含量、血红蛋白的氧饱和度及氧容量，对于计算血中氧的含量都是有用的参数。这种氧实际是可被组织所利用的，并且可被用于计算氧治疗的效果。血红蛋白氧饱和度以百分比的形式表示，按下面公式来进行计算：

$$SO_2(\%) = (FO_2Hb)/(FO_2Hb + FHHb) \times 100\%$$

2.2.2　氧含量（ctO₂）是被血携带的氧的总浓度，包括与血红蛋白结合的氧和溶解在血浆中的氧及溶解在流动的红细胞中的氧。通常溶解的氧在大多数情况下是不重要的。然而，血红蛋白在很低的水平或患者接受高压氧治疗时，溶解性的氧也许是氧含量的重要来源，从而使氧得到运输。氧含量可以使用 NCCLS 所推荐的关系式算出：

$$ctO_2 = (FO_2Hb - 1.39 - ctHb + 0.003\,14) \times PO_2$$

公式中的 ctHb 以 g/dL 表达。

2.2.3　如果 FO₂Hb 值不能获得，根据以下公式，氧含量可以通过估算氧饱和度得出：

$$ctO_2 = (1.34 \times [Hb] \times SO_2) + (PO_2 \times 0.003\,1)$$

公式中，[Hb] 为血红蛋白浓度。

2.2.4　目前血气分析仪上所提供的动脉血氧饱和度是依据动脉血氧反应和 pH 推算所得。

3. 标本类型与患者准备

3.1 · 类型：动脉血。采血量：动脉全血 2 mL。容器：含肝素的采血注射器。保存和运送：及时送检，若在短时间无法测定，应将标本置于 4℃ 冰箱内，保存不超过 1 h，以免影响检验结果。

3.2 · 建议患者应处于安静、呼吸稳定的状态，穿刺时应尽量减少患者的疼痛感。

4. 试剂和仪器

4.1 · 仪器：××血气分析仪。

4.2·试剂：××血气分析仪专用全血氧饱和度试剂(货号××)。

5. 操作程序

5.1·仪器操作具体见《××血气分析仪标准操作规程》。

5.2·分析参数：详见相关用户指南和仪器说明书。

6. 校准程序

6.1·校准品计量学溯源：溯源至国家标准与技术协会(NIST)参考物质(SRM)××。

6.2·校准品：仪器配套专用校准品。

6.3·校准程序：参见《××血气分析仪标准操作规程》。

7. 质量控制程序

室内质控采用仪器配套质控品,将质控品在室温下放置 15 min 左右,颠倒混匀后进行检测分析,核查数据并确定质控结果。如室内质控失控,应查找原因予以纠正,并形成记录。具体操作参见《××血气分析仪标准操作规程》。

8. 结果计算程序原理

全血氧饱和度是血红蛋白与氧结合的量和能与氧结合的总血红蛋白的比值。

9. 性能参数

9.1·精密度允许范围：$\overline{X} \pm 0.013$。

9.2·正确度允许范围：$\overline{X} \pm 0.02$。

9.3·可报告区间：45%～110%。若超出测量区间,结果报告为大于可报告区间的上限。

10. 生物参考区间

91.9%～99.0%。

11. 临床可报告范围

45%～110%。

12. 危急值

<70%。

13. 临床意义

氧饱和度(SO_2)是指在一定的 PO_2 下,HbO_2 占全部 Hb 的百分比。由于氧供应不足或肺部通气、换气障碍,导致组织缺氧,此时,PaO_2、SaO_2、CaO_2 均降低。由于患者贫血,血红蛋白降低,血液携带的氧减少,因而 CaO_2 降低,PaO_2 和 SaO_2 正常。由于心力衰竭、休克等原因,血循环淤滞,流经组织的血液量不足,导致组织缺氧,此时,PaO_2、SaO_2、CaO_2 可正常,但 PvO_2、SvO_2、CvO_2 明显降低。严重的酸中毒、酒精中毒时,组织利用氧减少,PaO_2、SaO_2、CaO_2 正常,但 PvO_2、SvO_2、CvO_2 升高。一氧化碳中毒、高铁血红蛋白血症时,血红蛋白和氧合的能力降低,PaO_2 正常,而 SaO_2、CaO_2 下降。

14. 注意事项

14.1·常规应抽取动脉血液进行检查,如要抽取静脉血,须将前臂放入 45℃温水中浸泡 20 min,使静脉血动脉化,抽血时不宜使用止血带。

14.2·注射器内事先用肝素冲洗。

14.3·保证注射器的针头和针管紧密结合,绝对不能有漏气,保证血液标本与外界空气不发生接触。

14.4·及时送检标本。

14.5·某些药物可影响血液酸碱度,检测前应详细告知医生近期的用药。

参考文献

[1] 尚红,王毓三,申子瑜.全国临床检验操作规程[M].4版.北京:人民卫生出版社,2014.

[2] 万学红,卢雪峰.诊断学[M].9版.北京:人民卫生出版社,2018.

[3] 中国合格评定国家认可委员会.医学实验室质量和能力认可准则:CNAS-CL02:2023[S/OL].(2023-06-01)[2023-09-26].https://www.cnas.org.cn/rkgf/sysrk/jbzz/2023/06/911424.shtml.

[4] 中国合格评定国家认可委员会.医学实验室质量和能力认可准则的应用要求:CNAS-CL02-A001:2023[S/OL].(2023-08-01)[2023-09-26].https://www.cnas.org.cn/rkgf/sysrk/rkyyzz/2023/08/912141.shtml.

(袁恩武 代延朋)

总胆红素检测标准操作规程

××医院检验科生化组管理程序文件	文件编号：××-JYK-××-××-×××	
版本/修改：第　　版/第　　次修改	生效日期：	共　页　第　页
编写人：	审核人：	批准人：

1. 目的

规范总胆红素测定的操作程序，确保总胆红素测定的结果准确，在××分析仪上定量测定人血清中的总胆红素（TBIL）。

2. 方法和原理

2.1·方法：改良重氮法。

2.2·原理：稳定的重氮盐3,5-对甲苯磺酸四氟硼酸重氮盐（DPD）直接与结合胆红素起反应，在有咖啡因和一种表面活性剂（被用作促进剂）存在的情况下，其与非结合胆红素发生反应，形成偶氮胆红素。在540/600 nm时的吸光度与标本中总胆红素的浓度成正比。对单独的空白样本进行测定，以减少内源性血清的干扰。

$$胆红素 + DPD \xrightarrow[\text{表面活性剂}]{\text{咖啡因}} 重氮胆红素$$

3. 标本类型与患者准备

3.1·原始样本类型：血清。采血量：静脉血2 mL。容器：真空采血管中的红盖或黄盖管（添加剂为促凝剂）。保存和运送：室温保存，及时送检。血清中总胆红素在室温15～25℃下避光可稳定1日，在2～8℃避光可稳定3日，−20℃避光可稳定3个月。处理：2 500～3 000 r/min离心6～10 min，分离血清待上机。

3.2·患者无特殊要求，但以早晨空腹为佳。

4. 试剂和仪器

4.1·仪器：××全自动生化分析仪。

4.2·试剂：××全自动生化分析仪专用总胆红素试剂（货号××）。本试剂是即用型产品，可以直接放在仪器上。

4.2.1　储存和稳定性：未开封试剂2～25℃保存至有效期，保持竖直向上。开封后，机上稳定期90日。

4.2.2　试剂的准备：试剂配套包装，打开包装后直接使用。试剂信息在装载时通过条码自动读取。试剂应避免形成气泡。

4.3·分析参数

样本体积	5 μL	吐水量	0 μL	R1 体积	25 μL
吐水量	100 μL	R2 体积	0 μL	吐水量	0 μL
波长	540/600 nm	方法	END	反应方向	+
读点 1	0/10				

5. 操作程序

具体见《××全自动生化分析仪标准操作规程》。

6. 校准程序

6.1·校准品计量学溯源：溯源至国家标准与技术协会（NIST）参考物质（SRM）××。

6.2·校准品：总胆红素专用校准品××。

6.3·校准程序：参见《××全自动生化分析仪标准操作规程》。

7. 质量控制程序

室内质控采用 Beckman Synchron Control 质控品，将质控品在室温下放置 15 min 左右，颠倒混匀后进行检测分析，核查数据并确定质控结果。如室内质控失控应查找原因予以纠正，并形成记录。具体操作参见《××全自动生化分析仪标准操作规程》。

8. 结果计算程序原理

在 540/600 nm 时的吸光度与标本中总胆红素的浓度成正比。

9. 性能参数

9.1·精密度：批内精密度 5％，总精密度＜10％。

9.2·准确度：用待测试剂测试 2 个水平的质控，所得结果相对偏差≤10％。

9.3·灵敏度：灵敏度为最低可检测水平代表非零 TBIL 的最低可测量水平。本实验室通过重复测定不含被分析物的样本 20 次，将其绝对平均值加上 3 倍标准差，得出 TBIL 灵敏度可达到 0.39 μmol/L。

9.4·测量区间：0～513 μmol/L。

10. 生物参考区间

成人血清，男性 0～26 μmol/L，女性 0～21 μmol/L。

11. 临床可报告范围

0～513 μmol/L。

12. 危急值

＞340 μmol/L。

13. 临床意义

每日产生的胆红素中，80％～85％来自红细胞破裂释放的血红蛋白，其余 15％～20％源于含血红素蛋白（如肌红蛋白、细胞色素、过氧化氢酶）的分解和骨髓的无效红细胞生成。许多疾病会影响胆红素产生、摄取、储藏、代谢和排泄的一个或多个步骤。高胆红素血症主要由非结合胆红素或结合胆红素或这两者失调而引起。

13.1·用于判断黄疸的程度及变化。血清总胆红素 TBIL 在 17.1～34.2 μmol/L 时，肉眼不能观察，称为隐性黄疸；TBIL＞34.2 μmol/L 时，肉眼可观察到皮肤、巩膜、黏膜的黄染，称显性黄疸。其中 TBIL 在 34.2～171 μmol/L，称轻度黄疸；在 171～342 μmol/L，称中度黄疸；＞342 μmol/L，称重度黄疸。

13.2·用于判断黄疸的病因和类型。黄疸按病因，分为溶血性、肝细胞性及梗阻性黄疸；按血中升高的胆红素类型，分为高未结合性胆红素黄疸和高结合性胆红素黄疸。

13.3·肝前性黄疸：伴有显著高非结合胆红素血症的肝前性疾病，包括红细胞溶血性贫血（如地中海贫血和镰刀形红细胞贫血）；细胞外溶血性贫血（如 ABO 和 Rh 血型不合引起的输血反应);新生儿黄疸和新生儿的溶血性疾病。

13.4·肝性黄疸:伴有显著高结合胆红素血症的肝源性疾病,包括急性和慢性病毒性肝炎、肝硬化和肝细胞肝癌。

13.5·肝后性黄疸:伴有显著高结合胆红素血症的肝后性疾病,包括肝外梗阻和肝移植排斥(表1)。

表1 不同黄疸类型的鉴别

类 型	DBIL	非结合胆红素(UB)	DBIL/TBIL	尿胆红素	尿胆素原	类胆素
正常	正常	正常	0.2~0.4	无	少量	阳性
溶血性黄疸	正常或升高	明显升高	<02	无	显著升高	强阳性
肝细胞性黄疸	中度升高	中度升高	0.2~0.5	阳性	不定	阴性或弱阳
梗阻性黄疸	明显升高	正常或升高	>0.5	强阳性	阴性	阴性

13.6·慢性先天性高胆红素血症包括高非结合胆红素血症(Crigler - Najjar 综合征和 Gilbert 综合征)与高结合胆红素血症(Dubin - Johnson 综合征和 Rotor 综合征)。通过测定胆红素各部分和检测正常的肝酶活性,可区分慢性先天性高胆红素血症和获得性胆红素血症。

14. 注意事项

干扰和交叉反应如下。

14.1·溶血:浓度达 0.45 g/L 的血红蛋白,干扰<10%。

14.2·脂血症:浓度达 88 545 μmol/L 的甘油三酯,干扰<10%。

14.3·在非常罕见的病例(丙种球蛋白血症,特别是 Waldenström 巨球蛋白血症)中,可能产生不可靠的结果。

参考文献

[1] 尚红,王毓三,申子瑜.全国临床检验操作规程[M].4 版.北京:人民卫生出版社,2014.

[2] 万学红,卢雪峰.诊断学[M].9 版.北京:人民卫生出版社,2018.

[3] 中国合格评定国家认可委员会.医学实验室质量和能力认可准则:CNAS - CL02:2023[S/OL].(2023 - 06 - 01)[2023 - 09 - 26].https://www.cnas.org.cn/rkgf/sysrk/jbzz/2023/06/911424.shtml.

[4] 中国合格评定国家认可委员会.医学实验室质量和能力认可准则的应用要求:CNAS - CL02 - A001:2023[S/OL].(2023 - 08 - 01)[2023 - 09 - 26].https://www.cnas.org.cn/rkgf/sysrk/rkyyzz/2023/08/912141.shtml.

(袁恩武 代延朋)

结合胆红素检测标准操作规程

××医院检验科生化组管理程序文件	文件编号：××-JYK-××-××-×××
版本/修改：第　　版/第　　次修改	生效日期：　　　　　　共　　页　第　　页
编写人：	审核人：　　　　　　批准人：

1. 目的

规范结合胆红素测定的操作程序,确保结合胆红素测定的结果准确,在××分析仪上定量测定人血清中的结合胆红素(DBIL)。

2. 方法和原理

2.1·方法：改良重氮法。

2.2·原理：在酸性介质中,稳定的重氮盐 3,5 -对甲苯磺酸四氟硼酸重氮盐(DPD)直接与直接(结合)胆红素结合,形成偶氮胆红素。570/600 nm 下的吸光率与样本中结合胆红素的浓度成正比。

$$胆红素 + DPD \longrightarrow 重氮胆红素$$

3. 标本类型与患者准备

3.1·原始样本类型：血清。采血量：静脉血 2 mL。容器：真空采血管中的红盖或黄盖管(添加剂为促凝剂)。保存和运送：室温保存,及时送检。血清中总胆红素在室温 15～25℃下避光可稳定 1 日,在 2～8℃避光可稳定 3 日,－20℃避光可稳定 3 个月。处理：2 500～3 000 r/min 离心 6～10 min,分离血清待上机。

3.2·患者无特殊要求,但以早晨空腹为佳。

4. 试剂和仪器

4.1·仪器：××全自动生化分析仪。

4.2·试剂：××全自动生化分析仪专用结合胆红素试剂(货号××)。本试剂是即用型产品,可以直接放在仪器上。

4.2.1　储存和稳定性：未开封试剂 2～25℃保存至有效期,保持竖直向上期。开封后,机上稳定期 21 日。

4.2.2　试剂的准备：试剂配套包装,打开包装后直接使用。试剂信息在装载时通过条码自动读取。试剂应避免形成气泡。

4.3·分析参数

样本体积	2.5 μL	吐水量	0 μL	R1 体积	25 μL
吐水量	100 μL	R2 体积	0 μL	吐水量	0 μL
波长	570/600 nm	方法	END	反应方向	+
读点 1	0/2				

5. 操作程序

具体见《××全自动生化分析仪标准操作规程》。

6. 校准程序

6.1·校准品计量学溯源：溯源至国家标准与技术协会（NIST）参考物质（SRM）××。

6.2·校准品：结合胆红素专用校准品××。

6.3·校准程序：参见《××全自动生化分析仪标准操作规程》。

7. 质量控制程序

室内质控采用 Beckman Synchron Control 质控品，将质控品在室温下放置 15 min 左右，颠倒混匀后进行检测分析，核查数据并确定质控结果。如室内质控失控应查找原因予以纠正，并形成记录。具体操作参见《××全自动生化分析仪标准操作规程》。

8. 结果计算程序原理

570/600 nm 下的吸光率与样本中结合胆红素的浓度成正比。

9. 性能参数

9.1·精密度：批内精密度 5%，总精密度＜10%。

9.2·准确度：用待测试剂测试 2 个水平的质控，所得结果相对偏差≤10%。

9.3·灵敏度：灵敏度为最低可检测水平代表非零 DBIL 的最低可测量水平。本实验室通过重复测定不含被分析物的样本 20 次，将其绝对平均值加上 3 倍标准差，得出 DBIL 灵敏度可达到 0.24 μmol/L。

9.4·测量区间：0～171 μmol/L。

10. 生物参考区间

成人 0～4.0 μmol/L。

11. 临床可报告范围

0～171 μmol/L。

12. 危急值

无。

13. 临床意义

每日产生的胆红素中的 80%～85% 来自红细胞破裂释放的血红蛋白，其余 15%～20% 源于含血红素蛋白（如肌红蛋白、细胞色素、过氧化氢酶）的分解和骨髓的无效红细胞生成。由于在水中的溶解度差，非结合胆红素（间接胆红素）被转移到肝脏，与白蛋白结合。在肝细胞内，它迅速与葡萄糖醛酸结合，产生胆红素单葡萄糖苷酸和二葡萄糖苷酸（结合胆红素），然后结合胆红素与所有其他正常胆汁成分一起在胆汁中排泄。肝前性黄疸（如溶血性贫血和新生儿黄疸）主要与非结合胆红素增加有关，而对结合胆红素的评估有助于确定肝性和肝后性黄疸。伴有显著高结合胆红素血症的肝源性疾病包括急性和慢性病毒性肝炎、肝硬化和肝细胞肝癌。伴有显著高结合胆红素血症的肝后性疾病包括肝外梗阻和肝移植排斥。慢性先天性高结合胆红素血症包括 Dubin‐Johnson 和 Rotor 综合征。通过测定胆红素各部分和检测正常的肝酶活性，可完成对慢性先天性高胆红素血症和获得性胆红素血症之间的鉴别。

13.1·判断肝脏损伤程度：某些肝脏轻微损伤疾病，血清总胆红素尚在正常范围内，结合胆红素已有明显升高，因此可作为肝功能早期损害的依据。肝硬化时，肝细胞损伤程度与血清 TBIL 和 DBIL 水平呈平行关系。

13.2·用于黄疸性质的鉴别：根据结合胆红素与总胆红素比值，可协助鉴别黄疸类型，如在总胆红素浓度≤51 μmol/L 条件下,DBIL/TBIL<0.2 提示为溶血性黄疸;比值在 0.2~0.5 之间为肝细胞性黄疸;比值>0.5 为胆汁淤积性黄疸。

14. 注意事项

干扰物质:研究发现,本方法对干扰物质具有如下敏感性。

14.1·脂血症:浓度达 26 563.5 μmol/L 的乳糜,干扰<10%。

14.2·非常罕见的病例(丙种球蛋白病,特别是 Waldenström 巨球蛋白血症)中,可能产生不可靠的结果。

参考文献

[1] 尚红,王毓三,申子瑜.全国临床检验操作规程[M].4 版.北京:人民卫生出版社,2014.

[2] 万学红,卢雪峰.诊断学[M].9 版.北京:人民卫生出版社,2018.

[3] 中国合格评定国家认可委员会.医学实验室质量和能力认可准则:CNAS - CL02:2023[S/OL].(2023 - 06 - 01)[2023 - 09 - 26].https://www.cnas.org.cn/rkgf/sysrk/jbzz/2023/06/911424.shtml.

[4] 中国合格评定国家认可委员会.医学实验室质量和能力认可准则的应用要求:CNAS - CL02 - A001:2023[S/OL].(2023 - 08 - 01)[2023 - 09 - 26].https://www.cnas.org.cn/rkgf/sysrk/rkyyzz/2023/08/912141.shtml.

(袁恩武　代延朋)

铁检测标准操作规程

××医院检验科生化组管理程序文件	文件编号：××-JYK-××-××-×××	
版本/修改：第　　版/第　　次修改	生效日期：	共　页　第　页
编写人：	审核人：	批准人：

1. 目的

规范铁测定的操作程序，确保铁测定的结果准确，在××分析仪上定量测定人血清中的铁（IRON）。

2. 方法和原理

2.1·方法：比色法。

2.2·原理：使用 TPTZ[2,4,6-三-(2-吡啶)-5-三嗪]作为色原体。在酸性介质中，与转铁蛋白结合的铁离解为三价铁离子和 apo-转铁蛋白。盐酸和抗坏血酸钠将三价铁离子还原为亚铁状态。然后，亚铁离子与 TPTZ 发生反应，形成蓝色的络合物，这可通过双色分析仪在 600/800 nm 处测定。吸光度的增加与样品中存在的铁量成正比。

$$转铁蛋白(Fe^{3+}) \xrightarrow{缓冲液} 2(Fe^{3+}) + apo-转铁蛋白$$

$$2Fe^{3+} + 抗坏血酸 + 2H_2O_2 \longrightarrow 2Fe^{2+} + 脱氢抗坏血酸 + 2H_3O^+$$

$$Fe^{2+} + TPTZ \longrightarrow 铁复合物^{2+}（蓝色复合物）$$

3. 标本类型与患者准备

3.1·原始样本类型：血清或血浆。采血量：静脉血 2 mL。容器：真空采血管中的红盖管（添加剂为促凝剂）。保存和运送：血清和肝素化血浆，切勿使用 EDTA、草酸盐或枸橼酸盐血浆，在 2~8℃下储藏，可在血清和血浆中保持稳定 3 周；在 15~25℃下储藏，可保持稳定 7 日。处理：静脉血 2 500~3 000 r/min 离心 6~10 min，分离血清或血浆待上机。

3.2·建议空腹 8~12 h 静脉采血，尤以早晨空腹为佳。

4. 试剂和仪器

4.1·仪器：××全自动生化分析仪。

4.2·试剂：××全自动生化分析仪专用铁试剂（货号××）。本试剂是即用型产品，可以直接放在仪器上。

4.2.1 储存和稳定性：未开封试剂 2~8℃，其稳定性可达瓶子标签上所注明的有效期。开封后，在不超过效期的情况下，在仪器上可保持稳定 60 日。

4.2.2 试剂的准备：试剂配套包装，打开包装后直接使用。试剂信息在装载时通过芯片自动读取。试剂应避免形成气泡。

4.3·分析参数

样本体积	12 μL	吐水量	0 μL	R1 体积	30 μL
吐水量	101 μL	R2 体积	30 μL	吐水量	10 μL
波长	600/800 nm	方法	END	反应方向	+
读点 1	0/12	读点 2	0/10		

5. 操作程序

具体见《××全自动生化分析仪标准操作规程》。

6. 校准程序

6.1・校准品计量学溯源：溯源至国家标准与技术协会（NIST）参考物质（SRM）××。

6.2・校准品：铁专用校准品××。

6.3・校准程序：参见《××全自动生化分析仪标准操作规程》。

7. 质量控制程序

室内质控采用 Beckman Synchron Control 质控品，将质控品在室温下放置 15 min 左右，颠倒混匀后进行检测分析，核查数据并确定质控结果。如室内质控失控应查找原因予以纠正，并形成记录。具体操作参见《××全自动生化分析仪标准操作规程》。

8. 结果计算程序原理

在 600/800 nm 处，吸光度的增加与样品中存在的铁量成正比。

9. 性能参数

9.1・精密度：批内精密度 3%，总精密度<3%。

9.2・准确度：用待测试剂测试 2 个水平的质控，所得结果相对偏差≤10%。

9.3・灵敏度：灵敏度为最低可检测水平代表非零 IRON 的最低可测量水平。本实验室通过重复测定不含被分析物的样本 20 次，将其绝对平均值加上 3 倍标准差，得出 IRON 灵敏度可达到 0.3 μmol/L。

9.4・测量区间：2~179 μmol/L。

10. 生物参考区间

成人血清，男性 10.6~36.7 μmol/L，女性 7.8~32.2 μmol/L。

11. 临床可报告范围

2~179 μmol/L。

12. 危急值

无。

13. 临床意义

13.1・铁参与体内的各种生命过程（从细胞氧化机制到向身体细胞运输和供应氧）。它是携带氧的色素蛋白、血红蛋白、肌红蛋白及各种酶（如细胞色素氧化酶和过氧化物酶）的组成部分。体内其余的铁存在于黄素蛋白、铁硫蛋白及储藏铁的铁蛋白和运输铁的转铁蛋白中。测定的血清铁主要是与血清转铁蛋白结合的铁（三价），而不包括血清中含有的游离血红蛋白形式的铁。

13.2・在许多但不是所有缺铁性贫血，急性或慢性炎症性疾病（如急性感染、免疫接种和心肌梗死）、急性或新近出血、恶性肿瘤、Kwashiorkor 病、晚期妊娠、月经和肾患者群中，血清铁浓度都会下降。有些患者会因其他原因引发的贫血而接受特异性治疗（如使用维生素 B_{12} 治疗恶性贫血），在这些患者开始对药物发生反应时，血清铁浓度会显著降低。营养不良、胃肠道病变、消化性溃疡、慢性腹泻、急慢性感染、尿毒症、慢性长期失血等全血铁降低。

13.3·在铁超载疾病（如血色病）及在口服或胃肠外施加铁制剂造成的急性铁中毒的患者体内，血清铁浓度会高于正常值。在急性肝炎、铅中毒、急性白血病、地中海贫血或口服避孕药人群中，铁水平也可能升高。铁的吸收增加如血色素沉着症、含铁血黄素沉着症、肾炎及反复输血等全血铁增高。

14. 注意事项

干扰和交叉反应如下。

14.1·黄疸：浓度达 40 mg/dL（684 μmol/L）的胆红素，干扰＜3％。

14.2·溶血：浓度达 1 g/L 的血红蛋白，干扰＜10％。

14.3·脂血症：浓度达 8 854.5 μmol/L 的乳糜，干扰＜10％。

14.4·铜：浓度达 1 mg/dL（0.157 mmol/L）的铜，干扰＜10％。

14.5·球蛋白：浓度达 2 g/dL（20 g/L），干扰＜10％。

14.6·甘油三酯：浓度达 300 mg/dL（3.4 mmol/L）的甘油三酯，干扰＜10％。

14.7·在非常罕见的病例（丙种球蛋白血症，特别是 Waldenström 巨球蛋白血症）中，可能产生不可靠的结果。

参考文献

[1] 尚红,王毓三,申子瑜.全国临床检验操作规程[M].4 版.北京：人民卫生出版社,2014.

[2] 万学红,卢雪峰.诊断学[M].9 版.北京：人民卫生出版社,2018.

[3] 中国合格评定国家认可委员会.医学实验室质量和能力认可准则：CNAS - CL02：2023[S/OL].(2023 - 06 - 01)[2023 - 09 - 26].https://www.cnas.org.cn/rkgf/sysrk/jbzz/2023/06/911424.shtml.

[4] 中国合格评定国家认可委员会.医学实验室质量和能力认可准则的应用要求：CNAS - CL02 - A001：2023[S/OL].(2023 - 08 - 01)[2023 - 09 - 26].https://www.cnas.org.cn/rkgf/sysrk/rkyyzz/2023/08/912141.shtml.

（袁恩武　代延朋）

不饱和铁结合力检测标准操作规程

××医院检验科生化组管理程序文件		文件编号：××-JYK-××-××-×××	
版本/修改：第　　版/第　　次修改		生效日期：	共　页　第　页
编写人：		审核人：	批准人：

1. 目的

　　规范不饱和铁结合力测定的操作程序,确保不饱和铁结合力测定的结果准确,在××分析仪上定量测定人血清中的不饱和铁结合力(UIBC)。

2. 方法和原理

　　2.1·方法：比色法。

　　2.2·原理：试剂 1 的 Fe^{2+} 与试剂 2 的亚硝基- PSAP 发生反应,形成浓绿色复合物。如果添加样本,在碱性 pH 下,一部分或者所有铁离子将特异地与不饱和铁结合部位的转铁蛋白结合。因此,它们不能参与亚硝基- PSAP 的显色反应。在有或者没有样本的情况下,测得的吸光度之间的差异等于与转铁蛋白结合的铁量。这就是不饱和铁结合力。

3. 标本类型与患者准备

　　3.1·原始样本类型：血清或血浆。采血量：静脉血 2 mL。容器：真空采血管中的红盖管(添加剂为促凝剂)。保存和运送：血清和肝素化血浆,切勿使用 EDTA、草酸盐或枸橼酸盐血浆,在 2~8℃下储藏,可在血清和血浆中保持稳定 3 周；在 15~25℃下储藏,可保持稳定 7日。处理：静脉血 2 500~3 000 r/min 离心 6~10 min,分离血清或血浆待上机。

　　3.2·建议空腹 8~12 h 静脉采血,尤以早晨空腹为佳。

4. 试剂和仪器

　　4.1·仪器：××全自动生化分析仪。

　　4.2·试剂：××全自动生化分析仪专用不饱和铁结合力试剂(货号××)。本试剂是即用型产品,可以直接放在仪器上。

　　4.2.1　储存和稳定性：未开封试剂 2~8℃,其稳定性可达瓶子标签上所注明的有效期。开封后,在不超过效期的情况下,在仪器上可保持稳定 30 日。

　　4.2.2　试剂的准备：试剂配套包装,打开包装后直接使用。试剂信息在装载时通过芯片自动读取。试剂应避免形成气泡。

　　4.3·分析参数

样本体积	8 μL	吐水量	0 μL	R1 体积	120 μL
吐水量	0 μL	R2 体积	24 μL	吐水量	0 μL
波长	800 nm/None	方法	END	反应方向	－
读点 1	0/27	读点 2	0/10		

5. 操作程序

　　具体见《××全自动生化分析仪标准操作规程》。

6. 校准程序

6.1·校准品计量学溯源：溯源至国家标准与技术协会（NIST）参考物质（SRM）××。

6.2·校准品：不饱和铁专用校准品××。

6.3·校准程序：参见《××全自动生化分析仪标准操作规程》。

7. 质量控制程序

室内质控采用 Beckman Synchron Control 质控品,将质控品在室温下放置 15 min 左右,颠倒混匀后进行检测分析,核查数据并确定质控结果。如室内质控失控应查找原因予以纠正,并形成记录。具体操作参见《××全自动生化分析仪标准操作规程》。

8. 结果计算程序原理

800 nm 下,在有或者没有样本的情况下,测得的吸光度之间的差异等于与转铁蛋白结合的铁量。

9. 性能参数

9.1·精密度：批内精密度 3%,总精密度<3%。

9.2·准确度：用待测试剂测试 2 个水平的质控,所得结果相对偏差≤10%。

9.3·灵敏度：灵敏度为最低可检测水平代表非零 UIBC 的最低可测量水平。本实验室通过重复测定不含被分析物的样本 20 次,将其绝对平均值加上 3 倍标准差,得出 UIBC 灵敏度可达到 2.3 μmol/L。

9.4·测量区间：10～100 μmol/L。

10. 生物参考区间

成人,男性 50～77 μmol/L,女性 54～77 μmol/L。

11. 临床可报告范围

10～100 μmol/L。

12. 危急值

无。

13. 临床意义

13.1·铁参与体内的各种生命过程（从细胞氧化机制到向身体细胞运输和供应氧）。它是携带氧的色素蛋白、血红蛋白、肌红蛋白及各种酶（如细胞色素氧化酶和过氧化物酶）的组成部分。体内其余的铁存在于黄素蛋白、铁硫蛋白及储藏铁的铁蛋白和运输铁的转铁蛋白中。

13.2·测定的血清铁主要是与血清转铁蛋白结合的铁（三价）,而不包括血清中含有的游离血红蛋白形式的铁。由于转铁蛋白通常仅有 1/3 左右的铁结合部位被铁（三价）占据,因而血清转铁蛋白储备了相当大的铁结合能力,这被称作血清不饱和或潜在铁结合力。不饱和铁结合力测定可与血清铁浓度结合使用,以便得出总铁结合力（TIBC）,即血清蛋白（主要是转铁蛋白）可以结合的铁的最大浓度。

13.3·在慢性感染、恶性肿瘤、铁中毒、肾脏疾病、肾病、Kwashiorkor 病和地中海贫血中,总铁结合力将降低。总铁结合力升高的常见原因包括缺铁性贫血、晚期妊娠、口服避孕药和病毒性肝炎。

14. 注意事项

干扰和交叉反应如下。

14.1·黄疸：浓度达 684 μmol/L(40 mg/dL)的胆红素，干扰<6％。

14.2·溶血：浓度达 2 g/L 的血红蛋白，干扰<10％。

14.3·脂血症：浓度达 88 545 μmol/L 的甘油三酯，干扰<5％。

参考文献

［1］尚红,王毓三,申子瑜.全国临床检验操作规程[M].4 版.北京：人民卫生出版社,2014.

［2］万学红,卢雪峰.诊断学[M].9 版.北京：人民卫生出版社,2018.

［3］中国合格评定国家认可委员会.医学实验室质量和能力认可准则：CNAS－CL02：2023[S/OL].(2023－06－01)[2023－09－26].https://www.cnas.org.cn/rkgf/sysrk/jbzz/2023/06/911424.shtml.

［4］中国合格评定国家认可委员会.医学实验室质量和能力认可准则的应用要求：CNAS－CL02－A001：2023[S/OL].(2023－08－01)[2023－09－26].https://www.cnas.org.cn/rkgf/sysrk/rkyyzz/2023/08/912141.shtml.

（袁恩武　代延朋）

丙戊酸检测标准操作规程

××医院检验科生化组管理程序文件	文件编号：××-JYK-××-××-×××	
版本/修改：第　版/第　次修改	生效日期：	共　页　第　页
编写人：	审核人：	批准人：

1. 目的

规范丙戊酸的检测试验,确保检测结果的准确性和重复性。

2. 方法和原理

2.1·方法：免疫法。

2.2·原理：试样加入到含有可与丙戊酸、葡萄糖-6-磷酸和烟酰胺腺嘌呤二核苷酸(NAD)反应的抗体的试剂1中,接着加入到含有用酶(葡萄糖-6-磷酸脱氢酶,G6P-DH)标记的丙戊酸的试剂2中,反应过程见图1。本测定是以样本中的丙戊酸和G6P-DH标记的丙戊酸之间竞争抗体结合部位为基础的。在结合到抗体上时,G6P-DH的活度降低,所以样本中的丙戊酸浓度可通过G6P-DH活度的形式进行测定。G6P-DH将NAD^+转化为NADH,导致吸光度发生变化,该变化可在340 nm下通过分光光度法进行测定,具体参数见表1。由于NAD^+仅与测定中使用的细菌(肠膜样明串珠菌)酶结合物发生作用,因此内源性血清G6P-DH不参与反应。对于每个试剂批来说,在已经实施校准时,每个未知样本中的丙戊酸浓度都可通过样本测定中保存的校准曲线和得到的测定吸光度进行确定。

$$Ab + VALP + VALP^* \longrightarrow VALP - Ab + VALP^* - Ab + VALP^*$$

$$葡萄糖-6-磷酸盐 + NAD^+ \xrightarrow{VALP^*} 6-磷酸葡萄糖酸内酯 + NADH + H^+$$

$$VALP^* = 丙戊酸/葡萄糖-6-磷酸脱氢酶结合物$$

图 1　反应过程

表 1　丙戊酸检测方法的类型和状态参数

实验类型	孵育时间	温　度	波　长	反应样品体积
两点速率法	孵育 1：5 min	37℃	340 nm	3 μL

3. 样本类型与患者准备

3.1·样本要求

3.1.1　原始样本类型：血清、肝素或 EDTA 抗凝血浆。标本用量：静脉血 2~3 mL。容器：红盖真空采血管、肝素锂(绿盖)或 EDTA(紫管)抗凝真空采血管。

3.1.2　保存和运送：样本采血后应在 4 h 内采用离心沉淀方法分离血清或血浆,若不能立即检测需将血清或血浆样本置 4℃避光保存,长期保存需放置在 -20℃冰箱。处理：3 000 r/min 离心 10 min,分离血清或血浆上机。

3.2·患者准备

3.2.1　由于浓度受昼夜节律的影响,因此每日应在固定的时间监测丙戊酸样本。对于口服给药丙戊酸的患者来说,由于它的半衰期短,因此应在临下次剂量前抽取血样。

3.2.2　在已经达到稳定状态条件后(在未改变剂量方案时4~5个半衰期后)抽取血样时,丙戊酸监测是最适合的。包括剂型、给药方式和生物学变异在内的药物代谢动力学因素,会影响丙戊酸给药后样本采集的适合时间。

4. 试剂和仪器

4.1·试剂:来源于××公司。规格:××测试/包装。

4.1.1　试剂盒组成

活性成分	试剂 1(R1)	可与丙戊酸反应的小鼠单克隆抗体30 125 pg/mL,烟酰胺腺嘌呤二核苷酸18 mmol/L,葡萄糖‐6‐磷酸盐 22 mmol/L
	试剂 2(R2)	用葡萄糖脱氢酶标记的丙戊酸 0.57 pg/mL
其他成分	试剂 1(R1)	无机盐、有机盐、蛋白质、蛋白酶抑制剂、稳定剂、表面活性剂、防腐剂、置换剂
	试剂 2(R2)	缓冲液、无机盐、有机盐、蛋白质、蛋白酶抑制剂、生物制品(小鼠单克隆抗体)、防腐剂

4.1.2　储存和稳定性:2~8℃保存。未开封干片盒中各成分冷藏,可稳定至所标示的有效期;开封后在××仪器上,可稳定 28 日,在系统关闭的分析仪上,可稳定 30 min。

4.2·试剂的准备:从冷藏处取出试剂盒后应立即载入 3 号供给仓。

4.3·仪器:××全自动干式生化分析仪。

5. 操作程序

5.1·仪器操作参阅《××全自动干式生化分析仪标准操作规程》。

5.2·分析参数:详见相关用户指南和仪器说明书。

6. 校准程序

6.1·校准品计量学溯源:溯源至国家标准与技术协会(NIST)参考物质(SRM)××。

6.2·校准品:丙戊酸专用校准品××。

6.3·校准程序:参见《××全自动干式生化分析仪标准操作规程》。

7. 质量控制程序

室内质控采用配套试剂质控品,将质控品在室温下放置 15 min 左右,颠倒混匀后进行检测分析,核查数据并确定质控结果。如室内质控失控,应查找原因予以纠正,并形成记录。具体操作参见《××全自动干式生化分析仪标准操作规程》。

8. 结果计算程序原理

在孵育期间,测定两个固定时间点 340 nm 下的吸光度,然后计算这两个读数之间的吸光度变化。一旦对每个试剂批次进行了校准,则未知样本的丙戊酸浓度都可通过样本测定中保存的校准曲线和得到的测定吸光度进行确定。相应过程仪器自动计算,结果传输到 LIS 检验系统。

9. 性能参数

9.1·批内精密度(CV%)<7.5%。

9.2·批间精密度(CV%)<10%。

9.3·准确度:一个完整周期内室间质评成绩合格。

10. 生物参考区间

分　类	常用单位(μg/mL)	SI 单位(μmol/L)	换算单位(mg/L)
最小	50.0	346.5	50.0
治疗的	50.0～120.0	346.5～831.6	50.0～120.0
可能中毒	＞100.0	693.0	＞100.0
严重中毒	＞200.0	1 386.0	＞200.0

11. 临床可报告范围

常用单位(μg/mL)	SI 单位(μmol/L)
10.0～150.0	69.3～1 039.5

11.1·线性以内：直接报告。

11.2·低于下限值：＜10.0 μg/mL，直接报告。

11.3·如果浓度超出系统的可报告范围，则按如下步骤操作：使用7％牛血清白蛋白溶液稀释样本，重新分析。结果乘以稀释因子，获得原始样本中丙戊酸浓度的估计值。

12. 危急值

血药浓度＞100 μg/mL。

13. 临床意义

丙戊酸适用于单一和复杂失神发作治疗中的唯一或附加疗法，并附带用于具有多种发作类型(包括失神发作)的患者。高浓度的丙戊酸可导致中枢神经系统抑郁、震颤和血小板减少。很高浓度的丙戊酸也可增加急性致命性肝中毒、木僵、昏迷和脑水肿的风险。丙戊酸大部分通过肝脏代谢。其他合并给药的药物，包括其他抗癫痫药，可以诱导或抑制肝脏的药物代谢酶。在患者的治疗方案中添加或去除这些药物时，丙戊酸的清除率和浓度可能不同，需要进行剂量调整。在丙戊酸服药过量的诊断和治疗及监测丙戊酸的水平中，使用血清或血浆丙戊酸测定，以保证适当的治疗。

14. 注意事项

14.1·干扰和交叉反应：某些药物或临床情况会改变体内丙戊酸浓度值。

14.2·患者标本、校准品和质控品当作传染源处理，高压灭菌后交至后勤保障部医疗垃圾暂存点。

14.3·本制品含叠氮化钠。将试剂倒入含铜或铅下水管道的水池中，应使用足量的水冲洗，以防形成易爆的金属叠氮化物。

14.4·本品含有 ProClin 300，可能产生过敏反应。

参考文献
[1] 尚红，王毓三，申子瑜.全国临床检验操作规程[M].4 版.北京：人民卫生出版社，2014.
[2] 万学红，卢雪峰.诊断学[M].9 版.北京：人民卫生出版社，2018.

（宗　明）

地高辛检测标准操作规程

××医院检验科生化组管理程序文件	文件编号:××-JYK-××-××-×××
版本/修改:第　　版/第　　次修改	生效日期:	共　页 第　页
编写人:	审核人:	批准人:

1. 目的

规范地高辛的检测试验,确保检测结果的准确性和重复性。

2. 方法和原理

2.1·方法:免疫速率法。

2.2·原理:地高辛测定干片为涂覆在聚酯基材上的多层分析成分。将一滴患者样本滴在干片上,通过扩散层均匀地分布到下面的试剂层。在第一孵育期中,样本中的地高辛与试剂中地高辛过氧化物酶结合物竞争有限的抗体结合位点。然后在干片中加入12 μL的免疫洗液,从测定读数区域洗去未结合的地高辛过氧化物酶结合物,同时也提供了用于酶媒介无色染剂氧化反应的底物。在第二孵育期中,使用反射光光度测定法监测染料形成的速度,该速度与样本中的地高辛浓度成反比。为了确定是否洗涤充分,第二孵育期中在540 nm下进行检测洗涤液显色强度的读取(反应参数见表1,反应过程见图1)。

表1　地高辛检测方法的类型和状态参数

实验类型	孵育时间	温　度	波　长	反应样品体积
多点免疫速率法	孵育期1:5 min 孵育期2:2.5 min	37℃	670 nm	11 μL

$$DGXN + DGXN^* + Ab \Longleftrightarrow DGXN - Ab + DGXN^* - Ab + DGXN + DGXN^*$$

免疫洗液 $+ DGXN - Ab + DGXN^* - Ab + DGXN + DGXN^* \xrightarrow{洗液} DGXN^* - Ab + DGXN - Ab$

$$H_2O_2 + 无色染剂 + DGXN^* - Ab \longrightarrow 染料 + 2H_2O$$

$DGXN^* =$ 地高辛过氧化物酶结合物

图1　反应过程

3. 样本类型与患者准备

3.1·样本要求

3.1.1　样本类型:血清。采血量:静脉血2 mL。容器:真空采血管中的黄帽管(添加剂为促凝剂)。运送:采集后4 h内从细胞成分中分离出血清。处理:2 500~3 000 r/min离心10 min。

3.1.2　标本稳定性

贮　存	温　度	稳定性
室温	18～28℃(64～82℉)	8 h
冷藏	2～8℃(36～46℉)	1 周
冷冻	≤－18℃(≤0℉)	4 个月

3.2·患者准备：一般要求，采血前受检者保持平静、松弛，避免剧烈活动。如可能，患者最好停服干扰检测的药物，详见《标本采集手册》。

4. 试剂和仪器

4.1·试剂：来源于××试剂，规格 90 片/盒，代号××。

4.1.1　试剂盒组成（干片成分）

每 cm² 的反应成分	固化鼠单克隆抗地高辛抗体 0.01 mg，地高辛-辣根过氧化物酶结合物 0.60 ng，无色染剂 0.02 mg
其他成分	色素、黏合剂、缓冲液、媒染剂、表面活性剂、稳定剂和清洗检测染剂

4.1.2　储存和稳定性：－18℃保存。未开封干片盒中各成分－18℃冷冻，可稳定至所标示的有效期；开封后，在系统开启的干式生化分析仪上可稳定 1 周，在系统关闭的分析仪上可稳定 2 h。

4.1.3　试剂的准备：干片盒在使用前应在室温 18～28℃平衡 60 min 左右。

4.2·仪器：××全自动干式生化分析仪。

5. 操作程序

5.1·仪器操作参阅《××全自动干式生化分析仪标准操作规程》。

5.2·分析参数：详见相关用户指南和仪器说明书。

6. 校准程序

6.1·校准品计量学溯源：溯源至国家标准与技术协会(NIST)参考物质(SRM)××。

6.2·校准品：地高辛专用校准品××。

6.3·校准程序：参见《××全自动干式生化分析仪标准操作规程》。

7. 质量控制程序

具体见《××全自动干式生化分析仪质控程序》。

8. 结果计算程序原理

根据在所定义的孵育期间对干片的反射率（在 670 nm 下）进行连续读取，可以确定反射率的变化率。该变化率代入软件自带的、多点变化率校准数学模型，以计算酶的活性。只要对每个干片批次进行了校准，则未知样本的地高辛浓度可以从已测定的每个未知实验干片的反射率变化来确定。仪器自动计算，结果传输到 LIS 检验系统。

9. 性能参数

9.1·精密度：批内精密度小于 1/4TEa，批间精密度小于 1/3TEa。

9.2·正确度：一个完整周期内比对合格。

9.3·测量区间

常规单位(ng/mL)	国际单位(nmol/L)	替代单位(μg/L)
0.40~4.00	0.51~5.12	0.40~4.00

10. 生物参考区间

	常规单位(ng/mL)	国际单位(nmol/L)	替代单位(μg/L)
治疗范围	0.8~2.0	1.0~2.6	0.8~2.0

11. 临床可报告范围

11.1·线性以内：直接报告。

11.2·低于线性下限值：<50 ng/mL(<0.51 nmol/L，或 0.40 μg/L)，直接报告。

11.3·如果地高辛浓度超出系统的可报告范围，则按以下步骤操作：使用7%牛血清白蛋白溶液稀释样本，重新分析；结果乘以稀释因子，获得原始样本中地高辛浓度的估计值。

12. 危急值

血药浓度>2.0 ng/mL。

13. 临床意义

地高辛是一种广泛使用的强心苷药物，用于治疗充血性心力衰竭和室上心律失常。地高辛测定用于监测患者的地高辛水平以取得最佳疗法，也可用于诊断潜在的过量用药。

14. 注意事项

14.1·干扰和交叉反应：患者样本中的嗜异性抗体会与一些免疫测定实验中的免疫球蛋白互相作用，从而导致假性结果。用于治疗地高辛中毒的地高辛免疫 FAB 会干扰免疫测定方法。某些药物和临床状况会改变体内地高辛的浓度(表2)。

表 2　影响地高辛检测结果的干扰成分及浓度

干扰物	干扰物		地高辛浓度		偏　差	
	浓　度	备注	常规单位(ng/mL)	国际单位(nmol/L)	常规单位(ng/mL)	国际单位(nmol/L)
龙胆酸	5.0 mg/dL(0.32 mmol/L)	治疗约物	2.0	2.6	+ 0.45	+ 0.58
N-乙酰半胱氨酸	90.0 mg/dL(5.50 mmol/L)	高限药物治疗Ⅳ	2.0	2.6	+ 1.11	+ 1.42
结合胆红素	20.0 mg/dL(0.34 mmol/L)		2.0	2.6	+ 0.54	+ 0.69
血红蛋白	300.0 mg/dL(3 g/L)		2.0	2.6	− 0.56	− 0.72

14.2·交叉反应性

交 叉 反 应 物	交叉反应(%)
毛花苷 C	196
异羟基洋地黄毒苷配基双洋地黄毒糖苷	108

（续表）

交 叉 反 应 物	交叉反应（%）
毒毛花苷 G	105
异羟基洋地黄毒苷元单洋地黄毒糖苷	76
洋地黄毒苷	18
地高辛配基	8
地高辛配基 3,12 -双乙酸盐	4
二氢地高辛	2
洋地黄毒苷配基	<1

14.3·患者标本、校准品和质控品当作传染源处理，高压灭菌后交至后勤保障部医疗垃圾暂存点。

参考文献

［1］尚红，王毓三，申子瑜.全国临床检验操作规程［M］.4 版.北京：人民卫生出版社，2014.

［2］万学红，卢雪峰.诊断学［M］.9 版.北京：人民卫生出版社，2018.

［3］中国合格评定国家认可委员会.医学实验室质量和能力认可准则：CNAS - CL02：2023［S/OL］.（2023 - 06 - 01）［2023 - 09 - 26］.https://www.cnas.org.cn/rkgf/sysrk/jbzz/2023/06/911424.shtml.

［4］中国合格评定国家认可委员会.医学实验室质量和能力认可准则的应用要求：CNAS - CL02 - A001：2023［S/OL］.（2023 - 08 - 01）［2023 - 09 - 26］.https://www.cnas.org.cn/rkgf/sysrk/rkyyzz/2023/08/912141.shtml.

（宗　明）

茶碱检测标准操作规程

××医院检验科生化组管理程序文件	文件编号：××-JYK-××-××-×××
版本/修改：第　　版/第　　次修改	生效日期：　　　　　　　共　　页　第　　页
编写人：	审核人：　　　　　　批准人：

1. 目的

规范茶碱的检测试验,确保检测结果的准确性和重复性。

2. 方法和原理

2.1·方法：速率法。

2.2·原理：茶碱测定干片为涂覆在聚酯基材上的多层分析成分。该检测基于茶碱对牛肝碱性磷酸酶活性的抑制,其中茶碱作为该同工酶的一种强大的非竞争性抑制剂。将一滴患者样本沉积在干片上,样本通过扩散层向基底层均匀分布。对硝基苯磷酸盐从扩散层迁移到试剂层。如果不存在茶碱,碱性磷酸酶反应将以最快的速度进行。如果存在茶碱,则它将非竞争性地抑制牛肝同工酶,从而使反应速度减慢(反应参数见表1,反应过程见图1)。检测是在 pH 8.2 下进行,这样,含有内源碱性磷酸酶(在 pH 10.5 下活性最高)的样本不会产生干扰。反应产物对硝基酚仍留存在透明的试剂层中。加入样本后孵育干片,经过 1.17 min 和2.5 min 后分别测定反射强度。这两个读数间的反射强度差与样本中的茶碱浓度成正比。

表 1　茶碱检测方法的类型和状态参数

实验类型	孵育时间	温　度	波　长	反应样品体积
两点速率法	5 min	37℃	400 nm	10 μL

$$对硝基苯磷酸盐 \xrightarrow[MgCl_2]{牛肝碱性磷酸酶} 对硝基酚 + H_3PO_4$$

图 1　反应过程

3. 样本类型与患者准备

3.1·样本要求

3.1.1　样本类型：血清或肝素抗凝血浆。采血量：静脉血 2 mL。容器：真空采血管中的黄帽管(添加剂为促凝剂)。运送：在样品采集后的 4 h 内离心样品,并从细胞材料中移除血清或血浆。处理：2 500～3 000 r/min 离心 10 min。

3.1.2　标本稳定性

贮　存	温　度	稳定性
室温	18～28℃(64～82℉)	7 日
冷藏	2～8℃(36～46℉)	7 日
冷冻	≤-18℃(≤0℉)	60 日

3.2·患者准备：一般要求，采血前受检者保持平静、松弛，避免剧烈活动。如可能，患者最好停服干扰检测的药物，详见《标本采集手册》。

4. 试剂和仪器

4.1·试剂：来源××试剂，规格 90 片/盒。

4.1.1 试剂盒组成（干片成分）

每 cm² 的反应成分	碱性磷酸酶 0.02 U，氯化镁 3 μg 及对硝基苯磷酸盐 0.3 mg
其他成分	色素、黏合剂、表面活性剂、缓冲液、酶辅因子、蛋白质、稳定剂和交联剂

4.1.2 储存和稳定性：−18℃保存。未开封干片盒中各成分−18℃冷冻可稳定至所标示的有效期；开封后，在系统开启的仪器上可稳定 1 周，在系统关闭的分析仪上可稳定 2 h。

4.1.3 试剂的准备：干片盒在使用前应在室温 18～28℃平衡 60 min 左右。

4.2·仪器：××全自动干式生化分析仪。

5. 操作程序

5.1·仪器操作参阅《××全自动干式生化分析仪标准操作规程》。

5.2·分析参数：详见相关用户指南和仪器说明书。

6. 校准程序

6.1·校准品计量学溯源：溯源至国家标准与技术协会（NIST）参考物质（SRM）××。

6.2·校准品：茶碱专用校准品××。

6.3·校准程序：参见《××全自动干式生化分析仪标准操作规程》。

7. 质量控制程序

室内质控采用配套试剂质控品，将质控品在室温下放置 15 min 左右，颠倒混匀后进行检测分析，核查数据并确定质控结果。如室内质控失控，应查找原因予以纠正，并形成记录。具体操作参见《××全自动干式生化分析仪标准操作规程》。

8. 结果计算程序原理

在孵育期间，读取干片在两个固定时间点 400 nm 下的反射率，然后计算这两个读数之间的反射率变化。一旦对每个干片批次进行了校准，则未知样本的茶碱浓度可以使用软件自带的"两点速率"数学模型和已计算的每个未知实验干片的反射率变化进行确定。仪器自动计算，结果传输到 LIS 检验系统。

9. 性能参数

9.1·精密度：批内精密度小于<7.5%，批间精密度小于<10%。

9.2·正确度：一个完整周期内室间质评成绩合格。

9.3·测量区间

常用单位(μg/mL)	SI 单位(μmol/L)
1.00～40.00	5.55～222.00

10. 生物参考区间

	常用单位(μg/mL)	SI 单位(μmol/L)
治疗范围	10.0～20.0	55.5～111.0

11. 临床可报告范围

11.1·线性以内：直接报告。

11.2·低于下限值：<1 μg/mL，或<5.55 μmol/L，直接报告。

11.3·如果浓度超出系统的可报告范围，则按如下步骤操作：使用 7％牛血清白蛋白溶液稀释样本，重新分析；结果乘以稀释因子，获得原始样本中茶碱浓度的估计值。

12. 危急值

血药浓度>20 μg/mL。

13. 临床意义

茶碱是一种用于治疗哮喘的药物，是一种有效的支气管扩张剂。茶碱的治疗效果和毒性效应与其在血浆中的浓度相关。茶碱测定用于监测患者的依从性和治疗，并用于判断潜在的过量剂量。毒性效应包括恶心、呕吐、腹泻、头痛、心动过速、心律失常和惊厥。

14. 注意事项

14.1·干扰和交叉反应：在茶碱的治疗范围内，尿毒症标本已显示出 3～5 μg/mL(17～28 μmol/L)的正偏差。表 2 中所列物质，当在所指示浓度下测试时，可引起的偏差。

表 2 引起茶碱检测的干扰和交叉反应物质

干扰物	干扰物浓度	茶碱浓度		平均偏差	
		常用 (μg/mL)	SI (μmol/L)	常用 (μg/mL)	SI (μmol/L)
水杨酸盐	30 mg/dL(2.17 mmol/L)	20	111	+ 3.0	+ 16.7
碱性磷酸酶	700 U/L	20	111	+ 2.0	+ 11.1

14.2·患者标本、校准品和质控品当作传染源处理，高压灭菌后交至后勤保障部医疗垃圾暂存点。

参考文献

[1] 尚红,王毓三,申子瑜.全国临床检验操作规程[M].4 版.北京：人民卫生出版社,2014.

[2] 万学红,卢雪峰.诊断学[M].9 版.北京：人民卫生出版社,2018.

[3] 中国合格评定国家认可委员会.医学实验室质量和能力认可准则：CNAS－CL02：2023[S/OL].(2023－06－01)[2023－09－26].https://www.cnas.org.cn/rkgf/sysrk/jbzz/2023/06/911424.shtml.

[4] 中国合格评定国家认可委员会.医学实验室质量和能力认可准则的应用要求：CNAS－CL02－A001：2023[S/OL].(2023－08－01)[2023－09－26].https://www.cnas.org.cn/rkgf/sysrk/rkyyzz/2023/08/912141.shtml.

（宗　明）

催乳素检测标准操作规程

××医院检验科生化组管理程序文件	文件编号：××-JYK-××-××-×××	
版本/修改：第　　版/第　　次修改	生效日期：	共　　页　第　　页
编写人：	审核人：	批准人：

1. 检验目的

规范催乳素（prolactin）的检测试验，确保检测结果的准确性和重复性。

2. 检验项目方法和原理

2.1·方法：电化学发光法。

2.2·原理

第1步：6 μL样本、生物素化的催乳素特异性单克隆抗体、钌标记的催乳素特异单克隆抗体混匀，形成夹心免疫复合物。

第2步：加入链霉亲和素包被的微粒，让上述形成的复合物通过生物素与链霉亲和素间的反应结合到微粒上。

第3步：反应混合液吸到测量池中，微粒通过磁铁吸附到电极上，未结合的物质被清洗液洗去，电极加电压后产生化学发光，通过光电倍增管进行测定。仪器通过2点定标曲线计算得到检测结果。

3. 标本要求与患者准备

3.1·原始样本类型：血清、血浆。采血量：静脉血3 mL。容器：标准采样管或含分离凝胶的试管采集的血清，肝素-锂、EDTA-K_3抗凝的血浆。保存和运送：2～8℃可保存14 h；－20℃可保存6个月。仅能冻融1次。处理：检测前离心去除样品中的沉淀。不可使用加热灭活样本，不可使用叠氮化物作为稳定剂的样本和质控品。2 500～3 000 r/min离心6～10 min，分离血清待上机。

3.2·患者在采血前24 h内应避免剧烈运动和饮酒，不宜改变饮食和睡眠习惯。空腹静脉采血，采血时间以上午7～9点为宜，门诊患者提倡静坐15 min后采血。如可能，患者最好停服干扰检测的药物，详见《标本采集手册》。

4. 试剂和仪器

4.1·试剂：全自动化学发光分析仪专用催乳素检测试剂。规格300T。代号见试剂说明书。

4.1.1　试剂盒

M：链霉亲和素包被的微粒（透明瓶盖），1瓶，6.5 mL，粒子浓度0.72 mg/mL，含防腐剂。

R1：生物素化的抗PROL单克隆抗体（灰盖），1瓶，10 mL，浓度0.7 mg/L；磷酸缓冲液50 mmol/L，pH 7.0，含防腐剂。

R2：Ru标记的抗PROL单克隆抗体（黑盖），1瓶，10 mL，浓度0.35 mg/L；磷酸缓冲液50 mmol/L，pH 7.0，含防腐剂。

××定标液（CalSet）和××通用质控品，两水平。

4.1.2　储存和稳定性：存放于 2～8℃。垂直摆放试剂盒，确保使用前自动混合过程中微粒完全有效。未开瓶试剂盒置 2～8℃，最长稳定至失效期。开封后，2～8℃ 12 周。

4.1.3　试剂的准备：试剂配套包装，打开包装后直接使用。试剂信息在装载时通过芯片自动读取。试剂应避免形成气泡。

4.2·仪器：××全自动化学发光分析仪。

5. 操作步骤

5.1·仪器操作参阅《××全自动化学发光分析仪标准操作规程》。

5.2·分析参数：详见相关用户指南和仪器说明书。

6. 校准程序

参阅《××全自动电化学发光仪校准程序》。

7. 质量控制

参阅《××全自动化学发光分析仪质控程序》。

8. 结果计算原理

分析仪自动计算，结果传输到 LIS 检验系统。

9. 性能参数

9.1·精密度：测量重复性小于 1/4 允许总误差（TEa），测量中间精密度小于 1/3TEa。

9.2·正确度：室间质评合格。

9.3·测量区间：0.47～470 ng/mL。

9.4·干扰和交叉反应

9.4.1　以下情况检测结果不受干扰：黄疸（胆红素＜513 μmol/L 或＜30 mg/dL），溶血（血红蛋白＜0.932 mmol/L 或＜1.5 g/dL），血脂（甘油三酯＜132 817.5 μmol/L 或＜1 500 mg/dL）和生物素＜164 nmol/L，或＜40 ng/mL。

9.4.2　对于接受高剂量生物素治疗的患者（＞5 mg/日），需在末次生物素治疗 8 h 后采集样本。

9.4.3　类风湿因子≤1 100 IU/mL 时，检测结果不受影响。对 16 种常用药物进行体外检测未发现会影响检测结果。少数病例中，高滴度的抗分析物特异性抗体（如 HAMA）、钌抗体和生物素抗体会影响检测结果。通过适宜的实验设计可将影响因素降到最低。

9.4.4　以诊断为目的，对检测结果评价时，必须结合患者病史、临床检查和其他临床资料。

10. 生物参考区间

男性 4.04～14.2 ng/mL，女性 4.79～23.3 ng/mL。

11. 临床可报告范围

0.47～4 700 ng/mL，线性以内；0.47～470 ng/mL，直接报告。线性以外，低于下限值，＜0.47 ng/mL，直接报告。高于上限值，10 倍稀释，直接报告。

12. 临床意义

12.1·产后和新生儿的催乳素水平升高，但是异常的高水平在女性中常伴有闭经泌乳、性功能下降、月经不调等症状。患催乳素瘤的男性绝大多数性功能低下。因此，对于无生育能力的妇女、闭经泌乳的妇女和男性性功能低下者都应测定催乳素。高催乳素血症还与卵巢类固醇激素分泌的抑制、卵泡成熟、促黄体激素和促卵泡激素的分泌有关。

12.2·高催乳素血症的病理因素：下丘脑功能和器官疾病、甲状腺功能减退和肾衰竭等。促甲状腺激素释放激素（TRH）分泌增多刺激释放出催乳素的同时，血清 T_4 水平降低，促甲状腺素浓度升高，导致原发性甲状腺功能减退，血清催乳素水平升高。

12.3·多种药物会对测定结果造成一定的影响，如口服避孕药、西咪替丁等，使用左旋多巴可抑制催乳素分泌，使用精神药物（吩噻嗪）、抗高血压药物（利血平）等会使催乳素分泌增多。

12.4·正常个体出现催乳素缺乏的现象很罕见。

13. 注意事项

13.1·检测催乳素时，需注意样本的采集时间。因为催乳素经垂体分泌，受生物钟影响。哺乳和压力会促进生理性催乳素分泌。另外，血清催乳素浓度升高与多种药物（如苯二氮䓬类、吩噻嗪）、促甲状腺激素释放素和雌激素有关。多巴胺、左旋多巴和麦角胺衍生物抑制催乳素的分泌。若怀疑测定的高催乳素值，则推荐使用聚乙二醇（PEG）进行沉淀预处理以判定有生物活性的单体催乳素浓度。详细信息参见"使用聚乙二醇（PEG）沉淀作用对标本进行预处理"部分。

13.2·患者标本、校准品和质控品当作传染源处理，高压灭菌后交至后勤保障部医疗垃圾暂存点。

参考文献

［1］尚红，王毓三，申子瑜.全国临床检验操作规程［M］.4 版.北京：人民卫生出版社，2014.
［2］万学红，卢雪峰.诊断学［M］.9 版.北京：人民卫生出版社，2018.
［3］中国合格评定国家认可委员会.医学实验室质量和能力认可准则：CNAS－CL02：2023［S/OL］.（2023－06－01）［2023－09－26］.https：//www.cnas.org.cn/rkgf/sysrk/jbzz/2023/06/911424.shtml.
［4］中国合格评定国家认可委员会.医学实验室质量和能力认可准则的应用要求：CNAS－CL02－A001：2023［S/OL］.（2023－08－01）［2023－09－26］.https：//www.cnas.org.cn/rkgf/sysrk/rkyyzz/2023/08/912141.shtml.

（刘红春）

促肾上腺皮质激素检测标准操作规程

××医院检验科生化组管理程序文件	文件编号：××-JYK-××-××-×××
版本/修改：第　　版/第　　次修改	生效日期：　　　　　　　共　页　第　页
编写人：	审核人：　　　　　　批准人：

1. 检验目的

规范促肾上腺皮质激素（ACTH）的检测试验，确保检测结果的准确性和重复性。

2. 检验项目方法和原理

2.1・方法：电化学发光法。

2.2・原理

第1步：30 μL 样本、生物素化的 ACTH 特异性单克隆抗体和三联吡啶钌复合物标记的 ACTH 特异性抗体反应生成一种夹心复合物。

第2步：添加链霉亲和素包被的磁珠微粒后，复合物通过生物素、链霉亲和素之间的相互作用结合到磁珠微粒上。

第3步：将反应液吸入检测池中，检测池中的微粒通过电磁作用吸附在电极表面。未与磁珠结合的物质被清洗液洗去。给电极加以一定的电压，使复合体化学发光，并通过光电倍增器测量发光强度。根据在分析仪上2点定标产生的定标曲线和试剂条码提供的主曲线的信息换算出结果。

3. 标本要求与患者准备

3.1・原始样本类型：血浆。采血量：静脉血2～3 mL。容器：EDTA-K$_2$ 和 EDTA-K$_3$ 抗凝血浆，采用经过硅化处理玻璃管或塑料管收集，仅使用经过预冷处理过的真空抗凝管。保存和运送：采血后，将取样管直接放在冰上。2～8℃可保存2 h，-20℃可保存4周，避免反复冻融。

3.2・处理：使用带冷藏功能的离心机，2 500～3 000 r/min 离心6～10 min 分离血浆。立即检测样本或在-20℃条件下冷冻。检测前离心去除样品中的沉淀。不可使用加热灭活样本，不可使用叠氮化物作为稳定剂的样本和质控品。

3.3・患者在采血前24 h 内应避免剧烈运动和饮酒，不宜改变饮食和睡眠习惯。空腹静脉采血，采血时间以上午7～9点为宜，门诊患者提倡静坐15 min 后采血。如可能，患者最好停服干扰检测的药物，详见《标本采集手册》。

4. 试剂和仪器

4.1・试剂：全自动化学发光分析仪专用促肾上腺皮质激素检测试剂。规格：100T。代号：见试剂说明书。

4.1.1　试剂盒

M：包被链霉亲和素的磁珠微粒，每瓶5.8 mL。包被链霉亲和素的磁珠微粒0.72 mg/mL，含防腐剂。

R1：生物素化的抗 ACTH 抗体，每瓶8 mL。生物素化的单克隆抗 ACTH 抗体（小鼠）

0.3 mg/L；MESb 缓冲液 50 mmol/L，pH 6.2，含防腐剂。

R2：Ru 复合物标记的抗 ACTH 抗体，每瓶 7.2 mL。Ru 复合物标记的单克隆抗 ACTH 抗体（小鼠）0.3 mg/L；MES 缓冲液 50 mmol/L，pH 6.2，含防腐剂。

MES：2-吗啉代乙烷磺酸 ACTH 定标液（CalSet）和通用质控品 1 和 2，两水平。

4.1.2　储存和稳定性：存放于 2～8℃。垂直摆放试剂盒，确保使用前自动混合过程中微粒完全有效。未开瓶试剂盒置 2～8℃，最长稳定至失效期。开封后，2～8℃12 周。

4.1.3　试剂的准备：试剂配套包装，打开包装后直接使用。试剂信息在装载时通过芯片自动读取。试剂应避免形成气泡。

4.2·校准品：每批试剂有一条形码标签，含有该批试剂定标所需的特殊信息。

4.3·质控品：参阅《××全自动电化学发光免疫分析质控程序》。

4.4·仪器：××全自动化学发光分析仪。

5. 操作步骤

5.1·仪器操作参阅《××全自动化学发光分析仪标准操作规程》。

5.2·分析参数：详见相关用户指南和仪器说明书。

6. 校准程序

6.1·校准品计量学溯源：溯源至国家标准与技术协会（NIST）参考物质（SRM）××。

6.2·校准品：促肾上腺皮质激素专用校准品 Cal 1、Cal 2。

6.3·校准程序：参见《××全自动化学发光分析仪标准操作规程》。

7. 质量控制

室内质控采用××公司质控品，将质控品在室温下放置 15 min 左右，颠倒混匀后进行检测分析，核查数据并确定质控结果。如室内质控失控，应查找原因予以纠正，并形成记录。具体操作参见《××全自动化学发光分析仪标准操作规程》。

8. 结果计算

分析仪自动计算得出每份标本的测定浓度（单位可为 pg/mL、pmol/L 或 pmol/L）。

9. 性能参数

9.1·精密度：测量重复性小于 1/4 允许总误差（TEa），测量中间精密度小于 1/3TEa。

9.2·正确度：室间质评合格。

9.3·测量区间：1.0～2 000 pg/mL，或 0.220～440 pmol/L。若超出测量区间，结果报告为大于可报告区间的上限。

9.4·干扰和交叉反应

9.4.1　检测结果不受黄疸（胆红素＜428 μmol/L，或＜25 mg/dL）、溶血（血红蛋白＜0.25 mmol/L，或＜0.4 g/dL）、脂血（脂肪乳剂＜1 500 mg/dL）和生物素（＜246 nmol/L，或 60 ng/mL）的影响。对于接受高剂量生物素治疗的患者（＞5 mg/日），必须在末次生物素治疗 8 h 后采集样本。

9.4.2　浓度高达 400 IU/mL 的类风湿因子和血液透析样本均对检测无影响。浓度高达 1×10^6 pg/mL 的 ACTH 不产生 HOOK 效应。体外对 17 种常用药物进行试验，未发现会影响检测结果。

9.4.3　接受 ACTH(1-24)给药的患者不推荐进行 ACTH 检测，原因是它可对夹心测定法产生负干扰。对于所有使用单克隆小鼠抗体执行的测试,在检测那些接受单克隆小鼠抗体治疗或诊断的患者的血样时可能得出错误的结果。少数病例中极高浓度的对抗钌的抗体会影响检测结果。试验中所含添加剂可减少这些影响。极高浓度的链霉亲和素抗体可发生在个别病例中并可导致干扰。

10. 生物参考区间

7.2～63.3 pg/mL(1.6～13.9 pmol/L)(上午 7:00～10:00 时收集血浆样本)。

11. 临床可报告范围

1.5～2 000 pg/mL,或 0.330～440 pmol/L(通过检出限和定标曲线的最高值确定)。低于检出限的值报告为<1.5 pg/mL,或<0.330 pmol/L。超过检测范围时,报告为>2 000 pg/mL,或>440 pmol/L。

12. 临床意义

12.1·血浆 ACTH 升高或降低、昼夜节律消失,提示存在肾上腺皮质功能紊乱。

12.2·血浆 ACTH 测定一般不作为筛查首选项目,而是作为配合皮质醇测定用于诊断肾上腺功能紊乱的种类及病变部位。

12.3·ACTH 和皮质醇均升高,提示下丘脑、垂体病变或异源性 ACTH 综合征所致的肾上腺皮质功能亢进。

12.4·ACTH 兴奋试验适用于诊断原发性或继发性皮质功能减退。由于 ACTH 可迅速刺激肾上腺皮质合成释放皮质醇,因而可以通过静脉注射 ACTH 评价肾上腺皮质的可兴奋性。

13. 注意事项

13.1·ACTH 释放呈现昼夜变化,表现为清晨时浓度升高,夜间浓度低。因此,了解血浆样本采集时间对解释检测结果非常重要。

13.2·患者标本、校准品和质控品当作传染源处理,高压灭菌后交至后勤保障部医疗垃圾暂存点。

参考文献

[1] 尚红,王毓三,申子瑜.全国临床检验操作规程[M].4 版.北京:人民卫生出版社,2014.

[2] 万学红,卢雪峰.诊断学[M].9 版.北京:人民卫生出版社,2018.

[3] 中国合格评定国家认可委员会.医学实验室质量和能力认可准则:CNAS－CL02:2023[S/OL].(2023－06－01)[2023－09－26].https://www.cnas.org.cn/rkgf/sysrk/jbzz/2023/06/911424.shtml.

[4] 中国合格评定国家认可委员会.医学实验室质量和能力认可准则的应用要求:CNAS－CL02－A001:2023[S/OL].(2023－08－01)[2023－09－26].https://www.cnas.org.cn/rkgf/sysrk/rkyyzz/2023/08/912141.shtml.

(刘红春)

黄体生成素检测标准操作规程

××医院检验科生化组管理程序文件		文件编号：××-JYK-××-××-×××	
版本/修改：第　　版/第　　次修改		生效日期：	共　　页　第　　页
编写人：	审核人：		批准人：

1. 检验目的

规范黄体生成素（luteinizing hormone，LH）的检测试验，确保检测结果的准确性和重复性。

2. 检验项目方法和原理

2.1·方法：电化学发光法。

2.2·原理

第1步：12 μL样本、生物素化的抗LH单克隆抗体和三联吡啶钌（Ru）标记的抗LH单克隆抗体混匀，形成夹心复合物。

第2步：加入链霉亲和素包被的微粒，让上述形成的复合物通过生物素与链霉亲和素间的反应结合到微粒上。

第3步：反应混合液吸到测量池中，微粒通过磁铁吸附到电极上，未结合的物质被清洗液洗去，电极加电压后产生化学发光，通过光电倍增管进行测定。根据在分析仪上2点定标产生的定标曲线和试剂条码提供的主曲线的信息换算出结果。

3. 标本要求与患者准备

3.1·原始样本类型：血清、血浆。采血量：静脉血3 mL。容器：标准采样管或含分离凝胶的试管采集的血清或肝素锂、肝素钠、肝素铵、EDTA-K_3和氟化钠/草酸钾血浆。保存和运送：2～8℃可保存14日，−20℃可保存6个月。仅能冻融1次。处理：2 500～3 000 r/min离心6～10 min，分离血清待上机。

3.2·患者在采血前24 h内应避免剧烈运动和饮酒，不宜改变饮食和睡眠习惯。空腹静脉采血，采血时间以上午7～9点为宜，门诊患者提倡静坐15 min后采血。如可能，患者最好停服干扰检测的药物，详见《标本采集手册》。

4. 试剂耗料及仪器

4.1·试剂：全自动化学发光分析仪专用黄体生成素检测试剂。规格300T。代号见试剂说明书。

4.1.1　试剂盒

M：链霉亲和素包被的微粒（透明瓶盖），1瓶，12.4 mL，粒子浓度0.72 mg/mL，含防腐剂。

R1：生物素化的抗PROL单克隆抗体（灰盖），1瓶，19.7 mL，浓度2.0 mg/L；磷酸缓冲液50 mmol/L，pH 7.0，含防腐剂。

R2：Ru标记的抗PROL单克隆抗体（黑盖），1瓶，19.7 mL，浓度0.3 mg/L；磷酸缓冲液50 mmol/L，pH 7.0，含防腐剂。

××定标液（CalSet）和××通用质控品，两水平。

4.1.2　储存和稳定性：存放于 2～8℃。垂直摆放试剂盒,确保使用前自动混合过程中微粒完全有效。未开瓶试剂盒置 2～8℃,最长稳定至失效期。开封后,2～8℃ 12 周。

4.1.3　试剂的准备：试剂配套包装,打开包装后直接使用。试剂信息在装载时通过芯片自动读取。试剂应避免形成气泡。

4.2・仪器：××全自动化学发光分析仪。

5. 操作步骤

5.1・仪器操作参阅《××全自动化学发光分析仪标准操作规程》。

5.2・分析参数：详见相关用户指南和仪器说明书。

6. 校准程序

6.1・校准品计量学溯源：溯源至国家标准与技术协会(NIST)参考物质(SRM)××。

6.2・校准品：黄体生成素专用校准品 Cal 1、Cal 2。

6.3・校准程序：参见《××全自动化学发光分析仪标准操作规程》。

7. 质量控制

室内质控采用××公司质控品,将质控品在室温下放置 15 min 左右,颠倒混匀后进行检测分析,核查数据并确定质控结果。如室内质控失控,应查找原因予以纠正,并形成记录。具体操作参见《××全自动化学发光分析仪标准操作规程》。

8. 结果计算

分析仪自动计算得出每份标本的测定浓度(单位：mIU/mL)。

9. 性能参数

9.1・精密度：测量重复性小于 1/4 允许总误差(TEa),测量中间精密度小于 1/3TEa。

9.2・正确度：室间质评合格。

9.3・测量区间：0.100～200 mIU/mL。若超出测量区间,结果报告为大于可报告区间的上限。

9.4・干扰和交叉反应

9.4.1　以下情况检测结果不受干扰：黄疸(胆红素<1 129 μmol/L,或<66 mg/dL),溶血(血红蛋白<0.621 mmol/L,或<1 g/dL),脂血(脂肪乳剂 168 235.5 μmol/L,或<1900 mg/dL)和生物素<205 nmol/L 或<50 ng/mL。接受高剂量生物素(>5 mg/日)治疗的患者,至少要等最后一次摄入生物素 8 h 后才能采血。

9.4.2　LH 浓度高达 1 150 mIU/mL 也不出现高剂量钩状效应。对 16 种常用药物经试验对本测定无干扰。极少数情况下,由于抗体的滴度极高会产生对分析物特异抗体、抗生物素蛋白链霉亲和素或钌的干扰。如果测试设计得当,将最大限度减少这种影响。

9.4.3　出于诊断目的,这些结果应结合患者的病史、临床检查和其他检查结果进行评估。

10. 生物参考区间

10.1・男性,1.7～8.6 mIU/mL；女性,卵泡期 2.4～12.6 mIU/mL,排卵期 14.0～95.6 mIU/mL,黄体期 1.0～11.4 mIU/mL,绝经期 7.7～58.5 mIU/mL。

10.2・如有必要,可建立本实验室的参考范围。

11. 检验结果的可报告区间

0.1～200 mIU/mL(根据检出限和最大标准曲线定义)。结果若低于检出限,仪器将报告结果<0.1 mIU/mL。结果若高于测定范围,仪器将报告结果>200 mIU/mL。

12. 临床意义

LH 和 FSH 从垂体的促性腺细胞中阵发性释放,经血流到达卵巢。在卵巢中 LH 和 FSH 一起刺激卵泡的成长和成熟,进而刺激雌激素和雄激素的生物合成。LH 水平在月经周期的中期呈现最高峰,诱导排卵和形成黄体,其主要分泌物是雄激素。在睾丸的间质细胞内,LH 刺激睾酮的产生。LH 检测对查明下丘脑-垂体-卵巢系统的功能失常有作用。LH 和 FSH 联合检测还可用于查明染色体异常的先天性的疾病(如特纳综合征)、多囊卵巢、闭经的病因、绝经综合征和疑有间质细胞发育不全。

13. 注意事项

13.1·黄体生成素由垂体分泌并参与月经调节。可以促进卵巢排卵和黄体形成,女性在月经的第5~7日都会有一批卵泡发育,所以要选择恰当的抽血检查时间。最好是在月经来潮的第二日到第五日抽血检查,其他时间检查并不准确。一般在早晨9点左右空腹抽血检查,并避免剧烈运动。

13.2·患者标本、校准品和质控品当作传染源处理,高压灭菌后交至后勤保障部医疗垃圾暂存点。

参考文献

[1] 尚红,王毓三,申子瑜.全国临床检验操作规程[M].4版.北京:人民卫生出版社,2014.
[2] 万学红,卢雪峰.诊断学[M].9版.北京:人民卫生出版社,2018.
[3] 中国合格评定国家认可委员会.医学实验室质量和能力认可准则:CNAS-CL02:2023[S/OL].(2023-06-01)[2023-09-26].https://www.cnas.org.cn/rkgf/sysrk/jbzz/2023/06/911424.shtml.
[4] 中国合格评定国家认可委员会.医学实验室质量和能力认可准则的应用要求:CNAS-CL02-A001:2023[S/OL].(2023-08-01)[2023-09-26].https://www.cnas.org.cn/rkgf/sysrk/rkyyzz/2023/08/912141.shtml.

(刘红春)

卵泡刺激素检测标准操作规程

××医院检验科生化组管理程序文件	文件编号：××-JYK-××-××-×××
版本/修改：第　　版/第　　次修改	生效日期：　　　　　　共　　页　第　　页
编写人：	审核人：　　　　　批准人：

1. 检验目的

规范卵泡刺激素（follicle-stimulating hormone，FSH）的检测试验，确保检测结果的准确性和重复性。

2. 检验项目方法和原理

2.1 · 方法：电化学发光法。

2.2 · 原理

第 1 步：24 μL 标本、生物素化抗 FSH 单克隆抗体和钌（Ru）标记的抗 FSH 单克隆抗体混匀，形成夹心复合物。

第 2 步：加入链霉亲和素包被的微粒，让上述形成的复合物通过生物素与链霉亲和素间的反应结合到微粒上。

第 3 步：反应混合液吸到测量池中，微粒通过磁铁吸附到电极上，未结合的物质被清洗液洗去，电极加电压后产生化学发光，通过光电倍增管进行测定。根据在分析仪上 2 点定标产生的定标曲线和试剂条码提供的主曲线的信息换算出结果。

3. 标本要求与患者准备

3.1 · 原始样本类型：血清、血浆。采血量：静脉血 3 mL。容器：标准采样管或含分离凝胶的试管采集的血清。血浆：肝素锂、钠、铵、EDTA - K_3 抗凝均可。保存和运送：2～8℃可保存 14 日，－20℃可保存 6 个月。避免反复冻融。处理：2 500～3 000 r/min 离心 6～10 min，分离血清待上机，对重度脂血标本，若离心后不能澄清的，不可检测，应告知空腹重新采样。

3.2 · 患者在采血前 24 h 内应避免剧烈运动和饮酒，不宜改变饮食和睡眠习惯。空腹静脉采血，采血时间以上午 7～9 点为宜，门诊患者提倡静坐 15 min 后采血。如可能，患者最好停服干扰检测的药物，详见《标本采集手册》。

4. 试剂和仪器

4.1 · 试剂：全自动化学发光分析仪专用卵泡刺激素检测试剂。规格 300T。代号见试剂说明书。

4.1.1　试剂盒

M：链霉亲和素包被的微粒，1 瓶，6.5 mL，粒子浓度 0.72 mg/mL；生物素结合能力 470 ng 生物素/mg 粒子，含防腐剂。

R1：生物素化的抗 FSH 单克隆抗体，1 瓶，10 mL，浓度 0.5 mg/L；MES 缓冲液 50 mmol/L，pH 6.0，含防腐剂。

R2：Ru 标记的抗 FSH 单克隆抗体，1 瓶，10 mL，浓度 0.8 mg/L；MES 缓冲液 50 mmol/L， pH 6.0,含防腐剂。

FSH 定标液(CalSet)和通用质控品 1 和 2,两水平。

4.1.2 储存和稳定性：存放于 2～8℃。垂直摆放试剂盒,确保使用前自动混合过程中微粒完全有效。稳定性：未开瓶试剂盒置 2～8℃,最长稳定至失效期。开封后,2～8℃ 12 周。

4.1.3 试剂的准备：试剂配套包装,打开包装后直接使用。试剂信息在装载时通过芯片自动读取。试剂应避免形成气泡。

4.2·校准品：每批试剂有一条形码标签,含有该批试剂定标所需的特殊信息。

4.3·质控品：参阅《××全自动电化学发光免疫分析质控程序》。

4.4·仪器：××全自动化学发光分析仪。

5. 操作步骤

5.1·仪器操作参阅《××全自动化学发光分析仪标准操作规程》。

5.2·分析参数：详见相关用户指南和仪器说明书。

6. 校准程序

6.1·校准品计量学溯源：溯源至国家标准与技术协会(NIST)参考物质(SRM)××。

6.2·校准品：卵泡刺激素专用校准品 Cal 1、Cal 2。

6.3·校准程序：参见《××全自动化学发光分析仪标准操作规程》。

7. 质量控制

室内质控采用××公司质控品,将质控品在室温下放置 15 min 左右,颠倒混匀后进行检测分析,核查数据并确定质控结果。如室内质控失控,应查找原因予以纠正,并形成记录。具体操作参见《××全自动化学发光分析仪标准操作规程》。

8. 结果计算

分析仪自动计算得出每份标本的测定浓度(单位 mIU/mL)。

9. 性能参数

9.1·精密度：测量重复性小于 1/4 允许总误差(TEa),测量中间精密度小于 1/3TEa。

9.2·正确度：室间质评合格。

9.3·测量区间：0.100～200.0 mIU/mL。若超出测量区间,结果报告为大于可报告区间的上限。

9.4·干扰和交叉反应：该方法不受黄疸(胆红素＜64 mg/dL)、溶血(血红蛋白＜10 g/L)、脂血(脂质 1 900 mg/dL)和生物素＜60 ng/mL 干扰。接受高剂量生物素(＞5 mg/日)治疗的患者,至少要等最后一次摄入生物素 8 h 后才能采血。不受类风湿因子干扰(7 000 U/mL)的干扰。FSH 浓度高达 2 000 mIU/mL 也不出现钩状效应。接受过小鼠单抗治疗或体内诊断的患者可能会出现假阳性反应。偶尔可遇到高链霉亲和素抗体的干扰。

10. 生物参考区间

男性,1.5～12.4 mIU/Ml;女性,卵泡期 3.5～12.6 mIU/mL,排卵期 4.7～21.5 mIU/mL,黄体期 1.7～7.7 mIU/mL,绝经期 25.8～134.8 mIU/mL。如有必要,可建立自己的参考范围。

11. 检验结果的可报告区间

0.100～200.0 mIU/mL(由检测下限和主曲线最大值定义)。报告显示低于检测限的数值＜0.100 mIU/mL,高于测量范围的数值＞200 mIU/mL。目前本项目未设立医学决定值。

12. 临床意义

12.1·FSH 浓度的测定可以用来说明下丘脑-垂体-卵巢系统的功能障碍。

12.2·一般通过测定人体 LH 和 FSH 的水平判断下丘脑-垂体-性腺轴功能,如对月经周期、早发性卵巢衰竭、绝经、排卵紊乱和垂体衰竭等异常现象进行检查。血中两者均增高的疾病有垂体促性腺激素细胞腺瘤、卵巢功能早衰、性腺发育不全、精细管发育不全、完全性性早熟等。血中两者水平均降低的疾病一般由下丘脑-垂体病变所致,包括垂体性闭经、下丘脑性闭经、不完全性性早熟等。

12.3·男性患无精症时,FSH 水平会很低。

12.4·通过注射促黄体素释放激素观察 LH 和 FSH 的浓度变化,能动态地测定垂体 LH 的储备功能。反应减弱或无反应的疾病有垂体病变、原发性甲状腺功能减退伴继发性闭经等。反应正常或延迟的疾病有下丘脑功能紊乱等。反应增高的疾病有原发性性功能低下及性早熟征等。

13. 注意事项

13.1·空腹抽血后立即分离血清进行检测,如不能及时检测,应冻存不得超过 15 日。

13.2·放射性治疗、体内同位素诊断、妊娠、雌激素治疗和某些药物可以影响 FSH 的测定结果。由于血清中 FSH 浓度有较大的变异性,仅用 1 次测定值解释结果应特别小心。

13.3·患者标本、校准品和质控品当作传染源处理,高压灭菌后交至后勤保障部医疗垃圾暂存点。

参考文献

[1] 尚红,王毓三,申子瑜.全国临床检验操作规程[M].4 版.北京：人民卫生出版社,2014.

[2] 万学红,卢雪峰.诊断学[M].9 版.北京：人民卫生出版社,2018.

[3] 中国合格评定国家认可委员会.医学实验室质量和能力认可准则：CNAS - CL02：2023[S/OL].(2023 - 06 - 01)[2023 - 09 - 26].https://www.cnas.org.cn/rkgf/sysrk/jbzz/2023/06/911424.shtml.

[4] 中国合格评定国家认可委员会.医学实验室质量和能力认可准则的应用要求：CNAS - CL02 - A001：2023[S/OL].(2023 - 08 - 01)[2023 - 09 - 26].https://www.cnas.org.cn/rkgf/sysrk/rkyyzz/2023/08/912141.shtml.

(刘红春)

促甲状腺素检测标准操作规程

××医院检验科生化组管理程序文件	文件编号：××-JYK-××-××-×××
版本/修改：第　　版/第　　次修改	生效日期：　　　　　　共　　页　第　　页
编写人：　　　　　　审核人：　　　　　　批准人：	

1. 检验目的

规范促甲状腺素(TSH)的检测试验,确保检测结果的准确性和重复性。

2. 检验项目方法和原理

2.1・方法：电化学发光法。

2.2・原理

第 1 步：30 μL 标本、生物素化的抗 TSH 单克隆抗体和钌(Ru)标记的抗 TSH 单克隆抗体混匀,形成夹心复合物。

第 2 步：加入链霉亲和素包被的微粒,让上述形成的复合物通过生物素与链霉亲和素间的反应结合到微粒上。

第 3 步：反应混合液吸到测量池中,微粒通过磁铁吸附到电极上,未结合的物质被清洗液洗去,电极加电压后产生化学发光,通过光电倍增管进行测定。根据在分析仪上 2 点定标产生的定标曲线和试剂条码提供的主曲线的信息换算出结果。

3. 标本要求与患者准备

3.1・原始样本类型：血清、血浆。采血量：静脉血 3 mL。

3.2・容器：标准采样管或含分离凝胶的试管采集的血清。血浆：肝素钠、锂、铵,EDTA - K_3,枸橼酸钠或氟化钠/草酸钾抗凝均可。

3.3・保存和运送：室温保存,及时送检。2～8℃可稳定 7 日,－20℃可稳定 1 个月。标本只能冻融 1 次。有沉淀的标本使用前需离心。不要使用加热灭活的标本。标本和质控品禁用叠氮化钠防腐。标本、定标液和质控品在测定前应预温到室温。

3.4・处理：2 500～3 000 r/min 离心 6～10 min,分离血清待上机。

3.5・患者在采血前 24 h 内应避免剧烈运动和饮酒,不宜改变饮食和睡眠习惯。空腹静脉采血,采血时间以上午 7～9 点为宜,门诊患者提倡静坐 15 min 后采血。如可能,患者最好停服干扰检测的药物,详见《标本采集手册》。

4. 试剂和仪器

4.1・试剂：全自动化学发光分析仪专用促甲状腺素检测试剂。规格 300T。代号见试剂说明书。

4.1.1　试剂盒

M：链霉亲和素包被的微粒,1 瓶,14.1 mL,粒子浓度 0.72 mg/mL,含防腐剂。

R1：生物素化的抗 TSH 单克隆抗体,1 瓶,14.8 mL,浓度 2.0 mg/L;磷酸缓冲液 0.1 mol/L,pH 7.2,含防腐剂。

R2：Ru(bpy)$_3^{2+}$ 标记的抗 TSH 单克隆抗体,1 瓶,13.9 mL,浓度 1.2 mg/L;磷酸缓冲液

0.1 mol/L,pH 7.2,含防腐剂。

4.1.2　储存和稳定性：15～25℃保存至有效期，保持竖直向上。开封后机上稳定期2周。

4.1.3　试剂的准备：试剂配套包装，打开包装后直接使用。试剂信息在装载时通过芯片自动读取。试剂应避免形成气泡。

4.2·校准品：每批试剂有一条形码标签，含有该批试剂定标所需的特殊信息。

4.3·质控品：参阅《××全自动电化学发光免疫分析质控程序》。

4.4·仪器：××全自动化学发光分析仪。

5. 操作步骤

5.1·仪器操作参阅《××全自动化学发光分析仪标准操作规程》。

5.2·分析参数：详见相关用户指南和仪器说明书。

6. 校准程序

6.1·校准品计量学溯源：溯源至国家标准与技术协会（NIST）参考物质（SRM）××。

6.2·校准品：促甲状腺刺激激素专用校准品 Cal 1、Cal 2。

6.3·校准程序：参见《××全自动化学发光分析仪标准操作规程》。

7. 质量控制

室内质控采用××公司质控品，将质控品在室温下放置 15 min 左右，颠倒混匀后进行检测分析，核查数据并确定质控结果。如室内质控失控，应查找原因予以纠正，并形成记录。具体操作参见《××全自动化学发光分析仪标准操作规程》。

8. 结果计算

仪器会自动计算 TSH 的含量，单位是 $\mu IU/mL$，或 mIU/mL。

9. 性能参数

9.1·精密度：测量重复性小于 1/4 允许总误差（TEa），测量中间精密度小于 1/3TEa。

9.2·正确度：室间质评合格。

9.3·测量区间：0.005～100 $\mu IU/mL$。

9.4·干扰和交叉反应：该方法不受黄疸（胆红素＜41 mg/dL）、溶血（血红蛋白＜10 g/L）、脂血（脂质＜1 500 mg/dL）和生物素＜60 ng/mL 等干扰。接受高剂量生物素（＞5 mg/日）治疗的患者，至少要等最后一次摄入生物素 8 h 后才能采血。不受类风湿因子干扰（3 250 U/mL）。TSH 浓度高达 100 $\mu IU/mL$ 也不出现钩状效应。26 种常用药物经试验对本测定无干扰。接受过小鼠单抗治疗或诊断的患者可能会出现假阳性反应。偶尔会遇到抗链霉亲和素抗体和抗钌抗体的干扰。TSH 测定结果应结合患者病史、临床其他检查结果，综合起来进行诊断。

10. 生物参考区间

正常参考值：0.270～4.20 $\mu IU/mL$。如有必要各个实验室应自己测定一个参考范围。若超出测量区间，结果报告为大于可报告区间的上限。

11. 检验结果可报告区间

样品可在 0.005～100 $\mu IU/mL$ 范围内被准确地定量，按照实际检测（依据厂商仪器说明书）。

12. 临床意义

TSH 在腺垂体特异性嗜碱细胞内生成。垂体释放 TSH 是机体发挥甲状腺素生理作用的中枢调节机制,刺激甲状腺素的生成和分泌,并有增生效应。TSH 的检测是查明甲状腺功能的初筛试验。游离甲状腺素浓度的微小变化就会带来 TSH 浓度反向的显著调整。因此,TSH 是检测甲状腺功能非常敏感的特异性参数,特别适合于早期检测或排除下丘脑-垂体-甲状腺中枢调节环路的功能紊乱。

13. 注意事项

13.1·空腹 12 h 抽血,抽血前一日不进食过于油腻、高蛋白质食物,避免大量饮酒。血液中的酒精成分会直接影响检验结果。抽血时应放松心情,避免因恐惧造成血管的收缩,增加采血的困难。

13.2·患者标本、校准品和质控品当作传染源处理,高压灭菌后交至后勤保障部医疗垃圾暂存点。

参考文献

[1] 尚红,王毓三,申子瑜.全国临床检验操作规程[M].4 版.北京:人民卫生出版社,2014.

[2] 万学红,卢雪峰.诊断学[M].9 版.北京:人民卫生出版社,2018.

[3] 中国合格评定国家认可委员会.医学实验室质量和能力认可准则:CNAS-CL02:2023[S/OL].(2023-06-01)[2023-09-26].https://www.cnas.org.cn/rkgf/sysrk/jbzz/2023/06/911424.shtml.

[4] 中国合格评定国家认可委员会.医学实验室质量和能力认可准则的应用要求:CNAS-CL02-A001:2023[S/OL].(2023-08-01)[2023-09-26].https://www.cnas.org.cn/rkgf/sysrk/rkyyzz/2023/08/912141.shtml.

(刘红春)

三碘甲状腺原氨酸(T₃)检测标准操作规程

××医院检验科生化组管理程序文件	文件编号：××-JYK-××-××-×××
版本/修改：第　　版/第　　次修改	生效日期：　　　　共　页　第　页
编写人：	审核人：　　　　批准人：

1. 检验目的

规范三碘甲状腺原氨酸(T₃)的检测试验,确保检测结果的准确性和重复性。

2. 检验项目方法和原理

2.1·方法：电化学发光法。

2.2·原理

第1步：18 μL 标本、钌标记的抗 T₃ 抗体一起孵育,反应管中的 8-苯基-1-萘磺酸(ANS)可使样本中与结合蛋白结合的 T₃ 释放出来。

第2步：加入链霉亲和素包被的微粒和生物素化的 T₃,后者占据标记抗体上仍然游离的结合位点,形成抗体-半抗原复合物形成的免疫复合物通过生物素、链霉亲和素之间的反应结合到微粒上。

第3步：反应混合液吸到测量池中,微粒通过磁铁吸附到电极上,未结合的物质被清洗液洗去,电极加电压后产生化学发光,通过光电倍增管进行测定。根据在分析仪上 2 点定标产生的定标曲线和试剂条码提供的主曲线的信息换算出结果。

3. 标本要求与患者准备

3.1·原始样本类型：血清、血浆。采血量：静脉血 3 mL。

3.2·容器：标准采样管或含分离凝胶的试管。血浆：肝素钠、锂、铵,EDTA-K₃,柠檬酸盐,氟化钠/草酸钾抗凝均可。

3.3·保存和运送：室温保存,及时送检。2~8℃可稳定 7 日,-20℃可稳定 1 个月。标本只能冻融 1 次。有沉淀的标本使用前需离心。不要使用加热灭活的标本。标本和质控品禁用叠氮化钠防腐。标本、定标液和质控品在测定前应预温到室温。

3.4·处理：2 500~3 000 r/min 离心 6~10 min,分离血清待上机。

3.5·患者在采血前 24 h 内应避免剧烈运动和饮酒,不宜改变饮食和睡眠习惯。空腹静脉采血,采血时间以上午 7~9 点为宜,门诊患者提倡静坐 15 min 后采血。如可能,患者最好停服干扰检测的药物,详见《标本采集手册》。

4. 试剂和仪器

4.1·试剂：全自动化学发光分析仪专用三碘甲状腺原氨酸检测试剂。规格 300T。代号见试剂说明书。

4.1.1　试剂盒

M：链霉亲和素包被的微粒,1 瓶,12.4 mL,粒子浓度 0.72 mg/mL,生物素结合能力 470 ng生物素/mg 粒子,含防腐剂。

R1：钌[Ru(bpy)3²⁺]标记的羊抗 T₃ 多克隆抗体,1 瓶,18.8 mL,浓度 75 ng/mL,

ANS 0.8 mg/mL,磷酸缓冲液 0.1 mol/L,pH 7.4,含防腐剂。

R2:生物素化的 T_3,1 瓶,18.8 mL,浓度 3 ng/mL,ANS 0.8 mg/mL,磷酸缓冲液 0.1 mol/L,pH 7.4,含防腐剂。

4.1.2 储存:存放于 2～8℃。垂直摆放试剂盒,确保使用前自动混合过程中微粒完全有效。未开瓶试剂置 2～8℃,最长稳定至失效期。开封后,2～8℃ 12 周。

4.1.3 试剂的准备:试剂配套包装,打开包装后直接使用。试剂信息在装载时通过芯片自动读取。试剂应避免形成气泡。

4.2·仪器:××全自动化学发光免疫分析仪。

5. 操作步骤

5.1·仪器操作参阅《××全自动化学发光分析仪标准操作规程》。

5.2·分析参数:详见相关用户指南和仪器说明书。

6. 校准程序

6.1·校准品计量学溯源:溯源至国家标准与技术协会(NIST)参考物质(SRM)××。

6.2·校准品:T_3 专用校准品 Cal 1、Cal 2。

6.3·校准程序:参见《××全自动化学发光分析仪标准操作规程》。

7. 质量控制

室内质控采用朗道公司质控品,将质控品在室温下放置 15 min 左右,颠倒混匀后进行检测分析,核查数据并确定质控结果。如室内质控失控,应查找原因予以纠正,并形成记录。具体操作参见《××全自动化学发光分析仪标准操作规程》。

8. 结果计算

仪器会自动计算 T_3 的含量(nmol/L、ng/mL 或 ng/dL),结果传输到 LIS 检验系统。

9. 性能参数

9.1·精密度:测量重复性小于 1/4 允许总误差(TEa),测量中间精密度小于 1/3TEa。

9.2·正确度:室间质评合格。

9.3·测量区间:0.300～10.00 nmol/L。

9.4·干扰和交叉反应

9.4.1 胺碘酮治疗能够导致 T_3 浓度的降低。苯妥英、保泰松和水杨酸盐可使 T_3 从结合蛋白中释放出来,从而导致总 T_3 水平下降而游离 T_3 水平正常。

9.4.2 本试验受甲状腺激素自身抗体的干扰。结合蛋白质(TG,白蛋白)浓度异常(如非甲状腺疾病患者、怀孕、口服避孕药等)可使总 T_3 的水平不正常,尽管甲状腺功能正常。在患病非常严重的一般患者中,偶尔会出现与酶免方法不同的检测结果。对这样的病例,建议做游离 T_3 或游离 T_4 的检测。

9.4.3 对于接受高剂量生物素(>5 mg/日)治疗的患者,必须在末次摄入生物素 8 h 后才能采集样本。少数病例中极高浓度的分析物特异性抗体、链霉亲和素抗体或钌抗体会影响检测结果。

10. 生物参考区间

成人 T_3 1.3～3.1 nmol/L,或 0.8～2.0 ng/mL,目前本项目未设立医学决定值。

11. 检验结果的可报告区间

$0.300\sim10.00$ nmol/L。若超出测量区间,结果报告为大于可报告区间的上限。

12. 临床意义

总 T_3 测定的主要临床意义在于对甲状腺功能紊乱的鉴别诊断。

12.1・甲状腺功能亢进症:弥漫性毒性甲状腺肿、毒性结节性甲状腺肿时,T_3 水平显著升高,且早于 T_4;而 T_3 型甲状腺功能亢进,如功能亢进性甲状腺腺瘤、缺碘所致的地方性甲状腺肿与 T_3 毒血症等血中 T_3 水平也较 T_4 明显升高。此外,血中 T_3 明显升高还可见于亚急性甲状腺炎、过量使用甲状腺制剂治疗、甲状腺结合球蛋白结合力增高等。

12.2・甲状腺功能减退症:轻型甲状腺功能减退时,血中 T_3 下降不如 T_4 明显。黏液性水肿、呆小症、慢性甲状腺炎、甲状腺结合球蛋白结合力下降、非甲状腺疾病的低 T_3 综合征等患者血中 T_3 水平均明显降低。

12.3・妊娠时血中的 T_3 水平可升高而某些药物(如丙醇、糖皮质激素、胺碘酮)及重症非甲状腺疾病时,会导致 T_4 向 T_3 的转化减少而引起 T_3 浓度的下降。

13. 注意事项

13.1・抽血前规律作息,避免喝咖啡,避免吃高碘食物如紫菜、海带。要在安静状态下抽血,避免剧烈运动,情绪紧张。使用有影响甲状腺功能的药物需要提前告诉医生,以供参考。

13.2・患者标本、校准品和质控品当作传染源处理,高压灭菌后交至后勤保障部医疗垃圾暂存点。

参考文献

[1] 尚红,王毓三,申子瑜.全国临床检验操作规程[M].4 版.北京:人民卫生出版社,2015.

[2] 万学红,卢雪峰.诊断学[M].9 版.北京:人民卫生出版社,2018.

[3] 中国合格评定国家认可委员会.医学实验室质量和能力认可准则:CNAS-CL02:2023[S/OL].(2023-06-01)[2023-09-26].https://www.cnas.org.cn/rkgf/sysrk/jbzz/2023/06/911424.shtml.

[4] 中国合格评定国家认可委员会.医学实验室质量和能力认可准则的应用要求:CNAS-CL02-A001:2023[S/OL].(2023-08-01)[2023-09-26].https://www.cnas.org.cn/rkgf/sysrk/rkyyzz/2023/08/912141.shtml.

(刘红春)

游离三碘甲状腺原氨酸(FT₃)检测标准操作规程

××医院检验科生化组管理程序文件	文件编号：××-JYK-××-××-×××	
版本/修改：第　　版/第　　次修改	生效日期：	共　　页　第　　页
编写人：	审核人：	批准人：

1. 检验目的

规范游离三碘甲状腺原氨酸(FT₃)的检测试验,确保检测结果的准确性和重复性。

2. 检验项目方法和原理

2.1·方法：电化学发光法。

2.2·原理

第 1 步：9 μL 标本与钌(Ru)标记的特异性抗人 FT₃ 抗体在反应管中一起孵育。

第 2 步：加入链霉亲和素包被的微粒和生物素化的 FT₃。后者占据标记抗体上仍然游离的结合位点,形成抗体-半抗原复合物。形成的免疫复合物通过生物素、链霉亲和素之间的反应结合到微粒上。

第 3 步：反应混合液吸到测量池中,微粒通过磁铁吸附到电极上,未结合的物质被清洗液洗去,电极加电压后产生化学发光,用光电倍增管进行测定。根据在分析仪上 2 点定标产生的定标曲线和试剂条码提供的主曲线的信息换算出结果。

3. 标本要求与患者准备

3.1·原始样本类型：血清、血浆。采血量：静脉血 3 mL。

3.2·容器：标准采样管或含分离凝胶的试管。血浆：肝素钠、锂、铵,EDTA-K₃,柠檬酸盐,氟化钠/草酸钾抗凝均可。

3.3·保存和运送：室温保存,及时送检。2～8℃可稳定 7 日,-20℃可稳定 1 个月。标本只能冻融 1 次。有沉淀的标本使用前需离心。不要使用加热灭活的标本。标本和质控品禁用叠氮化钠防腐。标本、定标液和质控品在测定前应预温到室温。

3.4·处理：2 500～3 000 r/min 离心 6～10 min,分离血清待上机。

3.5·患者在采血前 24 h 内应避免剧烈运动和饮酒,不宜改变饮食和睡眠习惯。空腹静脉采血,采血时间以上午 7～9 点为宜,门诊患者提倡静坐 15 min 后采血。如可能,患者最好停服干扰检测的药物,详见《标本采集手册》。

4. 试剂和仪器

4.1·试剂：全自动化学发光分析仪专用游离三碘甲状腺原氨酸检测试剂。规格 300T。代号见试剂说明书。

4.1.1　试剂盒

M：链霉亲和素包被的微粒,1 瓶,13.2 mL,粒子浓度 0.72 mg/mL,含防腐剂。

R1：Ru(bpy)3²⁺ 标记的羊抗 T₃ 多克隆抗体,1 瓶,19.7 mL,浓度 18 ng/mL,磷酸缓冲液 0.1 mol/L,pH 7.0,含防腐剂。

R2：生物素化的 T₃,1 瓶,19.7 mL,浓度高于 2.4 mg/L,磷酸缓冲液 0.1 mol/L,pH 7.0,

含防腐剂。

4.1.2　储存：存放于 2～8℃。垂直摆放试剂盒,确保使用前自动混合过程中微粒完全有效。稳定性：未开瓶试剂盒置 2～8℃,最长稳定至失效期。开封后,2～8℃ 12 周。

4.1.3　试剂的准备：试剂配套包装,打开包装后直接使用。试剂信息在装载时通过芯片自动读取。试剂应避免形成气泡。

4.2·仪器：××全自动化学发光分析仪。

5. 操作步骤

5.1·仪器操作参阅《××全自动化学发光分析仪标准操作规程》。

5.2·分析参数：详见相关用户指南和仪器说明书。

6. 校准程序

6.1·校准品计量学溯源：溯源至国家标准与技术协会(NIST)参考物质(SRM)××。

6.2·校准品：FT_3 专用校准品 Cal 1、Cal 2。

6.3·校准程序：参见《××全自动化学发光分析仪标准操作规程》。

7. 质量控制

室内质控采用朗道公司质控品,将质控品在室温下放置 15 min 左右,颠倒混匀后进行检测分析,核查数据并确定质控结果。如室内质控失控,应查找原因予以纠正,并形成记录。具体操作参见《××全自动化学发光分析仪标准操作规程》。

8. 结果计算

分析仪自动计算得出每份标本的测定浓度(单位可为 pmol/L,或 pg/mL,或 ng/dL)。

9. 性能参数

9.1·精密度：测量重复性小于 1/4 允许总误差(TEa),测量中间精密度小于 1/3TEa。

9.2·正确度：室间质评合格。

9.3·测量区间：0.4～50.00 nmol/L。

9.4·干扰和交叉反应

9.4.1　该方法不受黄疸(胆红素<66 mg/dL)、溶血(血红蛋白<10 g/L)、脂血(脂质<2 000 mg/dL)和生物素<70 ng/mL、IgG<7 g/dL 及 IgM<1 g/dL 等干扰的影响。

9.4.2　对于接受高剂量生物素治疗的患者(>5 mg/日),必须在末次生物素治疗 8 h 后采集样本。不受类风湿因子干扰(最高达到 1 200 IU/mL)。任何能改变结合蛋白结合特性的因素都会影响 FT_3 的检测结果(如药物、非甲状腺疾病或家族性异常白蛋白高甲状腺素血症)。17 种常用药物经试验对本测定无干扰,但日常治疗剂量的尿磺酸和左甲状腺素可导致 FT_3 升高。少数病例中极高浓度的分析物特异性抗体,链霉亲和素或钌抗体会影响检测结果。

10. 生物参考区间

成人,3.1～6.8 pmol/L。儿童,4～30 日,3.0～8.1 pmol/L;2～12 个月,2.4～9.8 pmol/L;2～6 岁,3.0～9.1 pmol/L;7～11 岁,4.1～7.9 pmol/L;12～19 岁,3.5～7.7 pmol/L。

11. 检验结果的可报告区间

样品可在 0.6～50 pmol/L 范围内被准确地定量,按照实际检测(依据厂商仪器说明书)。

12. 临床意义

12.1·FT_3 明显升高：主要见于甲状腺功能亢进、弥漫性毒性甲状腺肿(Graves 病)、初期慢性淋巴细胞性甲状腺炎(桥本甲状腺炎)等患者血中；缺碘也会引起 FT_3 浓度的代偿性升高。

12.2·FT_3 明显降低：主要见于甲状腺功能减退、低 T_3 综合征、黏液性水肿、晚期桥本甲状腺炎等患者中。

12.3·个体应用糖皮质激素、苯妥英钠、多巴胺等药物治疗时可出现 FT_3 的降低。

13. 注意事项

13.1·抽血前规律作息，避免喝咖啡，避免吃高碘食物如紫菜、海带。要在安静状态下抽血，避免剧烈运动，情绪紧张。使用有影响甲状腺功能的药物需要提前告诉医生，以供参考。

13.2·患者标本、校准品和质控品当作传染源处理，高压灭菌后交至后勤保障部医疗垃圾暂存点。

参考文献

[1] 尚红,王毓三,申子瑜.全国临床检验操作规程[M].4 版.北京：人民卫生出版社,2015.

[2] 万学红,卢雪峰.诊断学[M].9 版.北京：人民卫生出版社,2018.

[3] 中国合格评定国家认可委员会.医学实验室质量和能力认可准则：CNAS－CL02：2023[S/OL].(2023－06－01)[2023－09－26].https://www.cnas.org.cn/rkgf/sysrk/jbzz/2023/06/911424.shtml.

[4] 中国合格评定国家认可委员会.医学实验室质量和能力认可准则的应用要求：CNAS－CL02－A001：2023[S/OL].(2023－08－01)[2023－09－26].https://www.cnas.org.cn/rkgf/sysrk/rkyyzz/2023/08/912141.shtml.

（刘红春）

甲状腺素(T₄)检测标准操作规程

××医院检验科生化组管理程序文件	文件编号：××-JYK-××-××-×××
版本/修改：第　　版/第　　次修改	生效日期：	共　　页　第　　页
编写人：	审核人：	批准人：

1. 检验目的

规范甲状腺素(T_4)的检测试验,确保检测结果的准确性和重复性。

2. 检验项目方法和原理

2.1·方法：电化学发光法。

2.2·原理：

第 1 步：9 μL 标本、钌标记的抗 T_4 抗体一起孵育,反应管中的 8-苯基-1-萘磺酸(ANS)可使样本中与结合蛋白结合的 T_4 释放出来。

第 2 步：加入链霉亲和素包被的微粒和生物素化的 T_4,后者占据标记抗体上仍然游离的结合位点,形成抗体-半抗原复合物形成的免疫复合物通过生物素、链霉亲和素之间的反应结合到微粒上。

第 3 步：反应混合液吸到测量池中,微粒通过磁铁吸附到电极上,未结合的物质被清洗液洗去,电极加电压后产生化学发光,通过光电倍增管进行测定。检测结果由仪器自动从标准曲线上查处。根据在分析仪上 2 点定标产生的定标曲线和试剂条码提供的主曲线的信息换算出结果。

3. 标本要求与患者准备

3.1·原始样本类型：血清、血浆。采血量：静脉血 3 mL。

3.2·容器：标准采样管或含分离凝胶的试管。血浆：肝素钠、锂、铵,EDTA-K_3,柠檬酸盐;用氟化钠/草酸钾抗凝时,结果分别较血清测定结果低 10% 和 26%。

3.3·保存和运送：室温保存,及时送检。2~8℃ 可稳定 7 日，-20℃ 可稳定 1 个月。标本只能冻融 1 次。有沉淀的标本使用前需离心。不要使用加热灭活的标本。标本和质控品禁用叠氮化钠防腐。标本、定标液和质控品在测定前应预温到室温。

3.4·处理：2 500~3 000 r/min 离心 6~10 min,分离血清待上机。

3.5·患者在采血前 24 h 内应避免剧烈运动和饮酒,不宜改变饮食和睡眠习惯。空腹静脉采血,采血时间以上午 7~9 点为宜,门诊患者提倡静坐 15 min 后采血。如可能,患者最好停服干扰检测的药物,详见《标本采集手册》。

4. 试剂和仪器

4.1·试剂：全自动化学发光分析仪专用甲状腺素检测试剂。规格 300T。代号见试剂说明书。

4.1.1　试剂盒

M：链霉亲和素包被的微粒,1 瓶,13.2 mL。粒子浓度 0.72 mg/mL,生物素结合能力 470 ng生物素/mg 粒子,含防腐剂。

R1：钌[Ru(bpy)3^{2+}]标记的羊抗 T_4 多克隆抗体,1 瓶,19.7 mL,浓度 100 ng/mL,

ANS1 mg/mL,磷酸缓冲液 0.1 mol/L,pH 7.4,含防腐剂。

R2:生物素化的 T_4,1 瓶,19.7 mL,浓度 20 ng/mL,ANS 0.08 mg/mL,磷酸缓冲液 0.1 mol/L,pH 7.4,含防腐剂。

4.1.2 储存:存放于 2~8℃。垂直摆放试剂盒,确保使用前自动混合过程中微粒完全有效。稳定性:未开瓶试剂盒置 2~8℃,最长稳定至失效期。开封后,2~8℃ 12 周。

4.1.3 试剂的准备:试剂配套包装,打开包装后直接使用。试剂信息在装载时通过芯片自动读取。试剂应避免形成气泡。

4.2·仪器:××全自动化学发光分析仪。

5. 操作步骤

5.1·仪器操作参阅《××全自动化学发光分析仪标准操作规程》。

5.2·分析参数:详见相关用户指南和仪器说明书。

6. 校准程序

6.1·校准品计量学溯源:溯源至国家标准与技术协会(NIST)参考物质(SRM)××。

6.2·校准品:T_4 专用校准品 Cal 1、Cal 2。

6.3·校准程序:参见《××全自动化学发光分析仪标准操作规程》。

7. 质量控制

室内质控采用××公司质控品,将质控品在室温下放置 15 min 左右,颠倒混匀后进行检测分析,核查数据并确定质控结果。如室内质控失控,应查找原因予以纠正,并形成记录。具体操作参见《××全自动化学发光分析仪标准操作规程》。

8. 结果计算

仪器会自动计算 T_4 的含量,单位是 nmol/L、μg/dL。

9. 性能参数

9.1·精密度:测量重复性小于 1/4 允许总误差(TEa);测量中间精密度小于 1/3TEa。

9.2·正确度:室间质评合格。

9.3·测量区间:5.4~320.0 nmol/L。

9.4·干扰和交叉反应:该方法不受黄疸(胆红素<632.7 μmol/L)、溶血(血红蛋白<23 g/L)、脂血(脂质<2 500 mg/dL)和生物素<100 ng/mL 等干扰。接受高剂量生物素(>5 mg/日)治疗的患者,至少要等最后一次摄入生物素 8 h 后才能采血。不受类风湿因子干扰(2 400 U/mL)。肾透析患者的标本也无干扰。使用含 D-甲状腺素降血脂制剂等待患者不适合本试验,如该患者需检查甲状腺功能,须停药 4~6 周,等恢复生理状态后再进行测定。本试验受甲状腺激素自身抗体的干扰,偶尔会遇到抗链霉亲和素抗体和抗钌抗体的干扰。

10. 生物参考区间

成人 T_4:66~181 nmol/L,或 5.1~14.1 μg/dL。参考区间由试剂生产商提供,经本实验室验证。目前本项目未设立医学决定值。

11. 临床可报告范围

5.4~320.0 nmol/L,若超出测量区间,结果报告为大于可报告区间的上限。

12. 临床意义

12.1·甲状腺功能紊乱症的鉴别诊断:甲状腺功能亢进、T_3 毒血症、慢性甲状腺炎急性恶化期等患者中,T_4 水平显著升高;原发或激发性甲状腺功能减退,如黏液性水肿、呆小症时血中,T_4 水平显著降低。

12.2 · 血液循环中大部分($>99\%$)的总甲状腺素(T_4)以与其他蛋白质结合的形式存在,结合蛋白质的状况对 T_4 水平有较大的影响。甲状腺结合球蛋白结合力增高征患者血中 T_4 水平显著升高;而结合力降低的患者,血中 T_4 则水平降低。另外,妊娠、服用雌激素或肾病综合征时也能引起体内结合蛋白的水平变化,影响 T_4 的测定。

12.3 · 个体服用某些药物,如大量服用甲状腺素时血中 T_4 水平明显升高;而服用抗甲状腺药物、苯妥英钠、硫酸制剂等时血中 T_4 水平显著降低。

12.4 · TSH 抑制治疗的监测。

13. 注意事项

13.1 · 在做血清总 T_4 测定时,应避免溶血,及时检测,否则会影响实验结果;甲状腺激素结合蛋白浓度增高时(急性间歇性卟啉症、病毒性肝炎、家族性甲状腺素结合球蛋白增多症等),可使 T_4 值增高,而使用雄激素、合成代谢类固醇、泼尼松、苯妥英钠和皮质醇增多症、肾病综合征、家族性甲状腺素结合球蛋白减少症、严重低蛋白血症及外科手术时,可使总 T_4 值下降,故需注意样本的采集时间。

13.2 · 患者标本、校准品和质控品当作传染源处理,高压灭菌后交至后勤保障部医疗垃圾暂存点。

参考文献

[1] 尚红,王毓三,申子瑜.全国临床检验操作规程[M].4 版.北京:人民卫生出版社,2015.

[2] 万学红,卢雪峰.诊断学[M].9 版.北京:人民卫生出版社,2018.

[3] 中国合格评定国家认可委员会.医学实验室质量和能力认可准则:CNAS - CL02:2023[S/OL].(2023 - 06 - 01)[2023 - 09 - 26].https://www.cnas.org.cn/rkgf/sysrk/jbzz/2023/06/911424.shtml.

[4] 中国合格评定国家认可委员会.医学实验室质量和能力认可准则的应用要求:CNAS - CL02 - A001:2023[S/OL].(2023 - 08 - 01)[2023 - 09 - 26].https://www.cnas.org.cn/rkgf/sysrk/rkyyzz/2023/08/912141.shtml.

（刘红春）

游离甲状腺素(FT₄)检测标准操作规程

××医院检验科生化组管理程序文件		文件编号：××-JYK-××-××-×××	
版本/修改：第　　版/第　　次修改		生效日期：	共　　页　第　　页
编写人：	审核人：		批准人：

1. 检验目的

规范游离甲状腺素(FT₄)的检测试验,确保检测结果的准确性和重复性。

2. 检验项目方法和原理

2.1·方法：电化学发光法。

2.2·原理

第 1 步：9 μL 标本与钌(Ru)标记的特异性抗人 FT₄ 抗体在反应管中一起孵育。

第 2 步：加入链霉亲和素包被的微粒和生物素化的 FT₄。后者占据标记抗体上仍然游离的结合位点,形成抗体-半抗原复合物。形成的免疫复合物通过生物素、链霉亲和素之间的反应结合到微粒上。

第 3 步：反应混合液吸到测量池中,微粒通过磁铁吸附到电极上,未结合的物质被清洗液洗去,电极加电压后产生化学发光,用光电倍增管进行测定。根据在分析仪上 2 点定标产生的定标曲线和试剂条码提供的主曲线的信息换算出结果。

3. 标本要求与患者准备

3.1·原始样本类型：血清、血浆。采血量：静脉血 3 mL。

3.2·容器：标准采样管或含分离凝胶的试管。血浆：肝素钠、锂、铵,EDTA－K₃,柠檬酸盐,氟化钠/草酸钾抗凝均可。

3.3·保存和运送：室温保存,及时送检。2～8℃可稳定 7 日,－20℃可稳定 1 个月。标本只能冻融 1 次。有沉淀的标本使用前需离心。不要使用加热灭活的标本。标本和质控品禁用叠氮化钠防腐。标本、定标液和质控品在测定前应预温到室温。

3.4·处理：2 500～3 000 r/min 离心 6～10 min,分离血清待上机。

3.5·患者在采血前 24 h 内应避免剧烈运动和饮酒,不宜改变饮食和睡眠习惯。空腹静脉采血,采血时间以上午 7～9 点为宜,门诊患者提倡静坐 15 min 后采血。如可能,患者最好停服干扰检测的药物,详见《标本采集手册》。

4. 试剂和仪器

4.1·试剂：全自动化学发光分析仪专用游离甲状腺素检测试剂。规格 300T。代号见试剂说明书。

4.1.1　试剂盒

M：链霉亲和素包被的微粒,1 瓶,12.4 mL,粒子浓度 0.72 mg/mL,含防腐剂。

R1：Ru(bpy)3²⁺ 标记的羊抗 T₄ 多克隆抗体,1 瓶,18.8 mL,浓度 75 ng/mL,磷酸缓冲液 0.1 mol/L,pH 7.0,含防腐剂。

R2：生物素化的 T₄,1 瓶,18 mL,浓度高于 2.5 ng/mL,磷酸缓冲液 0.1 mol/L,pH 7.0,含

防腐剂。

4.1.2　储存：存放于 2～8℃。垂直摆放试剂盒,确保使用前自动混合过程中微粒完全有效。稳定性：未开瓶试剂盒置 2～8℃,最长稳定至失效期。开封后,2～8℃ 12 周。

4.1.3　试剂的准备：试剂配套包装,打开包装后直接使用。试剂信息在装载时通过芯片自动读取。试剂应避免形成气泡。

4.2·仪器：××全自动化学发光分析仪。

5. 操作步骤

5.1·仪器操作参阅《××全自动化学发光分析仪标准操作规程》。

5.2·分析参数：详见相关用户指南和仪器说明书。

6. 校准程序

6.1·校准品计量学溯源：溯源至国家标准与技术协会(NIST)参考物质(SRM)××。

6.2·校准品：FT_4 专用校准品 Cal 1、Cal 2。

6.3·校准程序：参见《××全自动化学发光分析仪标准操作规程》。

7. 质量控制

室内质控采用××公司质控品,将质控品在室温下放置 15 min 左右,颠倒混匀后进行检测分析,核查数据并确定质控结果。如室内质控失控,应查找原因予以纠正,并形成记录。具体操作参见《××全自动化学发光分析仪标准操作规程》。

8. 结果判断

仪器会自动计算 FT_4 的含量(单位是 pmol/L、ng/dL),结果传输到 LIS 检验系统。

9. 性能参数

9.1·精密度：测量重复性小于 1/4 允许总误差(TEa);测量中间精密度小于 1/3TEa。

9.2·正确度：室间质评合格。

9.3·测量区间：0.3～100 pmol/L。

9.4·干扰和交叉反应：该方法不受黄疸(胆红素＜701.1 μmol/L)、溶血(血红蛋白＜10 g/L)、脂血(脂质＜2 000 mg/dL)和生物素＜20 ng/mL 等干扰。接受高剂量生物素(＞5 mg/日)治疗的患者,至少要等最后一次摄入生物素 8 h 后才能采血。不受类风湿因子干扰(最高达到 1 200 IU/mL),透析患者的标本也不干扰。任何能改变结合蛋白结合特性的因素都会影响 FT_4 的检测结果(如药物、非甲状腺疾病或家族性异常白蛋白高甲状腺素血症)。接受 D-甲状腺素降脂药物的患者不能检测 T_4。如果需要对这类患者进行甲状腺功能的检测,必须停药 4～6 周,使生理状态回复正常后方能进行。本试验受甲状腺激素自身抗体的干扰,偶尔会遇到抗链霉亲和素抗体的干扰。日常治疗剂量的利尿磺酸和左甲状腺素会导致 FT_4 升高。

10. 生物参考区间

成人 FT_4：12～22 pmol/L(0.93～1.7 ng/dL)。

11. 检验结果的可报告区间

样品可在 0.5～100 pmol/L 范围内被准确地定量,按照实际检测(依据厂商仪器说明书)。

12. 临床意义

12.1·FT_4 明显升高：主要见于甲状腺功能亢进(包括甲状腺功能亢进危象)、多结节性甲状腺囊肿、弥漫性毒性甲状腺肿、初期桥本甲状腺炎、部分无痛性甲状腺炎等。

12.2·甲状腺功能减退、黏液性水肿、晚期桥本甲状腺炎等患者中，FT_4 的降低较 FT_3 更明显。

12.3·某些非甲状腺疾病，如重症感染发热、危重患者可见 FT_4 升高；而部分肾病综合征患者可见 FT_4 水平降低。

12.4·服用药物治疗（如肝素、胺碘酮等）会引起 FT_4 的升高，而应用抗甲状腺药物、苯妥英钠、糖皮质激素等患者体内 FT_4 水平降低。

13. 注意事项

13.1·空腹，清晨进行抽血检查。同时在做检查前一周内禁用阿司匹林、苯妥英钠、地塞米松等药物，在试验前 4～6 周内应禁食含碘丰富的海带、海蜇、海鱼等食物。血清结合球蛋白浓度升高，FT_4 可增高。血清应避免反复冻融。

13.2·患者标本、校准品和质控品当作传染源处理，高压灭菌后交至后勤保障部医疗垃圾暂存点。

参考文献

[1] 尚红，王毓三，申子瑜.全国临床检验操作规程[M].4 版.北京：人民卫生出版社，2015.

[2] 万学红，卢雪峰.诊断学[M].9 版.北京：人民卫生出版社，2018.

[3] 中国合格评定国家认可委员会.医学实验室质量和能力认可准则：CNAS－CL02：2023[S/OL].(2023－06－01)[2023－09－26].https://www.cnas.org.cn/rkgf/sysrk/jbzz/2023/06/911424.shtml.

[4] 中国合格评定国家认可委员会.医学实验室质量和能力认可准则的应用要求：CNAS－CL02－A001：2023[S/OL].(2023－08－01)[2023－09－26].https://www.cnas.org.cn/rkgf/sysrk/rkyyzz/2023/08/912141.shtml.

（刘红春）

甲状腺球蛋白(Tg)检测标准操作规程

××医院检验科生化组管理程序文件	文件编号：××-JYK-××-××-×××
版本/修改：第　　版/第　　次修改	生效日期：　　　　共　　页　第　　页
编写人：	审核人：　　　　批准人：

1. 检验目的

规范游离甲状腺球蛋白(Tg)的检测试验,确保检测结果的准确性和重复性。

2. 检验项目方法和原理

2.1·方法：电化学发光法。

2.2·原理

第 1 步：标本与生物素化的抗甲状腺球蛋白单克隆抗体和钌(Ru)标记的抗甲状腺球蛋白单克隆抗体混匀,形成夹心复合物。

第 2 步：加入链霉亲和素包被的微粒,让上述形成的复合物通过生物素与链霉亲和素间的反应结合到微粒上。

第 3 步：反应混合液吸到测量池中,微粒通过磁铁吸附到电极上,未结合的物质被清洗液洗去,电极加电压后产生化学发光,通过光电倍增管进行测定。检测结果由机器自动从标准曲线上查出。根据在分析仪上 2 点定标产生的定标曲线和试剂条码提供的主曲线的信息换算出结果。

3. 标本要求与患者准备

3.1·原始样本类型：血清、血浆。采血量：静脉血 3 mL。容器：血清用标准管或者有分离胶。血浆 EDTA - K_2、EDTA - K_3 血浆。

3.2·保存和运送：室温保存,及时送检。2～8℃可稳定 3 日,－20℃可稳定 1 个月。标本只能冻融 1 次。有沉淀的标本使用前需离心。不要使用加热灭活的标本。标本和质控品禁用叠氮化钠防腐。标本、定标液和质控品在测定前应预温到室温。

3.3·处理：2 500～3 000 r/min 离心 6～10 min,分离血清待上机。

3.4·患者在采血前 24 h 内应避免剧烈运动和饮酒,不宜改变饮食和睡眠习惯。空腹静脉采血,采血时间以上午 7～9 点为宜,门诊患者提倡静坐 15 min 后采血。如可能,患者最好停服干扰检测的药物,详见《标本采集手册》。

4. 试剂和仪器

4.1·试剂：全自动化学发光分析仪专用游离甲状腺球蛋白检测试剂。规格 300T。代号见试剂说明书。

4.1.1　试剂盒

M：链霉亲和素包被的微粒,1 瓶,12.4 mL,粒子浓度 0.72 mg/mL,含防腐剂。

R1：生物素化的抗甲状腺球蛋白单克隆抗体,1 瓶,18.8 mL,浓度 1 mg/L,磷酸缓冲液 0.05 mol/L,pH 6.3,含防腐剂。

R2：Ru(bpy)3^{2+} 标记的抗甲状腺球蛋白单克隆抗体,1 瓶,18.8 mL,浓度 3.1 mg/L,磷酸

缓冲液 0.05 mol/L,pH 6.3,含防腐剂。

4.1.2　储存:存放于 2~8℃。垂直摆放试剂盒,确保使用前自动混合过程中微粒完全有效。稳定性:未开瓶试剂盒置 2~8℃,最长稳定至失效期。开封后,2~8℃ 12 周。

4.1.3　试剂的准备:试剂配套包装,打开包装后直接使用。试剂信息在装载时通过芯片自动读取。试剂应避免形成气泡。

4.2·仪器:××全自动化学发光分析仪。

5. 操作步骤

5.1·仪器操作参阅《××全自动化学发光分析仪标准操作规程》。

5.2·分析参数:详见相关用户指南和仪器说明书。

6. 校准程序

6.1·校准品计量学溯源:溯源至国家标准与技术协会(NIST)参考物质(SRM)××。

6.2·校准品:Tg 专用校准品 Cal 1、Cal 2。

6.3·校准程序:参见《××全自动化学发光分析仪标准操作规程》。

7. 质量控制

室内质控采用××公司质控品,将质控品在室温下放置 15 min 左右,颠倒混匀后进行检测分析,核查数据并确定质控结果。如室内质控失控,应查找原因予以纠正,并形成记录。具体操作参见《××全自动化学发光分析仪标准操作规程》。

8. 结果计算

仪器自动计算甲状腺球蛋白含量,结果传输到 LIS 检验系统。单位是 ng/mL 或 ug/L。

9. 性能参数

9.1·精密度:测量重复性小于 1/4 允许总误差(TEa),测量中间精密度小于 1/3TEa。

9.2·正确度:室间质评合格。

9.3·测量区间:0.04~500 ng/mL。

9.4·干扰和交叉反应:该方法不受黄疸(胆红素<1 128.6 μmol/L)、溶血(血红蛋白<6 g/L)、脂血(脂质<2 000 mg/dL)和生物素<30 ng/mL、IgG≤2 g/dL、IgA≤1.6 g/dL、IgM≤0.5 g/dL 等干扰。不受类风湿因子干扰(600 IU/mL)。甲状腺球蛋白浓度高达 120 000 ng/mL 也不出现钩状效应。接受高剂量生物素(>5 mg/日)治疗的患者,至少要等最后一次摄入生物素 8 h 后才能采血。接受过小鼠单抗治疗或诊断的患者可能会出现假阳性反应。偶尔会遇到抗链霉亲和素抗体和抗钌抗体的干扰。甲状腺球蛋白测定可受到患者血清中抗甲状腺球蛋白抗体和非特异性因素的干扰。应通过 Tg 回收试验确认或者抗 Tg 测定进行检验。

10. 生物参考区间

3.5~77 ng/mL,生物参考区间可参考厂家说明书。

11. 检验结果的可报告区间

样品可在 0.04~500 ng/mL 范围内被准确地定量,按照实际检测(依据厂商仪器说明书)。

12. 临床意义

12.1·所有类型的甲状腺功能亢进症:包括 Graves 病、毒性结节性甲状腺肿、亚急性甲状腺炎和淋巴细胞甲状腺炎等患者血中 Tg 水平升高。Tg 检测有助于鉴别诊断外源性甲状腺激素和内源性因素引起的甲状腺功能亢进症。

12.2·良性的甲状腺结节和恶性的甲状腺癌患者体内 Tg 水平均明显升高。Tg 在对不同甲状腺癌患者治疗过程中是非常有用的指标,全部或几乎全部切除甲状腺和残留甲状腺组织放射碘切除手术成功后,Tg 水平会下降到非常低或者无法检测出的水平。

12.3·先天性甲状腺功能减退者:Tg 测定有助于鉴别甲状腺完全缺失、甲状腺发育不全或其他病理状况。Tg 测定也可用于鉴别诊断亚急性甲状腺炎和假性甲状腺毒症,后者因 TSH 的抑制作用而使 Tg 含量降低。某些应用甲状腺激素的患者,通常也会引起血中 Tg 水平的降低。

13. 注意事项

13.1·防止溶血脂血:混匀时不可用力振荡,避免产生大量气泡,应尽量空腹和避免在输入脂肪乳过程中或其后采血。避免淤血,标本不能从输液管中或输液手的同侧静脉采集。

13.2·患者标本、校准品和质控品当作传染源处理,高压灭菌后交至后勤保障部医疗垃圾暂存点。

参考文献

[1] 尚红,王毓三,申子瑜.全国临床检验操作规程[M].4 版.北京:人民卫生出版社,2015.

[2] 万学红,卢雪峰.诊断学[M].9 版.北京:人民卫生出版社,2018.

[3] 中国合格评定国家认可委员会.医学实验室质量和能力认可准则:CNAS - CL02:2023[S/OL].(2023 - 06 - 01)[2023 - 09 - 26].https://www.cnas.org.cn/rkgf/sysrk/jbzz/2023/06/911424.shtml.

[4] 中国合格评定国家认可委员会.医学实验室质量和能力认可准则的应用要求:CNAS - CL02 - A001:2023[S/OL].(2023 - 08 - 01)[2023 - 09 - 26].https://www.cnas.org.cn/rkgf/sysrk/rkyyzz/2023/08/912141.shtml.

(刘红春)

甲状旁腺激素检测标准操作规程

××医院检验科生化组管理程序文件		文件编号：××-JYK-××-××-×××	
版本/修改：第　　版/第　　次修改		生效日期：	共　　页　第　　页
编写人：	审核人：		批准人：

1. 检验目的

规范甲状旁腺激素(PTH)的检测试验,确保检测结果的准确性和重复性。

2. 检验项目方法和原理

2.1·方法：电化学发光法。

2.2·原理

第1步：标本与生物素PTH特异性单克隆抗体和钌复合体标记的PTH特异性单克隆抗体一起孵育,反应形成抗原-抗体复合体。

第2步：加入链霉亲和素包被的磁珠微粒后,该复合体通过生物素与链霉亲和素的相互作用与固相结合。加入链霉亲和素包被的微粒,让上述形成的复合物通过生物素与链霉亲和素间的反应结合到微粒上。

第3步：反应混合液吸到测量池中,微粒通过磁铁吸附到电极上,未结合的物质被清洗液洗去,电极加电压后产生化学发光,通过光电倍增管进行测定。检测结果由机器自动从标准曲线上查出。此曲线由仪器通过2点校准校正,由从试剂条形码扫描入仪器的原版标准曲线而得。

3. 标本要求与患者准备

3.1·原始样本类型：血清、血浆。采血量：静脉血3 mL。容器：标准采样管或含分离凝胶的试管。血浆：优先选择EDTA-K₃抗凝的血浆,其较血清稳定时间长。

3.2·样本保存和运送：室温保存,及时送检。血清：15～25℃可稳定保存24 h,2～8℃可稳定保存5日,-20℃可稳定保存6个月。血浆：15～25℃可稳定保存2日,2～8℃可稳定保存3日,-20℃可稳定保存6个月。标本只能冻融1次。有沉淀的标本使用前需离心。不要使用加热灭活的标本。标本和质控品禁用叠氮化钠防腐。标本、定标液和质控品在测定前应预温到室温。处理：2 500～3 000 r/min离心6～10 min,分离血清待上机。

3.3·患者在采血前24 h内应避免剧烈运动和饮酒,不宜改变饮食和睡眠习惯。空腹静脉采血,采血时间以上午7～9点为宜,门诊患者提倡静坐15 min后采血。如可能,患者最好停服干扰检测的药物,详见《标本采集手册》。

4. 试剂和仪器

4.1·试剂：全自动化学发光分析仪专用甲状旁腺激素检测试剂。规格300T。代号见试剂说明书。

4.1.1　试剂盒组成

M：链霉亲和素包被的磁珠微粒,1瓶,14.1 mL。链霉亲和素包被的磁珠微粒0.72 mg/mL,含防腐剂。

R1：生物素化的抗 PTH 抗体，1 瓶，14.8 mL。生物素化抗 PTH 单克隆抗体(鼠)2.3 mg/L，磷酸盐缓冲液 100 mmol/L，pH 7.0，含防腐剂。

R2：Ru(bpy)3^{2+} 标记的抗 PTH 抗体，1 瓶，14.8 mL。钌复合物标记抗 PTH 单克隆抗体(鼠)2.0 mg/L，磷酸盐缓冲液 100 mmol/L，pH 7.0，含防腐剂。

4.1.2　储存：存放于 2~8℃。垂直摆放试剂盒，确保使用前自动混合过程中微粒完全有效。稳定性：未开瓶试剂盒置 2~8℃，最长稳定至失效期。开封后，2~8℃ 12 周。

4.1.3　试剂的准备：试剂配套包装，打开包装后直接使用。试剂信息在装载时通过芯片自动读取。试剂应避免形成气泡。

4.2·仪器：××全自动化学发光分析仪。

5. 操作步骤

5.1·仪器操作参阅《××全自动化学发光分析仪标准操作规程》。

5.2·分析参数：详见相关用户指南和仪器说明书。

6. 校准程序

6.1·校准品计量学溯源：溯源至国家标准与技术协会(NIST)参考物质(SRM)××。

6.2·校准品：PTH 专用校准品 Cal 1、Cal 2。

6.3·校准程序：参见《××全自动化学发光分析仪标准操作规程》。

7. 质量控制

室内质控采用××公司质控品，将质控品在室温下放置 15 min 左右，颠倒混匀后进行检测分析，核查数据并确定质控结果。如室内质控失控，应查找原因予以纠正，并形成记录。具体操作参见《××全自动化学发光分析仪标准操作规程》。

8. 结果计算

分析仪自动计算每份标本的测定浓度(pg/mL 或 pmol/L)，结果传输到 LIS 检验系统。

9. 性能参数

9.1·精密度：测量重复性小于 1/4 允许总误差(TEa)，测量中间精密度小于 1/3TEa。

9.2·正确度：室间质评合格。

9.3·测量区间：1.20~5 000 pg/mL，或 0.127~530 pmol/L。

9.4·干扰和交叉反应：该方法不受黄疸(胆红素<1 111.5 μmol/L)、溶血(血红蛋白<15g/L)、脂血(脂质<1 500 mg/dL)和生物素<50 ng/mL 等干扰。接受高剂量生物素(>5 mg/日)治疗的患者，至少要等最后一次摄入生物素 8 h 后才能采血。不受类风湿因子(1 500 U/mL)干扰。PTH 浓度高达 17 000 pg/mL 也不出现钩状效应。对于接受高剂量生物素(>5 mg/日)治疗的患者，必须在末次摄入生物素 8 h 后才能采集样本。少数病例中极高浓度的分析物特异性抗体、链霉亲和素抗体或钌抗体会影响检测结果。

10. 生物参考区间

15~65 pg/mL(1.6~6.9 pmol/L)。如有必要，各实验室应自己测定一个正常值范围。

11. 检验结果的可报告区间

样品可在 0.5~300 ng/mL 范围内被准确地定量，按照实际检测(依据厂商仪器说明书)。

12. 临床意义

12.1·PTH 对于保持钙离子内环境稳定具有关键作用，定量测定钙代谢紊乱患者的血液

PTH 浓度可有助于高钙血症和低钙血症的鉴别诊断。

12.2·甲状旁腺功能亢进的诊断和鉴别诊断：高钙血症由原发性甲状旁腺功能亢进或异位 PTH 分泌（假性甲状旁腺功能亢进）引起时，多数患者 PTH 水平升高。相反，如果是恶性肿瘤或其他病因，PTH 水平可能下降或在正常范围之内。

12.3·甲状旁腺功能减退的诊断和鉴别诊断：原发性甲状旁腺功能减退表现为低 PTH 水平伴随低血钙水平，而继发性甲状旁腺功能减退患者中，血清 PTH 水平较低，血清钙离子水平上升。

12.4·美国临床实践指南推荐对慢性肾病患者定期检测血清钙、磷和 PTH，以用于该类患者骨代谢的监测及疗效评估。

12.5·PTH 测定还可评估肾病患者骨营养不良的危险程度和甲状旁腺功能亢进患者的维生素 D 缺乏或吸收障碍情况。肾衰期血中维生素 D_3 浓度降低，使肠道钙吸收障碍，导致 PTH 分泌增加。

12.6·Ⅱ型骨质疏松症患者血清维生素 D_2 和维生素 D_3 明显下降，而血清 PTH 有升高趋势。

13. 注意事项

13.1·防止溶血脂血：混匀时不可用力振荡，避免产生大量气泡，应尽量空腹和避免在输入脂肪乳过程中或其后采血。避免淤血，标本不能从输液管中或输液手的同侧静脉采集。

13.2·患者标本、校准品和质控品当作传染源处理，高压灭菌后交至后勤保障部医疗垃圾暂存点。

参考文献

[1] 尚红,王毓三,申子瑜.全国临床检验操作规程[M].4 版.北京：人民卫生出版社,2015.

[2] 万学红,卢雪峰.诊断学[M].9 版.北京：人民卫生出版社,2018.

[3] 中国合格评定国家认可委员会.医学实验室质量和能力认可准则：CNAS－CL02：2023[S/OL].(2023－06－01)[2023－09－26].https://www.cnas.org.cn/rkgf/sysrk/jbzz/2023/06/911424.shtml.

[4] 中国合格评定国家认可委员会.医学实验室质量和能力认可准则的应用要求：CNAS－CL02－A001：2023[S/OL].(2023－08－01)[2023－09－26].https://www.cnas.org.cn/rkgf/sysrk/rkyyzz/2023/08/912141.shtml.

（刘红春）

降钙素检测标准操作规程

××医院检验科生化组管理程序文件	文件编号：××-JYK-××-××-×××
版本/修改：第　　版/第　　次修改	生效日期：　　　　　共　　页　第　　页
编写人：	审核人：　　　　　批准人：

1. 检验目的

规范降钙素(CT)的检测试验,确保检测结果的准确性和重复性。

2. 检验项目方法和原理

2.1·方法：电化学发光法。

2.2·原理

第1步：标本与生物素化的CT特异性单克隆抗体和钌复合物标记的CT特异性单克隆抗体一起孵育,反应形成"三明治"样抗原-抗体复合物。

第2步：链霉亲和素包被的磁珠微粒后,该复合物通过生物素与链霉亲和素的相互作用与固相结合。

第3步：反应混合液吸到测量池中,微粒通过磁铁吸附到电极上,未结合的物质被清洗液洗去,电极加电压后产生化学发光,通过光电倍增管进行测定。此曲线由仪器通过2点校准校正,由从试剂条形码扫描入仪器的原版标准曲线而得。

3. 标本要求与患者准备

3.1·原始样本类型：血清。采血量：静脉血3 mL。容器：真空采血管。

3.2·标本保存和运送：室温保存,及时送检。2～8℃温度下可稳定保存6 h,－20℃温度下可稳定保存30日。标本只能冻融1次。有沉淀的标本使用前需离心。不要使用加热灭活的标本。标本和质控品禁用叠氮化钠防腐。标本、定标液和质控品在测定前应预温到室温。处理：2 500～3 000 r/min离心6～10 min,分离血清待上机。

3.3·患者在采血前24 h内应避免剧烈运动和饮酒,不宜改变饮食和睡眠习惯。空腹静脉采血,采血时间以上午7～9点为宜,门诊患者提倡静坐15 min后采血。如可能,患者最好停服干扰检测的药物,详见《标本采集手册》。

4. 试剂和仪器

4.1·试剂：全自动化学发光分析仪专用降钙素检测试剂。规格300T。代号见试剂说明书。

4.1.1　试剂盒组成

M：链霉亲和素包被的磁珠微粒,1瓶,5.8 mL。链霉亲和素包被的磁珠微粒0.72 mg/mL,含防腐剂。

R1：生物素化的抗人降钙素抗体,1瓶,7.2 mL。生物素化的单克隆抗人降钙素抗体(小鼠)1.50 mg/L;磷酸盐缓冲液100 mmol/L,pH 7.2,含防腐剂。

R2：Ru(bpy)3^{2+}标记的抗TSH单克隆抗体,1瓶,7.2 mL,浓度1.2 mg/L;磷酸缓冲液0.1 mol/L,pH 7.2,含防腐剂。

4.1.2　储存：存放于 2～8℃。垂直摆放试剂盒,确保使用前自动混合过程中微粒完全有效。稳定性：未开瓶试剂盒置 2～8℃,最长稳定至失效期。开封后,2～8℃ 12 周。

4.1.3　试剂的准备：试剂配套包装,打开包装后直接使用。试剂信息在装载时通过芯片自动读取。试剂应避免形成气泡。

4.2·仪器：××全自动化学发光分析仪。

5. 操作步骤

5.1·仪器操作参阅《××全自动化学发光分析仪标准操作规程》。

5.2·分析参数：详见相关用户指南和仪器说明书。

6. 校准程序

6.1·校准品计量学溯源：溯源至国家标准与技术协会(NIST)参考物质(SRM)××。

6.2·校准品：CT 专用校准品 Cal 1、Cal 2。

6.3·校准程序：参见《××全自动化学发光分析仪标准操作规程》。

7. 质量控制

室内质控采用××公司质控品,将质控品在室温下放置 15 min 左右,颠倒混匀后进行检测分析,核查数据并确定质控结果。如室内质控失控,应查找原因予以纠正,并形成记录。具体操作参见《××全自动化学发光分析仪标准操作规程》。

8. 结果计算

分析仪自动计算得出每份标本的测定浓度(单位可为 pg/mL)。

9. 性能参数

9.1·精密度：测量重复性小于 1/4 允许总误差(TEa),测量中间精密度小于 1/3TEa。

9.2·正确度：室间质评合格。

9.3·测量区间：0.5～2 000 pg/mL。

9.4·干扰和交叉反应：检测结果不受黄疸(胆红素＜1 128 μmol/L 或＜66 mg/dL)、溶血(血红蛋白＜0.124 mmol/L 或＜0.2 g/dL)、脂血(脂肪乳剂＜2 000 mg/dL)和生物素(＜40 ng/mL 或＜163 nmol/L)、IgG＜4 g/dL,以及 IgM 0.7 g/dL、IgM＜1.6 g/dL 的影响。少数病例中极高浓度的分析物特异性抗体、链霉亲和素抗体或钌抗体会影响检测结果。

10. 生物参考区间

女性＜6.4 pg/mL,男性＜9.52 pg/mL。如有必要各个实验室应自己测定一个参考范围。生物参考区间参考厂家说明书。

11. 检验结果的可报告区间

样品可在 0.5～2 000 pg/mL 范围内被准确地定量,按照实际检测(依据厂商仪器说明书)。

12. 临床意义

12.1·CT 可作为诊断甲状腺髓样癌的肿瘤标志物。甲状腺髓样癌是由 C 细胞发展而来,能大量分泌 CT。经手术治疗后 CT 水平可恢复正常,若手术不彻底或术后复发或已转移,则 CT 水平不能降低至正常水平。

12.2·CT 升高还可见于肺癌、乳腺癌等引起的异位内分泌综合征,且 CT 水平与病变活动程度呈明显相关。

12.3·在白血病、骨髓增生性疾病、妊娠期、恶性贫血、肾衰竭、慢性炎症等疾病中也可见到 CT 水平升高。

13. 注意事项

13.1·防止溶血脂血：混匀时不可用力振荡，避免产生大量气泡，应尽量空腹和避免在输入脂肪乳过程中或其后采血。避免淤血，标本不能从输液管中或输液手的同侧静脉采集。

13.2·患者标本、校准品和质控品当作传染源处理，高压灭菌后交至后勤保障部医疗垃圾暂存点。

参考文献

［1］尚红，王毓三，申子瑜.全国临床检验操作规程［M］.4 版.北京：人民卫生出版社，2015.

［2］万学红，卢雪峰.诊断学［M］.9 版.北京：人民卫生出版社，2018.

［3］中国合格评定国家认可委员会.医学实验室质量和能力认可准则：CNAS－CL02：2023［S/OL］.（2023－06－01）［2023－09－26］.https://www.cnas.org.cn/rkgf/sysrk/jbzz/2023/06/911424.shtml.

［4］中国合格评定国家认可委员会.医学实验室质量和能力认可准则的应用要求：CNAS－CL02－A001：2023［S/OL］.（2023－08－01）［2023－09－26］.https://www.cnas.org.cn/rkgf/sysrk/rkyyzz/2023/08/912141.shtml.

（刘红春）

皮质醇检测标准操作规程

××医院检验科生化组管理程序文件	文件编号：××-JYK-××-××-×××	
版本/修改：第　　版/第　　次修改	生效日期：	共　页　第　页
编写人：	审核人：	批准人：

1. 检验目的

规范皮质醇(cortisol)的检测试验，确保检测结果的准确性和重复性。

2. 检验项目方法和原理

2.1・方法：电化学发光法。

2.2・原理

第 1 步：10 μL 标本与生物素化的抗皮质醇抗体和钌(Ru)标记的皮质醇衍生物混匀，分别形成复合物，数量取决于标本中待测物的浓度。生物素化的抗皮质醇抗体一部分与标本中待测物结合，另一部分与 Ru 标记的皮质醇衍生物结合。

第 2 步：加入链霉亲和素包被的微粒。形成的复合物通过生物素、链霉亲和素之间的反应结合到微粒上。

第 3 步：反应混合液吸到测量池中，微粒通过磁铁吸附到电极上，未结合的物质被清洗液洗去，电极加电压后产生化学发光，通过光电倍增管进行测定。此曲线由仪器通过 2 点校准校正，由从试剂条形码扫描入仪器的原版标准曲线而得。

3. 标本要求与患者准备

3.1・原始样本类型：血清、血浆、尿液和唾液。采血量：静脉血 3 mL。

3.2・容器：标准采样管或含分离凝胶的试管。肝素或 EDTA 抗凝的血浆。用枸橼酸钠抗凝血浆作为检测样本时，所得结果必须通过 +10% 予以校准；氟化钠/草酸钾抗凝血浆样本的测定结果比血清样本低 27%。

3.3・保存和运送：室温保存，及时送检。标本在 2～8℃ 可稳定 5 日，－20℃ 可稳定 3 个月。只能冻融 1 次。含沉淀的标本使用前需离心。不要加热灭活标本。标本和质控品禁用叠氮化钠防腐。注意：由于皮质醇在血中的含量呈现昼夜的周期性变化，应注明采血时间。

3.4・处理：2 500～3 000 r/min 离心 6～10 min，分离血清待上机。

3.5・患者在采血前 24 h 内应避免剧烈运动和饮酒，不宜改变饮食和睡眠习惯。空腹静脉采血，采血时间以上午 7～9 点为宜，门诊患者提倡静坐 15 min 后采血。如可能，患者最好停服干扰检测的药物，详见《标本采集手册》。

4. 试剂和仪器

4.1・试剂：全自动化学发光分析仪专用皮质醇检测试剂。规格 300T。代号见试剂说明书。

4.1.1　试剂盒组成

M：链霉亲和素包被的微粒，1 瓶，6.5 mL，粒子浓度 0.72 mg/mL，生物素结合能力 470 ng 生物素/mg 粒子，含防腐剂。

　　R1：生物素化的羊抗皮质醇抗体，1瓶，10 mL，浓度 90 ng/mL，MES 缓冲液 0.1 mol/L，pH 6.0，含防腐剂。

　　R2：Ru（bpy）$_3^{2+}$ 标记的皮质醇-多肽，1瓶，9 mL，浓度 25 ng/mL，达那唑（danazol）20 mg/mL，MES 缓冲液 0.1 mol/L，pH 6.0，含防腐剂。

　　4.1.2　储存：存放于 2～8℃。垂直摆放试剂盒，确保使用前自动混合过程中微粒完全有效。稳定性：未开瓶试剂盒置 2～8℃，最长稳定至失效期。开封后，2～8℃ 12 周。

　　4.1.3　试剂的准备：试剂配套包装，打开包装后直接使用。试剂信息在装载时通过芯片自动读取。试剂应避免形成气泡。

　　4.2·仪器：××全自动化学发光分析仪。

5. 操作步骤

　　5.1·仪器操作参阅《××全自动化学发光分析仪标准操作规程》。

　　5.2·分析参数：详见相关用户指南和仪器说明书。

6. 校准程序

　　6.1·校准品计量学溯源：溯源至国家标准与技术协会（NIST）参考物质（SRM）××。

　　6.2·校准品：皮质醇专用校准品 Cal 1、Cal 2。

　　6.3·校准程序：参见《××全自动化学发光分析仪标准操作规程》。

7. 质量控制

　　室内质控采用朗道公司质控品，将质控品在室温下放置 15 min 左右，颠倒混匀后进行检测分析，核查数据并确定质控结果。如室内质控失控，应查找原因予以纠正，并形成记录。具体操作参见《××全自动化学发光分析仪标准操作规程》。

8. 结果计算

　　仪器会自动计算皮质醇含量，单位是 nmol/L、μg/dL 或 μg/L。

9. 性能参数

　　9.1·精密度：测量重复性小于 1/4 允许总误差（TEa），测量中间精密度小于 1/3TEa。

　　9.2·正确度：室间质评合格。

　　9.3·测量区间：0.5～2 000 pg/mL（1.0～1 750 nmol/L）。

　　9.4·干扰和交叉反应

　　9.4.1　该方法不受黄疸（胆红素＜1 026 μmol/L）、溶血（血红蛋白＜19 g/L）、脂血（脂质＜2 700 mg/dL）和生物素＜60 ng/mL 等干扰。

　　9.4.2　接受高剂量生物素（＞5 mg/日）治疗的患者，至少要等最后一次摄入生物素 8 h 后才能采血。不受类风湿因子干扰（1 100 U/mL）。17 种常用药物经试验对本测定无干扰。偶尔会遇到抗链霉亲和素抗体以及其他免疫反应的干扰。怀孕、使用避孕药和雌激素治疗会导致皮质醇测定结果不准确。使用泼尼松龙、甲泼尼松龙或泼尼松治疗的患者会出现假性皮质醇升高。本测定与皮质酮、去氧皮质酮、脱氧皮质醇、羟化皮质醇、孕酮等有不同程度的交叉反应。另外，严重的应激反应也导致皮质醇升高。

10. 生物参考区间

　　10.1·血清和血浆：上午 171～536 nmol/L，下午 64～340 nmol/L。

　　10.2·尿中游离皮质醇：100～379 nmol/24 h。

10.3·唾液：上午<19.1 nmol/L，下午<11.9 nmol/L。

11. 可报告区间

0.5～2 000 pg/mL(1.0～1 750 nmol/L)。若超出测量区间，结果报告为大于可报告区间的上限。

12. 临床意义

12.1·血清皮质醇的浓度具有昼夜节律性变化，通常最高峰值出现在清晨，随后逐渐降低，夜间浓度可降至峰值浓度的一半左右。因此在解释结果时，明确采血时间非常重要。

12.2·检测患者血液循环中皮质醇的含量可用于诊断肾上腺、垂体和下丘脑的功能是否正常，如库欣综合征患者皮质醇含量明显增高，而艾迪生病患者皮质醇浓度明显降低。皮质醇测定也可用于库欣综合征使用地塞米松抑制治疗或艾迪生病使用激素替代治疗的疗效监测。

12.3·可以选择测定患者 24 h 尿液中的皮质醇浓度，因为尿液中排泄的皮质醇不受昼夜节律性分泌的影响。尿液中皮质醇均不与转运蛋白结合，因此被称为尿游离皮质醇。

12.4·有研究认为测定患者夜晚唾液中的皮质醇比测定尿液游离皮质醇更有价值，特别适用于儿童、精神病患者以及由于不同的压力因素影响肾上腺皮质过度分泌肾上腺类固醇激素的个体。

13. 注意事项

13.1·由于皮质醇在血中的含量呈现昼夜的周期性变化，应注明采集时间；妊娠、避孕药物和雌激素治疗会使皮质醇浓度升高。严重应激，以及曾接受泼尼松龙、甲泼尼龙或泼尼松治疗的患者的样本可导致皮质醇浓度的假性升高。

13.2·患者标本、校准品和质控品当作传染源处理，高压灭菌后交至后勤保障部医疗垃圾暂存点。

参考文献

[1] 尚红,王毓三,申子瑜.全国临床检验操作规程[M].4 版.北京：人民卫生出版社,2015.
[2] 万学红,卢雪峰.诊断学[M].9 版.北京：人民卫生出版社,2018.
[3] 中国合格评定国家认可委员会.医学实验室质量和能力认可准则：CNAS - CL02：2023[S/OL].(2023 - 06 - 01)[2023 - 09 - 26].https://www.cnas.org.cn/rkgf/sysrk/jbzz/2023/06/911424.shtml.
[4] 中国合格评定国家认可委员会.医学实验室质量和能力认可准则的应用要求：CNAS - CL02 - A001：2023[S/OL].(2023 - 08 - 01)[2023 - 09 - 26].https://www.cnas.org.cn/rkgf/sysrk/rkyyzz/2023/08/912141.shtml.

(刘红春)

雄烯二酮检测标准操作规程

××医院检验科生化组管理程序文件	文件编号：××-JYK-××-××-×××
版本/修改：第　　版/第　　次修改	生效日期：　　　　　共　页　第　页
编写人：	审核人：　　　　　批准人：

1. 检验目的

规范雄烯二酮(androstenedione)检测试验,确保检测结果的准确性和重复性。

2. 检验项目方法和原理

2.1·方法：化学发光免疫分析法。

2.2·原理：化学免疫分析发光法,温育周期 1×60 min。

3. 标本要求与患者准备

3.1·原始样本类型：血清。标本量：静脉血 3 mL。容器：标准试管或有分离胶的真空管。保存和运送：2～8℃条件下 24 h,或 −20℃条件下 2 个月(分装)。处理：2 500～3 000 r/min 离心 6～10 min,分离血清待上机。

3.2·患者在采血前 24 h 内应避免剧烈运动和饮酒,不宜改变饮食和睡眠习惯。空腹静脉采血,采血时间以上午 7～9 点为宜,门诊患者提倡静坐 15 min 后采血。如可能,患者最好停服干扰检测的药物,详见《标本采集手册》。

4. 试剂和仪器

4.1·试剂：全自动化学发光分析仪专用雄烯二酮检测试剂。规格 300T。代号见试剂说明书。

4.1.1　试剂盒组成

雄烯二酮包被珠(L2AO12)：带有条码。每个包装 200 个,包被有多克隆兔抗雄烯二酮抗体。L2KAO2：1 个。

雄烯二酮试剂楔(L2AOA2)：试剂楔带有条码。11.5 mL 碱性磷酸酶(小牛肠)标记的雄烯二酮缓冲液。L2KAO2：1 套。

雄烯二酮校准品(LAOL,LAOH)：两瓶(低、高)各含 2 mL,为经过处理的含雄烯二酮的人血清基质。L2KAO2：1 套。

4.1.2　储存：试剂盒 2～8℃保存,12 个月。

4.1.3　试剂的准备：试剂配套包装,打开包装后直接使用。试剂信息在装载时通过芯片自动读取。试剂应避免形成气泡。

4.2·仪器：××化学发光分析仪。

5. 操作步骤

5.1·仪器操作参阅《××全自动化学发光分析仪标准操作规程》。

5.2·分析参数：详见相关用户指南和仪器说明书。

6. 校准程序

6.1·校准品计量学溯源：溯源至国家标准与技术协会(NIST)参考物质(SRM)××。

6.2·校准品：雄烯二酮专用校准品 Cal 1、Cal 2。

6.3·校准程序：参见《××全自动化学发光分析仪标准操作规程》。

7. 质量控制

室内质控采用××公司质控品，将质控品在室温下放置 15 min 左右，颠倒混匀后进行检测分析，核查数据并确定质控结果。如室内质控失控，应查找原因予以纠正，并形成记录。具体操作参见《××全自动化学发光分析仪标准操作规程》。

8. 结果计算

仪器会自动计算雄烯二酮含量，单位是 nmol/L、ng/mL。结果传输到 LIS 检验系统。

9. 性能参数

9.1·灵敏度：0.3 ng/mL(1.0 nmol/L)。

9.2·精密度：批内变异系数(CV)＜15％。

9.3·特异性：抗体对雄烯二酮具有高度特异性，并且与其他自然存在的类固醇或可能存在于患者样本中的治疗药物的交叉反应极低。

9.4·干扰和交叉反应

9.4.1　人血清中的嗜异性抗体会与试剂盒组分中的免疫球蛋白反应，所以会对体外免疫测定产生干扰。

9.4.2　运动对循环雄烯二酮水平有显著影响。

9.4.3　发育中的囊状卵泡分泌雄烯二酮，并且接近月经中期时的分泌量呈现双倍增长。此时采集样本所测得的雄烯二酮结果可能会超出 95％可信区间的上限。

9.4.4　不推荐使用 EDTA 或肝素化血浆。脂血样本、溶血样本、黄疸或严重污染样本会产生错误结果。

10. 生物参考区间

男性 0.6～3.1 ng/mL(2.1～10.8 nmol/L)；女性 0.3～3.3 ng/mL(1.0～11.5 nmol/L)。

11. 可报告区间

0.3～10 ng/mL(1.04～35 nmol/L)。若超出测量区间，结果报告为大于可报告区间的上限。

12. 临床意义

雄烯二酮作为一种类固醇，是睾酮和雌酮主要的前体生化物质。其临床意义在于：在非正常毛发生长(多毛症)和女子男性化时，雄烯二酮水平通常升高。与肾上腺男性激素脱氢表雄甾酮及其硫酸盐不同，循环中的雄烯二酮同时来源于肾上腺和卵巢。它在人体血浆中的浓度水平从 7 岁开始稳步上升，30 岁之后逐渐下降。雄烯二酮浓度水平在 1 日内处于不断波动中(清晨达到高峰)，并且在月经周期内呈周期性变化(接近月经中期时浓度最高)。怀孕期间，雄烯二酮在血浆中的浓度水平会升高。

13. 注意事项

13.1·由于雄烯二酮在血中的含量呈现昼夜的周期性变化，应注明采集时间。

13.2·患者标本、校准品和质控品当作传染源处理，高压灭菌后交至后勤保障部医疗垃圾暂存点。

参考文献

［1］ 尚红,王毓三,申子瑜.全国临床检验操作规程[M].4 版.北京：人民卫生出版社,2015.

［2］ 万学红,卢雪峰.诊断学[M].9 版.北京：人民卫生出版社,2018.

［3］ 中国合格评定国家认可委员会.医学实验室质量和能力认可准则：CNAS－CL02：2023[S/OL].(2023－06－01)[2023－09－26].https://www.cnas.org.cn/rkgf/sysrk/jbzz/2023/06/911424.shtml.

［4］ 中国合格评定国家认可委员会.医学实验室质量和能力认可准则的应用要求：CNAS－CL02－A001：2023[S/OL].(2023－08－01)[2023－09－26].https://www.cnas.org.cn/rkgf/sysrk/rkyyzz/2023/08/912141.shtml.

（刘红春）

雌二醇检测标准操作规程

××医院检验科生化组管理程序文件	文件编号：××-JYK-××-××-×××	
版本/修改：第　　版/第　次修改	生效日期：	共　页　第　页
编写人：	审核人：	批准人：

1. 检验目的
规范雌二醇（estradiol，E_2）的检测试验，确保检测结果的准确性和重复性。

2. 检验项目方法和原理
2.1·方法：电化学发光法。

2.2·原理

第1步：标本与生物素化的抗雌二醇抗体混匀，形成复合物，其数量取决于标本中待测物的浓度。

第2步：加入链霉亲和素包被的微粒和钌（Ru）标记的雌二醇衍生物。游离的、未结合生物素化抗体即与此衍生物结合，并且通过生物素、链霉亲和素之间的球上。让上述形成的复合物通过生物素与链霉亲和素间的反应结合到微粒上。

第3步：反应混合液吸到测量池中，微粒通过磁铁吸附到电极上，未结合的物质被清洗液洗去，电极加电压后产生化学发光，通过光电倍增管进行测定。此曲线由仪器通过2点校准校正，由从试剂条形码扫描入仪器的原版标准曲线而得。

3. 标本要求和患者准备
3.1·原始样本类型：血清、血浆。采血量：3 mL。容器：血清使用标准取样试管或含分离胶的试管。血浆：肝素、EDTA-K_3、枸橼酸钠或氟化钠/草酸钾抗凝均可。

3.2·保存和运送：标本在2～8℃可稳定2日，-20℃可稳定6个月。只能冻融1次。含沉淀的标本使用前需离心。标本和质控品禁用叠氮化钠防腐。标本、校准液和质控品在测定前的温度应与室温平衡；放入仪器后应在2 h内测定以避免蒸发的影响。处理：2 500～3 000 r/min离心6～10 min，分离血清待上机。

3.3·患者在采血前24 h内应避免剧烈运动和饮酒，不宜改变饮食和睡眠习惯。空腹静脉采血，采血时间以上午7～9点为宜，门诊患者提倡静坐15 min后采血。如可能，患者最好停服干扰检测的药物，详见《标本采集手册》。

4. 试剂和仪器
4.1·试剂：全自动化学发光分析仪专用雌二醇检测试剂。规格300T。代号见试剂说明书。

4.1.1　试剂盒组成

M：包被链霉亲和素的磁珠微粒，1瓶，12.4 mL。包被链霉亲和素的磁珠微粒0.72 mg/mL，含防腐剂。

R1：生物素标记的抗雌二醇抗体，1瓶，19.7 mL。生物素化抗雌二醇多克隆抗体（兔），45 ng/mL；甲二氢睾酮130 ng/mL；MES缓冲液50 mmol/L，pH 6.0，含防腐剂。

R2：雌二醇-肽-钌复合物，1瓶，18.8 mL。钌复合物标记的雌二醇衍生物，浓度为

2.75 ng/mL；MES 缓冲液 50 mmol/L，pH 6.0，含防腐剂。

E_2 定标液（CalSet）和通用质控品 1 和 2，两水平。

4.1.2　储存：存放于 2～8℃。垂直摆放试剂盒，确保使用前自动混合过程中微粒完全有效。稳定性：未开瓶试剂盒置 2～8℃，最长稳定至失效期。开封后，2～8℃ 12 周。

4.1.3　试剂的准备：试剂配套包装，打开包装后直接使用。试剂信息在装载时通过芯片自动读取。试剂应避免形成气泡。

4.2·仪器：××全自动化学发光分析仪。

5. 操作步骤

5.1·仪器操作参阅《××化学发光分析仪标准操作规程》。

5.2·分析参数：详见相关用户指南和仪器说明书。

6. 校准程序

6.1·校准品计量学溯源：溯源至国家标准与技术协会（NIST）参考物质（SRM）××。

6.2·校准品：雌二醇专用校准品 Cal 1、Cal 2。

6.3·校准程序：参见《××全自动化学发光分析仪标准操作规程》。

7. 质量控制

室内质控采用××公司质控品，将质控品在室温下放置 15 min 左右，颠倒混匀后进行检测分析，核查数据并确定质控结果。如室内质控失控，应查找原因予以纠正，并形成记录。具体操作参见《××全自动化学发光分析仪标准操作规程》。

8. 结果计算

分析仪自动计算出各样本中被测物浓度（ng/mL 或 nmol/L），结果传输到 LIS 检验系统。

9. 性能参数

9.1·精密度：测量重复性小于 1/4 允许总误差（TEa），测量中间精密度小于 1/3TEa。

9.2·正确度：室间质评合格。

9.3·测量区间：18.4～15 781 pmol/L（5.00～4 300 pg/mL）。样本中雌二醇含量超出检测范围时，可设定分析仪自动稀释检测样本。

9.4·干扰和交叉反应

9.4.1　以下情况下检测结果不受干扰：黄疸（胆红素＜1 129 μmol/L 或＜66 mg/dL）、溶血（血红蛋白＜0.621 mmol/L 或＜10 g/L）、血脂（甘油三酯＜1 000 mg/dL）和生物素＜147 nmol/L 或＜36 ng/mL。

9.4.2　对于接受高剂量生物素治疗的患者（＞5 mg/日），需在末次生物素治疗 8 h 后采集样本。类风湿因子≤1 200 IU/mL 时，检测结果不受影响。对 18 种常用药物进行体外检测未发现会影响检测结果。检测接种过兔血清疫苗或将兔子当作宠物的患者样本可能会得到错误的结果。少数病例中，高滴度的抗分析物特异性抗体，抗链霉亲和素或钌的抗体会影响检测结果。恰当的实验设计可将影响程度降到最低。作为诊断指标，必须结合患者病史、临床检查和其他临床资料来综合评估检测结果。

10. 生物参考区间

10.1·男性，7.63～42.6 ng/L。未孕女性，卵泡期 12.5～166 ng/L，排卵期 85.5～498 ng/L，黄体期 43.8～211 ng/L；绝经后女性，或＜5.00 ng/L，或 5～54.7 ng/L。

10.2 · 实验室应当进行自身人群期望值调查评估,如有必要,可建立自己的参考范围。

11. 检验结果的可报告区间

18.4～11 010 pmol/L(5～3 000 pg/mL)(通过检测限和主曲线最大值来确定)。低于检测限的值报告为<18.4 pmol/L 或<5 pg/mL。超过检测范围的值报告为>11 010 pmol/L 或>3 000 pg/mL(10 倍稀释样本最高 110 100 pmol/L 或 30 000 pg/mL)。

12. 临床意义

E_2 检测是检查下丘脑-垂体-性腺轴功能的指标之一,主要用于青春期前内分泌疾病的鉴别诊断、闭经或月经异常时对卵巢功能的评价。E_2 水平可反映卵泡成熟度,E_2 的测定有助于监测排卵的情况,也可用于不孕不育的治疗和判定体外受精的排卵时间。肾上腺皮质增生或肿瘤、睾丸肿瘤、卵巢肿瘤、男性乳房增生症、原发性或继发性性早熟、无排卵功能性子宫出血、多胎妊娠、肝硬化等患者 E_2 均升高。下丘脑病变、腺垂体功能减退、原发性或继发性卵巢功能不足、绝经期、皮质醇增多症、葡萄胎、无脑儿等患者体内 E_2 均降低。重症妊娠期高血压疾病患者血中 E_2 水平往往较低,若血中 E_2 水平特别低,则提示有胎儿宫内死亡的可能。

13. 注意事项

13.1 · 防止溶血、脂血和淤血,应尽量空腹和避免在输入脂肪乳过程中或其后采血。由于雌二醇在血中不同时间的含量变化较大,应统一采集时间。

13.2 · 患者标本、校准品和质控品当作传染源处理,高压灭菌后交至后勤保障部医疗垃圾暂存点。

参考文献

[1] 尚红,王毓三,申子瑜.全国临床检验操作规程[M].4 版.北京:人民卫生出版社,2015.

[2] 万学红,卢雪峰.诊断学[M].9 版.北京:人民卫生出版社,2018.

[3] 中国合格评定国家认可委员会.医学实验室质量和能力认可准则:CNAS - CL02:2023[S/OL].(2023 - 06 - 01)[2023 - 09 - 26].https://www.cnas.org.cn/rkgf/sysrk/jbzz/2023/06/911424.shtml.

[4] 中国合格评定国家认可委员会.医学实验室质量和能力认可准则的应用要求:CNAS - CL02 - A001:2023[S/OL].(2023 - 08 - 01)[2023 - 09 - 26].https://www.cnas.org.cn/rkgf/sysrk/rkyyzz/2023/08/912141.shtml.

(刘红春)

孕酮检测标准操作规程

××医院检验科生化组管理程序文件	文件编号：××-JYK-××-××-×××
版本/修改：第　　版/第　　次修改	生效日期：　　　　　　共　　页　第　　页
编写人：	审核人：　　　　　　批准人：

1. 检验目的

规范孕酮（progesterone）的检测试验，确保检测结果的准确性和重复性。

2. 检验项目方法和原理

2.1 · 方法：电化学发光法。

2.2 · 原理

第 1 步：标本与生物素化的抗孕酮抗体、钌（Ru）标记的孕酮衍生物与达那唑（danazol）混匀，释放孕酮。标本中的孕酮与标记的孕酮衍生物同时竞争抗体上的结合位点。

第 2 步：加入链霉亲和素包被的微粒。形成的免疫复合物通过生物素、链霉亲和素之间的反应结合到微粒上。结合到固相上的标记的孕酮衍生物的数量与标本中的孕酮含量成反比。

第 3 步：反应混合液吸到测量池中，微粒通过磁铁吸附到电极上，未结合的物质被清洗液洗去，电极加电压后产生化学发光，通过光电倍增管进行测定。此曲线由仪器通过 2 点校准校正，由从试剂条形码扫描入仪器的原版标准曲线而得。

3. 标本要求与患者准备

3.1 · 原始样本类型：血清、血浆。采血量：3 mL。

3.2 · 容器：血清使用标准取样试管或含分离胶的试管。血浆：肝素锂、肝素钠、EDTA - K$_3$、柠檬酸钠和氟化钠/草酸钾都适用。使用枸橼酸钠时，检测结果必须校正 + 10%。

3.3 · 保存和运送：2～8℃可保存 5 日，- 20℃可保存 6 个月。只能冻融 1 次。含沉淀的标本使用前需离心。不要加热灭活标本。标本和质控液禁用叠氮化钠防腐。标本、校准液和质控品在测定前的温度应与室温平衡；放入仪器后应在 2 h 内测定以避免蒸发的影响。

3.4 · 标本处理：2 500～3 000 r/min 离心 6～10 min，分离血清待上机。

3.5 · 患者在采血前 24 h 内应避免剧烈运动和饮酒，不宜改变饮食和睡眠习惯。空腹静脉采血，采血时间以上午 7～9 点为宜，门诊患者提倡静坐 15 min 后采血。如可能，患者最好停服干扰检测的药物，详见《标本采集手册》。

4. 试剂和仪器

4.1 · 试剂：全自动化学发光分析仪专用孕酮检测试剂。规格 300T。代号见试剂说明书。

4.1.1　试剂盒组成

M：包被链霉亲和素的磁珠微粒，1 瓶，12.4 mL。包被链霉亲和素的磁珠微粒 0.72 mg/mL，含防腐剂。

R1：生物素标记的抗孕酮抗体，1 瓶，21.0 mL。生物素化单克隆抗孕酮抗体（重组，羊），

30 ng/mL;磷酸缓冲液 25 mmol/L,pH 7.0,含防腐剂。

R2:Ru 标记的孕酮-肽-钌复合物,1 瓶,18.8 mL。孕酮(植物来源)和 Ru 复合物标记的合成肽,浓度为 2 ng/mL;磷酸缓冲液 25 mmol/L,pH 7.0,含防腐剂。

PROG 定标液(CalSet)和通用质控品 1 和 2,两水平。

4.1.2　储存:存放于 2~8℃。垂直摆放试剂盒,确保使用前自动混合过程中微粒完全有效。稳定性:未开瓶试剂盒置 2~8℃,最长稳定至失效期。开封后,2~8℃ 12 周。

4.1.3　试剂的准备:试剂配套包装,打开包装后直接使用。试剂信息在装载时通过芯片自动读取。试剂应避免形成气泡。

4.2 · 仪器:××全自动化学发光分析仪。

5. 操作步骤

5.1 · 仪器操作参阅《××化学发光分析仪标准操作规程》。

5.2 · 分析参数:详见相关用户指南和仪器说明书。

6. 校准程序

6.1 · 校准品计量学溯源:溯源至国家标准与技术协会(NIST)参考物质(SRM)××。

6.2 · 校准品:孕酮专用校准品 Cal 1、Cal 2。

6.3 · 校准程序:参见《××全自动化学发光分析仪标准操作规程》。

7. 质量控制

室内质控采用××公司质控品,将质控品在室温下放置 15 min 左右,颠倒混匀后进行检测分析,核查数据并确定质控结果。如室内质控失控,应查找原因予以纠正,并形成记录。具体操作参见《××全自动化学发光分析仪标准操作规程》。

8. 结果计算

分析仪自动计算每份标本的测定浓度(单位为 nmoL/L,或 ng/mL)。结果传输到 LIS 检验系统。

9. 性能参数

9.1 · 精密度:测量重复性小于 1/4 允许总误差(TEa),测量中间精密度小于 1/3TEa。

9.2 · 正确度:室间质评合格。

9.3 · 测量区间:0.095~191 nmol/L,或 0.030~60.0 ng/mL。

9.4 · 干扰和交叉反应

9.4.1　检测结果不受黄疸(胆红素<54 mg/dL 或<923 μmol/L)、溶血(血红蛋白<0.621 mmol/L 或<10 g/L)、血脂(甘油三酯<720 mg/dL)和生物素<82 nmol/L 或<20 ng/mL 的影响。

9.4.2　对于接受高剂量生物素治疗的患者(>5 mg/日),需在末次生物素治疗 8 h 后采集本。类风湿因子≤2 000 IU/mL 时,检测结果不受影响。对 18 种常用药物进行体外检测未发现会影响检测结果。只有保泰松在治疗剂量水平给药会对检测产生干扰(孕酮检测值下降)。少数病例中,高滴度的分析物特异性抗抗体(如 HAMA),链霉亲和素或钌会影响检测结果。

10. 生物参考区间

男性 0.2~1.4 ng/mL。女性,卵泡期 0.2~1.5 ng/mL,排卵期 0.8~3.0 ng/mL,黄体期 1.7~27.0 ng/mL,停经后 0.1~0.8 ng/mL。

11. 检验结果的可报告区间

0.159～191 nmol/L 或 0.05～60 ng/mL(通过检出限和厂商定标曲线的最高值确定)。低于检出限的值为<0.159 nmol/L(或<0.05 ng/mL)。高于测量范围上限的值为>191 nmol/L 或>60 ng/mL。

12. 临床意义

12.1·排卵及黄体功能的监测:孕酮水平与黄体的发育和萎缩有关,检测孕酮可用于监测排卵以及黄体期的评估,有助于生育诊断。

12.2·体外受精-胚胎移植的预后评估。

12.3·异位妊娠的鉴别诊断:异位妊娠时,血孕酮水平偏低;测定血孕酮水平在宫外孕的鉴别诊断中,可以作为参考依据。

12.4·血孕酮水平升高见于葡萄胎、轻度妊娠期高血压疾病、糖尿病孕妇、多胎妊娠、先天性 17 -羟化酶缺乏症、先天性肾上腺增生、卵巢颗粒层膜细胞瘤、卵巢脂肪样瘤等疾病。

12.5·血孕酮水平降低见于黄体生成障碍和功能不良、多囊卵巢综合征、无排卵型功能失调、先兆流产、胎儿发育迟缓、死胎、严重妊娠期高血压疾病、妊娠性胎盘功能不良等疾病。

13. 注意事项

13.1·防止溶血、脂血和淤血,应尽量空腹和避免在输入脂肪乳过程中或其后采血。

13.2·孕酮的数值和怀孕时间密切相关,不同的怀孕时间,有着不同的参考数值范围,具体可以根据怀孕时间对照孕酮的数值。

13.3·患者标本、校准品和质控品当作传染源处理,高压灭菌后交至后勤保障部医疗垃圾暂存点。

参考文献

[1] 尚红,王毓三,申子瑜.全国临床检验操作规程[M].4 版.北京:人民卫生出版社,2015.
[2] 万学红,卢雪峰.诊断学[M].9 版.北京:人民卫生出版社,2018.
[3] 中国合格评定国家认可委员会.医学实验室质量和能力认可准则:CNAS - CL02:2023[S/OL].(2023 - 06 - 01)[2023 - 09 - 26].https://www.cnas.org.cn/rkgf/sysrk/jbzz/2023/06/911424.shtml.
[4] 中国合格评定国家认可委员会.医学实验室质量和能力认可准则的应用要求:CNAS - CL02 - A001:2023[S/OL].(2023 - 08 - 01)[2023 - 09 - 26].https://www.cnas.org.cn/rkgf/sysrk/rkyyzz/2023/08/912141.shtml.

(刘红春)

睾酮检测标准操作规程

××医院检验科生化组管理程序文件	文件编号：××-JYK-××-××-×××	
版本/修改：第　　版/第　　次修改	生效日期：	共　　页　第　　页
编写人：	审核人：	批准人：

1. 检验目的

规范睾酮(testosterone)的检测试验,确保检测结果的准确性和重复性。

2. 检验项目方法和原理

2.1·方法：电化学发光法。

2.2·原理

第 1 步：标本与生物素化的抗睾酮单克隆抗体和钌(Ru)标记的睾酮衍生物混匀。一部分抗体的结合位点与标本中的待测物结合(其数量取决于标本中待测物的浓度),一部分则与钌标记的半抗原结合,形成各自的免疫复合物。

第 2 步：加入链霉亲和素包被的微粒,免疫复合物通过生物素与链霉亲和素间的反应结合到微粒上。

第 3 步：反应混合液吸到测量池中,微粒通过磁铁吸附到电极上,未结合的物质被清洗液洗去,电极加电压后产生化学发光,通过光电倍增管进行测定。此曲线由仪器通过 2 点校准校正,由从试剂条形码扫描入仪器的原版标准曲线而得。

3. 标本要求与患者准备

3.1·原始样本类型：血清、血浆。采血量：静脉血 3 mL。

3.2·容器：血清使用标准取样试管或含分离胶的试管。血浆：肝素锂、钠、铵,EDTA-K_3,氟化钠/草酸钾抗凝均可。如采用柠檬酸钠抗凝,结果应 +10% 进行纠正。

3.3·保存和运送：室温保存,及时送检。标本在 2～8℃ 可稳定 14 h、-20℃ 可稳定 6 个月。只能冻融 1 次。含沉淀的标本使用前需离心。不要加热灭活标本。标本和质控品禁用叠氮化钠防腐。

3.4·处理：2 500～3 000 r/min 离心 6～10 min,分离血清待上机。

3.5·患者在采血前 24 h 内应避免剧烈运动和饮酒,不宜改变饮食和睡眠习惯。空腹静脉采血,采血时间以上午 7～9 点为宜,门诊患者提倡静坐 15 min 后采血。如可能,患者最好停服干扰检测的药物,详见《标本采集手册》。

4. 试剂和仪器

4.1·试剂：全自动化学发光分析仪专用睾酮检测试剂。规格 300T。代号见试剂说明书。

4.1.1　试剂盒组成

M：链霉亲和素包被的微粒,1 瓶,12.4 mL。链霉亲和素包被的微粒浓度 0.72 mg/mL,含防腐剂。

R1：生物素化的抗睾酮单克隆抗体,1 瓶,21.0 mL。生物素化的抗睾酮单克隆抗体浓度

40 ng/mL;双溴雌二醇释放试剂、2-吗啉乙磺酸缓冲液,50 mmol/L,pH 7.0,含防腐剂。

R2:钌标记的睾酮多肽,1瓶,18.8 mL,浓度 3 ng/mL;钌复合物标记的睾酮衍生物,浓度 1.5 ng/mL,2-吗啉乙磺酸缓冲液 50 mmol/L,pH 7.0,含防腐剂。

TESTO 定标液(CalSet)和通用质控品 1 和 2,两水平。

4.1.2 储存:存放于 2～8℃。垂直摆放试剂盒,确保使用前自动混合过程中微粒完全有效。稳定性:未开瓶试剂盒置 2～8℃,最长稳定至失效期。开封后,2～8℃ 12 周。

4.1.3 试剂的准备:试剂配套包装,打开包装后直接使用。试剂信息在装载时通过芯片自动读取。试剂应避免形成气泡。

4.2・仪器:××全自动化学发光分析仪。

5. 操作步骤

5.1・仪器操作参阅《××化学发光分析仪标准操作规程》。

5.2・分析参数:详见相关用户指南和仪器说明书。

6. 校准程序

6.1・校准品计量学溯源:溯源至国家标准与技术协会(NIST)参考物质(SRM)××。

6.2・校准品:睾酮专用校准品 Cal 1、Cal 2。

6.3・校准程序:参见《××全自动化学发光分析仪标准操作规程》。

7. 质量控制

室内质控采用××公司质控品,将质控品在室温下放置 15 min 左右,颠倒混匀后进行检测分析,核查数据并确定质控结果。如室内质控失控,应查找原因予以纠正,并形成记录。具体操作参见《××全自动化学发光分析仪标准操作规程》。

8. 结果计算

分析仪自动计算每份标本的测定浓度(单位为 nmoL/L、ng/mL 或 μg/L)。结果传输到 LIS 检验系统。

9. 性能参数

9.1・精密度:测量重复性小于 1/4 允许总误差(TEa),测量中间精密度小于 1/3TEa。

9.2・正确度:室间质评合格。

9.3・测量区间:0.025～15.0 ng/mL。

9.4・干扰和交叉反应:对于接受高剂量生物素治疗的患者(>5 mg/日),必须在末次生物素治疗 8 h 后采集样本。检测结果不受类风湿因子影响(RF<1 000 IU/mL)。体外对 18 种常用药物进行试验未发现会影响检测结果。对 2 种特殊药物进行额外的试验,发现诺龙(国际通用命名,WHO)能产生明显的干扰。使用该药物进行治疗的患者不建议进行睾酮检测。个别病例发现终末期的肾衰竭女性患者出现睾酮水平的增加。少数病例中高浓度的分析物特异性抗体、生物素抗体和钌抗体会影响检测结果。女性出现异常升高的睾酮值,必须使用萃取法或 LC - MS/MS 进行确定。

10. 生物参考区间

10.1・男性,20～49 岁,2.49～8.36 μg/L;≥50 岁,1.93～7.40 μg/L。女性,20～49 岁,0.084～0.481 μg/L;≥50 岁,0.029～0.408 μg/L。

10.2・每个实验室必须调查各自患者群体的参考范围变异性,必要时根据具体情况制订自己的参考范围。

11. 可报告区间

0.025～15.0 ng/mL，或 0.087～52.0 nmol/L（通过最低检出限和厂商定标曲线的最高值确定）。低于检出限的值报告＜0.025 ng/mL，或＜0.087 nmol/L。超过检测范围的值报告＞15.0 ng/mL，或＞52.0 nmol/L。

12. 临床意义

12.1·男性体内睾酮水平减低时，可见于生殖功能障碍、垂体功能减退、催乳素过高症、肝硬化、慢性肾功不全及克兰费尔特综合征等。

12.2·男性体内睾酮水平升高时，可能由于先天性肾上腺增生症、睾丸良性间质细胞瘤及下丘脑-垂体-睾丸轴异常等原因所致。

12.3·女性体内睾酮水平上升可能提示雄激素综合征、多囊卵巢综合征、卵泡膜细胞增殖症、先天性肾上腺增生症、卵巢肿瘤、肾上腺肿瘤、肾上腺发育不良、卵巢功能障碍或下丘脑-垂体-卵巢轴紊乱等。

13. 注意事项

13.1·防止溶血、脂血和淤血，应尽量空腹和避免在输入脂肪乳过程中或其后采血，还需要充分休息。

13.2·患者标本、校准品和质控品当作传染源处理，高压灭菌后交至后勤保障部医疗垃圾暂存点。

参考文献

[1] 尚红，王毓三，申子瑜.全国临床检验操作规程[M].4 版.北京：人民卫生出版社，2015.

[2] 万学红，卢雪峰.诊断学[M].9 版.北京：人民卫生出版社，2018.

[3] 中国合格评定国家认可委员会.医学实验室质量和能力认可准则：CNAS－CL02：2023[S/OL].(2023－06－01)[2023－09－26].https://www.cnas.org.cn/rkgf/sysrk/jbzz/2023/06/911424.shtml.

[4] 中国合格评定国家认可委员会.医学实验室质量和能力认可准则的应用要求：CNAS－CL02－A001：2023[S/OL].(2023－08－01)[2023－09－26].https://www.cnas.org.cn/rkgf/sysrk/rkyyzz/2023/08/912141.shtml.

（刘红春）

绒毛膜促性腺激素(HCG)检测标准操作规程

××医院检验科生化组管理程序文件	文件编号：××-JYK-××-××-×××
版本/修改：第　　版/第　　次修改	生效日期：　　　　　共　　页　第　　页
编写人：	审核人：　　　　　批准人：

1. 检验目的

规范人绒毛膜促性腺激素(human chorionic gonadotropin，HCG)的检测试验，确保检测结果的准确性和重复性。

2. 检验项目方法和原理

2.1·方法：电化学发光法。

2.2·原理

第1步：6 μL 标本与生物素标记抗 HCG 单克隆抗体和钌(Ru)标记的抗 HCG 单克隆抗体混匀，形成夹心复合物。

第2步：加入链霉亲和素包被的微粒，让上述形成的复合物通过生物素与链霉亲和素间的反应结合到微粒上。

第3步：反应混合液吸到测量池中，微粒通过磁铁吸附到电极上，未结合的物质被清洗液洗去，电极加电压后产生化学发光，通过光电倍增管进行测定。检测结果由机器自动从标准曲线上查出。此曲线由仪器通过2点校准校正，由从试剂条形码扫描入仪器的原版标准曲线而得。

3. 标本的采集与患者准备

3.1·原始标本类型：血清、血浆。采血量：3 mL。容器：标准采样管或含分离凝胶的试管。血浆：肝素、EDTA-K_3、枸橼酸钠或草酸钾抗凝均可。保存和运送：标本在 2~8℃可稳定3日，-20℃可稳定12个月。仅能冻融1次。处理：2 500~3 000 r/min 离心 6~10 min，分离血清待上机。

3.2·患者在采血前 24 h 内应避免剧烈运动和饮酒，不宜改变饮食和睡眠习惯。空腹静脉采血，采血时间以上午 7~9 点为宜，门诊患者提倡静坐 15 min 后采血。如可能，患者最好停服干扰检测的药物，详见《标本采集手册》。

4. 试剂和仪器

4.1·试剂：全自动化学发光分析仪专人绒毛膜促性腺激素检测试剂。规格300T。代号见试剂说明书。

4.1.1　试剂盒组成

M：链霉亲和素包被的微粒，1瓶，6.1 mL，粒子浓度 0.72 mg/mL，含防腐剂。

R1：生物素化的抗 HCG 单克隆抗体，1瓶，9.9 mL，浓度 2.3 mg/L；磷酸缓冲液 40 mmol/L，pH 7.5，含防腐剂。

R2：Ru标记的抗 HCG 单克隆抗体，1瓶，10.3 mL，浓度 6.0 mg/L；磷酸缓冲液 40 mmol/L，pH 6.5，含防腐剂。

HCG STAT 定标液(CalSet)和通用质控品 1 和 2,两水平。

4.1.2 储存:存放于 2～8℃。垂直摆放试剂盒,确保使用前自动混合过程中微粒完全有效。稳定性:未开瓶试剂盒置 2～8℃,最长稳定至失效期。开封后,2～8℃ 12 周。

4.1.3 试剂的准备:试剂配套包装,打开包装后直接使用。试剂信息在装载时通过芯片自动读取。试剂应避免形成气泡。

4.2·仪器:××全自动化学发光分析仪。

5. 操作步骤

5.1·仪器操作参阅《××化学发光分析仪标准操作规程》。

5.2·分析参数:详见相关用户指南和仪器说明书。

6. 校准程序

6.1·校准品计量学溯源:溯源至国家标准与技术协会(NIST)参考物质(SRM)××。

6.2·校准品:HCG 专用校准品 Cal 1、Cal 2。

6.3·校准程序:参见《××全自动化学发光分析仪标准操作规程》。

7. 质量控制

室内质控采用××公司质控品,将质控品在室温下放置 15 min 左右,颠倒混匀后进行检测分析,核查数据并确定质控结果。如室内质控失控,应查找原因予以纠正,并形成记录。具体操作参见《××全自动化学发光分析仪标准操作规程》。

8. 结果计算

分析仪自动计算每份标本的测定浓度,单位为 mIU/mL 或 IU/L。结果传输到 LIS 检验系统。

9. 性能参数

9.1·精密度:测量重复性小于 1/4 允许总误差(TEa),测量中间精密度小于 1/3TEa。

9.2·正确度:室间质评合格。

9.3·测量区间:0.50～10 000 mIU/mL。

9.4·干扰和交叉反应:该方法不受黄疸(胆红素<495.9 μmol/L)、溶血(血红蛋白<15 g/L)、脂血(脂质<2 400 mg/dL)和生物素<40 ng/mL 等干扰。接受高剂量生物素(>5 mg/日)治疗的患者,至少要等最后一次摄入生物素 8 h 后才能采血。不受类风湿因子干扰(667 U/mL)。26 种常用药物经试验对本测定无干扰。HCG 浓度高达 300 000 mIU/mL 也不出现钩状效应。

10. 生物参考区间

10.1·男性,0～2.6 IU/L。未孕女性,绝经前 0～5.3 IU/L,绝经后 0～8.3 IU/L。妊娠女性绒毛膜促性腺激素参考区间见表 1。

表 1　妊娠女性绒毛膜促性腺激素参考区间

妊娠周数	N	HCG(mIU/mL)	
		中位数	5%～95%分位数
3	25	18.7	5.40～72.0
4	43	135	10.2～708
5	23	1 420	217～8 245

（续表）

| 妊娠周数 | N | HCG(mIU/mL) | |
		中位数	5%～95%分位数
6	19	3 475	152～32 177
7	13	35 873	4 059～153 767
8	23	83 603	31 366～149 094
9	23	104 475	59 109～135 901
10	20	85 304	44 186～170 409
12	17	61 730	24 302～93 646
14	20	37 082	27 107～201 615
15	546	28 696	12 540～69 747
16	766	24 346	8 904～55 332
17	190	22 064	8 240～51 793
18	64	22 464	9 649～55 271

10.2·每个实验室应通过实验确定参考范围的适用性，必要时建立本实验室的参考范围。

11. 检验结果的可报告区间

1.0～10 000 mIU/mL（通过检出限和一级定标曲线最大值界定）。低于检出限的测量值报告为＜1.0 mIU/mL。高于此测量范围的数值均报告为＞10 000 mIU/mL（或者针对 100 倍稀释的样本，≤1 000 000 mIU/mL）。

12. 临床意义

12.1·正常妊娠的诊断及妊娠异常的监测：女性停经后，妊娠女性血液和尿液中 HCG 即开始逐渐升高，定量测定母体血液和尿液中 HCG 是确定妊娠的重要标志。HCG 下降提示流产威胁或稽留流产、宫外孕、妊娠中毒或宫内死亡等妊娠异常。

12.2·异位妊娠的诊断：异位妊娠妇女与同孕龄妇女相比，HCG 水平较低，只有 50% 的异位妊娠妇女尿妊娠试验阳性。妊娠开始 5 周内，异位妊娠女性的 β-HCG 升高幅度远较同孕龄正常妊娠妇女的低。

12.3·滋养层细胞疾病的辅助诊断与疗效监护：葡萄胎、绒癌患者 HCG 浓度较高，术后逐渐下降，葡萄胎清除不全、绒毛膜上皮癌变等患者，HCG 下降后又继续上升。所以动态监测 HCG 水平变化可用于评价治疗效果，尤其是评价化疗效果。

12.4·睾丸与卵巢生殖细胞肿瘤的诊断和监测，还用于早期监测宫外孕、紧迫流产或有葡萄胎史的高危患者的恶性滋养细胞肿瘤。

12.5·评估唐氏综合征的风险：HCG 检测和 AFP 及其他参数如准确的孕龄、母亲的体重结合也有助于唐氏综合征的风险评估。在唐氏综合征的妊娠中，母亲的血液 AFP 浓度降低而血清 HCG 浓度大约是正常人群中位数的 2 倍。

13. 注意事项

13.1·检测前保持良好的睡眠，不可过度的紧张焦虑。采血时间以上午 7～9 点为宜，检查前 3 日尽量不要擅自服药（维生素类）。

13.2·患者标本、校准品和质控品当作传染源处理，高压灭菌后交至后勤保障部医疗垃圾暂存点。

参考文献

[1] 尚红,王毓三,申子瑜.全国临床检验操作规程[M].4 版.北京：人民卫生出版社,2015.

[2] 万学红,卢雪峰.诊断学[M].9 版.北京：人民卫生出版社,2018.

[3] 中国合格评定国家认可委员会.医学实验室质量和能力认可准则：CNAS - CL02：2023[S/OL].(2023 - 06 - 01)[2023 - 09 - 26].https://www.cnas.org.cn/rkgf/sysrk/jbzz/2023/06/911424.shtml.

[4] 中国合格评定国家认可委员会.医学实验室质量和能力认可准则的应用要求：CNAS - CL02 - A001：2023[S/OL].(2023 - 08 - 01)[2023 - 09 - 26].https://www.cnas.org.cn/rkgf/sysrk/rkyyzz/2023/08/912141.shtml.

（刘红春）

绒毛膜促性腺激素 β(β - HCG)检测标准操作规程

××医院检验科生化组管理程序文件	文件编号：××-JYK-××-××-×××
版本/修改：第　　版/第　　次修改	生效日期：　　　　　　共　　页 第　　页
编写人：	审核人：　　　　　　批准人：

1. 检验目的

规范人绒毛膜促性腺激素 β(β - human chorionic gonadotropin，β - HCG)的检测试验，确保检测结果的准确性和重复性。

2. 检验项目方法和原理

2.1 · 方法：电化学发光法。

2.2 · 原理

第 1 步：6 μL 标本与生物素化的抗人 β - HCG 单克隆抗体和钌(Ru)标记的抗人 β - HCG 单克隆抗体混匀，形成免疫复合物。

第 2 步：加入链霉亲和素包被的微粒，让上述形成的复合物通过生物素与链霉亲和素间的反应结合到微粒上。

第 3 步：反应混合液吸到测量池中，微粒通过磁铁吸附到电极上，未结合的物质被清洗液洗去，电极加电压后产生化学发光，通过光电倍增管进行测定。检测结果由机器自动从标准曲线上查出。此曲线由仪器通过 2 点定标校正，由从试剂条形码扫描入仪器的原版标准曲线而得。

3. 标本要求与患者准备

3.1 · 原始标本类型：血清、血浆。采血量：3 mL。容器：标准采样管或含分离凝胶的试管。血浆：肝素、EDTA - K_3、枸橼酸钠或草酸钾抗凝均可。保存和运送：标本在 2～8℃可稳定 3 日、- 20℃可稳定 12 个月。仅能冻融 1 次。处理：2 500～3 000 r/min 离心 6～10 min，分离血清待上机。

3.2 · 患者在采血前 24 h 内应避免剧烈运动和饮酒，不宜改变饮食和睡眠习惯。空腹静脉采血，采血时间以上午 7～9 点为宜，门诊患者提倡静坐 15 min 后采血。如可能，患者最好停服干扰检测的药物，详见《标本采集手册》。

4. 试剂和仪器

4.1 · 试剂：全自动化学发光分析仪专用绒毛膜促性腺激素 β 检测试剂。规格 300T。代号见试剂说明书。

4.1.1　试剂盒组成

M：链霉亲和素包被的微粒，1 瓶，13.2 mL，粒子浓度 0.72 mg/mL，生物素结合能力 470 ng 生物素/mg 粒子，含防腐剂。

R1：生物素化的抗 HCG 单克隆抗体(小鼠)，1 瓶，19.7 mL，浓度 2.6 mg/L；磷酸盐缓冲液 40 mmol/L，pH 7.5，含防腐剂。

R2：Ru(bpy)$_3^{2+}$ 标记的抗 HCG 单克隆抗体，1 瓶，21.0 mL，浓度 4.6 mg/L；磷磷酸盐缓

冲液 40 mmol/L, pH 6.5, 含防腐剂。

4.1.2　储存：存放于 2～8℃。垂直摆放试剂盒,确保使用前自动混合过程中微粒完全有效。稳定性：未开瓶试剂盒置 2～8℃,最长稳定至失效期。开封后,2～8℃ 12 周。

4.1.3　试剂的准备：试剂配套包装,打开包装后直接使用。试剂信息在装载时通过芯片自动读取。试剂应避免形成气泡。

4.2·仪器：××全自动化学发光分析仪。

5. 操作步骤

5.1·仪器操作参阅《××化学发光分析仪标准操作规程》。

5.2·分析参数：详见相关用户指南和仪器说明书。

6. 校准程序

6.1·校准品计量学溯源：溯源至国家标准与技术协会(NIST)参考物质(SRM)××。

6.2·校准品：β - HCG 专用校准品 Cal 1、Cal 2。

6.3·校准程序：参见《××全自动化学发光分析仪标准操作规程》。

7. 质量控制

室内质控采用××公司质控品,将质控品在室温下放置 15 min 左右,颠倒混匀后进行检测分析,核查数据并确定质控结果。如室内质控失控,应查找原因予以纠正,并形成记录。具体操作参见《××全自动化学发光分析仪标准操作规程》。

8. 结果计算

分析仪自动计算每份标本的测定浓度,单位是 mIU/mL。

9. 性能参数

9.1·精密度：测量重复性小于 1/4 允许总误差(TEa),测量中间精密度小于 1/3TEa。

9.2·正确度：室间质评合格。

9.3·测量区间：0.100～10 000 mIU/mL。

9.4·干扰和交叉反应：该方法不受黄疸(胆红素<495.9 μmol/L)、溶血(血红蛋白<15 g/L)、脂血(脂质<2 400 mg/dL)和生物素<40 ng/mL 等干扰。接受高剂量生物素(>5 mg/日)治疗的患者,至少要等最后一次摄入生物素 8 h 后才能采血。不受类风湿因子干扰(667 U/mL)。26 种常用药物经试验对本测定无干扰。HCG 浓度高达 300 000 mIU/mL 也不出现钩状效应。

10. 生物参考区间

10.1·非怀孕、健康妇女第 97.5％值 3 mIU/mL,更年期后健康妇女 6 mIU/mL;健康男性第 97.5％值 2 mIU/mL。表 1 列出妊娠期间 HCG 的参考值。妊娠周期的计算是从最后一个月经期开始算起的整个怀孕周数。

表 1　妊娠期间 β - HCG 参考值

孕　　周	β - HCG(mIU/mL)	
	中位数	5%～95%分布位点
4	1.11	0.04～4.48
5	8.05	0.27～28.7
6	29.7	3.70～84.9

（续表）

孕　　周	β - HCG(mIU/mL)	
	中位数	5%～95%分布位点
7	58.8	3.70～64.9
8	79.5	31.1～164
9	91.5	61.2～152
10	71.0	22.0～143
14	33.1	14.3～75.8
15	27.5	12.3～60.3
16	21.9	8.8～54.5
17	18.0	8.1～51.3
18	18.4	3.9～49.4
19	20.9	3.6～56.6

10.2·每个实验室必须调查各自患者群体的参考范围变异性，必要时根据具体情况制订自己的参考范围。

11. 检验结果的可报告区间

0.200～10 000 mIU/mL（通过检出限和最大标准曲线定义）。结果若低于检测限，仪器将报告结果＜0.200 mIU/mL。结果若高于测定范围，仪器将报告结果＞10 000 mIU/mL（100倍稀释样本为1 000 000 mIU/mL）。

12. 临床意义

12.1·正常妊娠的诊断及妊娠异常的监测：女性停经后，妊娠女性血液和尿液中 HCG 即开始逐渐升高，定量测定母体血液和尿液中 HCG 是确定妊娠的重要标志。HCG 下降提示流产威胁或稽留流产、宫外孕、妊娠中毒或宫内死亡等妊娠异常。

12.2·异位妊娠的诊断：异位妊娠妇女与同孕龄妇女相比，HCG 水平较低，只有 50% 的异位妊娠妇女尿妊娠试验阳性。妊娠开始 5 周内，异位妊娠女性的 β - HCG 升高幅度远较同孕龄正常妊娠妇女的低。

12.3·滋养层细胞疾病的辅助诊断与疗效监护：葡萄胎、绒癌患者 HCG 浓度较高，术后逐渐下降，葡萄胎清除不全、绒毛膜上皮癌变等患者，HCG 下降后又继续上升。所以动态监 HCG 水平变化可用于评价治疗效果，尤其是评价化疗效果。

12.4·睾丸与卵巢生殖细胞肿瘤的诊断和监测，还用于早期监测宫外孕、紧迫流产或有葡萄胎史的高危患者的恶性滋养细胞肿瘤。

12.5·评估唐氏综合征的风险：HCG 检测和 AFP 及其他参数如准确的孕龄、母亲的体重结合也有助于唐氏综合征的风险评估。在唐氏综合征的妊娠中，母亲的血液 AFP 浓度降低而血清 HCG 浓度大约是正常人群中位数的 2 倍。

13. 注意事项

13.1·检测前保持良好的睡眠，不可过度的紧张焦虑。采血时间以上午 7～9 点为宜，检查前 3 日尽量不要擅自服药（维生素类）。

13.2·患者标本、校准品和质控品当作传染源处理，高压灭菌后交至后勤保障部医疗垃圾暂存点。

参考文献

[1] 尚红,王毓三,申子瑜.全国临床检验操作规程[M].4 版.北京：人民卫生出版社,2015.

[2] 万学红,卢雪峰.诊断学[M].9 版.北京：人民卫生出版社,2018.

[3] 中国合格评定国家认可委员会.医学实验室质量和能力认可准则：CNAS - CL02：2023[S/OL].(2023 - 06 - 01)[2023 - 09 - 26].https://www.cnas.org.cn/rkgf/sysrk/jbzz/2023/06/911424.shtml.

[4] 中国合格评定国家认可委员会.医学实验室质量和能力认可准则的应用要求：CNAS - CL02 - A001：2023[S/OL].(2023 - 08 - 01)[2023 - 09 - 26].https://www.cnas.org.cn/rkgf/sysrk/rkyyzz/2023/08/912141.shtml.

（刘红春）

胰岛素检测标准操作规程

××医院检验科生化组管理程序文件		文件编号：××-JYK-××-××-×××	
版本/修改：第　　版/第　　次修改		生效日期：	共　页　第　页
编写人：	审核人：		批准人：

1. 检验目的

规范胰岛素(insulin)的检测试验,确保检测结果的准确性和重复性。

2. 检验项目方法和原理

2.1·方法：电化学发光法。

2.2·原理

第 1 步：12 μL 样本与生物素化胰岛素特异性单克隆抗体和钌(Ru)标记胰岛素特异性单克隆抗体一起孵育,形成抗原-抗体夹心复合物。

第 2 步：加入包被链霉亲和素的磁珠微粒进行孵育,通过生物素和链霉亲和素的相互作用,复合物与磁珠结合。

第 3 步：反应混合液吸到测量池中,微粒通过磁铁吸附到电极上,未结合的物质被清洗液洗去,电极加电压后产生化学发光,通过光电倍增管进行测定。检测结果由机器自动从标准曲线上查出。此曲线由仪器通过 2 点校准校正,由从试剂条形码扫描入仪器的原版标准曲线而得。

3. 标本要求与患者准备

3.1·原始样本类型：血清、血浆。采血量：静脉血 3 mL。容器：血清样本须用标准试管或有分离胶的真空管；肝素锂和 EDTA－K_3 抗凝的血浆都适用。保存和运送：室温保存,及时送检。2～8℃可保存 24 h；－20℃可保存 6 个月。仅能冻融 1 次。处理：2 500～3 000 r/min 离心 6～10 min,分离血清待上机。

3.2·患者在采血前 24 h 内应避免剧烈运动和饮酒,不宜改变饮食和睡眠习惯。空腹静脉采血,采血时间以上午 7～9 点为宜,门诊患者提倡静坐 15 min 后采血。如可能,患者最好停服干扰检测的药物,详见《标本采集手册》。

4. 试剂和仪器

4.1·试剂：全自动化学发光分析仪专用胰岛素检测试剂。规格 300T。代号见试剂说明书。

4.1.1　试剂盒组成

M：链霉亲和素包被的磁珠微粒,1 瓶,5.8 mL。包被链霉亲和素的磁珠微粒,0.72 mg/mL,含防腐剂。

R1：抗胰岛素抗体-生物素,1 瓶,10.3 mL。生物素化抗胰岛素单克隆抗体(鼠)1 mg/L；MES 缓冲液 50 mmol/L,pH 6.0,含防腐剂。

R2：抗胰岛素抗体-钌复合物,1 瓶 9.5 mL。钌标记的胰岛素单克隆抗体(鼠)1.75 mg/L；MES 冲液 50 mmol/L,pH 6.0,含防腐剂。

INS定标液(CalSet)和通用质控品1和2,两水平。

4.1.2　储存:存放于2~8℃。垂直摆放试剂盒,确保使用前自动混合过程中微粒完全有效。稳定性:未开瓶试剂盒置2~8℃,最长稳定至失效期。开封后,2~8℃ 12周。

4.1.3　试剂的准备:试剂配套包装,打开包装后直接使用。试剂信息在装载时通过芯片自动读取。试剂应避免形成气泡。

4.2·仪器:××全自动化学发光分析仪。

5. 操作步骤

5.1·仪器操作参阅《××化学发光分析仪标准操作规程》。

5.2·分析参数:详见相关用户指南和仪器说明书。

6. 校准程序

6.1·校准品计量学溯源:溯源至国家标准与技术协会(NIST)参考物质(SRM)××。

6.2·校准品:胰岛素专用校准品Cal 1、Cal 2。

6.3·校准程序:参见《××全自动化学发光分析仪标准操作规程》。

7. 质量控制

室内质控采用××公司质控品,将质控品在室温下放置15 min左右,颠倒混匀后进行检测分析,核查数据并确定质控结果。如室内质控失控,应查找原因予以纠正,并形成记录。具体操作参见《××全自动化学发光分析仪标准操作规程》。

8. 结果计算

分析仪自动计算每份标本的测定浓度,单位mIU/L或pmol/L。

9. 性能参数

9.1·精密度:测量重复性小于1/4允许总误差(TEa),测量中间精密度小于1/3TEa。

9.2·正确度:室间质评合格。

9.3·测量区间:0.200~1 000 mIU/L,或1.39~6 945 pmol/L。

9.4·干扰和交叉反应

9.4.1　以下情况下,检测结果不受干扰:黄疸(胆红素<1 539 μmol/L或<90 mg/dL)、脂血(脂肪乳剂<1 800 mg/dL)和生物素<246 nmol/L或<60 ng/mL。溶血会导致胰岛素降解酶从红细胞内释放干扰检测。

9.4.2　对于接受高剂量生物素治疗的患者(>5 mg/日),需在末次生物素治疗8 h后采集样本。类风湿因子≤18 900 IU/mL时,检测结果不受影响。胰岛素浓度≤20 000 μU/mL或138 900 pmol/L时,无高剂量Hook效应。

9.4.3　接受牛、猪或人胰岛素治疗的患者,标本可能含有抗胰岛素抗体,会影响检测结果。

9.4.4　由于检测包含单克隆鼠抗体,因此,接受单克隆鼠抗体治疗和诊断的患者标本的检测结果可能会有影响。少数病例中,极高浓度的抗胰岛素抗体、链霉亲和素或钌抗体会影响检测结果。

10. 生物参考区间

空腹时,2.6~24.9 mIU/L(17.8~173 pmol/L)。

11. 检验结果的可报告区间

0.4~1 000 μU/mL或2.78~6 945 pmol/L(通过检出限和一级定标曲线最大值界定)。结

果若低于检出限,仪器将报告结果<0.4 μU/mL(<2.78 pmol/L)。结果若高于测定范围,仪器将报告结果>1 000 μU/mL(>6 945 pmol/L)。

12. 临床意义

12.1·对空腹低血糖患者进行评估:主要用来确定葡萄糖/胰岛素比以说明关于胰岛素分泌的问题,如甲苯磺丁脲试验、胰高血糖素试验或评价口服糖耐量试验和饥饿激发试验。

12.2·糖尿病的早期检测和诊断:糖尿病临床症状出现之前,胰岛素对服用葡萄糖的反应较迟钝。基础条件下或葡萄糖处理后的胰岛素水平可评估胰腺分泌胰岛素的能力,1型糖尿病患者的胰岛素水平较低,而2型糖尿病患者胰岛素的水平是正常或升高的。

12.3·确认需要胰岛素治疗的糖尿病患者,并将他们与靠饮食控制的糖尿病患者区分开来。评估各种胰岛素制剂在此类患者中的作用持续时间。

12.4·预测2型糖尿病的发展并评估患者状况,预测糖尿病易感性。胰岛素持续升高是冠心病发展的一个危险因素。

12.5·通过测定胰岛素浓度和抗胰岛素抗体来评估糖尿病患者中胰岛素抵抗机制。

13. 注意事项

13.1·要求空腹抽血,正在服用胰岛素促泌剂,或者皮下注射胰岛素的糖尿病患者,不建议检查胰岛素。

13.2·患者标本、校准品和质控品当作传染源处理,高压灭菌后交至后勤保障部医疗垃圾暂存点。

参考文献

[1] 尚红,王毓三,申子瑜.全国临床检验操作规程[M].4版.北京:人民卫生出版社,2015.

[2] 万学红,卢雪峰.诊断学[M].9版.北京:人民卫生出版社,2018.

[3] 中国合格评定国家认可委员会.医学实验室质量和能力认可准则:CNAS-CL02:2023[S/OL].(2023-06-01)[2023-09-26].https://www.cnas.org.cn/rkgf/sysrk/jbzz/2023/06/911424.shtml.

[4] 中国合格评定国家认可委员会.医学实验室质量和能力认可准则的应用要求:CNAS-CL02-A001:2023[S/OL].(2023-08-01)[2023-09-26].https://www.cnas.org.cn/rkgf/sysrk/rkyyzz/2023/08/912141.shtml.

(刘红春)

C 肽检测标准操作规程

××医院检验科生化组管理程序文件	文件编号：××-JYK-××-××-×××	
版本/修改：第　　版/第　　次修改	生效日期：	共　页　第　页
编写人：	审核人：	批准人：

1. 检验目的

规范 C 肽(C - peptide)的检测试验,确保检测结果的准确性和重复性。

2. 检验项目方法和原理

2.1·方法：电化学发光法。

2.2·原理：夹心法。

第 1 步：12 μL 样本与生物素化的特异性抗人 C 肽单克隆抗体及钌复合体标记的抗人 C 肽单克隆抗体一起孵育,形成抗原-抗体夹心复合物。

第 2 步：添加包被链霉亲和素的磁珠微粒进行孵育,复合体与磁珠通过生物素和链霉亲和素的作用结合。

第 3 步：反应混合液吸到测量池中,微粒通过磁铁吸附到电极上,未结合的物质被清洗液洗去,电极加电压后产生化学发光,通过光电倍增管进行测定。检测结果由机器自动从标准曲线上查出。此曲线由仪器通过 2 点校准校正,由从试剂条形码扫描入仪器的原版标准曲线而得。

3. 标本要求与患者准备

3.1·原始样本类型：血清、血浆、24 h 尿液。采血量：静脉血 3 mL。容器：血清样本须用标准试管或有分离胶的真空管,肝素锂和 EDTA - K₃ 抗凝的血浆都适用,24 h 尿液样本需用特定稀释液做 1：10 预稀释。保存和运送：室温保存,及时送检。血清和 24 h 尿液样本稳定性：15～25℃可保存 4 h；2～8℃可保存 24 h；- 20℃可保存 30 日,避免反复冻融。处理：2 500～3 000 r/min 离心 6～10 min,分离血清待上机。

3.2·患者在采血前 24 h 内应避免剧烈运动和饮酒,不宜改变饮食和睡眠习惯。空腹静脉采血,采血时间以上午 7～9 点为宜,门诊患者提倡静坐 15 min 后采血。如可能,患者最好停服干扰检测的药物,详见《标本采集手册》。

4. 试剂和仪器

4.1·试剂：全自动化学发光分析仪专用 C 肽检测试剂。规格 300T。代号见试剂说明书。

4.1.1　试剂盒组成

M：链霉亲和素包被的磁珠微粒,1 瓶,5.8 mL。包被链霉亲和素的磁珠微粒,0.72 mg/mL,含防腐剂。

R1：生物素化的抗 C 肽抗体,每瓶 9.9 mL：生物素化的抗 C 肽抗体(鼠源)约 1 mg/L；磷酸盐缓冲液 50 mmol/L,pH 6.0,含防腐剂。

R2：钌复合物标记的抗 C 肽抗体,每瓶 9.9 mL。钌复合物标记的抗 C 肽抗体(鼠源)

0.4 mg/L;磷酸盐缓冲液 50 mmol/L,pH 6.0,含防腐剂。

C-P 定标液(CalSet)和通用质控品 1 和 2,两水平。

4.1.2 储存:存放于 2~8℃。垂直摆放试剂盒,确保使用前自动混合过程中微粒完全有效。稳定性:未开瓶试剂盒置 2~8℃,最长稳定至失效期。开封后,2~8℃ 12 周。

4.1.3 试剂的准备:试剂配套包装,打开包装后直接使用。试剂信息在装载时通过芯片自动读取。试剂应避免形成气泡。

4.2·仪器:××全自动化学发光分析仪。

5. 操作步骤

5.1·仪器操作参阅《××化学发光分析仪标准操作规程》。

5.2·分析参数:详见相关用户指南和仪器说明书。

6. 校准程序

6.1·校准品计量学溯源:溯源至国家标准与技术协会(NIST)参考物质(SRM)××。

6.2·校准品:C 肽专用校准品 Cal 1、Cal 2。

6.3·校准程序:参见《××全自动化学发光分析仪标准操作规程》。

7. 质控

室内质控采用××公司质控品,将质控品在室温下放置 15 min 左右,颠倒混匀后进行检测分析,核查数据并确定质控结果。如室内质控失控,应查找原因予以纠正,并形成记录。具体操作参见《××全自动化学发光分析仪标准操作规程》。

8. 结果计算

分析仪自动计算每份标本的测定浓度,单位是 nmol/L、μg/L 或 pmol/L。

9. 性能参数

9.1·精密度:测量重复性小于 1/4 允许总误差(TEa),测量中间精密度小于 1/3TEa。

9.2·正确度:室间质评合格。

9.3·测量区间:0.003~13.3 nmol/L 或 0.01~40 ng/mL。

9.4·干扰和交叉反应:检测结果不受黄疸(胆红素<855 μmol/L 或<50 mg/dL)、溶血(血红蛋白<0.186 mmol/L 或<0.3 g/dL)、脂血(脂肪乳剂<2 000 mg/dL)和生物素<246 nmol/L 或<60 ng/mL 的影响。对于接受高剂量生物素治疗的患者(>5 mg/日),必须在末次生物素治疗 8 h 后采集样本。浓度达 1 200 IU/mL 的类风湿因子对检测无影响。浓度高达 60 nmol/L(180 ng/mL)的 C 肽对检测不产生 Hook 效应。体外分别对 17 种常用药物进行血清试验未发现会影响检测结果;对 13 种常用药物进行尿液试验未发现会影响检测结果。由于检测试剂中含有单克隆鼠抗体,因此某些接受单克隆鼠抗体治疗或诊断的患者样本检测结果可能有误。少数病例中极高浓度的链霉素抗体和钌会影响检测结果。

10. 生物参考区间

空腹时血清或血浆,1.1~4.4 μg/L(0.37~1.47 nmol/L);24 h 尿液,17.2~181 μg/24 h(5.74~60.3 nmol/24 h)。

11. 检验结果的可报告区间

血清和血浆 0.007~13.3 nmol/L 或 0.02~40 ng/mL(通过检出限和厂商定标曲线的最高值确定)。低于检出限的值报告<0.007 nmol/L(<0.02 ng/mL)。超过检测范围的值报告>

13.3 nmol/L（＞40 ng/mL）。尿液 0.067～133 nmol/L 或 0.2～400 ng/mL（以 1∶10 预稀释尿液样本）。低于检出限的值报告＜0.067 nmol/L（＜0.2 ng/mL）。超过检测范围的值报告＞133 nmol/L（＞400 ng/mL）或者重新使用更高的稀释倍数进行稀释。

12. 临床意义

12.1·评估空腹低血糖：用于鉴别诊断是胰岛素瘤的过度分泌导致的低血糖和患者注射使用胰岛素而导致的低血糖，以保证合理治疗患者。

12.2·评估胰岛素的分泌情况：通过空腹、刺激和抑制实验并定量检测 C 肽可用于评价患者的胰岛素分泌能力和分泌速度，并以此来鉴别糖尿病的类型。例如糖尿病患者在用胰高血糖素刺激后，C 肽＞1.8 ng/mL，可能是 2 型糖尿病；若＜0.5 ng/mL 则可能是 1 型糖尿病。但 C 肽测定对糖尿病患者的常规监测作用不大。

12.3·用于胰腺移植和胰腺切除术的疗效评估和监测。

12.4·胰腺细胞活性增高引起的高胰岛素血症、肾功能不全和肥胖均可导致 C 肽水平的升高。高 C 肽水平与高脂蛋白血症和高血压密切相关。C 肽水平降低见于饥饿、假性低血糖、胰岛素分泌不足、Addison 病和胰腺切除术后。

13. 注意事项

13.1·要求空腹抽血，正在服用胰岛素促泌剂，或者皮下注射胰岛素的糖尿病患者，可用 C 肽代替胰岛素检测。

13.2·患者标本、校准品和质控品当作传染源处理，高压灭菌后交至后勤保障部医疗垃圾暂存点。

参考文献

[1] 尚红,王毓三,申子瑜.全国临床检验操作规程[M].4 版.北京：人民卫生出版社,2015.
[2] 万学红,卢雪峰.诊断学[M].9 版.北京：人民卫生出版社,2018.
[3] 中国合格评定国家认可委员会.医学实验室质量和能力认可准则：CNAS - CL02：2023[S/OL].(2023 - 06 - 01)[2023 - 09 - 26].https://www.cnas.org.cn/rkgf/sysrk/jbzz/2023/06/911424.shtml.
[4] 中国合格评定国家认可委员会.医学实验室质量和能力认可准则的应用要求：CNAS - CL02 - A001：2023[S/OL].(2023 - 08 - 01)[2023 - 09 - 26].https://www.cnas.org.cn/rkgf/sysrk/rkyyzz/2023/08/912141.shtml.

（刘红春）

补体 C3 检测标准操作规程

××医院检验科生化组管理程序文件		文件编号：××-JYK-××-××-×××	
版本/修改：第　　版/第　　次修改		生效日期：	共　页　第　页
编写人：	审核人：		批准人：

1. 目的

规范补体 C3 的检测试验，确保检测结果的准确性和重复性。

2. 方法和原理

2.1·方法：免疫散射比浊法。

2.2·原理：在免疫化学反应中，人血清标本中的补体成分和特定的抗体形成免疫复合物。在比浊计中散射光结果的强度与样品中这种免疫复合物含量呈比例。通过与已知浓度的标准品稀释之后制定的曲线比较后，定义样品中补体成分的含量。

3. 标品类型与患者准备

3.1·原始样本类型：血清。采血量：2 mL。容器：真空采血管中的红盖管（添加剂为促凝剂）。保存和运送：室温保存，及时送检；2～8℃可稳定 8 日，深低温可长期保存，冷冻的标本避免反复冻融。处理：2 500～3 000 r/min 离心 6～10 min，分离血清待上机。

3.2·患者准备：建议空腹 8～12 h 静脉采血，尤以早晨空腹为佳。

4. 试剂和仪器

4.1·试剂：全自动蛋白分析仪专用补体 C3 检测试剂。规格 5 mL。代号见试剂说明书。

4.1.1　试剂盒组成：N 抗血清人补体 C3 试剂（兔抗人补体 C3c 血清）；叠氮化钠＜1 g/L。

4.1.2　储存：2～8℃冷藏保存至有效期，保持竖直向上。开封后机上稳定期 4 周。

4.1.3　试剂的准备：打开包装后直接使用。

4.2·仪器：××全自动蛋白分析仪。

5. 操作程序

5.1·仪器操作参阅《××全自动蛋白分析仪标准操作规程》。

5.2·分析参数：详见相关用户指南和仪器说明书。

6. 校准程序

6.1·校准品计量学溯源：溯源至××参考物质。

6.2·校准品：专用校准品 N Protein Standard SL。

6.3·校准程序：参见《××全自动蛋白分析仪标准操作规程》。

7. 质量控制程序

室内质控采用××公司质控品，将质控品在室温下放置 15 min 左右，颠倒混匀后进行检测分析，核查数据并确定质控结果。如室内质控失控，应查找原因予以纠正，并形成记录。具体操作参见《××全自动蛋白分析仪标准操作规程》。

8. 结果计算程序原理

仪器自动计算，结果传输到 LIS 检验系统。

9. 性能参数

该项目线性范围 0.03～4.10 g/L，不正确度允许范围为 $\bar{X} \pm 12.5\%$，不精密度＜8.33%。

10. 生物参考区间

0.70～1.40 g/L。

11. 临床可报告范围

0.03～4.10 g/L。

12. 临床意义

在急性炎症、感染、组织损伤（如风湿热急性期、结节性动脉周围炎、皮肤炎、伤寒、Reiter综合征和多发性关节炎）、癌肿、骨髓瘤等，常可见补体活性的升高。低补体活性血症多见于急性肾小球肾炎、膜增殖性肾小球肾炎、全身性红斑狼疮活动期、类风湿关节炎、亚急性细菌性心内膜炎、急性乙型病毒性肝炎、慢性肝病和遗传性血管神经性水肿。

13. 注意事项

13.1·当定量结果超出测量区间：若超出测量区间，将标本稀释到测量区间内再次测定，结果自动乘以稀释倍数（稀释倍数需通过性能验证）或人工换算。

13.2·干扰因素

13.2.1 黄疸：胆红素的浓度高达 600 mg/L 时，未见明显干扰。

13.2.2 脂血：甘油三酯高达 5.7 g/L 时，无明显干扰。

13.2.3 溶血：血红蛋白浓度达 10 g/L 时，不会有明显干扰。

13.2.4 标本的浑浊或颗粒可能对测定有干扰，含颗粒的标本必须在检测前进行离心沉淀。

13.3·环境和安全控制：患者标本、校准品和质控品当作传染源处理，高压灭菌后交至后勤保障部医疗垃圾暂存点。

参考文献

[1] 尚红,王毓三,申子瑜.全国临床检验操作规程[M].4版.北京：人民卫生出版社,2015.

[2] 万学红,卢雪峰.诊断学[M].9版.北京：人民卫生出版社,2018.

[3] 中国合格评定国家认可委员会.医学实验室质量和能力认可准则：CNAS－CL02：2023[S/OL].(2023－06－01)[2023－09－26].https://www.cnas.org.cn/rkgf/sysrk/jbzz/2023/06/911424.shtml.

[4] 中国合格评定国家认可委员会.医学实验室质量和能力认可准则的应用要求：CNAS－CL02－A001：2023[S/OL].(2023－08－01)[2023－09－26].https://www.cnas.org.cn/rkgf/sysrk/rkyyzz/2023/08/912141.shtml.

（陆　柳　叶致含）

补体 C4 检测标准操作规程

××医院检验科生化组管理程序文件	文件编号：××-JYK-××-××-×××
版本/修改：第 版/第 次修改	生效日期：	共 页 第 页
编写人：	审核人：	批准人：

1. 目的

规范补体 C4 的检测试验，确保检测结果的准确性和重复性。

2. 方法和原理

2.1·方法：免疫散射比浊法。

2.2·原理：在免疫化学反应中，人血清标本中的补体成分和特定的抗体形成免疫复合物。在比浊计中散射光结果的强度与样品中这种免疫复合物含量呈比例。通过与已知浓度的标准品稀释之后制定的曲线比较后，定义样品中补体成分的含量。

3. 标品类型与患者准备

3.1·原始样本类型：血清。采血量：2 mL。容器：真空采血管中的红盖管（添加剂为促凝剂）。保存和运送：室温保存，及时送检；2～8℃可稳定 8 日，深低温可长期保存，冷冻的标本避免反复冻融。处理：2 500～3 000 r/min 离心 6～10 min，分离血清待上机。

3.2·患者准备：建议空腹 8～12 h 静脉采血，尤以早晨空腹为佳。

4. 试剂和仪器

4.1·试剂：全自动蛋白分析仪专用补体 C4 检测试剂。规格 5 mL。代号见试剂说明书。

4.1.1 试剂盒组成：N 抗血清人补体 C4 试剂（兔抗人补体 C4c 血清）；叠氮化钠＜1 g/L。

4.1.2 储存：2～8℃冷藏保存至有效期，保持竖直向上。开封后机上稳定期 4 周。

4.1.3 试剂的准备：打开包装后直接使用。

4.2·校准品：N Protein Standard SL。

4.3·质控品：具体见《××全自动蛋白分析仪标准操作规程》。

4.4·仪器：××全自动蛋白分析仪。

5. 操作程序

5.1·仪器操作参阅《××全自动蛋白分析仪标准操作规程》。

5.2·分析参数：详见相关用户指南和仪器说明书。

6. 校准程序

6.1·校准品计量学溯源：溯源至××参考物质。

6.2·校准品：专用校准品 N Protein Standard SL。

6.3·校准程序：参见《××全自动蛋白分析仪标准操作规程》。

7. 质量控制程序

室内质控采用××公司质控品，将质控品在室温下放置 15 min 左右，颠倒混匀后进行检测分析，核查数据并确定质控结果。如室内质控失控，应查找原因予以纠正，并形成记录。具体操作参见《××全自动蛋白分析仪标准操作规程》。

8. 结果计算程序原理

仪器自动计算,结果传输到 LIS 检验系统。

9. 性能参数

该项目线性范围 0.06~1.90 g/L,不正确度允许范围为 $\bar{X} \pm 12.5\%$,不精密度<8.33%。

10. 生物参考区间

0.10~0.40 g/L。

11. 临床可报告范围

0.06~1.90 g/L。

12. 临床意义

补体 C4 含量升高常见于风湿热的急性期、结节性动脉周围炎、皮肌炎、心肌炎、心肌梗死、Reiter 综合征和各种类型的多关节炎等;降低则常见于自身免疫性慢性活动性肝炎、系统性红斑狼疮、多发性硬化症、类风湿关节炎、免疫球蛋白 A 肾病、亚急性硬化性全脑炎等。在系统性红斑狼疮,C4 的降低常早于其他补体成分,且缓解时较其他成分回升迟。狼疮性肾炎较非狼疮性肾炎 C4 值显著低下。

13. 注意事项

13.1·当定量结果超出测量区间:若超出测量区间,将标本稀释到测量区间内再次测定,结果自动乘以稀释倍数(稀释倍数需通过性能验证)或人工换算。

13.2·干扰因素

13.2.1 黄疸:胆红素的浓度高达 600 mg/L 时,未见明显干扰。

13.2.2 脂血:甘油三酯高达 5.7 g/L 时,无明显干扰。

13.2.3 溶血:血红蛋白浓度达 10 g/L 时,不会有明显干扰。

13.2.4 标本的浑浊或颗粒可能对测定有干扰,含颗粒的标本必须在检测前进行离心沉淀。

13.3·环境和安全控制:患者标本、校准品和质控品当作传染源处理,高压灭菌后交至后勤保障部医疗垃圾暂存点。

参考文献

[1] 尚红,王毓三,申子瑜.全国临床检验操作规程[M].4 版.北京:人民卫生出版社,2015.

[2] 万学红,卢雪峰.诊断学[M].9 版.北京:人民卫生出版社,2018.

[3] 中国合格评定国家认可委员会.医学实验室质量和能力认可准则:CNAS - CL02:2023[S/OL].(2023 - 06 - 01)[2023 - 09 - 26].https://www.cnas.org.cn/rkgf/sysrk/jbzz/2023/06/911424.shtml.

[4] 中国合格评定国家认可委员会.医学实验室质量和能力认可准则的应用要求:CNAS - CL02 - A001:2023[S/OL].(2023 - 08 - 01)[2023 - 09 - 26].https://www.cnas.org.cn/rkgf/sysrk/rkyyzz/2023/08/912141.shtml.

(陆 柳 叶致含)

免疫球蛋白 G 检测标准操作规程

××医院检验科生化组管理程序文件	文件编号：××-JYK-××-××-×××
版本/修改：第　　版/第　　次修改	生效日期：　　　　共　　页　第　　页
编写人：	审核人：　　　　批准人：

1. 目的

规范免疫球蛋白 G(IgG)的检测试验,确保检测结果的准确性和重复性。

2. 方法和原理

2.1·方法：免疫散射比浊法。

2.2·原理：在免疫化学反应中,人血清标本中的蛋白和特定的抗体形成免疫复合物。在比浊计中散射光结果的强度与样品中这种免疫复合物含量呈比例。通过与已知浓度的标准品稀释之后制定的曲线比较后,定义样品中特定成分的含量。

3. 标本类型与患者准备

3.1·原始样本类型：血清。采血量：2 mL。容器：真空采血管中的红盖管(添加剂为促凝剂)。保存和运送：室温保存,及时送检；2~8℃可稳定 8 日,深低温可长期保存,冷冻的标本避免反复冻融。处理：2 500~3 000 r/min 离心 6~10 min,分离血清待上机。

3.2·患者准备：建议空腹 8~12 h 静脉采血,尤以早晨空腹为佳。

4. 试剂和仪器

4.1·试剂：全自动蛋白分析仪专用免疫球蛋白 G 检测试剂。规格 5 mL。代号见试剂说明书。

4.1.1　试剂盒组成：N 抗血清人免疫球蛋白 G 试剂(兔抗人免疫球蛋白 G 血清)；叠氮化钠<1 g/L。

4.1.2　储存：2~8℃冷藏保存至有效期,保持竖直向上。开封后机上稳定期 4 周。

4.1.3　试剂的准备：打开包装后直接使用。

4.2·仪器：××全自动蛋白分析仪。

5. 操作程序

5.1·仪器操作参阅《××全自动蛋白分析仪标准操作规程》。

5.2·分析参数：详见相关用户指南和仪器说明书。

6. 校准程序

6.1·校准品计量学溯源：溯源至××参考物质。

6.2·校准品：专用校准品 N Protein Standard SL。

6.3·校准程序：参见《××全自动蛋白分析仪标准操作规程》。

7. 质量控制程序

室内质控采用××公司质控品,将质控品在室温下放置 15 min 左右,颠倒混匀后进行检测分析,核查数据并确定质控结果。如室内质控失控,应查找原因予以纠正,并形成记录。具体操作参见《××全自动蛋白分析仪标准操作规程》。

8. 结果计算程序原理

仪器自动计算,结果传输到 LIS 检验系统。

9. 性能参数

该项目的线性范围为 $3.00 \sim 50.00$ g/L,不正确度允许范围为 $\overline{X} \pm 12.5\%$,不精密度＜8.33%。

10. 生物参考区间

$8.60 \sim 17.40$ g/L。

11. 临床可报告范围

$0.30 \sim 50.00$ g/L。

12. 临床意义

12.1 · 低免疫球蛋白血症

12.1.1　先天性低免疫球蛋白血症:一种是免疫球蛋白全缺,如 Bruton 型无免疫球蛋白血症,血中免疫球蛋白＜1 g/L,免疫球蛋白 A 与免疫球蛋白 M 含量也明显降低。另一种情况免疫球蛋白中缺一或缺两种。最多见的是缺乏免疫球蛋白 A,患者易患呼吸道反复感染,缺免疫球蛋白 G 易患化脓性感染,缺乏免疫球蛋白 M 易患革兰阴性细菌败血症。

12.1.2　获得性低免疫球蛋白血症:血清中免疫球蛋白＜5.00 g/L,引起的原因较多,如有大量蛋白丢失的疾病(剥脱性皮炎、肠淋巴管扩张症、肾病综合征)、淋巴网状系统肿瘤(淋巴肉瘤、霍奇金病)、中毒性骨髓疾病等。

12.2 · 高免疫球蛋白血症

12.2.1　感染:各种感染,特别是慢性细菌感染可使血免疫球蛋白升高。如慢性骨髓炎、慢性肺脓肿,血免疫球蛋白 G 可升高。子宫内感染时脐血或出生后 2 日的新生儿血清中免疫球蛋白 M 含量可＞0.20 g/L 或 0.30 g/L。

12.2.2　自身免疫病:肝脏疾病(慢性活动性肝炎、原发性胆汁性肝硬化、隐匿性肝硬化)患者可有 3 种免疫球蛋白升高。慢性活动性肝炎免疫球蛋白 G 和免疫球蛋白 M 升高明显。各种结缔组织病中常见免疫球蛋白升高。系统性红斑狼疮以免疫球蛋白 G、免疫球蛋白 A 或免疫球蛋白 M 升高为主较多见,类风湿关节炎以免疫球蛋白 M 增高为主。M 蛋白血症主要见于浆细胞恶性病变,包括多发性骨髓瘤、巨球蛋白血症等。

13. 注意事项

13.1 · 当定量结果超出测量区间:若超出测量区间,将标本稀释到测量区间内再次测定,结果自动乘以稀释倍数(稀释倍数需通过性能验证)或人工换算。

13.2 · 干扰因素

13.2.1　黄疸:胆红素的浓度高达 600 mg/L 时,未见明显干扰。

13.2.2　脂血:甘油三酯高达 5.7 g/L 时,无明显干扰。

13.2.3　溶血:血红蛋白浓度达 10 g/L 时,不会有明显干扰。

13.2.4　标本的浑浊或颗粒可能对测定有干扰,含颗粒的标本必须在检测前进行离心沉淀。

13.3 · 环境和安全控制:患者标本、校准品和质控品当作传染源处理,高压灭菌后交至后勤保障部医疗垃圾暂存点。

参考文献

[1] 尚红,王毓三,申子瑜.全国临床检验操作规程[M].4版.北京：人民卫生出版社,2015.

[2] 万学红,卢雪峰.诊断学[M].9版.北京：人民卫生出版社,2018.

[3] 中国合格评定国家认可委员会.医学实验室质量和能力认可准则：CNAS-CL02：2023[S/OL].(2023-06-01)[2023-09-26].https://www.cnas.org.cn/rkgf/sysrk/jbzz/2023/06/911424.shtml.

[4] 中国合格评定国家认可委员会.医学实验室质量和能力认可准则的应用要求：CNAS-CL02-A001：2023[S/OL].(2023-08-01)[2023-09-26].https://www.cnas.org.cn/rkgf/sysrk/rkyyzz/2023/08/912141.shtml.

（陆　柳　叶致含）

免疫球蛋白 A 检测标准操作规程

××医院检验科生化组管理程序文件	文件编号：××-JYK-××-××-×××	
版本/修改：第 版/第 次修改	生效日期：	共 页 第 页
编写人：	审核人：	批准人：

1. 目的

规范免疫球蛋白 A 的检测试验，确保检测结果的准确性和重复性。

2. 方法和原理

2.1·方法：免疫散射比浊法。

2.2·原理：在免疫化学反应中，人血清标本中的蛋白和特定的抗体形成免疫复合物。在比浊计中散射光结果的强度与样品中这种免疫复合物含量呈比例。通过与已知浓度的标准品稀释之后制定的曲线比较后，定义样品中特定成分的含量。

3. 标本类型与患者准备

3.1·原始样本类型：血清。采血量：2 mL。容器：真空采血管中的红盖管（添加剂为促凝剂）。保存和运送：室温保存，及时送检；2～8℃可稳定 8 日，深低温可长期保存，冷冻的标本避免反复冻融。处理：2 500～3 000 r/min 离心 6～10 min，分离血清待上机。

3.2·患者准备：建议空腹 8～12 h 静脉采血，尤以早晨空腹为佳。

4. 试剂和仪器

4.1·试剂：全自动蛋白分析仪专用免疫球蛋白 A 检测试剂。规格 5 mL。代号见试剂说明书。

4.1.1 试剂盒组成：N 抗血清人免疫球蛋白 A 试剂（兔抗人免疫球蛋白 A 血清）；叠氮化钠＜1 g/L。

4.1.2 储存：2～8℃冷藏保存至有效期，保持竖直向上。开封后机上稳定期 4 周。

4.1.3 试剂的准备：打开包装后直接使用。

4.2·仪器：××全自动蛋白分析仪。

5. 操作程序

5.1·仪器操作参阅《××全自动蛋白分析仪标准操作规程》。

5.2·分析参数：详见相关用户指南和仪器说明书。

6. 校准程序

6.1·校准品计量学溯源：溯源至××参考物质。

6.2·校准品：专用校准品 N Protein Standard SL。

6.3·校准程序：参见《××全自动蛋白分析仪标准操作规程》。

7. 质量控制程序

室内质控采用××公司质控品，将质控品在室温下放置 15 min 左右，颠倒混匀后进行检测分析，核查数据并确定质控结果。如室内质控失控，应查找原因予以纠正，并形成记录。具体操作参见《××全自动蛋白分析仪标准操作规程》。

8. 结果计算程序原理

仪器自动计算,结果传输到 LIS 检验系统。

9. 性能参数

该项目的线性范围为 $0.50\sim8.00$ g/L,不正确度允许范围为 $\overline{X}\pm12.5\%$,不精密度 < 8.33%。

10. 生物参考区间

$0.70\sim4.00$ g/L。

11. 临床可报告范围

$0.05\sim40.00$ g/L。

12. 临床意义

12.1 · 免疫球蛋白 A 约占血浆免疫球蛋白的 13%,它的作用是保护皮肤及黏膜免受微生物的感染,它能结合毒素,与溶酶体一起具有抗病毒及细菌的功能。免疫球蛋白 A 是体液分泌物,可防止局部感染。

12.2 · 慢性肝病、慢性感染、自身免疫性疾病(类风湿关节炎、全身性红斑狼疮)、结节病和威-奥综合征等,会出现多克隆的免疫球蛋白 A 水平升高,在免疫球蛋白 A 骨髓瘤时,单克隆免疫球蛋白 A 升高。免疫球蛋白 A 的合成降低可见于获得性或先天性免疫缺陷。

13. 注意事项

13.1 · 当定量结果超出测量区间:若超出测量区间,将标本稀释到测量区间内再次测定,结果自动乘以稀释倍数(稀释倍数需通过性能验证)或人工换算。

13.2 · 干扰因素

13.2.1 黄疸:胆红素的浓度高达 600 mg/L 时,未见明显干扰。

13.2.2 脂血:甘油三酯高达 5.7 g/L 时,无明显干扰。

13.2.3 溶血:血红蛋白浓度达 10 g/L 时,不会有明显干扰。

13.2.4 标本的浑浊或颗粒可能对测定有干扰,含颗粒的标本必须在检测前进行离心沉淀。

13.3 · 环境和安全控制:患者标本、校准品和质控品当作传染源处理,高压灭菌后交至后勤保障部医疗垃圾暂存点。

参考文献

[1] 尚红,王毓三,申子瑜.全国临床检验操作规程[M].4版.北京:人民卫生出版社,2015.

[2] 万学红,卢雪峰.诊断学[M].9版.北京:人民卫生出版社,2018.

[3] 中国合格评定国家认可委员会.医学实验室质量和能力认可准则:CNAS - CL02:2023[S/OL].(2023 - 06 - 01)[2023 - 09 - 26].https://www.cnas.org.cn/rkgf/sysrk/jbzz/2023/06/911424.shtml.

[4] 中国合格评定国家认可委员会.医学实验室质量和能力认可准则的应用要求:CNAS - CL02 - A001:2023[S/OL].(2023 - 08 - 01)[2023 - 09 - 26].https://www.cnas.org.cn/rkgf/sysrk/rkyyzz/2023/08/912141.shtml.

(陆 柳 叶致含)

免疫球蛋白 M 检测标准操作规程

××医院检验科生化组管理程序文件	文件编号：××-JYK-××-××-×××	
版本/修改：第　　版/第　　次修改	生效日期：	共　页　第　页
编写人：	审核人：	批准人：

1. 目的
规范免疫球蛋白 M(IgM)的检测试验,确保检测结果的准确性和重复性。

2. 方法和原理
2.1·方法：免疫散射比浊法。

2.2·原理：在免疫化学反应中,人血清标本中的蛋白和特定的抗体形成免疫复合物。在比浊计中散射光结果的强度与样品中这种免疫复合物含量呈比例。通过与已知浓度的标准品稀释之后制定的曲线比较后,定义样品中特定成分的含量。

3. 标本类型与患者准备
3.1·原始样本类型：血清。采血量：2 mL。容器：真空采血管中的红盖管(添加剂为促凝剂)。保存和运送：室温保存,及时送检;2～8℃可稳定 8 日,深低温可长期保存,冷冻的标本避免反复冻融。处理：2 500～3 000 r/min 离心 6～10 min,分离血清待上机。

3.2·患者准备：建议空腹 8～12 h 静脉采血,尤以早晨空腹为佳。

4. 试剂和仪器
4.1·试剂：全自动蛋白分析仪专用免疫球蛋白 M 检测试剂。规格 5 mL。代号见试剂说明书。

4.1.1　试剂盒组成：N 抗血清人免疫球蛋白 M 试剂(兔抗人免疫球蛋白 M 血清);叠氮化钠＜1 g/L。

4.1.2　储存：2～8℃冷藏保存至有效期,保持竖直向上。开封后机上稳定期 4 周。

4.1.3　试剂的准备：打开包装后直接使用。

4.2·仪器：××全自动蛋白分析仪。

5. 操作程序
5.1·仪器操作参阅《××全自动蛋白分析仪标准操作规程》。

5.2·分析参数：详见相关用户指南和仪器说明书。

6. 校准程序
6.1·校准品计量学溯源：溯源至××参考物质。

6.2·校准品：专用校准品 N Protein Standard SL。

6.3·校准程序：参见《××全自动蛋白分析仪标准操作规程》。

7. 质量控制程序
室内质控采用××公司质控品,将质控品在室温下放置 15 min 左右,颠倒混匀后进行检测分析,核查数据并确定质控结果。如室内质控失控,应查找原因予以纠正,并形成记录。具体操作参见《××全自动蛋白分析仪标准操作规程》。

8. 结果计算程序原理

仪器自动计算,结果传输到 LIS 检验系统。

9. 性能参数

该项目的线性范围为 $0.25\sim6.50\,\text{g/L}$,不正确度允许范围为 $\overline{X}\pm12.5\%$,不精密度 $<8.33\%$。

10. 生物参考区间

男性 $0.3\sim2.2\,\text{g/L}$,女性 $0.5\sim2.8\,\text{g/L}$。

11. 临床可报告范围

$0.25\sim58.50\,\text{g/L}$。

12. 临床意义

12.1·在免疫球蛋白中免疫球蛋白 M 的分子量最大,约为 $900\,000\,\text{Da}$,是五聚体的结构,但其只占血浆免疫球蛋白的 6%。在感染后免疫球蛋白 M 是最早出现的特异性抗体,但是和免疫球蛋白 G 相比,在感染控制后免疫球蛋白 M 水平就会较快的下降,临床上比较免疫球蛋白 G 及免疫球蛋白 M 的滴度来鉴别急性与慢性感染。如以免疫球蛋白 M 为主,感染是急性的,以免疫球蛋白 G 为主,感染为慢性的(如风疹、病毒性肝炎)。

12.2·多克隆免疫球蛋白 M 水平升高见于病毒、细菌和寄生虫感染,肝病、类风湿关节炎、硬皮病、胆囊纤维化和吸毒等。

12.3·单克隆免疫球蛋白 M 水平升高见于巨球蛋白血症。免疫球蛋白 M 合成减低见于先天性及获得性免疫缺陷综合征。先天性低免疫球蛋白血症,一种是免疫球蛋白全缺,如 Bruton 型无免疫球蛋白血症,血中免疫球蛋白 $<1.00\,\text{g/L}$,免疫球蛋白 A 与免疫球蛋白 M 含量也明显降低。另一种情况,免疫球蛋白中缺一或缺两种。最多见的是缺乏免疫球蛋白 A,患者易患呼吸道反复感染,缺免疫球蛋白 G 易患化脓性感染,缺乏免疫球蛋白 M 易患革兰阴性细菌败血症。

13. 注意事项

13.1·当定量结果超出测量区间:若超出测量区间,将标本稀释到测量区间内再次测定,结果自动乘以稀释倍数(稀释倍数需通过性能验证)或人工换算。

13.2·干扰因素

13.2.1 黄疸:胆红素的浓度高达 $600\,\text{mg/L}$ 时,未见明显干扰。

13.2.2 脂血:甘油三酯高达 $5.7\,\text{g/L}$ 时,无明显干扰。

13.2.3 溶血:血红蛋白浓度达 $10\,\text{g/L}$ 时,不会有明显干扰。

13.2.4 标本浑浊或有颗粒可能对测定有干扰,含颗粒的标本须在检测前进行离心沉淀。

13.3·环境和安全控制:患者标本、校准品和质控品当作传染源处理,高压灭菌后交至后勤保障部医疗垃圾暂存点。

参考文献

[1] 尚红,王毓三,申子瑜.全国临床检验操作规程[M].4 版.北京:人民卫生出版社,2015.
[2] 万学红,卢雪峰.诊断学[M].9 版.北京:人民卫生出版社,2018.

(陆 柳 叶致舍)

轻链检测标准操作规程

××医院检验科生化组管理程序文件		文件编号：××-JYK-××-××-×××	
版本/修改：第　　版/第　　次修改		生效日期：	共　　页　第　　页
编写人：	审核人：		批准人：

1. 目的

规范轻链的检测试验,确保检测结果的准确性和重复性。

2. 方法和原理

2.1・方法：免疫散射比浊法。

2.2・原理：在免疫化学反应中,人血清标本中的蛋白和特定的抗体形成免疫复合物。在比浊计中散射光结果的强度与样品中这种免疫复合物含量呈比例。通过与已知浓度的标准品稀释之后制定的曲线比较后,定义样品中特定成分的含量。

3. 标本类型与患者准备

3.1・原始样本类型：血清。采血量：2 mL。容器：真空采血管中的红盖管(添加剂为促凝剂)。保存和运送：室温保存,及时送检;2~8℃可稳定8日,深低温可长期保存,冷冻的标本避免反复冻融。处理：2 500~3 000 r/min离心6~10 min,分离血清待上机。

3.2・患者准备：建议空腹8~12 h静脉采血,尤以早晨空腹为佳。

4. 试剂和仪器

4.1・试剂：全自动蛋白分析仪专用轻链检测试剂。规格2 mL。代号见试剂说明书。

4.1.1　试剂盒组成：人轻链κ型单克隆抗体;人轻链λ型单克隆抗体;叠氮化钠<1 g/L。

4.1.2　储存：2~8℃冷藏保存至有效期,保持竖直向上。开封后机上稳定期4周。

4.1.3　试剂的准备：打开包装后直接使用。

4.2・仪器：××全自动蛋白分析仪。

5. 操作程序

5.1・仪器操作参阅《××全自动蛋白分析仪标准操作规程》。

5.2・分析参数：详见相关用户指南和仪器说明书。

6. 校准程序

6.1・校准品计量学溯源：溯源至××参考物质。

6.2・校准品：专用校准品N Protein Standard SL。

6.3・校准程序：参见《××全自动蛋白分析仪标准操作规程》。

7. 质量控制程序

室内质控采用××公司质控品,将质控品在室温下放置15 min左右,颠倒混匀后进行检测分析,核查数据并确定质控结果。如室内质控失控,应查找原因予以纠正,并形成记录。具体操作参见《××全自动蛋白分析仪标准操作规程》。

8. 结果计算程序原理

仪器自动计算,结果传输到LIS检验系统。

9. 性能参数

轻链 κ 型线性范围 0.28～9.10 g/L,轻链 λ 型线性范围 0.16～5.00 g/L,不正确度允许范围为 $\overline{X} \pm 12.5\%$,不精密度<8.33%。

10. 生物参考区间

轻链 κ 型 1.70～3.70 g/L;轻链 λ 型 0.90～2.10 g/L。

11. 临床可报告范围

轻链 κ 型 0.28～9.10 g/L;轻链 λ 型 0.16～5.00 g/L。

12. 临床意义

12.1·多发性骨髓瘤的诊断和监测:多发性骨髓瘤是一种骨髓中浆细胞异常增生的血液肿瘤。轻链检测可用于检测和监测多发性骨髓瘤,因为多发性骨髓瘤患者的免疫球蛋白中常常含有异常的轻链,它们可能以自由的轻链形式存在于血液中。

12.2·免疫球蛋白异常性疾病:轻链检测有助于诊断和监测免疫球蛋白异常性疾病,如轻链沉积病。在这些疾病中,轻链在组织中沉积,导致组织损伤。

12.3·免疫缺陷和免疫功能评估:轻链检测有助于评估免疫系统的功能。低水平的轻链可能与免疫缺陷症状相关,从而影响机体对感染的抵抗能力。

12.4·肾脏疾病的监测:一些肾脏疾病会影响免疫球蛋白的合成和清除,导致异常的轻链在尿液中增加。这些轻链在肾脏小管中可以引起损害,因此轻链检测有助于评估肾脏功能和监测肾脏疾病的进展。

12.5·鉴别诊断:轻链检测可用于鉴别不同类型的血液疾病,如淋巴瘤、骨髓增殖性疾病等,从而有助于制定更准确的治疗方案。

13. 注意事项

13.1·当定量结果超出测量区间:若超出测量区间,将标本稀释到测量区间内再次测定,结果自动乘以稀释倍数(稀释倍数需通过性能验证)或人工换算。

13.2·干扰因素

13.2.1 黄疸:胆红素的浓度高达 600 mg/L 时,未见明显干扰。

13.2.2 脂血:甘油三酯高达 5.7 g/L 时,无明显干扰。

13.2.3 溶血:血红蛋白浓度达 10 g/L 时,不会有明显干扰。

13.2.4 标本的浑浊或颗粒可能对测定有干扰,含颗粒的标本必须在检测前进行离心沉淀。

13.3·环境和安全控制:患者标本、校准品和质控品当作传染源处理,高压灭菌后交至后勤保障部医疗垃圾暂存点。

参考文献

[1] 尚红,王毓三,申子瑜.全国临床检验操作规程[M].4 版.北京:人民卫生出版社,2015.

[2] 万学红,卢雪峰.诊断学[M].9 版.北京:人民卫生出版社,2018.

[3] 中国合格评定国家认可委员会.医学实验室质量和能力认可准则:CNAS - CL02:2023[S/OL].(2023 - 06 - 01)[2023 - 09 - 26].https://www.cnas.org.cn/rkgf/sysrk/jbzz/2023/06/911424.shtml.

[4] 中国合格评定国家认可委员会.医学实验室质量和能力认可准则的应用要求:CNAS - CL02 - A001:2023[S/OL].(2023 - 08 - 01)[2023 - 09 - 26].https://www.cnas.org.cn/rkgf/sysrk/rkyyzz/2023/08/912141.shtml.

(陆 柳 叶致舍)

游离轻链检测标准操作规程

××医院检验科生化组管理程序文件		文件编号：××-JYK-××-××-×××	
版本/修改：第　版/第　次修改		生效日期：	共　页　第　页
编写人：	审核人：		批准人：

1. 目的

规范游离轻链的检测试验,确保检测结果的准确性和重复性。

2. 方法和原理

2.1·方法：免疫散射比浊法。

2.2·原理：在免疫化学反应中,人血清标本中的蛋白和特定的抗体形成免疫复合物。在比浊计中散射光结果的强度与样品中这种免疫复合物含量呈比例。通过与已知浓度的标准品稀释之后制定的曲线比较后,定义样品中特定成分的含量。

3. 标本类型与患者准备

3.1·原始样本类型：血清。采血量：2 mL。容器：真空采血管中的红盖管(添加剂为促凝剂)。保存和运送：室温保存,及时送检；2~8℃可稳定 8 日,深低温可长期保存,冷冻的标本避免反复冻融。处理：2 500~3 000 r/min 离心 6~10 min,分离血清待上机。

3.2·患者准备：建议空腹 8~12 h 静脉采血,尤以早晨空腹为佳。

4. 试剂和仪器

4.1·试剂：全自动蛋白分析仪专用游离轻链检测试剂。规格 1.7 mL。代号见试剂说明书。

4.1.1　试剂盒组成：人游离轻链 κ 型单克隆抗体；人游离轻链 λ 型单克隆抗体；叠氮化钠＜1 g/L。

4.1.2　储存：2~8℃冷藏保存至有效期,保持竖直向上。开封后机上稳定期 4 周。

4.1.3　试剂的准备：打开包装后直接使用。

4.2·仪器：××全自动蛋白分析仪。

5. 操作程序

5.1·仪器操作参阅《××全自动蛋白分析仪标准操作规程》。

5.2·分析参数：详见相关用户指南和仪器说明书。

6. 校准程序

6.1·校准品计量学溯源：溯源至××参考物质。

6.2·校准品：专用校准品 N FLC Standard SL。

6.3·校准程序：参见《××全自动蛋白分析仪标准操作规程》。

7. 质量控制程序

室内质控采用××公司质控品,将质控品在室温下放置 15 min 左右,颠倒混匀后进行检测分析,核查数据并确定质控结果。如室内质控失控,应查找原因予以纠正,并形成记录。具体操作参见《××全自动蛋白分析仪标准操作规程》。

8. 结果计算程序原理

仪器自动计算,结果传输到 LIS 检验系统。

9. 性能参数

轻链 κ 型线性范围 3.4~110.0 mg/L,轻链 λ 型线性范围 1.9~60.0 mg/L,不正确度允许范围为 $\overline{X}±12.5\%$,不精密度<8.33%。

10. 生物参考区间

游离轻链 κ 型 6.7~22.4 mg/L;游离轻链 λ 型 8.3~27.0 mg/L。

11. 临床可报告范围

游离轻链 κ 型 3.4~1 920.0 mg/L;游离轻链 λ 型 1.9~1 112.0 mg/L。

12. 临床意义

多发性骨髓瘤的诊断和监测:多发性骨髓瘤是一种骨髓中浆细胞异常增生的血液肿瘤。游离轻链检测用于检测血液中自由的 κ 轻链和 λ 轻链的浓度,这些轻链可能以自由形式存在于血液中,被称为游离轻链。游离轻链的异常水平在多发性骨髓瘤患者中常常升高,可以用于诊断、监测疾病进展和评估治疗效果。

12.1·轻链淀积病的诊断:在某些免疫球蛋白异常性疾病中,轻链可能在组织中沉积,导致轻链淀积病。游离轻链检测有助于诊断这些疾病。

12.2·肾脏疾病的监测:肾脏疾病可能导致游离轻链在尿液中增加。这些轻链可以在肾脏小管中沉积,导致肾脏损伤。游离轻链检测有助于评估肾脏功能和监测肾脏疾病的进展。

12.3·免疫球蛋白缺陷病的诊断和监测:游离轻链检测可以用于评估免疫系统的功能状态,特别是在免疫球蛋白缺陷病中,游离轻链的异常水平可能会影响免疫功能。

13. 注意事项

13.1·当定量结果超出测量区间:若超出测量区间,将标本稀释到测量区间内再次测定,结果自动乘以稀释倍数(稀释倍数需通过性能验证)或人工换算。

13.2·干扰因素

13.2.1 黄疸:胆红素的浓度高达 600 mg/L 时,未见明显干扰。

13.2.2 脂血:甘油三酯高达 5.7 g/L 时,无明显干扰。

13.2.3 溶血:血红蛋白浓度达 10 g/L 时,不会有明显干扰。

13.2.4 标本的浑浊或颗粒可能对测定有干扰,含颗粒的标本必须在检测前进行离心沉淀。

13.3·环境和安全控制:患者标本、校准品和质控品当作传染源处理,高压灭菌后交至后勤保障部医疗垃圾暂存点。

参考文献

[1] 尚红,王毓三,申子瑜.全国临床检验操作规程[M].4 版.北京:人民卫生出版社,2015.

[2] 万学红,卢雪峰.诊断学[M].9 版.北京:人民卫生出版社,2018.

[3] 中国合格评定国家认可委员会.医学实验室质量和能力认可准则:CNAS-CL02:2023[S/OL].(2023-06-01)[2023-09-26].https://www.cnas.org.cn/rkgf/sysrk/jbzz/2023/06/911424.shtml.

[4] 中国合格评定国家认可委员会.医学实验室质量和能力认可准则的应用要求:CNAS-CL02-A001:2023[S/OL].(2023-08-01)[2023-09-26].https://www.cnas.org.cn/rkgf/sysrk/rkyyzz/2023/08/912141.shtml.

(陆 柳 叶致含)

尿微量白蛋白检测标准操作规程

××医院检验科生化组管理程序文件	文件编号：××-JYK-××-××-×××	
版本/修改：第　版/第　　次修改	生效日期：	共　　页　第　　页
编写人：	审核人：	批准人：

1. 目的

规范尿微量白蛋白(MALB)的检测试验,确保检测结果的准确性和重复性。

2. 方法和原理

2.1·方法：免疫散射比浊法。

2.2·原理：在免疫化学反应中,人尿液标本中的蛋白和特定的抗体形成免疫复合物。在比浊计中散射光结果的强度与样品中这种免疫复合物含量呈比例。通过与已知浓度的标准品稀释之后制定的曲线比较后,定义样品中特定成分的含量。

3. 标本类型与患者准备

3.1·原始样本类型：尿液。采样量：随机尿不少于 10 mL。容器：使用常规尿液采集管以标准程序收集随机尿液标本。保存和运送：室温保存,及时送检。2~8℃可稳定 8 日,深低温可长期保存,冷冻的标本避免反复冻融。处理：2 000 r/min 离心 10 min。

3.2·患者准备：尿常规检测可留取随机尿,最好留取清晨第一次尿标本送检,患者留取标本前要洗手,留取标本时避免污染,留取标本后,将容器盖好,防止尿液外溢。

4. 试剂和仪器

4.1·试剂：尿液全自动蛋白分析仪专用微量白蛋白检测试剂。规格 200T。代号见试剂说明书。

4.1.1　试剂盒组成

试　剂	成　分	浓　度
R1 试剂	硼酸缓冲液	10 mmol/L
	叠氮化钠	0.95 g/L
R2 试剂	抗人白蛋白抗体致敏免疫微粒悬液	/
	叠氮化钠	0.95 g/L

4.1.2　储存：2~8℃冷藏保存至有效期。开封后机上稳定期 10 日。

4.1.3　试剂的准备：打开包装后直接使用。

4.2·仪器：××全自动特定蛋白分析仪。

5. 操作程序

5.1·仪器操作参阅《××全自动特定蛋白分析仪标准操作规程》。

5.2·分析参数：详见相关用户指南和仪器说明书。

6. 校准程序

6.1·校准品计量学溯源：溯源至××参考物质。

6.2 · 校准品：尿液特定蛋白多项复合校准品。

6.3 · 校准程序见《××全自动特定蛋白分析仪标准操作规程》。

7. 质量控制程序

室内质控采用仪器配套质控品，将质控品在室温下放置 15 min 左右，颠倒混匀后进行检测分析，核查数据并确定质控结果。如室内质控失控，应查找原因予以纠正，并形成记录。具体操作参见《××全自动特定蛋白分析仪标准操作规程》。

8. 结果计算程序原理

仪器自动计算，结果传输到 LIS 检验系统。

9. 性能参数

该项目的线性范围为 5～800 mg/L，不正确度允许范围为 $\bar{X}\pm15\%$，不精密度<10%。

10. 生物参考区间

0～15 mg/L。

11. 临床可报告范围

5～8 000 mg/L。

12. 临床意义

尿微量白蛋白是早期肾小球电荷屏障损伤的标志蛋白。尿液中白蛋白含量升高多见于肾小球性损伤，并且升高程度与肾小球受损程度相关。同时尿微量白蛋白是心血管疾病和肾脏疾病的独立风险因素，它能促进动脉硬化的形成，是动脉硬化的早期表现。

13. 注意事项

13.1 · 当定量结果超出测量区间：若超出测量区间，将标本稀释到测量区间内再次测定，结果自动乘以稀释倍数（稀释倍数需通过性能验证）或人工换算。

13.2 · 干扰因素：胆红素≤200 mg/L，对检测结果无干扰。

13.3 · 环境和安全控制：患者标本、校准品和质控品当作传染源处理，高压灭菌后交至后勤保障部医疗垃圾暂存点。

参考文献

[1] 尚红,王毓三,申子瑜.全国临床检验操作规程[M].4 版.北京：人民卫生出版社,2015.

[2] 万学红,卢雪峰.诊断学[M].9 版.北京：人民卫生出版社,2018.

[3] 中国合格评定国家认可委员会.医学实验室质量和能力认可准则：CNAS - CL02：2023[S/OL].(2023 - 06 - 01)[2023 - 09 - 26].https://www.cnas.org.cn/rkgf/sysrk/jbzz/2023/06/911424.shtml.

[4] 中国合格评定国家认可委员会.医学实验室质量和能力认可准则的应用要求：CNAS - CL02 - A001：2023[S/OL].(2023 - 08 - 01)[2023 - 09 - 26].https://www.cnas.org.cn/rkgf/sysrk/rkyyzz/2023/08/912141.shtml.

（陆 柳 叶致含）

尿 α₁ 微球蛋白检测标准操作规程

××医院检验科生化组管理程序文件	文件编号：××-JYK-××-××-×××	
版本/修改：第 版/第 次修改	生效日期：	共 页 第 页
编写人：	审核人：	批准人：

1. 目的

规范尿 α₁ 微球蛋白($α_1$ – MG)的检测试验,确保检测结果的准确性和重复性。

2. 方法和原理

2.1·方法：免疫散射比浊法。

2.2·原理：在免疫化学反应中,人尿液标本中的蛋白和特定的抗体形成免疫复合物。在比浊计中散射光结果的强度与样品中这种免疫复合物含量呈比例。通过与已知浓度的标准品稀释之后制定的曲线比较后,定义样品中特定成分的含量。

3. 标本类型与患者准备

3.1·原始样本类型：尿液。采样量：随机尿不少于 10 mL。容器：使用常规尿液采集管以标准程序收集随机尿液标本。保存和运送：室温保存,及时送检;2~8℃ 可稳定 8 日,深低温可长期保存,冷冻的标本避免反复冻融。处理：2 000 r/min 离心 10 min。

3.2·患者准备：尿常规检测可留取随机尿,最好留取清晨第一次尿标本送检,患者留取标本前要洗手,留取标本时避免污染,留取标本后,将容器盖好,防止尿液外溢。

4. 试剂和仪器

4.1·试剂：尿液全自动蛋白分析仪专用 α₁ 微球蛋白检测试剂。规格 200T。代号见试剂说明书。

4.1.1 试剂盒组成

试 剂	成 分	浓 度
R1 试剂	Tris 缓冲液	20 mmol/L
	叠氮化钠	0.95 g/L
R2 试剂	抗人 α₁ – MG 抗体致敏免疫微粒悬液	/
	叠氮化钠	0.95 g/L

4.1.2 储存：2~8℃冷藏保存至有效期。开封后机上稳定期 10 日。

4.1.3 试剂的准备：打开包装后直接使用。

4.2·仪器：××全自动特定蛋白分析仪。

5. 操作程序

5.1·仪器操作参阅《××全自动特定蛋白分析仪标准操作规程》。

5.2·分析参数：详见相关用户指南和仪器说明书。

6. 校准程序

6.1·校准品计量学溯源：溯源至××参考物质。

6.2·校准品：尿液特定蛋白多项复合校准品。

6.3·校准程序见《××全自动特定蛋白分析仪标准操作规程》。

7. 质量控制程序

室内质控采用仪器配套质控品，将质控品在室温下放置 15 min 左右，颠倒混匀后进行检测分析，核查数据并确定质控结果。如室内质控失控，应查找原因予以纠正，并形成记录。具体操作参见《××全自动特定蛋白分析仪标准操作规程》。

8. 结果计算程序原理

仪器自动计算，结果传输到 LIS 检验系统。

9. 性能参数

该项目的线性范围为 2～160.0 mg/L，不正确度允许范围为 $\bar{X} \pm 15\%$，不精密度＜10%。

10. 生物参考区间

0～12 mg/L。

11. 临床可报告范围

2～1 600 mg/L。

12. 临床意义

α_1 - MG 是早期肾小管损伤的标志蛋白。肾小管重吸收功能障碍时，终尿中 α_1 - MG 含量明显升高。尿中 α_1 - MG 的排出量较少受肾外因素影响，在各种 pH 的稳定性优于 β_2 - MG。尿中 α_1 - MG 的浓度远高于 β_2 - MG，使尿中 α_1 - MG 浓度测定的精密度有效提高，更敏感的反映早期肾脏的损伤。

13. 注意事项

13.1·当定量结果超出测量区间：若超出测量区间，将标本稀释到测量区间内再次测定，结果自动乘以稀释倍数（稀释倍数需通过性能验证）或人工换算。

13.2·干扰因素：胆红素≤200 mg/L，对检测结果无干扰。

13.3·环境和安全控制：患者标本、校准品和质控品当作传染源处理，高压灭菌后交至后勤保障部医疗垃圾暂存点。

参考文献

[1] 尚红，王毓三，申子瑜.全国临床检验操作规程[M].4 版.北京：人民卫生出版社，2015.

[2] 万学红，卢雪峰.诊断学[M].9 版.北京：人民卫生出版社，2018.

[3] 中国合格评定国家认可委员会.医学实验室质量和能力认可准则：CNAS - CL02；2023[S/OL].(2023 - 06 - 01)[2023 - 09 - 26].https://www.cnas.org.cn/rkgf/sysrk/jbzz/2023/06/911424.shtml.

[4] 中国合格评定国家认可委员会.医学实验室质量和能力认可准则的应用要求：CNAS - CL02 - A001；2023[S/OL].(2023 - 08 - 01)[2023 - 09 - 26].https://www.cnas.org.cn/rkgf/sysrk/rkyyzz/2023/08/912141.shtml.

（陆　柳　叶致舍）

尿 β_2 微球蛋白检测标准操作规程

××医院检验科生化组管理程序文件		文件编号：××-JYK-××-××-×××	
版本/修改：第　　版/第　　次修改		生效日期：	共　页　第　页
编写人：	审核人：		批准人：

1. 目的

规范尿 β_2 微球蛋白（β_2-MG）的检测试验，确保检测结果的准确性和重复性。

2. 方法和原理

2.1·方法：免疫散射比浊法。

2.2·原理：在免疫化学反应中，人尿液标本中的蛋白和特定的抗体形成免疫复合物。在比浊计中散射光结果的强度与样品中这种免疫复合物含量呈比例。通过与已知浓度的标准品稀释之后制定的曲线比较后，定义样品中特定成分的含量。

3. 标本类型与患者准备

3.1·原始样本类型：尿液。采样量：随机尿不少于 10 mL。容器：使用常规尿液采集管以标准程序收集随机尿液标本。保存和运送：室温保存，及时送检；2～8℃ 可稳定 8 日，深低温可长期保存，冷冻的标本避免反复冻融。处理：2 000 r/min 离心 10 min。

3.2·患者准备：尿常规检测可留取随机尿，最好留取清晨第一次尿标本送检，患者留取标本前要洗手，留取标本时避免污染，留取标本后，将容器盖好，防止尿液外溢。

4. 试剂和仪器

4.1·试剂：尿液全自动蛋白分析仪专用 β_2 微球蛋白检测试剂。规格 200T。代号见试剂说明书。

4.1.1　试剂盒组成

试　　剂	成　　分	浓　　度
R1 试剂	Tris 缓冲液 叠氮化钠	20 mmol/L 0.95 g/L
R2 试剂	抗人 β_2-MG 抗体致敏免疫微粒悬液 叠氮化钠	/ 0.95 g/L

4.1.2　储存：2～8℃冷藏保存至有效期。开封后机上稳定期 10 日。

4.1.3　试剂的准备：打开包装后直接使用。

4.2·仪器：××全自动特定蛋白分析仪。

5. 操作程序

5.1·仪器操作参阅《××全自动特定蛋白分析仪标准操作规程》。

5.2·分析参数：详见相关用户指南和仪器说明书。

6. 校准程序

6.1·校准品计量学溯源：溯源至××参考物质。

6.2 · 校准品：尿液特定蛋白多项复合校准品。

6.3 · 校准程序见《××全自动特定蛋白分析仪标准操作规程》。

7. 质量控制程序

室内质控采用仪器配套质控品，将质控品在室温下放置 15 min 左右，颠倒混匀后进行检测分析，核查数据并确定质控结果。如室内质控失控，应查找原因予以纠正，并形成记录。具体操作参见《××全自动特定蛋白分析仪标准操作规程》。

8. 结果计算程序原理

仪器自动计算，结果传输到 LIS 检验系统。

9. 性能参数

该项目的线性范围为 $0.1 \sim 4.0$ mg/L，不正确度允许范围为 $\bar{X} \pm 15\%$，不精密度 $< 10\%$。

10. 生物参考区间

$0 \sim 0.3$ mg/L。

11. 临床可报告范围

$2 \sim 40$ mg/L。

12. 临床意义

$\beta_2 - MG$ 是肾小管间质损伤的敏感指标。肾小管重吸收功能损伤时，肾小管对 $\beta_2 - MG$ 的重吸收能力下降，此时终尿中 $\beta_2 - MG$ 会明显升高。血中 $\beta_2 - MG$ 浓度升高超过了肾小管的重吸收功能时，亦可导致尿 $\beta_2 - MG$ 水平增高。上尿路感染时，尿 $\beta_2 - MG$ 含量明显增高，而下尿路感染时则正常。尿中 $\beta_2 - MG$ 增加也见于肾移植后的急性排斥反应早期。

13. 注意事项

13.1 · 当定量结果超出测量区间：若超出测量区间，将标本稀释到测量区间内再次测定，结果自动乘以稀释倍数（稀释倍数需通过性能验证）或人工换算。

13.2 · 干扰因素：胆红素 $\leqslant 200$ mg/L，对检测结果无干扰。

13.3 · 环境和安全控制：患者标本、校准品和质控品当作传染源处理，高压灭菌后交至后勤保障部医疗垃圾暂存点。

参考文献

[1] 尚红,王毓三,申子瑜.全国临床检验操作规程[M].4 版.北京：人民卫生出版社,2015.

[2] 万学红,卢雪峰.诊断学[M].9 版.北京：人民卫生出版社,2018.

[3] 中国合格评定国家认可委员会.医学实验室质量和能力认可准则：CNAS - CL02：2023[S/OL].(2023 - 06 - 01)[2023 - 09 - 26].https://www.cnas.org.cn/rkgf/sysrk/jbzz/2023/06/911424.shtml.

[4] 中国合格评定国家认可委员会.医学实验室质量和能力认可准则的应用要求：CNAS - CL02 - A001：2023[S/OL].(2023 - 08 - 01)[2023 - 09 - 26].https://www.cnas.org.cn/rkgf/sysrk/rkyyzz/2023/08/912141.shtml.

（陆 柳 叶致含）

尿转铁蛋白检测标准操作规程

××医院检验科生化组管理程序文件	文件编号：××-JYK-××-××-×××
版本/修改：第　　版/第　　次修改	生效日期：　　　　　共　　页　第　　页
编写人：	审核人：　　　　　批准人：

1. 目的

规范尿转铁蛋白(TRF)的检测试验,确保检测结果的准确性和重复性。

2. 方法和原理

2.1·方法：免疫散射比浊法。

2.2·原理：在免疫化学反应中,人尿液标本中的蛋白和特定的抗体形成免疫复合物。在比浊计中散射光结果的强度与样品中这种免疫复合物含量呈比例。通过与已知浓度的标准品稀释之后制定的曲线比较后,定义样品中特定成分的含量。

3. 标本类型与患者准备

3.1·原始样本类型：尿液。采样量：随机尿不少于 10 mL。使用常规尿液采集管以标准程序收集随机尿液标本。保存和运送：室温保存,及时送检;2～8℃可稳定 8 日;深低温可长期保存,冷冻的标本避免反复冻融。处理：2 000 r/min 离心 10 min。

3.2·患者准备：尿常规检测可留取随机尿,最好留取清晨第一次尿标本送检,患者留取标本前要洗手,留取标本时避免污染,留取标本后,将容器盖好,防止尿液外溢。

4. 试剂和仪器

4.1·试剂：尿液全自动蛋白分析仪专用转铁蛋白检测试剂。规格 200T。代号见试剂说明书。

4.1.1　试剂盒组成

试　　剂	成　　　分	浓　　　度
R1 试剂	Tris 缓冲液	100 mmol/L
	叠氮化钠	0.95 g/L
R2 试剂	抗人 TRF 抗体致敏免疫微粒悬液	/
	叠氮化钠	0.95 g/L

4.1.2　储存：2～8℃冷藏保存至有效期。开封后机上稳定期 10 日。

4.1.3　试剂的准备：打开包装后直接使用。

4.2·仪器：××全自动特定蛋白分析仪。

5. 操作程序

5.1·仪器操作参阅《××全自动特定蛋白分析仪标准操作规程》。

5.2·分析参数：详见相关用户指南和仪器说明书。

6. 校准程序

6.1·校准品计量学溯源：溯源至××参考物质。

6.2·校准品：尿液特定蛋白多项复合校准品。

6.3·校准程序见《××全自动特定蛋白分析仪标准操作规程》。

7. 质量控制程序

室内质控采用仪器配套质控品，将质控品在室温下放置 15 min 左右，颠倒混匀后进行检测分析，核查数据并确定质控结果。如室内质控失控，应查找原因予以纠正，并形成记录。具体操作参见《××全自动特定蛋白分析仪标准操作规程》。

8. 结果计算程序原理

仪器自动计算，结果传输到 LIS 检验系统。

9. 性能参数

该项目的线性范围为 $1\sim85$ mg/L，不正确度允许范围为 $\bar{X}\pm15\%$，不精密度 $<10\%$。

10. 生物参考区间

$0\sim2.00$ mg/L。

11. 临床可报告范围

$1\sim850$ mg/L。

12. 临床意义

尿转铁蛋白是肾小球电荷屏障损伤的敏感标志物。尿 TRF 的分子量与尿 MALB 接近，直径大小也相似，在生理状态下尿 TRF 和尿 MALB 都很难通过肾小球基底膜，由于尿 TRF 的负电荷相对比尿 MALB 少，当肾小球的电荷屏障发生早期损害时，尿 TRF 比尿 MALB 更容易漏出，更敏感的反映电荷屏障损伤。在糖尿病肾病早期，肾病尚处在可逆阶段，给予早期的治疗，对糖尿病患者的愈后具有重要的临床意义。

13. 注意事项

13.1·当定量结果超出测量区间：若超出测量区间，将标本稀释到测量区间内再次测定，结果自动乘以稀释倍数（稀释倍数需通过性能验证）或人工换算。

13.2·干扰因素：胆红素 $\leqslant200$ mg/L，对检测结果无干扰。

13.3·环境和安全控制：患者标本、校准品和质控品当作传染源处理，高压灭菌后交至后勤保障部医疗垃圾暂存点。

参考文献

[1] 尚红，王毓三，申子瑜.全国临床检验操作规程[M].4 版.北京：人民卫生出版社,2015.

[2] 万学红，卢雪峰.诊断学[M].9 版.北京：人民卫生出版社,2018.

[3] 中国合格评定国家认可委员会.医学实验室质量和能力认可准则：CNAS-CL02：2023[S/OL].(2023-06-01)[2023-09-26].https://www.cnas.org.cn/rkgf/sysrk/jbzz/2023/06/911424.shtml.

[4] 中国合格评定国家认可委员会.医学实验室质量和能力认可准则的应用要求：CNAS-CL02-A001：2023[S/OL].(2023-08-01)[2023-09-26].https://www.cnas.org.cn/rkgf/sysrk/rkyyzz/2023/08/912141.shtml.

（陆　柳　叶致舍）

尿视黄醇结合蛋白检测标准操作规程

××医院检验科生化组管理程序文件	文件编号：××-JYK-××-××-×××
版本/修改：第　　版/第　　次修改	生效日期：　　　　　共　页 第　页
编写人：	审核人：　　　　批准人：

1. 目的

规范尿视黄醇结合蛋白(RBP)的检测试验,确保检测结果的准确性和重复性。

2. 方法和原理

2.1·方法：免疫散射比浊法。

2.2·原理：在免疫化学反应中,人尿液标本中的蛋白和特定的抗体形成免疫复合物。在比浊计中散射光结果的强度与样品中这种免疫复合物含量呈比例。通过与已知浓度的标准品稀释之后制定的曲线比较后,定义样品中特定成分的含量。

3. 标本类型与患者准备

3.1·原始样本类型：尿液。采样量：随机尿不少于 10 mL。使用常规尿液采集管以标准程序收集随机尿液标本。保存和运送：室温保存,及时送检;2～8℃可稳定 8 日,深低温可长期保存,冷冻的标本避免反复冻融。处理：2 000 r/min 离心 10 min。

3.2·患者准备：尿常规检测可留取随机尿,最好留取清晨第一次尿标本送检,患者留取标本前要洗手,留取标本时避免污染,留取标本后,将容器盖好,防止尿液外溢。

4. 试剂和仪器

4.1·试剂：尿液全自动蛋白分析仪专用尿视黄醇结合蛋白检测试剂。规格 200T。代号见试剂说明书。

4.1.1　试剂盒组成

试　　剂	成　　分	浓　　度
R1 试剂	Tris 缓冲液 叠氮化钠	20 mmol/L 0.95 g/L
R2 试剂	抗人视黄醇结合蛋白抗体乳胶悬浊液 叠氮化钠	/ 0.95 g/L

4.1.2　储存：2～8℃冷藏保存至有效期。开封后机上稳定期 10 日。

4.1.3　试剂的准备：打开包装后直接使用。

4.2·仪器：××全自动特定蛋白分析仪。

5. 操作程序

5.1·仪器操作参阅《××全自动特定蛋白分析仪标准操作规程》。

5.2·分析参数：详见相关用户指南和仪器说明书。

6. 校准程序

6.1·校准品计量学溯源：溯源至××参考物质。

6.2 · 校准品：尿液特定蛋白多项复合校准品。

6.3 · 校准程序见《××全自动特定蛋白分析仪标准操作规程》。

7. 质量控制程序

室内质控采用仪器配套质控品，将质控品在室温下放置 15 min 左右，颠倒混匀后进行检测分析，核查数据并确定质控结果。如室内质控失控，应查找原因予以纠正，并形成记录。具体操作参见《××全自动特定蛋白分析仪标准操作规程》。

8. 结果计算程序原理

仪器自动计算，结果传输到 LIS 检验系统。

9. 性能参数

该项目的线性范围为 $0\sim9$ mg/L，不正确度允许范围为 $\bar{X}\pm12.5\%$，不精密度$<8.33\%$。

10. 生物参考区间

$0\sim0.7$ mg/L。

11. 临床可报告范围

$0\sim90$ mg/L。

12. 临床意义

尿 RBP 是早期肾小管近端损伤的敏感指标。尿 RBP 可作为狼疮性肾病活动期的标志物。尿 RBP 可直接反映肾小管-间质病变的严重程度，可间接反映肾小管-间质病变的程度。肾移植急性排斥反应早期尿液中 RBP 会升高。

13. 注意事项

13.1 · 当定量结果超出测量区间：若超出测量区间，将标本稀释到测量区间内再次测定，结果自动乘以稀释倍数（稀释倍数需通过性能验证）或人工换算。

13.2 · 干扰因素：胆红素$\leqslant200$ mg/L，对检测结果无干扰。

13.3 · 环境和安全控制：患者标本、校准品和质控品当作传染源处理，高压灭菌后交至后勤保障部医疗垃圾暂存点。

参考文献

[1] 尚红,王毓三,申子瑜.全国临床检验操作规程[M].4版.北京:人民卫生出版社,2015.

[2] 万学红,卢雪峰.诊断学[M].9版.北京:人民卫生出版社,2018.

[3] 中国合格评定国家认可委员会.医学实验室质量和能力认可准则:CNAS - CL02:2023[S/OL].(2023 - 06 - 01)[2023 - 09 - 26].https://www.cnas.org.cn/rkgf/sysrk/jbzz/2023/06/911424.shtml.

[4] 中国合格评定国家认可委员会.医学实验室质量和能力认可准则的应用要求:CNAS - CL02 - A001:2023[S/OL].(2023 - 08 - 01)[2023 - 09 - 26].https://www.cnas.org.cn/rkgf/sysrk/rkyyzz/2023/08/912141.shtml.

（陆　柳　叶致舍）

甘胆酸及游离胆汁酸检测标准操作规程

××医院检验科生化组管理程序文件	文件编号：××-JYK-××-××-×××	
版本/修改：第 版/第 次修改	生效日期：	共 页 第 页
编写人：	审核人：	批准人：

1. 目的
规范多种甘胆酸及游离胆汁酸的检测试验,确保检测结果的准确性和重复性。

2. 方法和原理
2.1·方法：高效液相色谱-串联质谱法（HPLC-MS/MS）。

2.2·原理：试剂盒以甘胆酸和游离胆汁酸的同位素为内标,对经采用蛋白沉淀试剂去除蛋白质后的样本进行电喷雾离子化处理后,采用液相色谱-串联质谱仪直接对样品中的多种甘胆酸和胆汁酸进行检测。记录色谱图与检测样本中的多种甘胆酸和胆汁酸其内标的峰面积比值,通过 3 种校准品与多种甘胆酸和胆汁酸标示浓度（x）与峰面积比值（y）绘制标准曲线与拟合的标准曲线方程,即可计算出样本中的多种甘胆酸和胆汁酸的浓度。

3. 样本类型与患者准备
3.1·样本要求：血清。采血量：静脉血 2 mL。容器：真空采血管中的黄帽管（添加剂为促凝剂）。运送和保存：样本采血后应在 4 h 内采用离心沉淀方法分离血清,若不能立即检测需将血清样本置-20℃避光保存,长期保存需放置在-80℃冰箱。处理：2 500～3 000 r/min 离心 10 min。

3.2·患者准备：一般要求,患者采样前需禁食 8～12 h,采血前受检者保持平静、松弛,避免剧烈活动。详见《标本采集手册》。

4. 试剂和仪器
4.1·试剂：××试剂。规格 480 测试/盒。

4.1.1 试剂盒组成

试剂盒组分	规　　格	试剂盒组分	规　　格
胆汁酸类校准品 J1	100 μL/瓶×30 瓶	胆汁酸类内标准品溶液	1 mL×3 瓶
胆汁酸类校准品 J2	100 μL/瓶×30 瓶	胆汁酸类流动相添加剂 A	1 mL×2 瓶
胆汁酸类校准品 J3	100 μL/瓶×30 瓶	胆汁酸类流动相添加剂 B	1 mL×5 瓶
胆汁酸类低值质控品 QCL	200 μL/瓶×30 瓶	提取液添加剂	600 μL/瓶×1 瓶
胆汁酸类低值质控品 QCH	200 μL/瓶×30 瓶	样本稀释液	1 mL/瓶×20 瓶

4.1.2 储存：-25～8℃冷藏,避光密封保存,保持竖直向上存放,有效期 12 个月。

4.2·仪器：××高效液相色谱-质谱联用仪。

5. 操作程序
5.1·试验前试剂及流动相配制。

5.1.1　内标提取液的制备：按 1∶100 的比例将内标准品加入提取液 1(T1)中，涡旋混合 1 min，制成内标准品提取液。

5.1.2　流动相 A：取 500 mL 超纯水至试剂瓶中，再加入 200 μL 流动相添加剂 A，再加入 500 μL 流动相添加剂 B，涡旋混合 1 min 后恒温超声 10 min。

5.1.3　流动相 B：取 500 mL 甲醇至试剂瓶中，涡旋混合 1 min 后恒温超声 10 min。

5.2 · 前处理操作步骤

5.2.1　将待测样本、校准品、质控品、提取液、转化液和复溶液取出放置室温(23 ± 2)℃并混匀。

5.2.2　分别取待测样本、校准品、质控品、空白样本各 100 μL 于 EP 管中，加入内标提取液 500 μL，涡旋混匀(2 500 r/min，5 min)，离心(13 000 r/min，10 min)。

5.2.3　取上清液 400 μL 于 96 孔板中，60℃氮气吹干。

5.2.4　加入复溶液 1(F2)100 μL，700 r/min 混匀 10 min，转移 96 孔板中的复溶液到专用过滤板中进行过滤，离心(4 000 r/min，1 min)，用 96 孔板进样板收集滤液，前处理完毕。

5.3 · 上机检测分析

5.3.1　液相条件：流速 500 μL/min，柱温 40℃，梯度洗脱程序见表 1。

表 1　洗脱程序

洗 脱 程 序	洗 脱 溶 液	程序时间(min)
1	流动相 B 为 50%	0.00～0.10
2	流动相 B 为 50%～80%	0.10～9.00
3	流动相 B 为 80%～80%	9.00～10.50
4	流动相 B 为 80%～50%	10.50～10.51
5	流动相 B 为 50%～50%	10.51～13.00

5.3.2　质谱条件：电喷雾离子源(ESI)，负离子 MRM 扫描分析，Q1/Q3 离子通道如表 2 所示，离子源参数根据不同型号仪器需调整。

表 2　质谱条件

化 合 物	Q1(amu)	Q3(amu)	化 合 物	Q1(amu)	Q3(amu)
胆酸	407.1	407.1	牛磺脱氧胆酸	498.1	80.1
脱氧胆酸	391.1	391.1	牛磺鹅脱氧胆酸	498.1	80.0
鹅脱氧胆酸	391.2	391.1	牛磺熊脱氧胆酸	498.1	79.9
熊脱氧胆酸	391.1	391.2	胆酸- d5	412.4	412.4
石胆酸	375.1	375.1	脱氧胆酸- d5	396.3	396.3
甘氨胆酸	464.1	74.0	石胆酸- d4	379.3	379.5
甘氨石胆酸	432.4	74.2	甘氨石胆酸- d4	436.4	74.2
甘氨脱氧胆酸	448.2	74.1	牛磺胆酸- d5	519.1	80.1
甘氨鹅脱氧胆酸	448.2	74.0	牛磺石胆酸- d5	487.2	80.0
甘氨熊脱氧胆酸	448.1	74.0	牛磺鹅脱氧胆酸- d5	503.5	80.0
牛磺胆酸	514.1	80.1	牛磺熊脱氧胆酸- d5	503.4	80.0

5.3.3　样本检测：取处理好的校准品、质控品和待测样本溶液注入高效液相色谱-串联质谱仪进行检测，并记录色谱图与待测样本各个游离胆汁酸的峰面积和其内标的峰面积。仪器操作参阅《××高效液相色谱-质谱联用仪标准操作规程》。

6. 校准程序

6.1·校准品计量学溯源：溯源至××参考物质。

6.2·校准品：试剂配套专用校准品。

6.3·校准程序：参见《××高效液相色谱-质谱联用仪标准操作规程》。

7. 质量控制程序

室内质控采用仪器配套质控品，将质控品在室温下放置 15 min 左右，颠倒混匀后进行检测分析，核查数据并确定质控结果。如室内质控失控，应查找原因予以纠正，并形成记录。具体操作参见《××高效液相色谱-质谱联用仪标准操作规程》。

8. 结果计算程序原理

8.1·标准曲线的绘制方法：以 3 个校准品的标示浓度为横坐标（x），以 3 个校准品的实际检测峰面积与各自内标峰面积的比值为纵坐标（y），绘制标准曲线。

8.2·标准曲线方程的拟合：以 3 个校准品的峰面积比值（y）对标示浓度（x）进行线性回归。可获得回归方程：$y = a + bx$，其中 y 为纵坐标，x 为横坐标，a 为截距，b 为斜率，并计算相关系数（r），要求 r 应不低于 0.990 0。

8.3·质控品准确率的计算：将质控品检测的化合物实际峰面积与内标峰面积的比值代入上述标准曲线方程，计算质控品中化合物的浓度。质控品准确率的要求为：靶值 ± 3SD 范围内。

8.4·待测样本结果的计算：将待测样本的实际峰面积与内标峰面积的比值代入上述标准曲线方程，计算待测样本中待测化合物的浓度，结果传输到 LIS 检验系统。

9. 性能参数

9.1·精密度：批内精密度小于 1/4TEa，批间精密度小于 1/3TEa。

9.2·正确度：一个完整周期内比对合格。

9.3·测量区间

检验项目	测量区间	单 位	检验项目	测量区间	单 位
胆酸	20～2 000	nmol/L	甘氨熊脱氧胆酸	20～2 000	nmol/L
石胆酸	30～3 000	nmol/L	牛磺胆酸	6～600	nmol/L
脱氧胆酸	40～4 000	nmol/L	牛磺石胆酸	2～200	nmol/L
鹅脱氧胆酸	40～4 000	nmol/L	牛磺脱氧胆酸	10～1 000	nmol/L
熊脱氧胆酸	20～2 000	nmol/L	牛磺鹅脱氧胆酸	10～1 000	nmol/L
甘氨胆酸	30～3 000	nmol/L	牛磺熊脱氧胆酸	5～500	nmol/L
甘氨石胆酸	10～1 000	nmol/L	甘氨鹅脱氧胆酸	100～10 000	nmol/L
甘氨脱氧胆酸	10～1 000	nmol/L			

10. 生物参考区间

检验项目	参考区间	单 位	检验项目	参考区间	单 位
胆酸	22.15～1 824.79	nmol/L	甘氨鹅脱氧胆酸	137～3 574.14	nmol/L
石胆酸	0.01～34	nmol/L	甘氨熊脱氧胆酸	28.92～513.91	nmol/L
脱氧胆酸	0.01～1 359.17	nmol/L	牛磺胆酸	0.01～147.72	nmol/L
鹅脱氧胆酸	88.25～2 635.87	nmol/L	牛磺石胆酸	0.01～2.9	nmol/L
熊脱氧胆酸	40～758.04	nmol/L	牛磺脱氧胆酸	0.01～120.83	nmol/L
甘氨胆酸	45.47～1 102.51	nmol/L	牛磺鹅脱氧胆酸	7.02～419.15	nmol/L
甘氨石胆酸	0.01～62.66	nmol/L	牛磺熊脱氧胆酸	0.01～15.67	nmol/L
甘氨脱氧胆酸	0.01～556.3	nmol/L			

11. 临床可报告范围

线性以内，直接报告。低于线性下限值（小于检测下线），直接报告。如果检测结果大于线性上限，用生理盐水稀释样本，检测结果乘以稀释倍数。

12. 临床意义

胆汁酸是胆汁中的主要成分，是人体内环境中重要的生理介质之一。胆汁酸是胆固醇经肝组织代谢的最终产物，主要有胆酸、鹅脱氧胆酸、脱氧胆酸、石胆酸和熊脱氧胆酸，以及这5种游离胆汁酸对应的甘氨和牛磺结合型胆汁酸。健康人的外周血液中，胆汁酸含量极微，且胆汁酸谱组分相对恒定。发生胆石症、动脉粥样硬化、高血压等多种疾病时，会引起人体胆汁酸代谢异常，导致血清中相应胆汁酸含量的改变。因此，通过血清胆汁酸谱的检测，可以了解机体胆汁酸的代谢，并有助于疾病的临床诊治。

13. 注意事项

13.1·检测环境温度需为 20～30℃，相对湿度需为 35%～80%。

13.2·校准品、质控品、校准品稀释液需现用现溶，内标浓缩液配制后放置于 −20℃ 或以下条件，有效期 3 日，内标工作液需现用现配。

13.3·检测前确保色谱柱的安装、气路供应、压力指示等正常。

13.4·试剂中含有有机溶剂，可能存在一定的刺激性或毒性，勿直接接触皮肤、眼睛等，操作时做好安全防护。

13.5·新开封流动相使用前需超声处理 10～15 min。

13.6·产品标签中干粉物质的规格表示复溶后的液体体积，96 孔进样板的规格表示每个孔的最大装量。

参考文献

[1] 尚红,王毓三,申子瑜.全国临床检验操作规程[M].4 版.北京：人民卫生出版社,2015.

[2] 万学红,卢雪峰.诊断学[M].9 版.北京：人民卫生出版社,2018.

[3] 中国合格评定国家认可委员会.医学实验室质量和能力认可准则：CNAS-CL02：2023[S/OL].(2023-06-01)[2023-09-26].https://www.cnas.org.cn/rkgf/sysrk/jbzz/2023/06/911424.shtml.

[4] 中国合格评定国家认可委员会.医学实验室质量和能力认可准则的应用要求：CNAS-CL02-A001：2023[S/OL].(2023-08-01)[2023-09-26].https://www.cnas.org.cn/rkgf/sysrk/rkyyzz/2023/08/912141.shtml.

（宗 明）

多种氨基酸检测标准操作规程

××医院检验科生化组管理程序文件		文件编号：××-JYK-××-××-×××	
版本/修改：第　　版/第　　次修改		生效日期：	共　页　第　页
编写人：	审核人：		批准人：

1. 目的

规范多种氨基酸的检测试验,确保检测结果的准确性和重复性。

2. 方法和原理

2.1・方法：高效液相色谱-串联质谱法（HPLC-MS/MS）。

2.2・原理：试剂盒以多种氨基酸的同位素为内标,对经采用蛋白沉淀试剂去除蛋白质后的样本进行电喷雾离子化处理后,采用液相色谱-串联质谱仪直接对样品中的多种氨基酸进行检测。记录色谱图与检测样本中的多种氨基酸和其内标的峰面积比值,通过 3 种校准品与多种氨基酸标示浓度（x）与峰面积比值（y）绘制标准曲线与拟合的标准曲线方程,即可计算出样本中的多种氨基酸的浓度。

3. 样本类型与患者准备

3.1・样本要求：血清。采血量：静脉血 2 mL。容器：真空采血管中的黄帽管（添加剂为促凝剂）。运送和保存：样本采血后应在 4 h 内采用离心沉淀方法分离血清,若不能立即检测需将血清样本置 -20℃避光保存,长期保存需放置在 -80℃冰箱。处理：2 500～3 000 r/min 离心 10 min。

3.2・患者准备：患者采样前需禁食 8～12 h,采血前受检者保持平静、松弛,避免剧烈活动。详见《标本采集手册》。

4. 试剂和仪器

4.1・试剂：高效液相色谱-串联质谱仪配套氨基酸检测试剂。规格 480 测试/盒。

4.1.1　试剂盒组成

试剂盒组分	规　格	试剂盒组分	规　格
氨基酸校准品 J1	100 μL/瓶×30 瓶	氨基酸内标准品溶液	1 mL×3 瓶
氨基酸校准品 J2	100 μL/瓶×30 瓶	氨基酸流动相添加剂 A	1 mL×2 瓶
氨基酸校准品 J3	100 μL/瓶×30 瓶	氨基酸流动相添加剂 B	1 mL×5 瓶
氨基酸低值质控品 QCL	200 μL/瓶×30 瓶	氨基酸提取液添加剂	600 μL/瓶×1 瓶
氨基酸低值质控品 QCH	200 μL/瓶×30 瓶	氨基酸样本稀释液	1 mL/瓶×20 瓶

4.1.2　储存：-25～8℃冷藏,避光密封保存,保持竖直向上存放,有效期 12 个月。

4.2・仪器：××高效液相色谱-质谱联用仪。

5. 操作程序

5.1・试验前试剂及流动相配制

5.1.1　内标提取液的制备：按 1∶1∶100 的比例将内标准品、提取液添加剂加入提取液

2(T3)中,涡旋混合 1 min,制成内标准品提取液。

5.1.2 复溶液的制备:按 4∶21 的体积比混合复溶液(F5)和水,混合均匀。

5.1.3 流动相 A:量取 1 000 mL 超纯水至试剂瓶中,再加入 3 mL 流动相添加剂 A 及 1 mL 流动相添加剂 B,涡旋混合 1 min,恒温超声 15 min。

5.1.4 流动相 B:量取 50 mL 超纯水和 950 mL 甲醇至试剂瓶中,再加入 3 mL 流动相添加剂 A 及 1 mL 流动相添加剂 B,涡旋混合 1 min,恒温超声 15 min。

5.2·前处理操作步骤

5.2.1 对照品和质控品前处理步骤

5.2.1.1 将校准品、质控品、提取液、转化液和复溶液取出放置室温(23±2)℃并混匀。分别取校准品、质控品、空白样本各 10 μL 于 EP 管中,加入内标提取液 100 μL,涡旋混匀(2 500 r/min,5 min),离心(13 000 r/min,5 min)。

5.2.1.2 取上清液 50 μL 于 96 孔板管中,50℃氮气吹干。加入转化液(Z4)500 μL,500 r/min 混匀 5 min,60℃,500 r/min 涡旋衍生 30 min,60℃氮气吹干。加入复溶液 100 μL,750 r/min 混匀 10 min,前处理完毕。

5.2.2 样本前处理步骤

5.2.2.1 将样本、样本稀释剂、提取液、转化液和复溶液取出放置室温 23℃±2℃并混匀。取样本 20 μL 于 EP 管中,加入 80 μL 的样本稀释剂,涡旋混匀(2 500 r/min,5 min)。

5.2.2.2 取样本 10 μL 于 EP 管中,加入内标提取液 100 μL,涡旋混匀(2 500 r/min,5 min),离心(13 000 r/min,5 min)。取上清液 50 μL 于 96 孔板管中,50℃氮气吹干。

5.2.2.3 加入转化液(Z4)500 μL,500 r/min 混匀 5 min,60℃,500 r/min 涡旋衍生 30 min,60℃氮气吹干。加入复溶液 100 μL,750 r/min 混匀 10 min,前处理完毕。

5.3·上机检测分析:液相条件,流速 500 μL/min,柱温 40℃,梯度洗脱如表 1。

表 1　洗脱程序

洗脱程序	洗脱溶液	程序时间(min)
1	流动相 B 为 10%	0～0.01
2	流动相 B 为 10%～40%	0.01～2.5
3	流动相 B 为 40%～65%	2.5～7.5
4	流动相 B 为 65%～95%	7.5～8.5
5	流动相 B 为 95%	8.5～9.5
6	流动相 B 为 95%～10%	9.5～9.51
7	流动相 B 为 10%	9.51～12.0

5.3.1 质谱条件:电喷雾离子源(ESI),负离子 MRM 扫描分析,Q1/Q3 离子通道如表 2 所示,离子源参数根据不同型号仪器需调整。

5.3.2 样本检测:取处理好的校准品、质控品和待测样本溶液注入高效液相色谱-串联质谱仪进行检测,并记录色谱图与待测样本各个氨基酸的峰面积和其内标的峰面积。仪器操作参阅《××高效液相色谱-质谱联用仪标准操作规程》。

表 2　质谱条件

实验阶段	化合物	Q1(amu)	Q3(amu)	实验阶段	化合物	Q1(amu)	Q3(amu)
阶段 1 0～ 2.4 min	精氨酸	231.1	70.1	阶段 1 0～ 2.4 min	精氨酸-IS	235.2	71.1
	赖氨酸	203.2	84.2		赖氨酸-IS	207.2	88.2
	组氨酸	212.2	110.2		组氨酸-IS	215.2	113.2
	鸟氨酸	189.1	70.2		鸟氨酸-IS	196.1	77.2
阶段 2 2.4～ 4.8 min	丙氨酸	146.1	44.2	阶段 2 2.4～ 4.8 min	丙氨酸-IS	149.1	47.2
	脯氨酸	172.1	70.2		脯氨酸-IS	175.1	73.2
	苏氨酸	176.2	74.2		苏氨酸-IS	181.2	79.2
	瓜氨酸	232.2	113.1		瓜氨酸-IS	239.2	120.1
	甘氨酸	132.1	76.1		甘氨酸-IS	135.5	79
	丝氨酸	162.2	60.1		丝氨酸-IS	165.2	63.2
	天冬氨酸	189.3	144.3		天冬氨酸-IS	192.3	147.3
阶段 3 4.8～ 11.9 min	酪氨酸	238	136.2	阶段 3 4.8～ 11.9 min	酪氨酸-IS	245	143.2
	亮氨酸	188.1	86.2		亮氨酸-IS	198.1	96.2
	谷氨酸	260.2	84		谷氨酸-IS	265.2	89
	异亮氨酸	188.2	86.3		异亮氨酸-IS	198.2	96.1
	蛋氨酸	206.2	104.2		蛋氨酸-IS	209.2	107.2
	色氨酸	261.2	159.2		色氨酸-IS	266.2	164.2
	苯丙氨酸	222.2	120.2		苯丙氨酸-IS	230.2	128.2
	天冬氨酸	246.2	144.3		天冬氨酸-IS	249.2	147.3
	缬氨酸	174.2	72.2		缬氨酸-IS	182.2	80.1

6. 校准程序

6.1·校准品计量学溯源：溯源至××参考物质。

6.2·校准品：试剂配套专用校准品。

6.3·校准程序：参见《××高效液相色谱-质谱联用仪标准操作规程》。

7. 质量控制程序

室内质控采用仪器配套质控品，将质控品在室温下放置 15 min 左右，颠倒混匀后进行检测分析，核查数据并确定质控结果。如室内质控失控，应查找原因予以纠正，并形成记录。具体操作参见《××高效液相色谱-质谱联用仪标准操作规程》。

8. 结果计算程序原理

8.1·标准曲线的绘制方法：以 3 个校准品的标示浓度为横坐标(x)，以 3 个校准品的实际检测峰面积与各自内标峰面积的比值为纵坐标(y)，绘制标准曲线。

8.2·标准曲线方程的拟合：以 3 个校准品的峰面积比值(y)对标示浓度(x)进行线性回归。可获得回归方程：$y = a + bx$，其中 y 为纵坐标，x 为横坐标，a 为截距，b 为斜率，并计算相关系数(r)，要求 r 应不低于 0.990 0。

8.3·质控品准确率的计算：将质控品检测的化合物实际峰面积与内标峰面积的比值代入上述标准曲线方程，计算质控品中化合物的浓度。质控品准确率的要求为：靶值±3SD 范围内。

8.4·待测样本结果的计算：将待测样本的实际峰面积与内标峰面积的比值代入上述标

准曲线方程,计算待测样本中待测化合物的浓度,结果传输到 LIS 检验系统。

9. 性能参数

9.1·精密度：批内精密度小于 1/4TEa,批间精密度小于 1/3TEa。

9.2·正确度：一个完整周期内比对合格。

9.3·测量区间

检验项目	测量区间	单　位	检验项目	测量区间	单　位
丙氨酸	10～1 000	nmol/L	脯氨酸	10～1 000	nmol/L
精氨酸	3～300	nmol/L	丝氨酸	10～100	nmol/L
瓜氨酸	4～320	nmol/L	苏氨酸	5～500	nmol/L
谷氨酸	10～1 000	nmol/L	色氨酸	10～1 000	nmol/L
甘氨酸	10～1 000	nmol/L	酪氨酸	5～500	nmol/L
组氨酸	5～500	nmol/L	缬氨酸	5～500	nmol/L
亮氨酸	5～500	nmol/L	天冬酰胺	4～400	nmol/L
赖氨酸	5～500	nmol/L	天冬氨酸	2～200	nmol/L
蛋氨酸	4～400	nmol/L	异亮氨酸	5～500	nmol/L
鸟氨酸	5～500	nmol/L	苯丙氨酸	5～500	nmol/L

10. 生物参考区间

检验项目	参考区间	单　位	检验项目	参考区间	单　位
丙氨酸	153～592	nmol/L	脯氨酸	85.8～327.8	nmol/L
精氨酸	94.46～244	nmol/L	丝氨酸	53.7～216	nmol/L
瓜氨酸	13.5～63.3	nmol/L	苏氨酸	58.3～206	nmol/L
谷氨酸	41.9～236	nmol/L	色氨酸	24.6～85.7	nmol/L
甘氨酸	94.9～463	nmol/L	酪氨酸	34～101	nmol/L
组氨酸	35.4～136.2	nmol/L	缬氨酸	99.2～329	nmol/L
亮氨酸	61.2～203.8	nmol/L	天冬酰胺	22.7～115	nmol/L
赖氨酸	105～253	nmol/L	天冬氨酸	4.4～65	nmol/L
蛋氨酸	9.6～44.4	nmol/L	异亮氨酸	28.3～167.8	nmol/L
鸟氨酸	42.8～186	nmol/L	苯丙氨酸	23.5～104	nmol/L

11. 临床可报告范围

11.1·线性以内,直接报告。

11.2·低于线性下限值(小于检测下线),直接报告。

11.3·如果检测结果大于线性上限,用生理盐水稀释样本,检测结果乘以稀释倍数。

12. 临床意义

氨基酸代谢谱在肝脏疾病的辅助诊断中发挥作用,其中支链氨基酸/芳香氨基酸(缬氨酸＋亮氨酸＋异亮氨酸)/(酪氨酸＋苯丙氨酸)对于肝脏疾病(急慢性肝炎、肝硬化)的诊断及病情发展和转归判读有重要辅助价值,并对氨基酸治疗的用药进行指导。

13. 注意事项

13.1·干扰和交叉反应：血清胆红素＜250 μmol/L,甘油三酯＜1 000.5 μmol/L,对检测

结果无干扰。

13.2·检测环境温度需为 20～30℃,相对湿度需为 35％～80％。

13.3·校准品、质控品、校准品稀释液需现用现溶,内标浓缩液配制后放置于－20℃或以下条件,有效期 3 日,内标工作液需现用现配。

13.4·检测前确保色谱柱的安装、气路供应、压力指示等正常。

13.5·试剂中含有有机溶剂,可能存在一定的刺激性或毒性,勿直接接触皮肤、眼睛等,操作时做好安全防护。

13.6·新开封流动相使用前需超声处理 10～15 min。

13.7·产品标签中干粉物质的规格表示复溶后的液体体积,96 孔进样板的规格表示每个孔的最大装量。

参考文献

[1] 尚红,王毓三,申子瑜.全国临床检验操作规程[M].4 版.北京:人民卫生出版社,2015.

[2] 万学红,卢雪峰.诊断学[M].9 版.北京:人民卫生出版社,2018.

[3] 中国合格评定国家认可委员会.医学实验室质量和能力认可准则:CNAS－CL02:2023[S/OL].(2023－06－01)[2023－09－26].https://www.cnas.org.cn/rkgf/sysrk/jbzz/2023/06/911424.shtml.

[4] 中国合格评定国家认可委员会.医学实验室质量和能力认可准则的应用要求:CNAS－CL02－A001:2023[S/OL].(2023－08－01)[2023－09－26].https://www.cnas.org.cn/rkgf/sysrk/rkyyzz/2023/08/912141.shtml.

（宗　明）

第三篇

数据控制和信息管理

第七章
数据控制和信息管理程序

数据控制管理程序

××医院检验科生化组管理程序文件		文件编号：××-JYK-××-××-×××	
版本/修改：第　　版/第　　次修改		生效日期：	共　　页　第　　页
编写人：	审核人：		批准人：

1. 目的

规范实验室 LIS 系统各类和各个环节的数据管理，提高数据安全性和可靠性，进一步提升工作效率。

2. 范围

2.1・LIS 系统的数据分类包括基础数据、流程数据、结果数据和日志数据。

2.2・数据控制范围从数据的生成、采集、传输、处理、记录、报告、存储、检索和统计，直到废止。

3. 职责

3.1・医院信息管理部门负责 LIS 的安装、人员授权、数据存储和运行维护。

3.2・计算机信息管理员和专业组长负责基础数据和日志数据的维护，以及流程数据和结果数据的处理、统计和分析等。

3.3・实验室最终为 LIS 系统负责，无论其日常管理者为实验室自身或外部管理机构，如信息管理部门、LIS 系统供应商或第三方受委托公司等。

4. 程序

4.1・基础数据

4.1.1　LIS 系统在上线前，实验室应对基础数据和基础配置进行充分的准备，以供 LIS 系统及其他系统调用。否则实验室应定期验证不同系统之间基础数据的一致性。

4.1.2　与 LIS 相关的基础数据包括但不限于以下内容：检验人员信息、检验项目名称（应依据《医疗机构临床检验项目目录》规范名称）、单位、参考区间（可根据性别、年龄、周期等个性化设置）、标本类别或属性、部门和位置、检验知识库等。仅授权用户可访问或维护基础数据平台内容。

4.1.3　与 LIS 相关的基础配置包括但不限于以下内容：样品属性、校准曲线、计算公式、检验方法、质控规则、原始记录模板等配置，具体根据各项目的需求和实验室现有管理情况进行配置。

4.2・授权管理

4.2.1　实验室应通过 LIS 系统对人员进行分类授权管理，可分为管理组（包括科主任、质量/技术负责人、计算机信息管理员）、专业组长组、标本采集运送组、标本前处理组、普通用户组、试剂管理组、实习进修组、其他人员组等，其中管理组可自定义各级用户组权限。

4.2.2　岗位或设备授权：各专业组内不同岗位人员在经过专业组长能力评估合格后，由科主任或指定人员授权其相应的岗位或设备使用权限。

4.2.3　访问授权：如医院电子病历系统已通过五级或四级互联互通等级评审，院内授权用户可通过访问"患者 360 全息视图"轻松获取患者资料,否则应按以下要求仅允许授权用户访问指定内容。

4.2.3.1　访出:为方便实验室工作人员在报告审核时全面了解患者资料(如病史、药物使用情况和其他辅助检查等),可授权审核人员登录电子病历系统查询获取。

4.2.3.2　院内网络访入:由信息管理部门对临床医护人员进行授权,可通过电子病历或"患者 360 全息视图"查询患者结果。

4.2.3.3　院外网络访入:当患者通过外部网络(如官网、微信或手机 APP 等)查询已发布的检验报告,须凭其本人有效证件注册认证方可查询;适用时,如医护人员可通过外网查询检验结果时,医院信息管理部门应确保数据安全。

4.2.3.4　当员工联网查看其他计算机系统数据时,应仅授权其浏览权限,以防止意外修改或删除数据。

4.2.4　授权变更:新进员工,或离岗 6 个月以上再上岗时,或当员工轮转至新专业组时,应经过新专业组组长能力评估合格后由科主任或指定人员授权,并通知计算机信息管理员根据授权信息调整其相应权限,同时停止其原岗位的权限。

4.2.5　授权注销:当员工因离职、退休等原因离开工作岗位时,计算机信息管理员应及时注销其所有信息系统使用权限。

4.2.6　密码管理:所有人员应及时更改信息系统设置的初始登录(或审核)密码,并妥善保管,尤其权限较高的管理组和专业组长人员建议定期(至少每月更换 1 次)更换密码,避免他人误用。

4.3·流程数据

4.3.1　LIS 系统应记录检验过程所有信息,从检验项目申请、患者准备、患者识别、样本采集、运送、保存、核收、处理、检测、结果审核、报告发布和打印等环节,同时还包括不合格的退回、危急值的报告记录等,实现闭环管理。

4.3.2　流程数据一般通过条形码系统实现,除用以追踪标本状态外,还可用于分析前、分析中和分析后的质量指标分析,因此时间记录应精确到秒,同时记录各环节的处理者信息。

4.4·结果数据

4.4.1　结果数据是指实验室每日由各类分析仪检测所得的数据,可通过通讯程序自动传输或手工录入 LIS 系统。

4.4.2　应在符合供应者规定的环境下录入结果数据,同时应检查核对输入数据的正确性。若可能,结果录入应根据特定检验所预定的数值范围进行检查,以便在最终验收和报告前检测不合理或不可能的结果。

4.4.3　结果数据可为数字、文字或图片格式,LIS 系统宜通过自动化系统相关接口获取并转化为固定格式。当检测设备提供的结果为原始信号值时,LIS 系统应具备相应的计算功能进行转化。

4.4.4　如结果数据有小数时,实验室应确保 LIS 中该项目的基础配置保留适当的有效位数以确保数据具有可比性。

4.5·日志数据

4.5.1　日志数据包括 LIS 系统日常运行文件和质量管理体系工作日志数据,其中 LIS 系统运行日志数据应形成文件,并可被授权用户方便获取。

4.5.2 工作日志数据包括实验室运行质量管理体系时产生的体系文件和各类日志记录,如性能验证数据、室内质控数据、室内/室间比对数据、校准数据、试剂管理数据、环境记录等,通常以电子文档形式储存于服务器。

4.5.3 实验室应建立 SOP 以指导各类日志数据的保存与使用,确保数据不可随意被修改或删除,同时应确保数据的可溯源性。

4.5.4 实验室质量管理体系要求的文件宜采用电子文档,所有原始文件保存在服务器,以"在线"方式阅读,方便授权的计算机用户在活动实施地点获得,非授权人员不可下载、删除或编辑;不得以独立文件(如 Word 或 PDF 文档)拷贝至各台电脑进行使用。

4.5.5 授权人员对电子文档进行下载、删除或编辑时,信息系统保留其明显标识,至少包括操作人员姓名、操作时间、操作内容等信息,以确保电子文档的有效性。当信息系统无法提供在线编辑功能时,应采用纸质版根据体系的文档管理要求做好相应记录。

4.5.6 当新版本体系文件发布时,应在批准生效日前一日更新信息系统中电子文档,停用或删除旧版本电子文档,以防误用。文档管理员至少每半年收集电子文档的变更内容,并将其输入文件评审。

4.5.7 以电子表格记录的内容(如员工的培训和考核记录、环境温湿度记录、设备的维护保养记录、考勤记录等),至少保证可在线检索 2 年内的记录,超过 2 年归档后仅授权人员可在线检索。

4.5.8 文档管理员和信息管理员每半年同时对电子文档进行备份,保存于不同的储存器,应保留至少 2 年内的所有版本。当出现以下情况时,应保证所有发布形式与信息系统中的版本保持一致。

4.5.8.1 实验室电子文档与纸质版文件同时使用时。

4.5.8.2 部分受控电子文档(如样本采集手册、检验项目查询手册等)通过院外网络(如医院/科室官网、微信公众号、手机 APP 等)发布时。

4.6·数据的存储与备份

4.6.1 实验室至少每月 1 次对 LIS 系统进行双备份,保存于不同的存储媒体,其中一份数据为在线保存在专用分区,并对分区加密保护,备份文件应有清晰的标识(如 LIS + 日期 + 时间)以便运行服务器故障时得以及时恢复,另一份数据应离线保存,以防止硬件或软件故障导致患者数据丢失。每次备份后,由计算机信息管理员检查系统有无意外改变,并对数据进行验证以确保其有效性。

4.6.2 至少保证 5 年内的患者原始数据可在线检索,如信息系统变更且新系统无法兼容原数据,或超过 5 年的数据,应备份至其他存储器,确保实验室人员和临床医护人员可回溯性检索,检索方式需同临床医护人员协商后确定。

4.6.3 当系统参数和原始数据被编辑或删除时,LIS 系统应至少记录操作人员、日期和时间等信息,并在编辑或删除前做好备份工作。

4.6.4 如 LIS 系统因故障、更新等原因需关闭或重启所有或部分系统时,应暂时停止数据的传输或处理,待重启完成后再行传输或处理,以确保数据的完整性。根据预期的系统关闭时间启动相应的应急预案,尽量减少对临床提供服务的影响,并在重启后执行验证工作。

4.6.5　当实验室信息管理系统在异地或由外部供应者进行管理和维护时,实验室应确保系统的供应者或运营者符合本准则的所有适用要求。

4.7·数据共享

4.7.1　LIS系统可通过网络向临检中心等上级主管部门上报各类数据信息,如室内质量控制数据、细菌耐药数据等。

4.7.2　LIS在保证网络安全的前提下可通过数据交换平台与区域内其他合作机构间实现数据共享与交换。

参考文献

[1] 中国合格评定国家认可委员会.医学实验室质量和能力认可准则:CNAS－CL02:2023[S/OL].(2023－06－01)[2023－09－26].https://www.cnas.org.cn/rkgf/sysrk/jbzz/2023/06/911424.shtml.

[2] 中国合格评定国家认可委员会.医学实验室质量和能力认可准则的应用要求:CNAS－CL02－A001:2023[S/OL].(2023－08－01)[2023－09－26].https://www.cnas.org.cn/rkgf/sysrk/rkyyzz/2023/08/912141.shtml.

[3] 王炜,毛远丽,胡冬梅.生化检验技术与应用[M].北京:科学出版社,2021.

（顾万建）

信息安全管理程序

××医院检验科生化组管理程序文件		文件编号：××-JYK-××-××-×××	
版本/修改：第　　版/第　　次修改		生效日期：	共　　页　第　　页
编写人：	审核人：		批准人：

1. 目的

规范计算机软硬件和网络安全行为，合理引入电子签名认证服务，有效实施实验室信息系统安全风险评估，约束操作人员的使用行为，保障实验室信息系统安全。

2. 范围

适用于医院信息管理部门和所有授权的 LIS 系统使用人员。

3. 职责

3.1·医院信息管理部门负责信息系统数据的定期备份、软硬件故障排除和应急物资的保障等工作。

3.2·实验室管理层负责制定、批准和发布信息安全策略，并传达给员工和相关外部方，每年或当发生重大变化时进行评审以确保其持续的适宜性、充分性和有效性。

3.3·所有使用人员有责任确保数据的安全性和有效性，及时发现和纠正存在的安全问题，熟知故障和应急情况的处理。

4. 计算机系统安全管理

4.1·计算机系统硬件的安全管理

4.1.1　计算机及附加设备的放置地点应保持清洁，其环境应符合厂商的规定和消防要求，一般情况下，温度宜控制在 10～35℃，相对湿度在 20％～80％，其他还应满足以下条件。

4.1.1.1　避开发生火灾危险程度较高的区域；避开产生粉尘、油烟、有害气体源以及存放腐蚀、易燃、易爆物品的地方；避开低洼、潮湿、落雷、重盐害区域和地震频繁的地方。

4.1.1.2　避开强振动源和强噪声源；避开强电磁场的干扰；避免设在建筑物的高层和地下室，以及用水设备的下层或隔壁；远离核辐射源。

4.1.1.3　其他相关要求应满足 GB/T 9361—2011《计算机场地安全要求》。

4.1.2　通行区内的电线和计算机缆线须有线槽保护，确保不影响通行和线缆的安全；所有线缆应有序整理，便于计算机信息管理员进行故障排除。

4.1.3　LIS 系统的服务器和数据处理有关的计算机应配备不间断电源，以防止意外断电时信息系统中数据的损坏和丢失。

4.1.4　实验室内所有安装 LIS 系统或与医院信息系统联网的计算机应通过有效手段禁用光盘驱动器和 USB 接口，如拆除硬件或由软件控制单向写入功能，以防病毒感染和扩散。

4.2·计算机系统软件的安全管理

4.2.1　LIS 系统的安装和运行应在符合供应商规定的环境下（如 NET 环境）操作。

4.2.2　安装 LIS 系统的计算机不得安装其他非授权软件，避免软件冲突造成信息系统故障。

4.2.3　每台计算机由医院信息管理部门统一安装授权的正版杀毒软件并定期更新,对系统漏洞进行扫描;发现感染计算机病毒的,应立即断网杀毒,以免病毒通过网络传播至整个局域网。

4.2.4　计算机系统硬盘宜分区,LIS系统应安装在系统盘或专用分区,该分区应加密保护,防止非授权人员访问。

4.2.5　应为LIS系统的正常运行配备必要的软件或插件,如Office、PDF、Flash等。

4.3・计算机系统的网络安全管理

4.3.1　由医院信息管理部门为每台计算机终端统一配置固定IP地址,计算机使用人员不得擅自更改IP地址。

4.3.2　计算机系统应启用防火墙,对局域网用户只开启工作需要的网络服务,如HTTP/POP3/SMTP等,针对局域网内终端制定相应的防火墙策略和上网行为管理策略。

4.3.3　服务器超级管理员账号、数据库连接账号、协同OA系统管理员账号由医院信息管理部门统一设置和监督管理,密码强度必须达到规定标准并定期更换密码。

4.3.4　如果其他计算机系统(如药房和电子病历系统)的信息可通过实验室的计算机系统获得,应设有适当的计算机安全措施防止非授权获得这些信息。

4.3.5　各联网计算机的信息系统软件安装盘及本地数据存储盘须设密码保护,由信息管理员或授权人员保管,防止通过其他计算机系统(如药房或电子病历系统)非授权获得或更改患者数据。

4.3.6　如患者检验结果可通过外部网络(如医院官网和手机APP等)查询,宜在内外部网络间建立数据交换平台,以免非法入侵或病毒感染致信息系统瘫痪。

4.3.7　实验室与其他合作单位(如受委托实验室和基层医疗单位)间应使用专用网络线路传输检验结果,以免被非法接收或拦截。

4.3.8　实验室内部数据传输(如仪器设备与LIS系统间)避免采用无线网络,如必须采用时,应设密码保护以免被非法接收或拦截。

4.3.9　信息系统应实时识别和记录接触或修改过患者数据、控制文件或计算机程序的人员信息、时间信息等。

4.4・电子签名认证

4.4.1　为保证检验报告电子签名的法律效力,保护医患双方的合法权益,LIS系统宜通过引入合法的第三方安全认证系统,结合数字证书运行,以降低实验室运营风险,建立内部责任认定体系。

4.4.2　应选择合法的电子认证服务提供商,必须按照《卫生系统电子认证服务管理办法(试行)》[卫办发(2009)125号]文件的要求,选择已接入国家卫生健康委员会电子认证服务机构提供服务。

4.4.3　第三方认证服务机构应提供身份认证、数字签名、数据加密、时间戳、电子签章服务,从可信身份、可信行为、可信数据和可信时间构建可信的医疗数据平台。

4.4.4　为LIS系统的每位授权用户颁发数字证书身份凭证,并使用数字证书登录LIS系统,通过电子签名客户端,实现强身份认证。

5. 信息系统安全风险评估

5.1・作为风险管理的一部分,实验室每年应组织和实施信息系统安全风险评估,建立和执行信息安全风险评估的接受准则,确保重复性的信息安全风险评估可产生一致的、有效的和可比较的结果。

5.2·通过信息安全风险评估过程来识别信息丧失保密性、完整性和可用性的相关风险及风险责任人,评估风险可导致的潜在影响及发生可能性,从而确定风险级别。潜在风险的问题可包括:

5.2.1 在整个检验过程中正确识别和追溯患者及所有相关人员的能力;能够正确地传输和显示可读和可理解的信息,包括医嘱申请、检验结果和可能影响解释的样品或检验问题。

5.2.2 容许实验室信息系统中断和(或)从中断中恢复的能力;中间件的完整性和可靠性;侵入与互联网直接或间接连接的系统,并更改或窃取患者数据的可能性;网络安全的通用性关注。

5.3·将风险分析结果同已建立的风险准则进行比较,确定已分析风险的优先级,实验室应保留风险评估过程的文件记录。

5.4·根据风险等级,选择适当的信息安全风险处置选项和必需的控制措施,并获得风险责任人对处置计划以及接收信息安全残余风险的批准。

6. 记录表格

《信息系统不安全事件记录表》《信息系统安全风险评估表》。

参考文献

[1] 中国合格评定国家认可委员会.医学实验室质量和能力认可准则:CNAS - CL02:2023[S/OL].(2023 - 06 - 01)[2023 - 09 - 26].https://www.cnas.org.cn/rkgf/sysrk/jbzz/2023/06/911424.shtml.

[2] 中国合格评定国家认可委员会.医学实验室质量和能力认可准则的应用要求:CNAS - CL02 - A001:2023[S/OL].(2023 - 08 - 01)[2023 - 09 - 26].https://www.cnas.org.cn/rkgf/sysrk/rkyyzz/2023/08/912141.shtml.

(顾万建)

信息系统管理程序

××医院检验科生化组管理程序文件		文件编号：××-JYK-××-××-×××	
版本/修改：第　　版/第　　次修改		生效日期：	共　页　第　页
编写人：		审核人：	批准人：

1. 目的

规范 LIS 系统的引入与验收，定期组织和实施性能验证，有效配置 LIS 系统预警功能，强化报告管理和质量指标管理，使 LIS 系统的软件质量及检测过程的质量得以保障。

2. 范围

适用于医院信息管理部门和实验室所有授权使用人员。

3. 职责

3.1·医院信息管理部门和科主任负责 LIS 系统的引入与验收，加强 LIS 运行中的质量管理。

3.2·计算机信息管理员负责信息系统基本参数的配置、预警触发规则的设置等。

3.3·专业组长和计算机信息管理员共同负责对 LIS 系统的定期或不定期的性能验证、自动选择和报告标准的制定，以及质量指标的定期统计。

4. 程序

4.1·LIS 系统的引入与验收

4.1.1　根据实验室的设备情况、数据处理要求及其他相关管理要求，对 LIS 系统开展全面的调研、确认与运行验证。拟引入的 LIS 系统与医院的网络信息平台应能兼容。

4.1.2　在引入前，供应商与医院信息管理部门、实验室共同就功能需求、合作协议等内容对 LIS 系统进行确认，并由医院信息管理部门进行验证，确保与医院其他相关的信息系统，如实验室设备、电子病历系统及其他合作单位之间的接口正常运行。

4.1.3　常用的商业现成软件在其设计的应用范围内使用可被视为已经过充分的确认，如 Word、Excel、WPS 等文字处理和电子表格软件，以及质量管理软件程序。

4.1.4　在使用前，系统的任何变化均获得实验室的授权和合格验证；实验室应制定详细的操作规程并授权发布，用以指导员工的常规操作、故障修复、应急保障等。

4.1.5　对新引进的 LIS 系统在使用 6 个月后（或部分功能升级 3 个月后）进行全面验收，应至少满足以下合格标准。

4.1.5.1　新的或升级后的 LIS 系统具备实验室的所有功能需求（以合同为准）。

4.1.5.2　与医院其他相关信息系统间的接口正常运行，性能验证合格。

4.1.5.3　试运行期间无重大故障出现（以不影响报告的 TAT 或数据处理的准确性为准）。

4.2·LIS 系统的性能验证：为确保 LIS 系统正常运行，与其他信息系统间的接口运行正常，防止数据传输错误，在引入前、使用后验收、系统（包括与之相关的医院其他信息系统）升级后、故障（含设备的通讯端口故障）修复后、新增设备后、备份后及定期（每季度）对 LIS 系统须进行性能验证，并保存记录。验证方法如下。

4.2.1 数据传输一致性验证

4.2.1.1 每季度对 LIS 系统中的最终检验报告结果与仪器原始数据(包括复检数据)及其他系统(如医护工作站、官网/微信/APP 报告查询系统、自助报告系统等)中的结果进行一致性验证,应覆盖每台设备的所有检测项目,每项目不少于 5 份数据。

4.2.1.2 在使用后验收、系统升级、故障修复、新增设备后等情况,应至少分 2～3 批进行传输验证,每批次传输 20～100 份标本数据,观察是否有漏传、数据错误、乱序等现象。

4.2.1.3 如设备通过双向通信检测标本,除验证原始数据一致性外,每季度还应验证检测设备读取条码原始信息的准确性,观察是否有漏项、错项、多项等现象。

4.2.2 数据处理准确性验证:每季度对 LIS 系统数据处理的准确性进行验证,包括但不限于以下几种类型。

4.2.2.1 检测结果的转换,如将吸光度值转变为阴/阳性结果。

4.2.2.2 检测结果的表达方式,如转换为科学计数法。

4.2.2.3 通过预设公式的计算,如球蛋白、非结合胆红素、肾小球滤过率等。

4.2.2.4 自动化注释功能,如录入特定的检验结果能否启动自动化注释。

4.2.2.5 质控图的绘制,如是否能按设定的质控规则对失控做出实时判断。

4.2.2.6 图像结果的处理,如蛋白电泳、染色体、自身抗体、细胞形态学分析等图像的显示是否正确。

4.2.3 报告格式规范性验证:在数据传输一致性和数据处理准确性的基础上,至少每半年应对报告格式规范性进行验证,尤其在系统升级或项目变更后,最终报告(包括纸质版和电子版)应满足 CNAS－CL02:2023 条款 7.4.1.6 报告内容的要求。

4.2.4 副本内容一致性验证:实验室至少每半年对不同系统中维护内容的多个副本(如 LIS 系统和医护工作站中的生物参考区间表、样本采集注意事项等)进行核查,以确保在使用过程中所有副本的一致性。医院宜建立基础数据平台以供各系统使用,否则其他系统中的副本内容宜直接从 LIS 系统中读取,而非单独维护。

4.2.5 预警触发准确性验证:对急诊优先预警、危急值预警、特别异常结果预警、送检延时或检测超时预警等各类报警触发条件每半年进行验证,应覆盖所有预警规则并达到 90％以上触发率。

4.3·预警触发管理

4.3.1 LIS 系统应能够及时识别急诊标本、危急值和特别异常结果、送检延时或检测超时的标本,并通过闪屏、锁屏或声音提示等方式发出预警。

4.3.2 应提供给临床医生开具急诊检验的清单和权限,在医护工作站和 LIS 系统能够清楚识别急诊标本,实验室应设定急诊标本的接收时限和检测时限,LIS 系统能根据该时限发出预警以便优先处理。

4.3.3 对检测时限要求严格的标本(如血气、血氨、凝血等),LIS 系统应提供预警功能并可根据项目设置不同的预警时间,以便进行优先处理或对送检延时标本进行拒收,避免超时送检造成检测结果的严重偏离,影响临床应用的可靠性。

4.3.4 实验室应与临床共同制定危急值报告制度,LIS 系统可根据不同科室、不同项目或不同病种对危急值进行个性化设置,一旦出现检验危急值,LIS 系统应能提供以下方式预警功能。

4.3.4.1 通信危急值预警：当仪器原始结果传入信息系统时（特别注意：仪器中必须设置为自动传输），即触发预警功能，便于操作人员在第一时间对危急值进行处理。

4.3.4.2 审核危急值预警：即报告审核时发出预警，信息系统应弹出处理窗口，用于填写复检结果、处理措施、与临床沟通情况等信息，并审核发送。

4.3.4.3 通知危急值预警：当危急值检验报告发送至医护工作站时，立即触发其系统预警功能，为防止医护人员不在工作站，或门诊患者出现危急值时，实验室同时通过电话、短信、或微信等方式通知相关责任人员。

4.3.5 当报告危急值时，信息系统应至少采集记录标本的送检/接收信息、患者相关信息、复检/复查记录、危急值的接收者、接收的日期和时间、临床沟通信息，以及实验室通知者、通知的日期和时间等。

4.3.6 在发出报告前 LIS 系统能发现不合理或不可能的结果（如比值倒置、负值结果、结果超出生理病理可允许范围等），并提示操作人员进行相应处理，当患者数据修改后，应能显示原始数据及修改信息。

4.4·结果的自动选择和报告管理

4.4.1 实验室应制定详细的、易于获取并可被员工理解的自动选择和报告标准，如与历史数据的变化比较、与其他关联数据的比较、不合理或不可能结果和危急值结果等。

4.4.2 在紧急情况下可快速暂停或关闭自动审核和报告系统，并有效识别和回收已经自动审核的报告。

4.4.3 LIS 系统主界面可显示从仪器导入的分析警示信息，并将其用于自动选择和报告的标准中进行综合分析。

4.4.4 自动选择和报告的标准中应包括可能改变检验结果的样品干扰（如溶血、黄疸、脂血等），并在最终报告中有备注说明。

4.4.5 LIS 系统应提供自动化注释功能，对于部分特定的检验结果，无论自动审核或人工复核，根据检验结果可自动匹配预设的注释。

4.4.6 LIS 系统应提供并完全可以复现检验结果必要的附加信息，包括不确定度、生物参考区间、检验结果所附的警示、脚注或备注，其中备注功能可分为两种：① 第一种为解释性备注，使用客户可见，即备注内容呈现在最终报告单；② 第二种为使用性备注，仅实验室授权人员可见，主要用于记录实验室操作人员在处理部分特殊标本时以备回溯的内容。

4.4.7 在主操作界面能直接显示至少近 5 次的患者历史数据，或通过按钮可回顾该患者在 LIS 系统中的所有结果，以备检验人员在报告审核时进行检测数据的历史比较。

4.4.8 为便于检验人员在报告审核时参考患者的病案资料，在 LIS 系统主界面应能直接显示患者的诊断信息，并通过一键式按钮链接至电子病历系统。

4.5·质量指标管理

4.5.1 LIS 系统应能提供临床实验室质量指标的统计功能和实时监控功能，如不合格样本率、标本周转时间（包括检验前和检验中）、检验报告错误率、报告召回率、危急值通报率、室内质控失控率等。

4.5.2 实验室所有的检测标本应使用条形码，以便全程监控检验标本。通过 LIS 系统记录检验标本的每个节点(包括医嘱申请、标本采集、送检、签收/拒收、检测、审核、报告打印、标本归档和销毁等),记录时间应精确至秒,实现标本周转时间(turn around time,TAT)的监控。

4.5.3   LIS系统应记录所有不合格标本的处理过程,通过横向监测各专业组的不合格标本率和纵向监控各病区的不合格标本率实现对标本的有效管理。

4.5.4   通过室内质量控制管理模块,采集各检测项目的质控信息,实现质控的失控率、检验项目总误差等关键质量指标的监测。

4.5.5   借助LIS系统预警功能机制,实现对危急值通报率、检验报告错误率等关键质量标本的监测。

5. 记录表格

《实验室信息系统备份记录表》《系统性能验证记录表》。

参考文献

[1] 中国合格评定国家认可委员会.医学实验室质量和能力认可准则:CNAS‐CL02:2023[S/OL].(2023‐06‐01)[2023‐09‐26].https://www.cnas.org.cn/rkgf/sysrk/jbzz/2023/06/911424.shtml.

[2] 中国合格评定国家认可委员会.医学实验室质量和能力认可准则的应用要求:CNAS‐CL02‐A001:2023[S/OL].(2023‐08‐01)[2023‐09‐26].https://www.cnas.org.cn/rkgf/sysrk/rkyyzz/2023/08/912141.shtml.

[3] 国家卫生和计划生育委员会.临床实验室质量指标:WS/T 496—2017[S/OL].(2017‐01‐15)[2023‐09‐26].http://www.nhc.gov.cn/wjw/s9492/201702/93f8eb60e0f34fc896af74f13ac53562.shtml.

[4] 郭野,陈倩,吴卫,等.实验室信息管理系统在检验质量关键指标管理中的应用[J].中华医学杂志,2015,12:898‐902.

(顾万建)

第八章
检验信息系统标准操作规程

检验信息系统标准操作规程

××医院检验科生化组管理程序文件	文件编号：××-JYK-××-××-×××	
版本/修改：第　版/第　次修改	生效日期：	共　页　第　页
编写人：	审核人：	批准人：

1. 目的

制定 LIS 系统的基本架构要求和标准化操作规程，指导实验室合理选择 LIS 的功能，规范操作人员的使用，以满足实验室质量管理的要求。

2. 范围

适用于临床生化专业组所有使用信息系统的授权人员。

3. 职责

3.1·计算机信息管理员负责 LIS 系统标准操作规程的编写。

3.2·技术负责人负责 LIS 系统标准操作规程的审核和发布。

4. 程序

4.1·系统安装和登录

4.1.1　首先由计算机信息管理员确认 LIS 系统安装的环境符合要求，然后根据厂商说明书逐步安装 LIS 系统，并配置相应的系统参数。

4.1.2　LIS 系统安装完成后，首先插入数字证书凭证（实验室通过第三方电子签名认证情况下），双击桌面"LIS 系统"图标，显示系统登录界面，输入"用户名"和"用户密码"进入系统。如出现"数据库连接失败"，说明网络配置不正确。

4.1.3　系统退出：用鼠标点击 LIS 系统主界面菜单"退出系统"，弹出"确认退出系统"窗口，点击确定即可；在无任何操作达 10 min 后（时间可由用户自由设定），LIS 系统自动退出。

4.1.4　授权用户凭初始密码登录系统后，可进入"系统管理"菜单修改个人口令，以确保账户安全性。

4.1.5　登录系统后，如同一用户拥有多个部门的操作权限（如生化专业组和急诊专业组）时，可直接通过切换部门，选择相应的检验部门直接进入。

4.1.6　主界面菜单宜支持个性化设置，在无法显示所有菜单时，应至少保留常用的功能模块，以方便用户切换，其他模块则可通过"切换角色"方式进入。

4.1.7　审核人员须在操作人员登录系统后方可登录，除特殊情况外（如夜间值班期间），审核人员和操作人员不可为同一人；需双人审核的报告，可允许 2 名审核人员同时登录。

4.2·检验医嘱申请（医生工作站）

4.2.1　为方便临床医生申请检验医嘱，实验室应为临床医生维护可开展的检验项目清单和常用组合；检验组合可根据科室偏好或临床医生个人喜好进行个性化设置；应检验项目或组合的模糊查询功能，如通过任意名称的任意字段、拼音首字母或常用英文缩写进行模糊查询。

4.2.2　如 LIS 系统不包含医生工作站，则检验医嘱申请在电子病历系统中执行，通过

LIS和电子病历系统建立无缝连接,直接读取电子病历中的检验申请单。

4.2.3 在LIS系统(或电子病历系统)应授权责任医生检验医嘱编辑、删除和增加等功能,以及追加申请、急诊申请、预申请等功能。

4.2.4 医嘱申请界面应提供检测项目的自动注释功能,如可查看各检验项目的价格、报告时限、临床意义等内容。

4.3・标本采集和条码管理(护士工作站)

4.3.1 住院护士登录系统后,进入护士工作站(或条码管理模块),即可浏览已申请的检验医嘱,并以采集容器的颜色区别显示,以提醒护士选择正确的采集容器,点击"生成条码",并打印条码,粘贴于采集容器,即可执行标本采集。

4.3.2 门急诊患者凭就诊卡(或导诊单、或申请单)至标本采集处,护士在LIS系统中扫描录入就诊卡号,即可浏览患者交费情况、检验项目,点击"生成条码",并打印条码,粘贴于采集容器,即可执行标本采集。

4.3.3 条码管理模块可根据患者的医嘱要求(如分批次采集、限定日期采集)进行选择性勾选生成条码,或撤销已生成条码。

4.3.4 门急诊标本采集时,针对不同的标本采集窗口(如血液采集、尿液采集等)可设置相应的标本类型,以便于采集人员一键生成所需的条码。

4.3.5 为避免患者(尤其是血液系统疾病、肿瘤疾病等)在血液检验时抽血过多,条码管理模块中应提供"并管"功能和设置,同一专业组检测的同类型项目在满足检测量的情况下尽可能减少抽血管数,如肝功能和肾功能两条医嘱可合并为一管。

4.3.6 条码管理模块应提供样本采集手册或样本采集注意事项,根据检验项目的不同自动提示采集注意事项。

4.3.7 如使用标本采集一体化系统时,LIS系统应能根据急诊、检测时限限制等特殊条件,对该类患者优先采集。

4.4・标本送检与接收

4.4.1 送检打包:由标本运送人员将已采集好的标本扫描条码录入系统,根据送检地点或检测单元的不同分包裹打包,每一包裹生成送检条码。

4.4.2 标本接收:由标本前处理组或检测单元人员扫描包裹条码批量接收或逐个标本扫描进行接收,针对住院患者标本在接收同时即完成费用的收取,标本接收窗口对急诊优先、送检超时应有预警功能,并由送检人员凭账号密码当场确认。

4.4.3 标本拒收:当发现不合格标本时,进入标本拒收界面,扫描录入标本信息,记录不合格原因,退回标本采集单位,并发出预警提醒采集人员及时处理。

4.4.4 取消接收:当不合格标本无法采集、患者拒绝检查等原因,某标本不再检查时,需进入取消接收界面,扫描录入标本信息,点击取消接收,退回医嘱和相应费用。

4.4.5 外送登记:委托其他实验室的检测标本应在外送登记窗口逐一打码登记,并打包成包裹送检。

4.5・主业务操作模块

4.5.1 信息录入:在标本接收时选择相应的检测仪器和"自动分配样本号",即可录入标本信息;亦可在标本接收后由检测单元在主界面导入标本接收清单或逐个扫描录入标本信息。

4.5.2 结果录入：与仪器直接连接，或通过网络连接，自动接收仪器检测结果，避免手工录入数据；对于部分手工检测项目，LIS系统应提供批量录入功能。

4.5.3 结果浏览：应至少提供序号、代号、项目名称、检测结果、结果提示、修改记录、参考区间、近5次历史数据等信息；蛋白电泳、血细胞分析等项目应提供图形显示。

4.5.4 历史比较：在操作主界面应至少显示该患者近5次的同项目检测结果，并提供快捷按钮以追溯同台设备历次所有检测结果或其他设备的结果，以供工作人员结果审核时参考。

4.5.5 校验修正：该界面可提供对异常数据的批量修正，包括固定和比例修正两种方式，同时可统计设定范围内某项目的均值、标准差、最大值和最小值等。

4.5.6 结果审核：包括批量审核和单个标本审核；每个标本应可标注需复检、已复检、已审核、已打印等状态；通过延迟时间或二次审核使结果审核与结果发布分开，以防止过失性操作导致错误结果发布。

4.5.7 报告发布：实验室负责人应对LIS和各电子终端（如APP、微信公众号/小程序等）中实验室报告的内容和格式进行审核、批准，并征求临床医护人员的意见。宜采用PDF格式发布报告。

4.5.8 分级报告：微生物实验室血液、脑脊液等样品的培养鉴定结果应及时发送分级报告。

4.6 · 辅助业务操作模块

4.6.1 温湿度记录：可设置实验室各房间和冰箱温度、湿度记录，并可填写失控记录和纠正措施等，宜接入冷链系统采集相应数据。

4.6.2 仪器使用及维护保养记录：根据已维护的设备清单，为需要维护保养的设备建立记录清单，需遵循制造商建议分别设置每日、每周、每月、每季度、每半年或每年保养计划。

4.6.3 标本存放记录：记录每个标本储存的包裹号以及冰箱编号和冰箱内位置，便于复检标本的查找或储存到期标本的有序丢弃。

4.6.4 考勤排班：可与刷卡系统、面部识别系统或指纹登记系统连接，记录每位工作人员的考勤；根据预设规则自动排班或手动排班。

4.6.5 适用时，LIS系统应建立专家知识库系统，根据测定结果和对患者资料的综合分析处理，提出可能性较大的诊断意见，供临床医师参考。

4.7 · 统计查询模块

4.7.1 报告单查询：支持模糊查询，可按病案号、姓名、性别、年龄、科室、病区、床位、申请医生、标本类型、检验部门、检验仪器、临床诊断、检查目的、检验项目等单项条件或多项条件复合查询；可根据单项目或多项目预设值条件进行查询，如血糖>11.1 mmol/L和胆固醇>5.70 mmol/L。

4.7.2 数据修改查询：支持对设定时间内指定检验部门或检验仪器的患者信息、检测结果的修改查询，至少应提供修改前数据、修改后数据、修改时间、修改内容和修改人操作记录。实验室应确保修改的记录可追溯到之前的版本或原始记录。

4.7.3 危急值查询与统计分析：可根据指定日期范围、标本来源、检验科室、危急值项目等条件查询危急值报表,并根据预设的 TAT 目标值判断危急值报告及时率等信息。

4.7.4　检验工作清单查询:为便于手工检测项目的信息核对,应提供根据日期范围、检验科室、检验仪器、样本号范围进行查询并生成工作清单,并可依据检验项目、检测结果、申请科室或检查目的等条件进行过滤。

4.7.5　标本监控和状态查询与统计分析:可根据预设的申请时间或接收时间、标本状态、标本来源等条件下的指定项目或组合进行全程监控和统计分析,并依据设定的 TAT 目标值做出判断,针对每个标本可详细显示其申请、采集、送检、接收、检测、审核、发布等节点的周转明细表。

4.7.6　标本合格率统计:可根据标本来源、日期范围、申请科室、检验科室等条件查询送检标本总数、不合格标本数、不合格原因等信息,并与设定的不合格样本率比较做出判断。

4.7.7　结果趋势分析:为方便观察同一患者多次检测结果的变化趋势,应可根据唯一识别号,如门诊号、住院号等查询指定日期范围内所有检验项目的结果趋势分析,并提供结果趋势分析图。

4.7.8　工作量统计分析:应至少支持依据检测日期、就诊类型、送检科室、检验部门、申请医生、检验医生、检验仪器、样本类型、检验项目、性别、组合项目等条件进行查询,查询结果包括检测总人次、总项次、单项和总额等信息。

4.7.9　工作进度统计分析:可通过设定日期范围和检验部门进行统计工作进度情况,以便科主任或专业组长掌握工作进展情况,统计结果以统计图和统计表显示,至少包括已申请未接收标本、已接收标本中取消审核、无结果、已打印、已审核、有结果等状态下样本总数、所占比例及具体的样本号。

4.7.10　未按时接收或报告检验单查询:对未按时接收或报告标本,除了应提供预警功能外,还可根据指定日期、检验部门等查询清单,以便对不及时标本进行分析和原因输入。

4.7.11　复检记录查询:适用时,可提供对指定日期、检验科室、标本类型、检验仪器等条件下的复检记录查询,如血细胞形态学复检记录,至少包括标本基本信息、镜检条件、镜检结果、复检者等信息。

4.8·资料打印模块

4.8.1　报表设计:LIS 系统应有多种模板供选择,如支持不同格式的纸张、自动单双列模式、套打、彩打等,以方便打印不同报表时选择合适的模板。

4.8.2　打印机设置:支持打印机的方便切换和设置,如条码打印机、回执打印机、黑白普通打印机、彩色图文报告打印机、单面/双面打印等;可支持多打印机同步打印,如门诊患者条码和回执单同时打印。

4.8.3　报告单打印:根据 4.7.1 查询结果提供预览和打印功能,可实现单页或多页连续打印,以及不同打印载体的选择,如 PDF、16K 规格或 A5 规格纸张。

4.8.4　工作清单打印:根据 4.7.4 查询结果提供打印功能,并可由操作人员筛选需打印的基本信息。

4.8.5　异常结果打印:应支持对日期范围、标本来源、申请科室、检验部门、检验仪器、检验项目等指定条件下的异常结果查询打印功能。

4.8.6　收费清单打印:为方便查询住院患者的收费记录,应提供住院患者已收费清单的打印功能。

4.8.7　标本条码打印：门诊患者凭收费凭证可在 LIS 系统中生成相应的标本条码；住院患者依据已提交医嘱生成相应的标本条码；标本采集人员可根据当日检验要求选择相应的医嘱生成和打印条码；对已生成或打印条码可取消；条码信息应包含患者基本信息、检验目的和采集信息。

4.9　质控管理模块

4.9.1　质控方案配置：可根据设备或手工项目配置质控方案，包括质控方案名称、选择报表类型、启用/结束日期、每日/每批必须完成时间和数据确认时间、当前使用的质控批号、质控标本号或通道号、失控判断规则等信息。

4.9.2　质控靶值设置：为当前使用的质控批号设定靶值和标准差，应提供固定靶值、浮动靶值两种设置方式。当质控靶值和标准差调整时，应自动判断原数据在控状态。

4.9.3　质控规则维护：可自由设定各项目的质控规则，如定量检测项目至少提供 1_{2s}/1_{3s}/2_{2s}/R_{4s}/4_{1s}/$10_{\bar{x}}$ 等规则，定性检测项目以偏差不超过 1 个等级为质控规则。

4.9.4　质控数据输入：为部分手工检测项目提供质控数据输入功能。特别注意：此界面应屏蔽所有仪器检测的传输入质控模块的结果，以防止数据被修改。

4.9.5　质控月报表：可按完整月或自由设定时间显示报表，至少提供 L-J 质控图和 Z 分数图报表；其他基本要素包括质控结果、质控物名称、浓度、批号和有效期、质控图的中心线和控制界线、分析仪器名称和唯一标识、方法学名称、检验项目名称、试剂和校准物批号、每个数据点的日期和时间、干预行为的记录、质控人员及审核人员的签字；Z 分数中不同水平的质控图应以不同颜色或形状加以区分。

4.9.6　质控日报表：直接浏览当日选定仪器的质控结果和质控状态，应提供操作人员的初级审核和专业组长、质量负责人的主管审核功能，当有失控存在时无法审核通过。

4.9.7　质控年报表：指定仪器所有项目的室内质控年度统计汇总，包括每月失控次数、均值和标准差变化情况、评语等。

4.9.8　其他辅助功能：同一项目在不同仪器检测时，提供室内质控结果的比对情况；每月室内质控结果可导出，其格式宜满足临检中心的上报格式；失控后进行留样再测处理，应支持原始数据录入及结果判断功能；提供对失控结果处理的原始数据记录功能，如上传照片；宜提供西格玛性能验证图，以方便实验室选择合适的质控规则。

4.10·代码设置模块

4.10.1　检验项目设置

4.10.1.1　项目基本信息包括项目名称、英文名称和缩写、标本类型、单位、结果性质（定量或定性）、结果提示、周期类别、结果有效位数、价格、默认结果、父类项目、使用状态、是否为急诊项目、是否为危急值项目（需设置警告范围）、打印次序、参考区间、使用科室、检测设备等内容。

4.10.1.2　审核逻辑规则可依据历史数据判断、其他关联项目判断等规则用于检验结果的自动选择和报告，或危急值和特别异常结果的预警功能。

4.10.1.3　设置项目组合，宜将同类型的标本和在同一专业组检测的项目进行组合。

4.10.1.4　设置不同项目的取单时间和地点，并设定 TAT 目标值，以便于检测超时发出预警。其中取单时间包括固定描述类型、每日描述类型、每周描述类型、每月描述类型、特殊描述类型和相对时间类型等。

4.10.2 收费项目设置：为每一检测项目设置价格、计费单位、执行科室等信息，其代码应与医院收费系统保持一致。

4.10.3 样本类型设置：列举实验室可检测的所有标本类型，如血清、血液、动脉血、脐血、血浆、全血、尿液、中段尿、尿道分泌物、粪便、咽拭子、阴道分泌物等，每一种标本类型包括拼音码、五笔码、显示次序等信息。

4.10.4 诊断代码设置：LIS 系统应直接从电子病历系统读取患者诊断信息，如无法读取时，应按 GB/T 14396—2016《疾病分类与代码》维护相应的诊断代码。

4.10.5 科室代码设置：科室代码即科室的唯一标识，不可重复，包括所有临床科室，必要时可增加其他医技科室（如放射科、病理科、超声诊断科等）和行政科室。

4.10.6 设备种类和清单维护：实验室应维护相应的设备种类清单，如血细胞分析仪、凝血分析仪、生化分析仪等；为每台设备根据放置地点或设备种类赋予唯一性编号，在相应设备下包含其基本信息，如设备名称、类型、型号、生产厂商、序列号、购买日期、安装日期、使用部门等信息，并附有使用说明书、操作规程、维护保养规程、检定/校准规程等。

4.10.7 仪器通道设置：设置仪器的检验项目和样本类型通道与检验项目的一一对应关系，为仪器送回检验项目结果做准备。

4.10.8 通讯参数设置：设置每台仪器传输协议的应用参数，包括通讯口、波特率、奇偶校验、数据位、停止位、协议、双向通讯模式等参数。

4.10.9 计算公式设置：为实验室常用计算项目，如球蛋白、间接胆红素、肾小球滤过率等项目设置计算公式，LIS 系统应至少提供加、减、乘、除、对数、幂等计算功能。

4.10.10 本地参数设置：包括本地设备配置中选择需要通过通信系统传输的设置、系统默认的当前科室代码、主业务操作中增加患者样本时对应的默认值（如样本类型、默认输入码、默认样本号代码以及标本状态等）。

4.10.11 系统参数设置：包括报告单打印格式、门诊报告有效天数、与其他系统间的接口等，由 LIS 系统工程师预先根据实验室要求设置，一般情况下不做修改。

4.10.12 其他代码设置：为主业务系统操作维护必备的常用字典，如结果提示、危急值备注、血型、月经周期、培养结果、不合格标本类型及原因、失控原因、滴度、结果解释性注释等。

参考文献

[1] 中国合格评定国家认可委员会.医学实验室质量和能力认可准则：CNAS - CL02：2023[S/OL].(2023 - 06 - 01)[2023 - 09 - 26].https://www.cnas.org.cn/rkgf/sysrk/jbzz/2023/06/911424.shtml.

[2] 中国合格评定国家认可委员会.医学实验室质量和能力认可准则的应用要求：CNAS - CL02 - A001：2023[S/OL].(2023 - 08 - 01)[2023 - 09 - 26].https://www.cnas.org.cn/rkgf/sysrk/rkyyzz/2023/08/912141.shtml.

[3] 李小强,豆虎,蒙建军,等.实验室信息系统特色管理模块的开发与应用[J].临床检验杂志,2013,31(11)：812 - 813.

[4] 王炜,毛远丽,胡冬梅.生化检验技术与应用[M].北京：科学出版社,2021.

（顾万建）

检验信息系统突发事件应急处理方案		
××医院检验科生化组管理程序文件	文件编号：××-JYK-××-××-×××	
版本/修改：第　　版/第　　次修改	生效日期：	共　　页　第　　页
编写人：	审核人：	批准人：

1. 目的
为有效防范检验信息系统运行过程中产生的风险,预防和减少突发事件造成的危害和损失,建立和健全信息系统突发事件应急机制,提高应急处理和保障能力,确保患者在特殊情况下能够得到及时、有效的诊疗。

2. 范围
适用于医院信息管理部门和实验室所有授权使用人员。

3. 职责
3.1·应急工作小组负责应急演练的实施、人员的培训和突发事件的应急响应。

3.2·信息管理部门负责应急物质的保障、突发事件的紧急维修等工作。

3.3·技术负责人负责每年突发事件的评审,制定适宜的纠正措施和预防措施。

3.4·所有操作人员有责任确保数据的安全性和有效性,熟知故障和应急情况的处理。

4. 程序
4.1·定义和分类：信息系统突发事件是指突然发生的,信息系统无法提供正常服务功能,必须采取应急措施予以处置的事件。根据事件发生前是否知晓分为可预知性信息系统突发事件和不可预知性信息系统突发事件,其中后者的影响程度相对较大,实验室应着重此类事件应急预案的培训与演练。根据信息系统突发事件的发生原因、性质和机制可分为3种类型。

4.1.1 攻击类事件：通过网络或其他技术手段,利用信息系统的配置、协议、程序缺陷或对信息系统实施暴力攻击,造成信息系统中的数据被篡改、假冒、泄漏等或对信息系统当前运行造成潜在危害的事件。

4.1.2 故障类事件：指信息系统因网络设备故障、服务器故障、计算机软硬件故障、电力供应中断、人为误操作等导致业务中断、系统宕机、信息系统瘫痪等情况。

4.1.3 灾害类事件：指因爆炸、火灾、雷击、地震、台风等外力因素导致信息系统损毁,造成业务中断、系统宕机、信息系统瘫痪等情况。

4.2·事件分级和响应级别：根据突发事件对患者诊疗秩序造成的影响程度以及可能造成的损害和后果等因素,将信息系统事件分为Ⅰ级、Ⅱ级和Ⅲ级,并启动相应级别的应急响应（图1）。

4.2.1　Ⅰ级事件和Ⅰ级响应

4.2.1.1　Ⅰ级事件：常累及包括LIS在内的整个医院信息系统,造成大面积系统瘫痪,丧失业务处理能力,或系统关键数据的保密性、完整性、可用性遭到严重破坏,恢复系统正常运行和消除安全事件负面影响所需付出的代价巨大,对医院造成重大损失或产生严重不良社会事件,如长时间停电、计算机病毒感染、灾害类事件等。

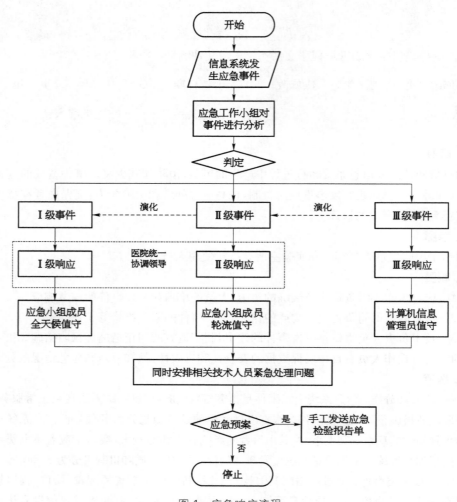

图 1　应急响应流程

4.2.1.2　Ⅰ级响应：当发生Ⅰ级事件或Ⅱ级事件无法控制并逐步演化为Ⅰ级事件时，应急工作小组应在极短时间内启动Ⅰ级响应程序。实验室应急工作小组应在医院的统一协调、领导下开展工作，小组成员全天候值守，与医院信息管理部门保持密切联系。

4.2.2　Ⅱ级事件和Ⅱ级响应

4.2.2.1　Ⅱ级事件：除 LIS 外常累及部分医院信息系统（如电子病历系统、排队叫号、报告查询系统等），造成系统长时间中断或局部瘫痪，使其业务处理能力受到极大影响，或系统关键数据的保密性、完整性、可用性遭到破坏，恢复系统正常运行和消除安全事件负面影响所需付出的代价较大。如电子病历系统瘫痪致医嘱无法生成或双向通信无法读取条码信息，或检验信息系统瘫痪导致无法接收数据、报告发布等功能，或取号系统、报告终端故障致患者大范围混乱、滞留等现象。

4.2.2.2　Ⅱ级响应：当发生Ⅱ级事件或Ⅲ级事件无法控制并逐步演化为Ⅱ级事件时，应急工作小组应在短时间内启动Ⅱ级响应程序。Ⅱ级响应程序一般仍由医院统一协调领导，小组成员轮流值守,与医院信息管理部门保持密切联系。

4.2.3 Ⅲ级事件和Ⅲ级响应

4.2.3.1 Ⅲ级事件:通常故障仅局限在 LIS 系统,造成系统短暂中断,影响系统效率,使系统业务处理能力受到影响,或系统重要数据的保密性、完整性、可用性遭到影响,恢复系统正常运行和消除信息安全事件所需付出的代价较小。如部分数据文件丢失导致的软件故障、某终端计算硬件故障等,可在短时间内恢复并不影响患者的诊疗。

4.2.3.2 Ⅲ级响应:当发生Ⅲ级事件时,应急工作小组应立即启动Ⅲ级响应程序。应急工作小组立即上报医院信息管理部门,计算机信息管理员和相应专业组长负责值守,与医院信息管理部门保持密切联系。

4.3·预防与预警机制

4.3.1 应急工作小组应针对各种可能发生的 LIS 系统突发事件,建立和完善预测预警机制。

4.3.2 预警信息包括信息系统外突发的可能需要通信保障、安全防范,或可能对信息系统产生重大影响的事件警报和信息系统内部网络的事故征兆或局部信息系统突发事故可能对其他或整个网络造成重大影响的事件警报。

4.3.3 医院信息管理部门负责对信息系统进行日常监测。监测的内容包括:① 局域网通讯性能与流量;② 网络设备和安全设备的操作记录、网络访问记录;③ 服务器性能、数据库性能、应用系统性能等运行状态,以及备份存储系统状态等;④ 服务器操作系统、数据库安全审计记录、业务系统安全审计记录;⑤ 计算机漏洞公告、网络漏洞扫描报告;⑥ 病毒公告、防病毒系统报告;⑦ 其他可能影响信息系统的预警内容。

4.3.4 应急工作小组应及时对获得的预警信息加以分析,对可能演变为严重事件的情况,部署相应的应对措施,做好预防和保障应急工作的各项准备工作,并及时上报相关责任人。

4.4·保障措施

4.4.1 应急演练:由应急工作小组策划制定应急演练计划,计算机信息管理员会同医院信息管理部门人员实施应急演练,所有信息系统授权用户均需参加演练。每年度应至少包括本程序 4.6 所列常见突发事件类型,必要时可请相关专家现场指导,如电力系统、信息系统工程师和网络专家等,避免演练造成的不可恢复性事件发生。

4.4.2 人员培训:实验室每年应至少举办 1～2 次有关应急预案的讲座,确保不同岗位的应急人员能全面熟悉并熟练掌握突发事件的应急处理知识和技能。

4.4.3 硬件资源保障:为了在信息系统发生故障时能够尽量降低业务系统的受影响程度,为相应的核心业务信息系统提供必要的备份设备与线缆等硬件资源,并且配备与现有设备兼容的设备,确保相似或兼容的设备可以在应急情况下调配使用。这些备份设备需预先采购并由信息管理部门保存。

4.4.4 详细的文档资料:应为应急人员或维修人员准备详细的文档资料,包括信息系统工程文档、维护手册、操作手册、设备配置参数、拓扑图,以及 IP 地址规范和分布情况等。

4.4.5 技术支持保障:建立预警与应急处理的技术平台,进一步提高信息系统突发事件的发现和分析能力,从技术上逐步实现发现、预警、处理、通报等多个环节和不同的业务信息系统以及相关部门之间应急处理的联动机制。

4.4.6 信息交流平台：通过内网、微信等平台搭建公众信息交流平台，通过应急演练等各种活动宣传信息系统突发事件的应急处理规范及预防措施等常识。

4.5・突发事件的评审

4.5.1 由技术负责人召集实验室管理人员、信息系统管理部门、临床医护人员及其他相关职能部门等人员每年 1 次组织对信息系统突发事件进行评审。

4.5.2 实验室应至少从以下方面进行评审：① 全年突发事件的发生次数和发生原因；② 历次突发事件的等级；③ 应急响应情况，如应急响应速度、报告发放的及时性和准确性及信息系统的恢复情况等内容；④ 应急演练情况，包括演练人员的参与率、考核的合格率和演练内容的覆盖率等。

4.5.3 改进措施：针对发生频率高的、影响程度重的、响应速度慢的、演练不合格的等各方面存在较大安全隐患的事项制定纠正措施和预防措施，并跟踪验证其有效性。

4.5.4 由信息管理员整理形成完整的评审报告，由技术负责人签字审核，并发放到各专业组供学习。

4.6・应急预防措施：为指导工作人员在突发事件发生时有效启动应急响应，针对常见的信息系统突发事件制定以下应急预防措施。

4.6.1 计算机病毒感染和非法入侵：属攻击类事件，数据的安全性和完整性受到严重威胁，启动 I 级响应。

4.6.1.1 应急措施：首先应将被攻击的服务器等设备从信息系统中隔离出来，保护现场；报告主管领导和信息管理部门；更新杀毒软件并及时查杀，追查非法信息来源；恢复后验证。

4.6.1.2 预防措施：服务器和终端均安装最新版杀毒软件，定期查杀；开启防火墙；除授权人员外禁用光盘驱动器和 USB 端口，或禁用写入功能；设立内网和外网数据传输的交换平台；定期更换服务器密码等。

4.6.2 医院（或部分支线）范围电力供应中断：属故障类事件，设备和数据的安全性均受到严重威胁，启动 I 级（或 II 级）响应。

4.6.2.1 应急措施：报告主管领导和总务部门；如预计恢复时间超过 UPS 可供电时间，应立即做好备份数据、关闭服务器、核心信息系统设备等工作；切换医院双路电力供应，或启动自主发电系统，或从另一支路供电；恢复后验证。

4.6.2.2 预防措施：确保医院范围双回路供电系统；建立自主发电系统；关键设备，如服务器须配备 UPS。

4.6.3 服务器故障或数据库破坏：属故障类事件，数据的安全性和完整性均受到严重威胁，启动 I 级（或 II 级）响应。

4.6.3.1 应急措施：报告主管领导和医院信息管理部门；紧急切换至另一备份服务器；由维修人员实施故障排查和维修；恢复后验证。

4.6.3.2 预防措施：采用双核服务器、确保双机热备设置；数据库双重加密保护；服务器配备 UPS。

4.6.4 计算机软硬件故障：属故障类事件，数据的安全性和完整性均受到严重威胁，启动 II 级（或 III 级）响应。

4.6.4.1 应急措施：报告实验室主任和医院信息管理部门；立即置换备份计算机；通知 LIS 系统工程师进行软件故障排查；恢复后验证。

4.6.4.2 预防措施：备份多台已完全安装 LIS 系统的计算机；终端计算机内 LIS 程序盘加密保护。

4.6.5 广域网(或局域网)络中断：属故障类事件，数据的安全性和完整性均受到严重威胁，启动Ⅱ级(或Ⅲ级)响应。

4.6.5.1 应急措施：报告主管领导和维修部门；紧急启用备用线路；维修人员对原工作线路进行故障排除和维修工作；恢复后验证。

4.6.5.2 预防措施：采用备份线路；有效保护或隐藏网线，避免人为破坏。

4.6.6 灾害类故障：属灾害类事件，人员、设备和数据的安全性均受到严重威胁，启动Ⅰ级响应。

4.6.6.1 应急措施：报告主管领导和应急抢救部门(如保卫、总务、信息管理部门)；按相应的逃生应急预案首先确保人员的安全；待灾害消除后由维修人员实施故障排查和维修；恢复后验证。

4.6.6.2 预防措施：消除雷电、火灾等安全隐患；机房设置、网络布线、电力供应均应满足消防要求；定期实施应急逃生演练。

4.6.7 无论何种类型突发事件，如果预计恢复时间超过 15 min 以上，则启用手工发送检验报告单，各专业组长负责手工检验报告单数据的完整性和正确性，由审核人员手工签字后生效。在系统恢复正常后，补发正式的检验报告单。

4.6.8 信息系统发生故障时，及时联系计算机信息管理员或医院信息管理部门相关人员，应保证通讯畅通。

5. 记录表格

《实验室信息系统突发事件记录表》《实验室信息系统突发事件应急预案演练表》《实验室信息系统突发事件评审表》。

参考文献

[1] 中国合格评定国家认可委员会.医学实验室质量和能力认可准则：CNAS-CL02：2023[S/OL].(2023-06-01)[2023-09-26].https://www.cnas.org.cn/rkgf/sysrk/jbzz/2023/06/911424.shtml.

[2] 中国合格评定国家认可委员会.医学实验室质量和能力认可准则的应用要求：CNAS-CL02-A001：2023[S/OL].(2023-08-01)[2023-09-26].https://www.cnas.org.cn/rkgf/sysrk/rkyyzz/2023/08/912141.shtml.

[3] 姚力,冯娟,蒋昆.医院网络与信息系统突发事件应急预案[J].中国数字医学,2013,8(2)：58-61.

(顾万建)

附　　录

一、实验室记录表格示例

1. 生化组工作人员一览表（ 年）

工号	姓名	职称	授 权 岗 位	入生化组日期	出生化组日期	备注

2. 人员培训计划表

专业组：生化组

序号	培训时间	培 训 内 容	培训对象	培训老师	课时	实施情况

3. 人员能力授权表

专业组：生化组

工　号		姓　名	

评估类型	□ 新进员工6个月内第一次　□ 新进员工6个月内第二次 □ 离岗6个月后上岗　□ 在岗员工

考核内容
1. 岗前培训　2. 标本前处理　3. 仪器岗位一　4. 仪器岗位二　5. 生化组文件阅读

评估结果
1. 岗前培训	□ 合格	□ 不合格	□ 未考核
2. 标本处理	□ 合格	□ 不合格	□ 未考核
3. 仪器岗位一	□ 合格	□ 不合格	□ 未考核
4. 仪器岗位二	□ 合格	□ 不合格	□ 未考核
5. 生化组文件阅读	□ 合格	□ 不合格	□ 未考核

授权岗位
1. 考核合格，授权岗位　　　　□ 标本处理岗位
　　　　　　　　　　　　　　　□ 仪器岗位一
　　　　　　　　　　　　　　　□ 仪器岗位二

2. 考核不合格，按新职工要求重新培训□

评估人：	日期：
质量负责人：	日期：

4. (××)年度人员继续教育培训计划

专业组：生化组

序号	培训时间	培训内容	培训对象	培训老师	课时	实施情况

5. 工作人员外出培训记录表

专业组：生化组

姓 名		工 号		职 称	
职 务		学 历		年 度	
培 训 内 容					
培训时间	培训地点	培训内容	培训机构	取得证书	备 注

6. 室内温湿度记录表

专业组：生化组

组室监控点						
日 期		温 度	湿 度	是否超出允许范围	记录人	备注
月	日					
	1			☐是　☐否		
	2			☐是　☐否		
	3			☐是　☐否		
	4			☐是　☐否		
	5			☐是　☐否		
	6			☐是　☐否		
	7			☐是　☐否		
	8			☐是　☐否		
	9			☐是　☐否		
	10			☐是　☐否		
	11			☐是　☐否		
	12			☐是　☐否		
	13			☐是　☐否		
	14			☐是　☐否		
	15			☐是　☐否		
	16			☐是　☐否		
	17			☐是　☐否		
	18			☐是　☐否		
	19			☐是　☐否		
	20			☐是　☐否		
	21			☐是　☐否		
	22			☐是　☐否		
	23			☐是　☐否		
	24			☐是　☐否		
	25			☐是　☐否		
	26			☐是　☐否		
	27			☐是　☐否		
	28			☐是　☐否		
	29			☐是　☐否		
	30			☐是　☐否		
	31			☐是　☐否		

备注：1. 环境温度允许范围××～××℃,环境湿度允许范围××%～××%。
2. 环境温、湿度超出允许范围,按环境条件监控失控处理。

7. 设施及环境失控和处理记录

专业组：生化组

失控项		□ 设施，_____		□ 环境条件	□ 水质
设施编号			监控位点		
失控情况描述					
		发现人		日期	
失控原因分析					
		专业组长		日期	
纠正措施					
		专业组长		日期	
风险评估					
		专业组长		日期	
负责人审核意见					
		负责人		日期	
科主任意见					
		科主任		日期	

8. 实验室用水检验记录表

专业组：生化组　　　　　　　　　　　　　　　　　　　（　　）年（　　）月

日期	纯水电阻值(MΩ·cm)	记录者	备　注
1			微生物含量监测记录：
2			月　　日微生物培养送检，结论：
3			□ 符合　　□ 不符合
4			
5			报告粘贴处：
6			
7			
8			
9			
10			
11			
12			
13			
14			
15			
16			
17			
18			
19			
20			
21			
22			
23			
24			
25			
26			
27			
28			
29			
30			
31			

备注：1. 纯水电阻值要求≥10 MΩ·cm(即电导率≤0.1 μS/cm)，当电阻值下降接近 10 MΩ·cm 时，及时联系更换树脂或者过滤膜。
　　　2. 每月进行一次微生物含量监测，要求微生物含量<10 CFU/mL。

9. 生化组试剂注册证目录

序号	项目全称	英文名称	包装规格	注册证号	试剂生产企业	批准日期	有效期至	备注

10. 试剂和耗材申购单

专业组：生化组

编号	采购日期	商品名称	规格	数量	单位	申请人	申请日期	试剂管理员	审核日期	审批人	审批日期	品牌	到货周期
1													
2													
3													
4													
5													
6													

11. 试剂和耗材接收表

专业组：生化组

货物清单_____张	
领用单号（适用）：	所有清单附在背面

目测验收结论：（根据货物清单条目接收货物及货物的外包装）
- □ 所有货物包装完整，没有污染，规格、数量、产地、品牌和批号正确，运送条件符合试剂要求，距离失效大于要求的时段。
- □ 部分货物包装完整，没有污染，数量、规格、产地、品牌和批号正确，运送条件符合试剂要求距离失效大于要求的时段。

<u>填写不符合接收条件的货物及处理方式，如内容较多，可在背面断续填写</u>

接收人：　　　　　　　　　　日期：

12. 生化组试剂和耗材批号更换验证记录

专业组：生化组

项　目		仪器名称		仪器编号	
试剂/耗材品牌		批　号		有效期	
		新批号		有效期	
样本例数（$n \geq 5$）			测量浓度单位		
编号	1	2	3	4	5
改变前结果					
改变后结果					
偏差（%）					
允许总误差（TEa）			□ 1/3TEa		
判断标准	□ 至少4份检测结果的偏差<1/3TEa □ 其他，_____				

结论
- □ 符合要求。
- □ 不符合要求，采取纠正措施。

纠正措施

操作者		日期	

备注：附原始检验结果。

13. 试剂和耗材退货申请单

专　业　组	生　化　组
退货试剂或耗材	
生产厂家	
供应商	
规　格	
数　量	
批　号	
退货原因及分析： 　　　　　　　　　　　　　　申请人：　　　　　　　日期：	
审核意见： 　　　　　　　　　　　　　　科主任：　　　　　　　日期：	

14. 试剂和耗材报废申请单

专　业　组	生　化　组
报废试剂或耗材	
生产厂家	
供应商	
规　格	
数　量	
批　号	
报废原因阐述： 　　　　　　　　　　　　　　申请人：　　　　　　　日期：	
审核意见： 　　　　　　　　　　　　　　科主任：　　　　　　　日期：	

15. 试剂或耗材不良事件报告

专业组：生化组

引起不良事件的材料		□ 试剂	□ 耗材	
基本信息	名　称		批　号	
	品　牌		效　期	
	规　格		注册证号	
	订货日期和订单号		到货日期和货单号	
	生产厂家		供应商	
调查过程记录	调查人：　　　　　　　日期：			
调查结论	技术负责人：　　　　　日期：			
科主任意见	科主任：　　　　　　　日期：			

16. 仪器设备一览表

专业组：生化组

序号	设备编号	设备名称	型号	设备制造商	设备出厂序列号	启用日期	校准周期	安放位置	负责人	备注

17. 仪器设备档案

专业组：生化组

设备名称		
型号		
设备编号		
技术规格	仪器体积	×× cm × × × cm × × × cm
	测试原理	
	测试速度	
	光源	
	检测系统	
	系统温控	
制造商		
设备序列号		
设备接收日期	年　　月　　日	
设备到货状态	□ 新设备　　□ 旧设备　　□ 翻新设备	
设备使用条件	环境要求	环境温度：　　　　相对湿度：
	电源要求	电压： 频率： 功率：
设备验收情况	合格	
启用日期	年　　月　　日	
设备安放位置		
说明书存放处		
主要负责人		
授权使用人员		
设备校准周期		
设备性能验证记录	□ 完成　　□ 未完成	
供应商		
供应商联系人及电话		
售后工程师及电话		

18. 仪器设备故障维修记录

专业组：生化组

设备名称		设备编号	
发现人		发现日期和时间	

故障现象描述（仪器报警信息和/或报警代码）

是否对之前的检验结果造成影响　□ 是　□ 否　□ 不确定
如有影响或不确定时,处理措施：

故障处理过程及结果

故障修复日期和时间		维修人	

设备性能影响判断
□ 是　执行后续相关检测验证
□ 否　仪器故障排除后可以直接投入使用

设备性能验证措施
□ 实施校准
□ 质控品检测
□ 与其他仪器的检测结果比较（不定期比对报告）
□ 留样再测结果比较（不定期比对报告）

验证结果
□ 设备性能符合要求,继续使用
□ 设备性能不符合要求,停止使用
□ 其他

记录人		日期	
审核人		日期	

备注：如有,附仪器设备维修报告及其他相应记录。

19. 设备不良事件报告

专业组：生化组

<table>
<tr><td rowspan="7">设备基本信息</td><td>名　称</td><td></td></tr>
<tr><td>品牌型号</td><td></td></tr>
<tr><td>设备序列号</td><td></td></tr>
<tr><td>存放位置</td><td></td></tr>
<tr><td>到货日期</td><td></td></tr>
<tr><td>验收部门</td><td></td></tr>
<tr><td>启用日期</td><td></td></tr>
<tr><td>设备负责人</td><td></td></tr>
<tr><td>调查过程记录</td><td colspan="2">　

设备负责人：　　　　　日期：</td></tr>
<tr><td>调查结论</td><td colspan="2">　

技术负责人：　　　　　日期：</td></tr>
<tr><td>科主任意见</td><td colspan="2">　

科主任：　　　　　　日期：</td></tr>
</table>

20. 仪器校准验证计划及实施表

序号	设备编号	设备名称	型号	检定／校准周期	计划时间（上一次校准日期）	执行时间	检定／校准单位	结果	经办人	备注

21. 不 定 期 比 对 报 告

专业组：生化组

项目			仪器 名称		仪器 编号		
	□ 设备故障修复后						
	□ 室内质控失控项目纠正后,临床标本有效性验证						
	□ 其他原因：						
样本例数($n \geqslant 5$)				测量浓度单位			
编 号	1		2	3		4	5
改变前结果							
改变后结果							
偏差(%)							
允许总误差(TEa)				□ 1/2TEa □ 1/3TEa			
判断标准	□ 至少4份检测结果的偏差＜1/2TEa □ 至少4份检测结果的偏差＜1/3TEa □ 其他						
结论 □ 符合要求 □ 不符合要求,采取纠正措施							
纠正措施 							
操作者				日期			

备注：附原始检验结果。

22. ××定量项目性能验证报告示例

一、基本信息

1　验证时间

2　验证地点

3　验证人员

二、检测系统信息

1　检测方法

2　检测仪器（编号）

3　试剂

三、验证内容

1　精密度

2　正确度

3　分析测量范围（线性范围）验证

4　可报告范围

四、验证结论

××项目性能验证，精密度、正确度、线性范围、可报告范围符合厂家声明，能满足临床需求。

1　测量精密度

1.1　测量重复性

1.1.1　目的：验证所选方法的测量精密度是否符合实验室要求。

1.1.2　方法：选择 2 个不同浓度水平的高低值标本（尽可能接近厂家声明试验的浓度），在单个分析批内按规定的操作方法在不失控的前提下各做 5 日，每日做 3 次重复测定。计算均值（$\bar{X}$）、标准差（SD）、变异系数（CV％）。按照卫生行业标准 WS/T 492—2016 方案进行验证。

1.1.3　样本来源：患者标本/厂家配套质控品，批号。

1.1.4　验证结果：见下表。

	××项目	××项目
	Level 1	Level 2
第 1 日		
第 2 日		

（续表）

	××项目	××项目
	Level 1	**Level 2**
第 3 日		
第 4 日		
第 5 日		

首先与厂家声明进行比较。

	Level 1	**SD**	**CV**	**厂家声称 SD 或 CV**	**Level 2**	**SD**	**CV**	**厂家声称 SD 或 CV**	**验证 结论**
重复性									
批间 不精密度									
室内总 不精密度	**Level 1**	**SD**	**CV**	**厂家声称 SD 或 CV**	**Level 2**	**SD**	**CV**	**厂家声称 SD 或 CV**	**验证 结论**

1.1.5 验证结论：仪器测量重复性满足实验室要求。

2 测量正确度

2.1 目的：通过检测数据与赋值材料数据的对比，得到实验室检测数据的偏倚，从而验证试验结果的正确性。

2.2 方法：采用偏倚评估进行正确度的验证。

2.3 标本来源：国家卫生健康委员会临床检验中心提供的正确度验证室间质评样本，根据测量区间至少选用 2 个浓度水平的样品。

2.4 验证方法：每个浓度水平的标准物质样本至少每日重复测定 2 次，连续测定 5 日，记录检测结果，计算全部检测结果的均值和标准差及 95％置信区间用以验证指定值是否在该区间内。

2.5 验证结果：见下表（单位）。

检测时间	正确度样本 1		正确度样本 2	
	第一遍	第二遍	第一遍	第二遍
指定值				
第一日				
第二日				
第三日				
第四日				
第五日				
平均值				
标准差				
标准误				
t-临界值				
上置信限				
下置信限				
验证结果				

注：t-临界值需根据自由度和概率查表所得。

2.6　验证结论：正确度满足临床应用要求。

3　分析测量区间(线性范围)

3.1　目的：对新使用的检测系统或者检测方法对其分析测量范围进行评估,确定该方法的分析测量范围,以保证临床检测结果的准确性。

3.2　方法：选择接近厂家声称的分析测量区间上限(H)和下限(L)的患者标本,按照 4L、3L+1H、2L+2H、1L+3H、4H 的比例进行系列稀释形成系列浓度血清,对各标本进行检测,重复测试 2 次。对上述检测结果进行统计分析,应用统计软件各标本的实测值和预期值进行回归分析,根据统计学 P 值决定在该范围内是否符合线性、二次或三次方程。

3.3　样本来源：临床患者标本,必要时可以使用标准品添加。

3.4　检测结果：见下表(单位)。

稀释倍数	比　例	测定值 1	测定值 2	测定均值	理论值
4L	0				
3L+1H	0.25				
2L+2H	0.5				

稀释倍数	比　例	测定值1	测定值2	测定均值	理论值
1L＋3H	0.75				
4H	1				
测量区间					

3.5　统计学结果

3.5.1　直线回归方程 $y = ax + b$。a 介于 $0.97 \sim 1.03$，且 b 接近 0。

3.5.2　每个浓度测定均值和理论值的差值在厂家声称的允许范围内或实验室允许误差内。

3.6　验证结论：在测量区间内，该检测方法呈线性。

4. 临床可报告范围

4.1　目的：分析各稀释浓度的线性关系，确定线性范围的低限和高限的最高稀释倍数。从而确保线性范围外样本报告的准确性。

4.2　可报告范围低限验证

4.2.1　方法：将待测样本(含被分析物)用人混合血清(含被分析物浓度水平较低)或5％牛血清白蛋白生理盐水溶液进行稀释，产生接近于方法测量区间低限(定量下限)浓度水平的样本，通常为3～5个浓度水平，浓度间隔宜应小于测量区间低限的20％。在一次运行中，每个低值样本重复测定5～10次，分别计算每个低值样本的均值、SD、CV值。以验证项目的允许总误差(TEa)为判断标准，CV小于TEa即为通过，否则不通过。

4.2.2　样本来源：临床检测标本或质控样本。

4.2.3　检测结果：见下表。

项　目	××项目		试剂批号		
验证者			单　位		
线性范围			检测时间		
编　号	样本浓度1	样本浓度2	样本浓度3	样本浓度4	样本浓度5
1					
2					
3					
4					
5					
6					

（续表）

编　号	样本浓度1	样本浓度2	样本浓度3	样本浓度4	样本浓度5
7					
8					
9					
10					
均值					
SD					
CV(%)					
判断标准（TEa）			CV＜TEa		
结　论					

4.2.4　低限验证结论：××项目可报告范围低限验证通过。

4.3　可报告范围高限验证

4.3.1　方法：选取接近线性范围上1/3区域的高值样本，用适当稀释液对样本进行一定倍数稀释。每个稀释样本重复测定3次，计算稀释后实测浓度与理论浓度的相对偏差。以测定浓度与理论浓度的偏差（%）小于20%的最大稀释倍数作为可稀释最大倍数，方法线性范围的上限与可稀释最大倍数的乘积为该方法可报告范围的高限。

4.3.2　样本来源：临床标本。

4.3.3　检测结果

项　目	××项目		试剂批号		
验证者			单　位		
线性范围			检测时间		
稀释倍数	原　倍		××倍		
测定值1	理论值	1	2		3
偏差（%）	/				
判断标准			＜20%		
结　论	/				

4.3.4　高限验证结论：××项目的可报告范围高限验证通过，推荐稀释倍数××倍。

4.4　结论：经验证，××项目的可报告范围为××～××（单位）。

23. 室内质控失控分析报告

专业组：生化组

失控项目				日 期	
质控品名称		批号		有效期	
试剂品牌		批号		有效期	
仪器名称		型号		仪器编号	

失控现象描述：

失控规则	随机误差	□ 1_{3S}		□ R_{4S}				
	系统误差	□ 2_{2S}	□ $2/3_{2S}$	□ 4_{1S}	□ $6\bar{x}$	□ $8\bar{x}$	□ $10\bar{x}$	
	□ 其他，_____							

失控原因分析：
1. 可能的因素：□ 试剂；□ 质控品；□ 校准品；□ 仪器；□ 运输过程；□ 其他。
2. 患者结果可能的影响：□ 偏高；□ 偏低；□ 精密度差。
具体分析：

纠正措施：
□ 重复测定质控品；□ 使用新的质控品；□ 使用新批号质控品；□ 用校准品校准；□ 用新批号校准品校准；□ 更换同批号的新试剂；□ 更换新批号的试剂；□ 清洁或维护仪器；□ 安排来自仪器厂家的服务；□ 向主管、组长或技术负责人咨询；□ 临时中断报告患者结果；□ 将患者样本提交给其他实验室检测；□ 参照靶值和允许总误差（TEa）评价当前的均值和标准差；□ 其他措施。

纠正流程：

项目质控结果		
结果	□ 纠正	□ 在本次失控纠正后与前一次质控之间未进行临床样本的检测，无需验证。
		□ 有效性验证：进行不定期项目比对。
	□ 未纠正	措施：

操作者：	日期：
审核者：	日期：

24. 室内质控月度小结

专业组：生化组

当月室内质控失控情况分析
当月室内质控数据汇总分析
室内质控反馈分析

室内质控项目变异系数不合格率＝（变异系数高于要求的检验项目数/对变异系数有要求的检验项目数）×100%	
专业组长		日期	

25. 定量检测项目室内质控数据月记录表

专业组：生化组 　　　　　　　　　　　　　　　　　　　　　　　（　　）年（　　）月

项目	水平	$\bar{X}$	SD	CV%	累计 CV%	要求(CV%＜1/3TEa)	备注
	L1						
	L2						
	L1						
	L2						
	L1						
	L2						
	L1						
	L2						
	L1						
	L2						
	L1						
	L2						
	L3						
	L1						
	L2						
	L3						
	L1						
	L2						
	L3						
	L1						
	L2						
	L3						

26. 室间质量评价样品接收和处理记录表

专业组：生化组

日　期				签收人		
室间质评组织机构	□ ××××临床检验中心　　□ 国家卫生健康委员会临床检验中心 □ 其他机构，＿＿＿＿＿＿＿＿＿＿＿＿＿＿＿＿＿＿＿＿					
室间质评次别	年　　　第　　　次					
序号	参加室间 质评项目	专业组 签收人	建议检 测日期	存放 位置	数据已上报	上报 日期	确认人
					□是　□否		
					□是　□否		
					□是　□否		
					□是　□否		
					□是　□否		
					□是　□否		
					□是　□否		
					□是　□否		
					□是　□否		
					□是　□否		
					□是　□否		
					□是　□否		
					□是　□否		
					□是　□否		
					□是　□否		
					□是　□否		
					□是　□否		
					□是　□否		

27. 室间质量评价小结

专业组：生化组

室间质评组织机构	□ ××××临床检验中心　□ 国家卫生健康委员会临床检验中心 □ 其他机构，_____
室间质评次别	年　　第　　次

参加室间质评项目	上报日期	检测人员
......		

室间质评回报结果	测定项目共____项，合格共____项，不合格____项。 具体不合格项内容：

不合格项的原因分析
检测人员　　　　　　　　　日期

趋势性分析
专业组长　　　　　　　　　日期

纠正措施
专业组长　　　　　　　　　日期

审核意见
质量负责人　　　　　　　　日期

28. 无室间质量评价项目评估记录

项　目		浓度单位	
标本来源		比对日期	

比对信息			
检测医院		比对医院	
使用仪器		使用仪器	
试剂厂家		试剂厂家	
试剂批号		试剂批号	
有效期		有效期	
试验方法		试验方法	

比对结果

样本编号（本室/比对）	本室结果	测定人	比对结果	测定人	绝对偏差	相对偏差	允许偏差	可接受性
								是 □　否 □
								是 □　否 □
								是 □　否 □
								是 □　否 □
								是 □　否 □

结论：可接受 □　不可接受 □
纠正措施（不可接受时）：

操作者：　　　　日期：　　年　　月　　日

审核意见：

审核者：　　　　日期：　　年　　月　　日

1. 偏差计算公式：绝对偏差＝测得值－靶值，即本室结果－比对结果；
   相对偏差＝绝对偏差/靶值×100％，即（本室结果－比对结果）/比对结果×100％。
2. 以实验室确定的允许偏差为判断依据，相对偏差小于允许偏差，认为不同检测系统间的相对偏差属临床可接受水平。本室的允许偏差为最大允许误差的 1/2（1/2TEa），≥80％的结果符合要求为可接受。

备注：附原始检验结果。

29. 实验室比对结果记录及分析

专业组：生化组

项目		检测方法		检测人员	
样本例数($n \geqslant 5$)		测量浓度单位			

仪器信息					
仪器 A 仪器 B ……			仪器编号		

实验结果			
	仪器 A(靶机)	仪 器 B	偏 倚
样本 1			
样本 2			
样本 3			
样本 4			
样本 5			
……			
判断标准	☐ 至少 4 份检测结果的偏倚<1/2TEa ☐ 其他，如果样本数量大于 5 个，则至少 90％的结果偏倚<1/2TEa		

结论
☐ 符合要求。
☐ 不符合要求，采取纠正措施。

纠正措施

审核者		日期	

备注：附原始检验结果。

30. 口头医嘱申请登记表

专业组：生化组　　　　　　　　　　　　　　　　　　　　　（　　　）年（　　　）月

日期	时间	科室	申请医师	患者姓名	住院号／门诊号	申请项目	处理人

31. 附加检验申请登记表

日期	时间	科室	申请医师	患者姓名	住院号／门诊号	标本条码号	附加检验项目	可行性评估	处理人

32. 生物参考区间验证记录表

专业组：生化组

实验日期		项目		仪器名称	
校准品		质控品		试剂批号	
操作者		检测方法		单　位	
分　组					

声明生物参考区间		来源	☐ 试剂说明书 ☐ 全国临床检验操作规程(第四版) ☐ 中华人民共和国卫生行业标准(WS/T ×× ×-××××) ☐ 其他：_____

编　号	检测结果	编　号	检测结果
1		11	
2		12	
3		13	
4		14	
5		15	
6		16	
7		17	
8		18	
9		19	
10		20	
判断标准	≤1 例未在范围值		
未在范围值			
结　果			

33. 已检测标本保存和废弃记录

专业组：生化组 　　　　　　　　　　　　　　　　　　　　　　　　（　　）年（　　）月

检测时间	留存标本数	保存天数	保存人	废弃时间	移交人	接收人

34. 紧急喷淋装置检查表

专业组：生化组

日期	使用情况		洗眼器			使用情况		冲淋装置			故障及维修	记录人
	正常	故障	维护清洗	喷嘴出水检查		正常	故障	维护清洗	喷嘴出水检查			
				畅通	堵塞				畅通	堵塞		

35. 风险评估记录

风险对象	
风险描述	
风险范围	按检验要素：□人员　□设施和环境条件　□试剂和耗材　□设备　□环境 □其他_____ 按检验过程：□分析前过程　□分析中过程　□分析后过程

风险分析人员		分析日期		授权人员	

风险评价过程							
风险危害性(S)水平				**风险的概率(P)分级**			
危害程度	评分	评分说明	评价(√)	发生频率	评分	评分说明(事件概率)	评价(√)
可忽略	1	临床不适		不可能	1	几乎为零	
很小	2	临时伤害无需专业医学处理		很少	2	非常低,几年1次	
中等	3	需专业的医学处理的伤害		偶尔	3	可能发生,每年1次	
严重	4	永久的或危及生命的伤害		可能	4	概率较高,每月1次	
灾难性	5	引起患者或工作人员死亡		经常	5	非常高,每周1次	
风险可探测性(D)分级				**风险优先积分(RPN)**			
可探测性		评分	评价(√)	RPN	风险等级	措施要求	评价(√)
很容易发现		1		1～8	低	风险可接受,有防止风险上升的措施即可	
较容易发现		2					
一般工作人员就能发现		3		9～36	中	须采取有效措施解决	
需要专职人员才能发现		4		37～125	高	应立即采取有效措施控制解决,未解决之前不能继续操作	
难以发现		5					
RPN积分		S=(　);P=(　);D=(　);RPN=S×P×D=(　)					

注意,风险评价标准：风险评价是基于对危害的严重程度、危害发生的频次以及危害的可探测性这三个方面综合考虑,依据评估结果计算风险优先积分(RPN)而判定风险等级。RPN=危害程度(S)×危害发生的频次(P)×危害的可探测性(D)。

建议措施：				
科室评估：	签名：	年	月	日
执行反馈：	签名：	年	月	日
科主任意见：	签名：	年	月	日

36. 外来人员进入登记表

实验室区域：□×× 　　□××

日期 （　年　月　日）	姓名	进入原因	进入时间	离开时间	是否明确进入实验室 的生物危害＊	同意人
					□是　□否	
					□是　□否	
					□是　□否	
					□是　□否	
					□是　□否	
备注：						

注：＊"是/否"处用"√"进行选择。如来访者在"明确进入实验室的生物危害"处用"√"；选"否"，表明其不明确进入实验室的生物危害，实验室工作人员应明确不准其进入实验室。

37. 仪器校准符合性指标协议

专业组	生化组	校准日期	
仪器名称		仪器编号	
编　号	**指　标　内　容**	**符　合**	
1	环境条件	□是	□否
2	基本机械动作	□是	□否
3	加样针	□是	□否
4	进样转盘	□是	□否
5	样品杯/试管识别传感器	□是	□否
6	校准	□是	□否
7	精密度试验	□是	□否
8	……	□是	□否
校准方人员签名： 日期：		检验科人员签名： 日期：	

38. 全自动生化分析仪使用、维修保养记录表

专业组：生化组

（　）年（　）月

日期 每日检查项目	1	2	3	4	5	6	7	8	9	10	11	12	13	14	15	16	17	18	19	20	21	22	23	24	25	26	27	28	29	30	31
1. 使用前状态检查																															
2. 使用中状况																															
3. 使用后状况																															
操作者签名																															

日保养	1	2	3	4	5	6	7	8	9	10	11	12	13	14	15	16	17	18	19	20	21	22	23	24	25	26	27	28	29	30	31
1. 擦拭样本针																															
2. 擦拭 ISE 针																															
3. 擦拭试剂针																															
4. 擦拭反应盘冲洗洗站																															
5. 擦拭仪器表面																															
6. 仪器休眠或关机																															
操作者签名																															

每周保养项目	第一周	第二周	第三周	第四周	第五周
1. 擦洗外表面					
2. 执行周保养程序					
操作者签名					

每月维护项目	日　期	操作者签名
1. 清洁水箱		
2. 清洁孵育池/比色杯		
3. 清洁水箱过滤网		

专业组：生化组

39. 全自动化学发光免疫分析仪使用、维护保养记录表

（　）年（　）月

日期 / 每日检查项目	1	2	3	4	5	6	7	8	9	10	11	12	13	14	15	16	17	18	19	20	21	22	23	24	25	26	27	28	29	30	31
1. 使用前状态检查																															
2. 使用中状况																															
3. 使用后状况																															
操作者签名																															

日期 / 日保养	1	2	3	4	5	6	7	8	9	10	11	12	13	14	15	16	17	18	19	20	21	22	23	24	25	26	27	28	29	30	31
1. 清洁样品吸样针																															
2. 清洁试剂吸样针																															
3. 擦洗 W2 加样针																															
4. 执行 Finalization																															
5. 清洁仪器表面																															
6. 仪器休眠或关机																															
操作者签名																															

每周保养项目	第一周	第二周	第三周	第四周	第五周
1. 擦洗外表面					
2. 清洁孵育池					
3. 清洁 slipper probe					
4. 执行 LFC 保养程序					
操作者签名					

按需维护项目	日期	操作者签名
1. 清洁 ProCell/CleanCell 部位		
2. 清洁试剂盘		
3. 试剂通路清洁		

40. 纯水机使用、维护与保养记录

专业组：生化组

（　）年（　）月

每日检查项目\日期	1	2	3	4	5	6	7	8	9	10	11	12	13	14	15	16	17	18	19	20	21	22	23	24	25	26	27	28	29	30	31
1. 使用前状态检查																															
2. 使用中状况																															
3. 使用后状况																															
操作者签名																															

日保养\日期	1	2	3	4	5	6	7	8	9	10	11	12	13	14	15	16	17	18	19	20	21	22	23	24	25	26	27	28	29	30	31
1. 清洁水机房																															
2. 擦拭仪器表面																															
操作者签名																															

按需保养项目	电话通知日期	更换日期	更换人签名
1. 更换树脂			
2. 更换反渗膜			
3. 更换配件			
4. 其他			

备注：

二、典型不符合案例分析与整改措施

（一）临床化学专业领域

1. 典型案例分析

【案例1】

  事实陈述：实验室提供不出全自动分析仪操作岗位新员工庞×(××××年××月入职)在最初6个月内能力评估的记录。

  依据文件/条款：CNAS-CL02：2023：6.2.2 d)

  认可准则/应用说明要求：实验室应确保全部员工具备其负责的实验室活动的能力。实验室应有人员能力管理程序,包括能力评估频率的要求。实验室应有记录证实其人员能力。

【案例2】

  事实陈述：现场发现检验科用纯水机(型号×××,设备编号×××),未做定期微生物含量的监测。

  依据文件/条款：CNAS-CL02-A001：2023 6.3.2 2)

  认可准则/应用说明要求：应依据用途(如试剂用水、分析仪用水、RNA检测用水),参考国家/行业标准如WS/T 574,制定适宜的水质检测要求(如电导率或电阻率、微生物含量、除RNase等),并定期监测。

【案例3】

  事实陈述：实验室提供不出××××年度2台××纯水机(仪器编号为×××和×××)电导率仪的监测报告。

  依据文件/条款：CNAS-CL02-A001：2023 6.3.2 2)

  认可准则/应用说明要求：应依据用途(如试剂用水、分析仪用水、RNA检测用水),参考国家/行业标准如WS/T 574,制定适宜的水质检测要求(如电导率或电阻率、微生物含量、除RNase等),并定期监测。

【案例4】

  事实陈述：罗氏×××(仪器编号×××)××××年07月05日搬迁,××××年07月13日完成校准。抽查07月06日常规化学检验报告单(条码号W12027013×××～×××)显示仍出具报告。

  依据文件/条款：CNAS-CL02：2023 6.4.3

  认可准则/应用说明要求：当设备投入或重新投入使用前,实验室应验证其符合规定的可接受标准。

【案例5】

事实陈述：生化组《设备校准管理程序》×××－JYK－SH－PF－×××没有规定校准后要记录校准因子，因而无法确保所有修正因子得到正确更新。

依据文件/条款：CNAS－CL02：2023 6.5.2 e)

认可准则/应用说明要求：实验室应制定程序，对直接或间接影响检验结果的设备进行校准。程序应该规定：在重新校准时确保使用的修正因子已更新和记录。

【案例6】

事实陈述：查阅××××年度罗氏cobas702全自动生化分析仪（仪器序列号×××）的校准报告，缺温控系统和加样系统的校准内容。

依据文件/条款：CNAS－CL02－A001：2023 6.5.2

认可准则/应用说明要求：应进行外部校准的设备，可参考ISO 17511及相关专业领域国家/行业标准的要求，并符合CNAS－CL01－G002的要求，至少对测量结果有重要影响的设备性能进行校准，如加样、检测、温控等。

【案例7】

事实陈述：设备编号为G×××的奥林巴斯AU 2700全自动生化分析仪，××××年××月××日更换光源后，实验室不能提供该仪器校准报告。

依据文件/条款：CNAS－CL02－A001：2023 6.5.3

认可准则/应用说明要求：应遵循行业标准或制造商说明书要求对检验项目进行校准。在试剂批号改变、室内质控失控处理需要时、仪器重要部件更换后应进行项目再校准。

【案例8】

事实陈述：总胆红素、结合胆红素试剂要求密闭避光保存，实际使用后试剂盒未进行避光处理直接置于透明冰箱中存放。

依据文件/条款：CNAS－CL02：2023 6.6.2

认可准则/应用说明要求：实验室应按制造商的规范储存试剂和耗材，并监测相关的环境条件。

【案例9】

事实陈述：查《试剂批号更换及配件更换验证记录》（文件号×××）发现：尿酸项目于××××年03月01日使用170772的新批号试剂，项目校准日期为××××年03月12日。

依据文件/条款：CNAS－CL02：2023 6.6.3

认可准则/应用说明要求：每当试剂盒的试剂组分或试验过程改变，或使用新批号或新货运号的试剂盒之前，在投入使用前或结果发布前（适用时）应进行性能验证。

【案例10】

事实陈述：现场发现，××常规化学室内质控品开瓶后25日仍在使用（××质控品说明书规定开瓶有效期为20日），生化专业组不能提供证实质控品可持续使用的性能评估纪录。

　　依据文件/条款：CNAS‐CL02：2023 6.6.5

　　认可准则/应用说明要求：试剂和耗材的使用说明，包括制造商提供的使用说明应易于获取，使用应遵从制造商的规范。

【案例 11】

　　事实陈述：雅培全自动生化分析仪××型号（仪器编号×××）血清葡萄糖项目的性能验证报告中未包括可报告范围。

　　依据文件/条款：CNAS‐CL02‐A001：2023 7.3.2

　　认可准则/应用说明要求：定量检验程序的分析性能验证内容至少应包括正确度、精密度和可报告范围。

【案例 12】

　　事实陈述：实验室不能提供 ALT、TP、ALP 等项目生物参考区间定期评审的记录。

　　依据文件/条款：CNAS‐CL02：2023 7.3.5 b)

　　认可准则/应用说明要求：应定期评审生物参考区间和临床决定限，并将任何改变告知用户。

【案例 13】

　　事实陈述：实验室提供不出 ALP 生物参考区间来源及参考人群选择标准。

　　依据文件/条款：CNAS‐CL02‐A001：2023 7.3.5

　　认可准则/应用说明要求：生物参考区间评审内容应包括：参考区间来源、检测系统一致性、参考人群适用性等。

【案例 14】

　　事实陈述：××××年××月××日某 1 岁患者（条码号为×××）检验报告中血清钙的参考区间为 2.15～2.55 mmol/L，而《血清钙标准操作规程》（×××‐SOP‐××）规定使用试剂说明书给出的参考区间为 2.25～2.75 mmol/L。

　　依据文件/条款：CNAS‐CL02：2023 7.3.5

　　认可准则/应用说明要求：实验室应制定反映其服务的患者人群的生物参考区间和临床决定限，并记录其依据。实验室可使用制造商提供的生物参考值，如其参考值的人群来源经过实验室验证并接受。应定期评审生物参考区间和临床决定限，并将任何改变告知用户。

【案例 15】

　　事实陈述：生化检验组《室内质量控制规定》（×××‐SOP‐24）中无相应的质控规则。

　　依据文件/条款：CNAS‐CL02‐A001：2023 7.3.7.2 1)

　　认可准则/应用说明要求：宜参考相关国家/行业标准建立质量控制程序，如 WS/T 641，内容包括质控规则（质控规则应确保试验的稳定性和检验结果的可靠性）。

【案例 16】

　　事实陈述：西门子 BNⅡ全自动蛋白分析仪（序列号×××）的室内质控程序（×××-SOP-YQ-007）中的质控失控规则只有 1_{3s}。

　　依据文件/条款：CNAS-CL02-A001：2023 7.3.7.2 1)

　　认可准则/应用说明要求：宜参考相关国家/行业标准建立质量控制程序，如 WS/T 641，内容包括质控规则（质控规则应确保试验的稳定性和检验结果的可靠性）。

【案例 17】

　　事实陈述：仪器编号为×××的×××生化分析仪，××××年 03 月 18 日血清葡萄糖两个水平质控均超出 -2s 范围，实验室提供不出失控分析报告，质控图上也不能显示失控数据和失控点。

　　依据文件/条款：CNAS-CL02-A001：2023 7.3.7.2 3)

　　认可准则/应用说明要求：定量检测项目应至少使用两个浓度水平（正常和异常水平）的质控物。可利用质控图对质控数据进行统计分析，包括失控时的分析处理程序和纠正措施等。

【案例 18】

　　事实陈述：××××年 05 月 12 日罗氏 Cobas c501 生化分析仪（仪器编号×××）血清钠室内质控水平 2 失控（2_{2s}），实验室提供不出对失控之前患者检测结果是否受影响的评估记录。

　　依据文件/条款：CNAS-CL02：2023 7.3.7.2 g)

　　认可准则/应用说明要求：① 当室内质量控制不符合可接受标准，并提示检验结果可能有明显临床意义的错误时，应拒绝结果，并在纠正错误后重新检验相关患者样品。② 实验室应评估最后一次在控的室内质控之后的患者样品结果。

【案例 19】

　　事实陈述：实验室使用常规化学和干化学同时测定 GLU、Cr、BUN 等项目并使用了不同的参考区间，但未将方法间的偏移告知使用者，也不能提供对临床活动影响的评估记录。

　　依据文件/条款：CNAS-CL02：2023 7.3.7.4

　　认可准则/应用说明要求：当使用不同方法和（或）设备，和（或）在不同地点进行检验时，应建立临床适宜区间内患者样品结果可比性的程序。实验室应告知结果使用者在结果可比性方面的任何变化，并讨论其对临床活动的影响。

【案例 20】

　　事实陈述：现场发现，××××年 05 月 18 日 04:53:20 患者×××（条码号×××）血清钾 8.95 mmol/L，至 18 时，实验室仍不能提供通知医师（或其他授权医务人员）的记录。

　　依据文件/条款：CNAS-CL02：2023 7.4.1.3

　　认可准则/应用说明要求：当检验结果处于规定的危急值限值时，根据可获得的临床信息,尽快通知用户或其他授权人。

2. 整改措施举例

不符合描述：××全自动生化分析仪(仪器编号×××)××××年07月05日搬迁,××××年07月13日完成校准。抽查07月06日常规化学检验报告单(条码号W12027013×××~×××)显示仍出具报告。不符合CNAS-CL02:2023 6.4.3

原因分析：《设备校准管理程序》(××-JYK-SH-PF-×××)中未对仪器搬迁后在重新投入使用前进行检定/校准合格情况下使用做规定。

应急/纠正措施：

(1)修订《设备校准管理程序》(××-JYK-SH-PF-×××),增加仪器搬迁后在检定/校准未完成情况下样品检测的流程规定。

(2)组织相关人员学习CNAS-CL02:2023《医学实验室质量和能力认可准则》。

(3)培训《设备校准管理程序》(××-JYK-SH-PF-×××)修订内容并考核。

(4)对条码号为W12027013×××~×××检验结果进行回访。

跟踪验证：实验室所有仪器均按照新规定完成检定/校准后方可进行样品检测。

(二)信息系统

1. 典型案例分析

【案例1】

事实陈述：查《计算机及LIS系统维护升级更换记录》(文件编号×××)发现:××××年××月××日完成LIS系统更新升级,实验室不能提供更新升级后对LIS系统核查的记录。

依据文件/条款：CNAS-CL02-A001:2023 67.4.1.1 3)

认可准则/应用说明要求：应定期核查数据在处理及存储过程中是否出现错误。当计算机系统出现变更时,如HIS和LIS软件升级或者更换数据中心服务器等,应再核查。

【案例2】

事实陈述：实验室未对LIS中实验室报告的内容和格式进行审核,且不能提供征求医务人员的意见的记录。

依据文件/条款：CNAS-CL02-A001:2023 7.4.1.1 2)

认可准则/应用说明要求：实验室负责人应对LIS中实验室报告的内容和格式进行审核、批准,并征求临床医护人员的意见。

【案例3】

事实陈述：实验室不能提供医生工作站打印报告、病历汇总报告、门诊自助打印报告和实验室LIS系统打印报告的内容一致性验证的记录。

依据文件/条款：CNAS-CL02-A001:2023 7.4.1.1 3)

认可准则/应用说明要求：应有防止数据传输错误的程序文件和记录,并核查报告单查阅终端[如医院信息管理系统（HIS）、报告查询客户端]等和 LIS 内的最终检验报告结果与原始输入数据（包括复检数据）是否一致。

【案例 4】
　　事实陈述：实验室不能提供 LIS 与终客户信息系统生物参考区间一致性验证的记录。
　　依据文件/条款：CNAS‐CL02‐A001：2023 7.4.1.1 3)
　　认可准则/应用说明要求：应有防止数据传输错误的程序文件和记录，并核查报告单查阅终端[如医院信息管理系统（HIS）、报告查询客户端]等和 LIS 内的最终检验报告结果与原始输入数据（包括复检数据）是否一致。

【案例 5】
　　事实陈述：实验室不能提供新使用设备××××和×××接入 LIS 时仪器与 LIS 的比对数据。
　　依据文件/条款：CNAS‐CL02：2023 7.6.3 a)
　　认可准则/应用说明要求：用于采集、处理、记录、报告、存储或检索检验数据和信息的系统应在引入前，经过供应者确认以及实验室的运行验证。适用时，确认和验证包括实验室信息系统和其他系统，如实验室装备、医院患者管理系统及基层医疗系统之间的接口正常运行。

【案例 6】
　　事实陈述：《信息系统管理程序》(××‐JYK‐×××‐×××)中未对手工方法输入数据的正确性核查做出规定。
　　依据文件/条款：CNAS‐CL02：2023 7.6.3 d)
　　认可准则/应用说明要求：用于采集、处理、记录、报告、存储或检索检验数据和信息的系统应在符合供应者规定的环境下操作，或对于非计算机系统，提供保护人工记录和转录准确性的条件。

【案例 7】
　　事实陈述：实验室不能提供××××年××月至××××年××月对信息系统维护的相关记录。
　　依据文件/条款：CNAS‐CL02：2023 7.6.3 e)
　　认可准则/应用说明要求：用于采集、处理、记录、报告、存储或检索检验数据和信息的系统应进行维护以保证数据和信息完整，并包括系统故障的记录和适当的应急和纠正措施；应对计算和数据传送进行适当的系统检查。

2. 整改措施举例
　　不符合描述：实验室提供不出××××年下半年核查手工方法输入 LIS 的数据与原始结果一致性的验证记录。不符合 CNAS‐CL02：2023 7.6.3 d)。

原因分析：《数据控制管理程序》(××-JYK-PF-×××)中没有对手工输入结果与原始结果一致性进行定期核查的规定。

应急/纠正措施：

(1) 修改《数据控制管理程序》(××-JYK-PF-×××)，增加对手工输入结果进行定期核查的具体规定。

(2) 增加《手工方法输入 LIS 数据验证记录表》(××-JYK-××-×××)。

(3) 组织相关人员学习 CNAS-CL02：2023《医学实验室质量和能力认可准则》相关内容。

(4) 对修订后的《数据控制管理程序》(××-JYK-PF-×××)和《手工方法输入 LIS 数据验证记录表》进行培训并考核。

跟踪验证：核查近 6 个月的手工项目输入 LIS 的结果一致性。

（范列英）